Psycho-neurologic
diseases
VisualBook

精神神経
疾患
ビジュアルブック

Gakken

■監修
落合慈之　NTT東日本関東病院　名誉院長

■編集
秋山　剛　NTT東日本関東病院　精神神経科　部長
音羽健司　帝京平成大学大学院　臨床心理学研究科　教授

■著者・Chapter監修者（敬称略・執筆項目順）

秋山　剛　前掲
繁田悦宏　NTT東日本関東病院　精神神経科
沼　初枝　立正大学心理学部臨床心理学科　教授
秋山美紀　東京医療保健大学医療保健学部看護学科　准教授／
　　　　　慶應義塾大学大学院システムデザイン・マネジメント
　　　　　研究所　研究員
音羽健司　前掲
切原賢治　東京大学医学部附属病院精神神経科　助教
岡村由美子　東京大学医学部附属病院精神神経科　臨床心理士
岡村　毅　東京大学医学部附属病院精神神経科　助教
杉下和行　王子こころのクリニック　院長
中村聡美　NTT東日本関東病院　精神神経科　臨床心理士
澤田欣吾　東京大学医学部附属病院精神神経科
榊原英輔　東京大学医学部附属病院精神神経科
宮川統爾　東京大学医学部附属病院神経内科　助教
（Part6, Chapter2 認知症 監修）
高野洋輔　こころのホームクリニック世田谷　院長
新川祐利　東京都健康長寿センター研究所
谷口　豪　東京大学医学部附属病院精神神経科　助教

市橋香代　東京大学医学部附属病院精神神経科　助教
熊倉陽介　東京大学大学院医学系研究科公共健康医学分野
越山太輔　東京大学医学部附属病院精神神経科
長部俊一　NTT東日本関東病院　精神神経科
管　　心　東京大学医学部附属病院リハビリテーション部　助教
近藤伸介　東京大学医学部附属病院精神神経科　特任講師
江里口陽介　東京大学医学部附属病院精神神経科
牧野貴郁　NTT東日本関東病院　精神神経科
山田勝久　NTT東日本関東病院　精神神経科
関口陽介　NTT東日本関東病院　精神神経科
大谷　真　東京大学医学部附属病院心療内科　助教
八塚麻紀　NTT東日本関東病院　心療内科
蒲谷洋平　元NTT東日本関東病院　精神神経科
夏堀龍暢　医療法人社団鉄祐会祐ホームクリニック
島田隆史　東京大学精神保健支援室（保健センター精神科）助教
渡辺慶一郎　東京大学学生相談ネットワーク本部・准教授
稲井　彩　東京大学医学部附属病院こころの発達診療部
岡田直大　東京大学大学院医学系研究科精神医学分野
中山保世　東新宿こころのクリニック　院長
曽根大地　東京大学医学部附属病院精神神経科

■編集担当：黒田周作
■編集協力：酒井悦子，鈴木優子，槇編集事務所
■カバー・表紙・本文デザイン：野村里香
■表紙写真提供：Getty Images（表紙の写真はロールシャッハ・テストのインクブロット例である）
■本文・DTP：センターメディア，学研メディカル秀潤社制作室
■本文イラスト：青木　隆，日本グラフィックス

序

　精神科の治療に，強力な武器はない．精神療法の効果は緩徐なもので，向精神薬，無けいれん通電療法といった身体的治療の効果にも限界がある．「神の手」による手術で，患者さんが即座に回復するというわけにはいかない．

　精神科の治療の本質は，スタッフと患者，家族とのかかわりである．医師，看護師，臨床心理士，作業療法士，精神保健福祉士，薬剤師，臨床検査技師は，それぞれ，患者や家族の異なった側面への働きかけを行う．異なった側面への働きかけが統一した方向性をもって進むように，チームのスタッフの間での話し合いやカンファレンスが重要である．カンファレンスでの話し合いが有効に行われるためには，治療の基礎となる病気への理解の共有が欠かせない．

　また近年，高齢の患者や複数の疾患をもった患者の増加，高度な治療による心身への負荷などを背景に，一般科（精神科でない診療科）で治療を受ける患者に，せん妄，不安，うつ，適応障害などがみられる事例が増加している．精神症状が身体疾患の予後に影響したり，精神症状のために一般科の診療を円滑に行えなくなることがあるため，一般科の診療におけるメンタルケアの重要性が増している．これを，コンサルテーション・リエゾン精神医学と呼ぶ．一般科の病棟に入院中の患者に精神的な問題が発生してから精神科スタッフが関与することを精神科コンサルテーションと呼び，初めから診療チームの一員として精神科スタッフが参加して，患者の精神的な問題の発生の予防や早期対応にあたることを精神科リエゾンと呼ぶ．コンサルテーション・リエゾンにおいても，精神科スタッフが多職種でかかわることが重要と考えられ，2012年4月の診療報酬改定に伴い，総合病院における精神科リエゾンチーム診療加算が新設された．コンサルテーション・リエゾンでは，精神科スタッフチームと一般科スタッフチームの協働が重要であり，この際にも，出現している精神症状への理解の共有が欠かせない．

　今回，東京大学精神科とNTT東日本関東病院の精神科，心療内科の医局のスタッフが総力をあげて，医師以外の精神医療従事者，医師国家試験を目指す医学生や精神科以外の科の医師，看護師などの医療スタッフに役立つ教科書を作成した．忙しい診療，教育，研究のなかで，労を惜しまず最新の知見を執筆していただいた執筆者の皆様に心から御礼申し上げる．

　本書は，見やすい図表が多く，理解の大きな助けとなっている．また，各項目について，高度な内容を分かりやすく記述していただいている．医療従事者はもちろん，基礎知識があまりない一般の方々も無理なく理解できると考えている．

　最後に，このような企画を実現させていただいた学研メディカル秀潤社の皆様，とくに編集部の黒田周作氏に感謝の意を表する．

2015年8月

監修者・編者を代表して
秋山　剛

本書の読み方

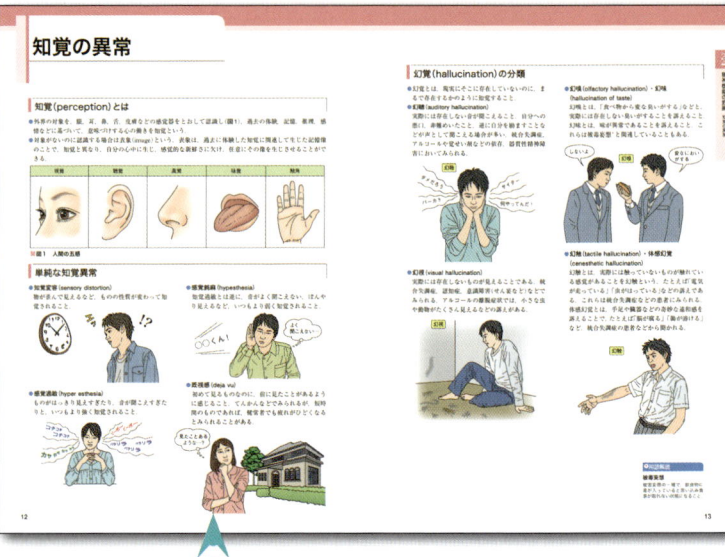

Step 1 精神医学の基礎をPart1〜5でおさえる

Review 臨床から基礎を確認

疾患概念
各論については、各疾患の概念を簡潔に解説しています.

ICD-10(国際疾病・傷害および死因統計分類)に基づいたコードを示しています.

Step 2 Part6で精神疾患の治療までの流れをおさえる
疾患の原因から治療までの要点を把握する

Summary Map
各論では各疾患の誘因・原因、病態、症状・臨床所見、検査・診断・分類、治療までの流れをフローチャート形式のマップで示しています. 重要で覚えるべき内容や用語については、赤字で示しています.

用語解説
難解または重要な用語について、本文中に*印をつけ、ここで解説しています.

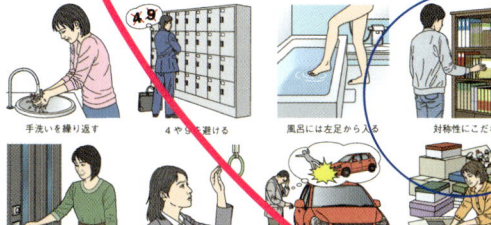

本文解説
イラストや表の理解を助ける解説で、学習すべき要点を簡潔に箇条書きして示しています。

 ピットホール
見落としやすい点や臨床において重要な点であることをアイコンで示しています。

イラスト
学習すべきポイントとなる図、表、写真を随所に入れて、理解が深まるようにしています。

Step 3 疾患への理解を深める
簡潔な文章と、豊富なイラスト・表・写真を利用する.

略語
本文中で使用されている主な略語を和文と英文のフルスペルとともに示しています.

精神神経疾患ビジュアルブック Contents

Part 1　精神医学の理解

■ 精神医学の方法　（秋山 剛）2
●症状の確かめ方…2　●相手の言ったことを繰り返す…2　●「もう少し説明してください」と促す…2　●「どういうところで，あとをつけられていると思ったのですか？」と尋ねる…2　●「何々というふうに考えられませんか？」と確認する…3　●「この状態のために，生活にどんな支障が生じていますか？」と質問する…3／Verbal以外の情報の活用…4／診断の考え方…5／医学的知見の治療への応用——セルフスティグマへの配慮…6／おわりに…6

Part 2　精神機能の把握

■ 意識障害　（繁田悦宏，沼 初枝，秋山美紀）8
意識とは…8／意識障害とは…8　●単純な意識障害…8　●複雑な意識障害…9　●意識障害を表す尺度…10

■ 知覚の異常　（繁田悦宏，沼 初枝，秋山美紀）12
知覚とは…12／単純な知覚異常…12／幻覚の分類…13／錯覚…14

■ 記憶の異常　（繁田悦宏，沼 初枝，秋山美紀）15
記憶の概念の理解…15　●記憶の構成要素…15　●記憶の分類…15／記憶の障害…16　●健忘…16

■ 知能の異常　（繁田悦宏，沼 初枝，秋山美紀）17
知能とは…17／知能の定義の歴史…17／知能の障害とその分類…17　●知的能力障害/精神遅滞…18　●認知症…19　●高次脳機能障害…19　●知能の障害に関連する状態…19

■ 思考の異常　（繁田悦宏，沼 初枝，秋山美紀）20
思考と観念…20／思考の異常…20　●思考の流れの異常…20　●思考形式の異常…21　●思考内容の異常…21／思考の体験様式の異常…22　●自生思考…22　●強迫観念…22　●させられ（被作為）思考…22

■ 感情の異常　（繁田悦宏，沼 初枝，秋山美紀）23
感情の概念…23／感情の量的異常…24／感情の質的異常…25／感情の調節異常…25／不安と恐怖…26　●正常な不安と病的な不安…26　●不安の症状…26　●不安のいろいろ…27　●恐怖…27

■ 意欲の異常　（繁田悦宏，沼 初枝，秋山美紀）28
意欲とは何か…28／意欲の異常…28　●意欲の量的異常…28　●意欲の調節異常…29　●意欲の質的異常…29／それぞれの欲求とその異常…30　Column：虐待について…30

Part 3　精神医学の診察と診断

■ 診察法　（音羽健司）32
面接における基本的な注意…32／医療面接の流れとコミュニケーション…32／精神科面接の手順…33　●初診時に聞くべき情報…33

■ 診断　（音羽健司）34
これまでの精神疾患の病因のとらえ方…34／精神疾患の診断基準…34

Part 4　検査法

■ 画像検査　（切原賢治）38
X線コンピュータ断層(CT)…38　●検査の原理…38　●どのようなときに検査を行うか…38　●検査でわかること…38　●注意点…38／磁気共鳴画像法(MRI)…39　●検査の原理…39　●どのようなときに検査を行うか…39　●検査でわかること…39　●注意点…39／単光子放出コンピュータ断層撮像法(SPECT)…40　●検査の原理…40　●どのようなときに検査を行うか…40　●検査でわかること…40　●注意点…40　●近赤外線スペクトロスコピィ(NIRS)…41　●検査の原理…41　●どのような時に検査を行うか…41　●検査でわかること…41　●注意点…41

■ 脳波検査　（切原賢治）42
検査原理…42　●検査の原理…42　●どのようなときに検査を行うか…42　●検査でわかること…42／脳波原理…43　●脳波の原理…43　●脳波の記録法…43　●脳波の導出法…43／脳波の判読…44／脳波の賦活法…44　●脳波の診断…44　●正常脳波…44　●異常脳波(非突発性異常)…45　●異常脳波(突発性異常)…45　●注意点…45

■ 髄液検査　　　　　　　　　　　　　　　（切原賢治）46

検査の原理…46　●どのようなときに検査を行うか…47　●検査でわかること…47　●注意点…47

■ 睡眠ポリグラフ検査　　　　　　　　　　（切原賢治）48

検査の原理…48　●どのようなときに検査を行うか…48　●注意点…48　●検査でわかること…48　●睡眠ポリグラフ検査による睡眠段階の判定…48

■ 神経心理学検査　　　　（岡村由美子，岡村 毅，杉下和行）49

神経心理学検査とは何か…49　●なぜ神経心理学検査が必要か…49　／どのようなときに神経心理学検査を実施するか…49　●脳病変がある場合…49　●なんらかの脳病変が疑われる場合…49　●精神症状があり精神疾患が疑われる場合…49　●漠然とした行動学的訴えがある場合…50　／どのようなときに何を実施するか…50　／各論①：認知症のスクリーニング検査…51　●認知症のスクリーニング検査の意味…51　●スクリーニング検査を行う際の注意…51　●認知症のスクリーニング検査の種類…52　●スクリーニング検査でわかること…52　●Column：家族が同席するケース…52　●改訂長谷川式簡易知能評価スケール(HDS-R)長谷川式の特徴…53　●MMSE…54　●MMSEの背景…54　●MMSE-J…54　／各論②：前頭葉機能検査…55　●FAB…55　／各論③：記憶の詳細な検査　●ウェクスラー記憶検査(WMS-R)　●特徴…56　●検査でわかること…56　●各認知症WMS-Rにおける軽度認知障害(MCI)とアルツハイマー型認知症(AD)の傾向の得点分布…56

■ 心理検査①　心理アセスメント(心理検査)とは
　　　　　　　　　　　　　　　　　　（沼 初枝，中村聡美）57

心理アセスメント(心理査定)の定義…57　／心理検査の依頼と実施…58　／チーム医療における心理アセスメント(心理検査)の活用…59　／心理検査でみえることと心理検査の限界…59　／心理検査の解釈・フィードバック…59

■ 心理検査②　各種心理検査　（沼 初枝，中村聡美）60

心理検査の種類…60　／発達および知能検査…61　●田中・ビネー知能検査V…61　●ウェクスラー成人知能検査-III(WAIS-III)…61　●ウェクスラー児童用知能検査-IV(WISC-IV)…62　／人格検査…62　●矢田部・ギルフォード(Y-G)性格検査(Y-GPI)…62　●新版東大式エゴグラム-II(TEG-II)…63　●文章完成法(SCT)…63　●絵画欲求不満テスト(P-F Study)…64　●ミネソタ多面人格目録(MMPI)…64　●バウムテスト・描画テスト…65　●ロールシャッハ・テスト(Rorschach Test)…65　●絵画統覚検査(TAT)…65　／認知機能検査その他の心理検査…66　●日本語版コグニスタット(COGNISTAT)認知機能検査…66　●内田・クレペリン精神検査…66　●ウィスコンシン・カード分類検査(WCST)…66

■ 心理検査③　心理検査の特徴と適用
　　　　　　　　　　　　　　　　　　（沼 初枝・中村聡美）67

テストバッテリー…67　／パーソナリティ特徴や病態水準の見立て―投映法を中心に―…67　／知的能力の評価，認知症の評価…67　●精神障害や発達障害に対する援助に際して，客観的な知的能力の評価が必要とされるとき…67　●脳損傷や脳障害患者に対する神経心理学的検査…68　●認知症の評価…68　／状態像のアセスメント…68

■ 心理検査④　疾患別事例　（沼 初枝・中村聡美）69

統合失調症(ロールシャッハ・テスト，風景構成法)…69　●事例A…69　●事例B…70　／気分障害(SDS, POMS, SCT)　●事例C…70　／発達障害(WAIS-III，風景構成法)　●事例D…71

Part5　治療法

■ 身体療法　　　　　　　　　　　　　　　（澤田欣吾）74

電子けいれん療法(ECT)…74　●ECTのインフォームド・コンセント…76　●臨床でのECT…76

■ 精神療法　　　　　　　　　　　　　　（榊原英輔）77

精神療法とは何か…77　非特異的な精神療法…77　●精神医療の援助過程の特殊性…77　●限界と枠組の設定…77　非言語行動の重要性…78　●ラポールと作業同盟の構築…79　●共感の技法…79　●支持的精神療法…80　●薬物療法に伴う精神療法…80　●指示と挑戦…81　／体系的精神療法…81　●異なる精神療法は何が違うのか？…81　●精神療法のエビデンス…81　／認知行動障害(CBT)…82　●CBTの特徴…82　●CBTの治療過程…82　●CBTの主要な治療方略…83　●CBTの多様性…84　●他の体系的な精神療法…84　●精神分析的(精神力学的)精神療法…84　●来談者中心療法…85　●システム論的家族療法…85　●対人関係療法…85　●森田療法…86　●動機づけ面接…86

■ 薬物療法　　　　　　　　　　　　　　　（澤田欣吾）87

抗精神病薬…87　●抗精神病薬とは…87　●抗うつ薬・気分安定薬…89　●抗うつ薬…90　●気分安定薬…91　●精神刺激薬…92　／抗不安薬・睡眠薬…92　●ベンゾジアゼピン系…93　●非ベンゾジアゼピン系睡眠薬…93　●バンビツール酸系睡眠薬…94　●メラトニン受容体作動薬…94　●アザピロン系抗不安薬…94　●抗ヒスタミン薬…94　●抗てんかん薬…95　／認知症治療薬…97

Part6　精神疾患の理解

Chapter 1　器質性精神障害

■ 器質性精神障害：総論　　　　　　　　　（岡村 毅）100

認知症：高齢社会の宿命的課題…100　／認知症の分類…100　／認知症の診断基準…101　／認知症の見方：bio-psycho-socialの視点…102　／認知症の中核症状と行動・心理症状(BPSD)…102　／早期診断と早期介入…103　／認知症の人はどこにいるのか…103　／新しい時代の医療…104

Chapter 2 認知症

Chapter2 監修　宮川紘爾

■ アルツハイマー型認知症
（杉下和行）105

Summary Map…105／疾患の発症様式と時間経過…105／誘因・原因…106／症状・臨床所見…107／検査・診断・分類…107　●神経心理検査…108　●頭部MRI検査…108　●頭部CT検査…108　●脳血流SPECT/FDG-PET…108　●アミロイドPET（PIB-PET）109／治療…109　●記憶障害や生活障害…109　●BPSD…109

■ 血管性認知症
（高野洋輔）110

Summary Map…110／誘因・原因…111／症状・臨床所見…111／検査・診断・分類…112／治療…113　Column…114

■ 前頭側頭型認知症
（岡村　毅）115

Summary Map…115／誘因・原因…116／症状・臨床所見…116／検査・診断・分類…117／治療…117　Column…117

■ レビー小体型認知症
（新川祐利）118

Summary Map…118／誘因・原因…119／症状・臨床所見…119／検査・診断・分類…120／診断…120　●123I-MIBG心筋シンチグラフィ…121　●脳血流SPECT…121／治療…121　Supplement：可逆性認知症（岡村　毅）…122／感染性認知症：クロイツフェルト・ヤコブ病（新川祐利）…124

Chapter 3 痙攣性疾患

■ てんかん
（谷口　豪）126

Summary Map…126／誘因・原因…127／症状・臨床所見…127　●発作症状…127　●てんかん発作以外の症状…127　●その他…127／検査・診断・分類…129　●問診…129　●脳波…129　●画像検査…129　●分類…131／治療…132　●薬物療法…132　●手術療法…132　●補助療法…133　●予後…133

Chapter 4 症候性精神障害

■ 症候性精神障害：総論
（市橋香代）134

症候性精神障害とは…134／精神症状を呈する際のチェックポイント…135／精神病症状を見た時に鑑別すべきポイント…135

■ 内科疾患に伴う精神症状
（熊倉陽介）136

Summary Map…136／誘因・原因…136　●個体や疾患の特異性…136／症状・臨床所見…136／予後・経過…137

■ 腫瘍に関連した精神状態
（市橋香代）138

Summary Map…138／がんに合併する精神状態…138／精神状態のマネジメント…138／アセスメントの手順…138　●症状…138　●がんの病期に応じて注意すべき精神症状…139／終末期ケア…139　●がん患者と家族に必要と考えられる心理・社会的サポート…139　●期待される情報提供内容…139

■ 母子保健と精神疾患
（市橋香代）140

周産期のメンタルヘルス～基本的介入…140／精神科的リスクの評価…140　●不妊とメンタルヘルス…140／周産期に見られる主な精神疾患…140　●産褥精神病…140　●産褥精神病の危険因子…140　●産後うつ病…140　●マタニティ・ブルーズ…141／精神疾患と妊娠・出産…141　●支援のポイント…141　●向精神薬の影響…141　●妊娠授乳期における薬物療法のポイント…142／付記…142　●母子関係と養育において発生する諸問題への対応…142

■ 臓器移植関連の精神障害
（市橋香代）143

現状…143／一般的事項…143　●精神症状…143　●移植前…143　●腎臓…143　●心不全…143　●肝臓…143／移植前の精神科的評価…143　●ドナー評価…143　●レシピエント評価…144　●完全な禁忌…144／周産期および術後回復期の注意点…144／移植後の留意点…144

■ せん妄
（市橋香代）145

せん妄の診断ステップ…145／せん妄の鑑別…145／せん妄のメカニズム…145　●脳機能低下が成立する条件…145　●せん妄を引き起こす代表的なもの…146　●せん妄が発生した際の身体チェック…146／せん妄のマネジメント…146　●環境調整のポイント…146／ケアのポイント…147　●せん妄の薬物療法…147
Supplement：救急医療における興奮やせん妄に対する対応（熊倉陽介）…148

■ 身体疾患を治療する薬剤による精神症状
（熊倉陽介）150

薬剤性精神障害の診断…150／精神症状を呈しやすい薬剤…150／薬剤による精神症状に対する対応…150／ステロイド精神病…150　●発症…150　●用量依存症…150　●症状…151　●ハイリスク群…151　●治療…151　●インターフェロンによる精神症状…151　●症状と発症時期…151　●ハイリスク群…151　●対応…151

■ 化学物質中毒に伴う精神症状
（熊倉陽介）152

症状概念…152／中枢神経系に影響を与える化学物質…152／一酸化炭素中毒…152　●症状…152　●画像所見…153　●治療…153

Chapter 5 精神作用物質使用による精神障害および行動の障害

■ アルコール依存症
（越山太輔）154

Summary Map…154／誘因・原因…155／症状・臨床所見…155　●離脱症状…156／検査・診断・分類…156　●診断…156　●分類…157／治療…157　●急性期の治療…157　●心理社会的アプローチ158／予後・経過…158

■ アルコール以外の精神作用物質依存
（越山太輔）159

Summary Map…159／誘因・原因…160／症状・臨床所見…160／検査・診断・分類…161　●覚せい剤依存症…162　●大麻依存症…162　●危険ドラッグ依存症…162　●有機溶剤（シンナー）依存症…163　●処方薬依存症…163／治療…163　●心理社会的アプローチ…163／予後・経過…164

Chapter 6 気分障害

■ うつ病
（長部俊一）165

Summary Map…165／疾患の発症様式と時間経過…166／誘因・原因…166／症状・臨床所見…167／検査・診断・分類…168　●光トポグラフィ検査（NIRS）…168　●病因別分類…168　●産後うつ病…169　●季節性うつ病…169　●非定型うつ病…169　●仮面うつ病…169　●うつ病の評価…169／治療…170　●薬物療法…170　●経頭蓋磁気刺激療法（TMS）…171　●高照度光療法…172　●認知行動療法…172／予後・経過…172

■ 双極性障害　　　　　　　　　　　　（長部俊一）173

Summary Map…173／疾患の発症様式と時間経過…174／誘因・原因…174／症状・臨床所見…174／検査・診断・分類…176／治療…178　●躁病エピソードの治療…178　●抑うつエピソードの治療…178　●維持療法の治療…179／予後・経過…179

Chapter 7　統合失調症

■ 統合失調症　　　　　　　　　　　　（管　心）180

Summary Map…180／疾患の発症様式と時間経過…181／誘因・原因…181　●統合失調症という名前…181　●誘因・原因…182／症状・臨床所見…182　●陽性症状…182　●陰性症状…182　●認知機能障害…183　●症状と脳基盤の関係…183／検査・診断・分類…183　●診断…184／治療…185　●薬物療法…186　●精神療法…186　●修正型電気けいれん療法…186　●リハビリテーション…186／予後…188

■ 妄想性障害　　　　　　　　　　　　（近藤伸介）189

Summary Map…189／原因…189／臨床経過グラフ…190／症状…190／診断・分類…190／鑑別診断…190／治療…191／予後と経過…191

Chapter 8　神経症性障害

■ 不安と不安障害　　　　　　　　　　（音羽健司）192

Summary Map…192／不安と不安障害　誘因・原因…193／症状・臨床所見・診断…193　●不安障害の発症年齢とほかの精神疾患の依存率…194／特定の恐怖症　誘因・原因…194／症状・臨床所見・診断…194／治療…195　●行動療法…195　●薬物療法…195／社交不安障害　誘因・原因…195／症状・臨床所見…196／診断・分類…196／治療…196　●精神療法…196　●薬物療法…197／パニック障害　誘因・原因…197／症状・臨床所見…197／検査・診断・分類…198／治療…199　●薬物療法…199　●精神療法…199／経過・予後…199

■ 強迫性障害　　　　　　　　　　　　（江里口陽介）200

Summary Map…200／誘因・原因…201／症状・臨床所見…201／検査・診断・分類…202／治療…202

■ 解離性障害　　　　　　　　　　　　（音羽健司）203

Summary Map…203／誘因・原因…203／症状・診断…204／分類…204／治療…205　●精神療法…205　●薬物療法…205／経過・予後…205

Chapter 9　ストレス反応および適応障害

■ 身体表現性障害　　　　　　　　　　（牧野貴郁）206

Summary Map…206／誘因・原因…207／症状・臨床所見…207／検査・診断・分類…207／治療…208

■ 急性ストレス反応　　　　　　　　　（山田勝久）209

Summary Map…209／誘因・原因…210／症状・臨床所見…210　●侵入症状…210　●気分の陰性変化…211　●解離症状…211　●回避症状…211　●覚醒症状…211／検査・診断・分類…211／治療…212　●予後・経過…212

■ 心的外傷後ストレス障害　　　　　　（山田勝久）213

Summary Map…213／疾患の発症様式と時間経過…213／誘因・原因…214／症状・臨床所見…214　●侵入症状…214　●気分の陰性変化…214　●解離症状…214　●回避症状…215　●覚醒症状…215／検査・診断・分類…215／治療…216／予後・経過…216

■ 適応障害　　　　　　　　　　　　　（関口陽介）217

Summary Map…217／誘因・原因…217／症状・臨床所見…217／検査・診断・分類…218／治療…218／予後…218

Chapter 10　生理的・身体的要因に関連する障害

■ 摂食障害：神経性やせ症（拒食症）　　（大谷　真）219

Summary Map…219／誘因・原因…219／症状・臨床所見…220／検査・診断・分類…220／治療…220　●入院治療…221　●外来治療…222／予後・経過…223　●経過…223

■ 摂食障害：神経性大食症　　　　　　（八塚麻紀）224

Summary Map…224／神経性大食症の時間経過…225／誘因・原因…225／症状・臨床所見…225／検査・診断・分類…226／治療…226　●非薬物治療…227　●薬物治療…227／予後…227

■ 睡眠障害：不眠症　　　　　　　　　（蒲谷洋平）228

Summary Map…228／誘因・原因…228　●生理性不眠症・原発性不眠症…228　●薬剤性不眠症…229　●身体疾患による不眠…229　●精神疾患による不眠…230　●脳器質疾患による不眠…230／症状・臨床所見…230／検査・診断・分類…230　●症状からの鑑別…231　●神経生理性不眠症…231／治療…231　●精神生理性不眠症…231　●薬剤性不眠症…232　●精神疾患による不眠…232　●脳器質性疾患による不眠…232

■ 睡眠障害：過眠症（ナルコレプシー）　（夏堀龍暢）233

Summary Map…233／誘因・原因…233／症状・臨床所見…235／検査・診断・分類…236／治療…237　●日中の眠気に対処するための薬物…237　●情動脱力発作に対処するための薬物…237　●不眠への対処…237

Supplement：むずむず脚症候群（レストレスレッグス症候群）（蒲谷洋平）…238／睡眠時無呼吸症候群（夏堀龍暢）…240／周期性四肢運動障害（夏堀龍暢）…242

■ 睡眠障害：睡眠時随伴症（夢遊症，夜驚症）（夏堀龍暢）243

Summary Map…243／誘因・原因…244　●夢遊症…244　●夜驚症…245／症状・臨床所見…246　●夢遊症…246　●夜驚症…246／検査・診断・分類…247／治療…247　●夢遊症…247　●夜驚症…247

■ 睡眠障害：睡眠覚醒スケジュール障害＝概日リズム障害（蒲谷洋平）248

Summary Map…248／誘因・原因…248　●外因性－時差性…248　●外因性－交代勤務型…248　●内因性－睡眠相後退型…249　●内因性－自由継続型…249　●内因性－睡眠相前進型…249　●内因性－不規則睡眠－覚醒型…249／症状・臨床所見…

249　●外因性－時差性…249　●外因性－交代勤務型…249　●内因性－睡眠相後退型…249　●内因性－自由継続型…249　●内因性－睡眠相前進型…249　●内因性－不規則睡眠－覚醒型…249／検査・診断・分類…250　●外因性－時差性…250　●外因性－交代勤務型…250　●内因性－睡眠相後退型…250　●内因性－自由継続型…251　●内因性－睡眠相前進型…251　●内因性－不規則睡眠－覚醒型…251／治療…251　●外因性－時差性…251　●外因性－交代勤務型…252　●内因性－睡眠相後退型…252　●内因性－自由継続型…252　●内因性－睡眠相前進型…252　●内因性－不規則睡眠－覚醒型…252

■ **心身症・総論** （大谷　真，八塚麻紀）253

Summary Map…253／定義…253／誘因・原因…253　●ストレス学説…254　●ストレスモデル…254　●ストレッサー…254　●症状・臨床所見…254　●ストレス反応…254／検査・診断・分類…255／治療…256　●非薬物療法…256　●薬物療法…256

■ **心身症・各論** （大谷　真，八塚麻紀）257

糖尿病　誘因・原因…257／症状・臨床所見…257／検査・診断・分類…257　●分類…257　●診断基準…257／治療…258　●一般的治療法…258　●糖尿病コントロールにかかわる心理・社会的要因…258　●心理医学的アプローチ…258　●面接…259　●心身医学的評価のポイント…259　●具体的なアプローチ法…259　●エンパワーメントアプローチを用いた患者の行動変化への援助…260　●認知行動療法…260　●治療上の留意点…260／過敏性腸症候群　原因…261／症状…261／検査・診断・分類…261　●検査…261／診断・分類…261／治療…262　●薬物療法…262　●心身医学的治療…262　●予後・経過…262／片頭痛…262　●原因…262　●症状・臨床所見…262／検査・診断・分類…263　●食事指導，生活指導…263　●薬物療法…263　●予後・経過…263

Chapter 11　児童期・青年期の精神疾患

■ **知的障害（精神遅滞）** （島田隆史）264

Summary Map…264／誘因・原因…265／症状・臨床所見…266／検査・診断・分類…266　●診断…266　●検査…267　●重症度…267　●予防…267　●治療…267　●併存疾患や症状に対しての薬物療法…267　●家族への支援…267　●教育的支援…268　●福祉対策…268　●社会制度の利用…268

■ **特異性発達障害（学習障害）** （島田隆史）269

Summary Map…269／誘因・原因…270／症状・臨床所見…270／検査・診断・分類…271／治療…272

■ **広汎性発達障害** （渡辺慶一郎）273

Summary Map…273／誘因・原因…273　●遺伝要因…273　●環境要因…273　●遺伝×環境要因…274／症状・経過…274　●乳幼児期…274　●小学校低学年から中学年…274　●小学校高学年…275　●中学校から高校…275　●大学…276　●就労…276／検査・診断…276　●検査…276　●診断(DSM-IV-TRからDSM-5への移行)…276　●診断される者が少なくなる可能性…277　●感覚領域の特徴を重視…277　●下位分類の撤廃…277　●並存障害を認める…277／治療…277

■ **注意欠如・多動性障害** （稲井　彩）278

Summary Map…278／症状…278　●個別疾患…280／診断・評価方法…280　●経過…280／治療…281

■ **素行障害** （稲井　彩）282

Summary Map…282／誘因・原因…282／症状・臨床所見…282／検査・診断・分類…283／治療…284／経過…284

■ **チック障害・トゥレット（Tourette）症候群** （江里口陽介）285

Summary Map…285／疾患の時間経過…285／誘因・原因…286／症状・臨床所見…286／検査・診断・分類…286／治療…286

■ **被虐待児症候群** （江里口陽介）287

Summary Map…287／誘因・原因…288／症状・臨床所見…288／検査・診断・分類…288／治療…288

Chapter 12　成人の人格・行動障害

■ **パーソナリティ障害** （岡田直大）289

Summary Map…289／誘因・原因…290／症状・臨床所見…290／検査・診断・分類…290●猜疑性パーソナリティ障害/妄想性パーソナリティ障害…291　●シゾイドパーソナリティ障害/スキゾイドパーソナリティ障害…291　●統合失調型パーソナリティ障害…292　●反社会性パーソナリティ障害…293　●境界性パーソナリティ障害…294　●演技性パーソナリティ障害…295　●自己愛性パーソナリティ障害…295　●回避性パーソナリティ障害…296　●依存性パーソナリティ障害…296　●強迫性パーソナリティ障害…297／予後・経過…297

■ **病的習慣および衝動制御障害** （中山保世）298

Summary Map…298／誘因・原因…299／症状・臨床所見…299／検査・診断・分類…299　●病的賭博…299　●病的放火…300　●病的窃盗…301　●抜毛症…301　●間欠性爆発性障害…302／治療…302

■ **性同一性障害** （曽根大地）303

Summary Map…303／性同一性障害の時間経過…304／誘因・原因…304／症状・臨床所見…304／検査・診断・分類…305／治療…306／予後・経過…307

■ **性嗜好障害** （曽根大地）308

Summary Map…308／性嗜好障害の時間経過…308／誘因・原因…309／症状・臨床所見…309／検査・診断・分類…310／治療…311／予後・経過…312

■ **性機能不全** （中山保世）311

Summary Map…311／誘因・原因…312／症状・臨床所見…312／検査・診断・分類…313／治療…313／予後・経過…313

APPENDIX

■ **引用文献・参考文献一覧** 314

■ **索引** 320

Part 1
精神医学の理解

精神医学の方法

精神医学の方法

精神医学の方法は，すべて，精神医療のためにある．

- この章では，精神医学を精神医療に有効に用いるための要点として，「症状の確かめ方」「Verbal 以外の情報の活用」「診断の考え方」「医学的知見の治療への応用——セルフスティグマへの配慮」について述べる．

症状の確かめ方

- 精神医学では，患者の症状を確かめて，診断基準に照らして診断をつけ，診断に基づいて治療方針を立てる．つまり，すべての診療行為は，「症状の確認」に始まる．症状の確認は，できるだけ正確に行わなければならない．そのためには，以下のような手順で患者とやりとりをし，症状の確認，治療の難易度の評価を行う．
- 例えば，患者が「あとをつけられている」と言ったときに，すぐに，「統合失調症の追跡妄想がある」と判断せずに，以下のように確認を進める．

1 相手が言ったことを繰り返す

- 患者が言ったとおりに，「あとをつけられているのですね？」と繰り返す．これだけで，2 の促しなしで，症状についてさらに説明してくれる患者もいる．一方，こちらが「あとをつけられているのですね？」と繰り返したときに，別の話題に移ってしまう場合は，「あとをつけられている感じ」が主要な症状ではない可能性があり，転導性の亢進（ある行為を持続して行うことができない状態をいう）など他の症状についても考慮する．
- 症状を確認する際には，「医師の予断による影響」を排除しなければならない．相手が言ったことを繰り返すのは，医師の推測が患者の回答に影響を与えるのを避けるためである．

2 「もう少し説明してください」と促す

- 1 の繰り返しだけでは，患者が説明を付け加えない場合は，「あとをつけられている感じについて，もう少し説明してください」と促す．「もう少し説明してください」という中立的な表現で促すのも，医師の推測が患者の回答に影響を与えるのを避けるためである．
- 起きている現象を患者が「病気の症状」と理解し，受けいれることができると確認できるまでは，「病気」「症状」ではなく「感じ」といった，一般の人が使う中立的な表現を使うほうが安全である．「この医師は，何でもすぐに病気の症状と決めつけたがる」という印象をもたれると，精神医療の妨げになる．
- 促されても説明を付け加えようとしない場合は，拒否的な傾向が疑われる．こういう場合は，「この質問は答えにくいのですね？」と，答えたくない気持ちへの共感を示す．そのうえで，「あなた自身には答えにくいようであれば，他の方に状況をうかがってもよいですか？」と断って，同伴の人などに質問する．
- また一般に，患者の発言の一部をそのまま繰り返して，「何々ですね」と対応すると患者からの信頼が増す．

3 「どういうところで，あとをつけられていると思ったのですか？」と尋ねる

- 患者が説明の中で，判断の根拠を述べない場合は，「どういうところでそう思ったのですか？」と確かめる．「なぜ，そう思ったのですか？」という，英語の Why にあたる質問は，相手を問い詰める感じになるので，精神医学的面接では，一般に避けたほうがよい．「どういうところでそう思ったのですか？」と英語の How にあたる質問のほうが，与える印象を柔らかくして，同じ情報を得ることができる．
- 精神科医は，同じ情報を得られるのに，なるべく

- 柔らかい，つまり患者を傷つけにくい表現で，質問や意見を述べなければならない．患者が精神科医の質問や意見を受けいれられる力には，知的能力，疾病受容，治療への理解によって，大きな差がある．
- 受けいれる力に乏しい患者に厳しい表現で話してしまうと，治療を拒否されてしまう．患者の感情への傷つけを最小限に抑えながら，最終的には，治療に必要なすべての質問をし，意見や指示を与えることは，精神科医のartである．

4 「何々というふうに考えられませんか？」と確認する

- 患者が症状にどの程度支配されているか，現実検討力の吟味を行う．「何々とも感じるが，違うようにも思う」という回答であれば，症状の影響は軽度である．
- 一方，「絶対にあとをつけられているのです」というように，症状への確信が強く，思考の自由性，現実検討性が失われている場合には，日常生活の影響への懸念がある．

5 「この状態のために，生活にどんな支障が生じていますか？」と質問する

- １でも述べたが，患者が，「あとをつけられている感じ」を病気の症状だと思っているかどうかを確認できるまでは，「状態」といった中立的な表現を用いたほうがよい．また，眠れない，不安になる，考えが集中できない，といった「生活上の支障」を患者自身に表現してもらうと，「では，そういった支障を和らげるための薬がありますが，試してみますか？」というように，治療についての話し合いにつなげることができる．
- 精神疾患の診断基準は，一般に，生活上の支障があることを基準の一つとして求めている．「生活上の支障は何もない」ということであれば，診断基準を満たさないか，診断基準を満たすとしても，ただちに積極的な治療の対象にはならない可能性がある．
- 最近，精神病理学に関する若い医師の研修が不十分ではないかと指摘されることがある．精神病理学の基礎は，上記のように患者の訴えの性質をていねいに確認することである．

- 一般の医師が，精神病理学の難しい理論に精通する必要はないと筆者は考える．しかし，症状の吟味が行えなければ，診断が不正確になるので，投薬を含めて，あらゆる精神医療を妥当に行うことができない．
- 一方，精神病理学に名を借りて「何々というニュアンスがある」「何々という気がする」という，医師の印象による診断を乱用してはいけない．「ニュアンス」「印象」という表現は，臨床経験が豊かな医師が，現在出現している症状に基づく診断を越えて，将来の病勢進展について推測を行う必要があるときに，慎重に用いるべきものである．しかもこの場合，医師の見解のエビデンスとしての正確度は非常に低くなる．
- 経験に乏しい医師が，「ニュアンス」「印象」という言い方を，現在出現している症状に基づくていねいな診断を怠る言い訳にすることは許されないし，ましてや自分の判断が正確であるかのように話すことは，医療の倫理に反する．

患者に病識がなく，こちらの意見，指示をまったく受けいれない場合

・「あなたの言い分がXXXXであることはよく分かりました．ただ，私の精神科医としての良心に基づく判断では，YYYYとなります」と，見解の違いを確認する．そのうえで，以下のように対応する．

①患者の症状が軽い場合

・「あなたの言い分が正しいかもしれないけれども，私の精神科医としての判断が正しい可能性もないとは言えません．あなたは，治療を受ける必要はまったくないと思っているようですので，本日は投薬などしませんが，生活への支障が増していないかどうか，しばらくしたら確認させてください．ご家族などと一緒においでください」といって，経過観察とする．

②患者の症状が重症で，非自発的入院を要する場合

・「あなたの言い分はわかったのですが，私達精神科医は，精神保健福祉法という法律に従って治療を進めなければなりません．あなたの状態は，精神科医からみれば，YYYYという状態にあたります．ご家族の依頼など，必要な条件が満たされれば，私達はご本人の意思に反しても，入院治療を行わなければならない責務を負っています．申し訳ありませんが，本日，入院治療を開始させていただきます」と言って，入院治療を開始する．

Verbal 以外の情報の活用

Non-verbal と Para-Verbal な情報

- 人間が話す内容は，Verbal な情報である．一方，表情，姿勢，動作，視線の合わせ方などは，Non-verbal な情報である．声のトーン，話すスピード，話す勢い，話しているときにこちらの反応をうかがっているか，などはPara-verbal な情報である．
- 話す内容は，うそや誤りがなければ貴重な情報源であるが，健常者でも，記憶の誤りなく正確に自分の状態の経過について話すことはほとんど不可能である．一方，精神病的な患者でもうそをつくことは可能であり，記憶の誤りは日常的にみられる．患者が話した内容について吟味することなく，すべて正確な情報であると考えることは，精神医学的に妥当でない．これは，患者を信頼しないということとはまったく関係がない．患者が人間であることによって生じうる陳述の偏りや誤りの影響度について，professional としての考慮を払うという，精神科医の診療上の責務である．
- 複雑な内容を伝えるわけではないが，Non-verbal, Para-verbalな情報のほうが，ごまかしたり，間違えたりするのが難しく，信頼性が高い面がある．重要なのは，Verbal な情報と，Non-verbal, Para-verbalな情報が一致しているかどうかである．具合が悪いと言っているのに表情や話し方に余裕があるとか，逆に口では「大丈夫」と言っているが，表情や話し方の緊張が高いというように，Verbal な情報とそのほかの情報に食い違いがみられる場合は，本人の陳述以外の情報をあわせて，慎重に症状の評価を行う必要がある．

活動記録表を用いる

- 本人の陳述以外の重要な情報を得るための方法で，一番手軽なのは，患者に活動記録表を渡して，記入を求めることである．活動記録表には，いろいろなバージョンがあり，**表1**は筆者が用いている基本的なものである．1週間の活動記録をA4版1枚に記入してもらい，1日の左欄には1時間ご

■ 表1　活動記録表

時間	月曜日 活動内容	状態	火曜日 活動内容	状態	水曜日 活動内容	状態	木曜日 活動内容	状態	金曜日 活動内容	状態	土曜日 活動内容	状態	日曜日 活動内容	状態
1:00														
2:00														
3:00														
4:00														
5:00														
6:00														
7:00														
8:00														
9:00														
10:00														
11:00														
12:00														
13:00														
14:00														
15:00														
16:00														
17:00														
18:00														
19:00														
20:00														
21:00														
22:00														
23:00														
0:00														

とにどんな活動をしていたかを記入してもらい，右欄にはそのときの状態を記載してもらう．
- 症状に関する判断を精密に行うためには，状態の経時的な変化の把握が重要である．例えば，「疲労感が強かった」という訴えが，毎日ほとんど活動をしていない経過の中で現れているのであれば，重症のうつ状態が疑われる．一方20,000歩散歩した翌日に疲労感が生じているのであれば，軽躁状態か混合状態が疑われる．このように前後の状況によって，同じ訴えへの評価が大きく変わる可能性があるので，経過の把握は，正確な症状評価に欠かせない．
- 外来診療において，「前回の診察以降，具合はいかがでしたか？」と聞いて，自分の状態の経過を整然と報告できる患者はほとんどいない．患者は，自分の記憶に残っていることだけを報告する．つまり，医学的な判断を下すのに必要な「経過」「流れ」ではなく，「ある時点」に関する情報しか得られない．かつ，「自分の状態をよくみせたい」とか，逆に「悪くみせたい」というバイアスがあると，「ある時点に関する情報」の精度がさらに下がる．患者が入院して状態を24時間観察できると，外来診療の場合と比べて診断の精度が飛躍的に改善するのは，状態の経時的な変化を正確に把握できるからである．活動記録表は，患者を入院させることなく，外来診療で本人から最も精度が高い情報を得るために有用な方法と考えられる．
- 活動記録表を用いても，本人から正確な情報が得られないと判断される場合は，家族など周囲の人からの情報提供を求める．家族などが，患者と一緒に来診してくればベストであるが，来診できない場合は，手紙，メモなどを患者に託してもらう．手紙，メモを託してもらう場合は，その内容を患者の前で読み上げて，患者の意見も尋ねることを事前に明確にしておく．本人に判断能力がないと評価されない限り，診療の対象である患者と情報を共有することは，医療としての基本である．
- もし，家族などが本人に判断能力がないと疑っているのであれば，手紙，メモなどによる情報の交換ではなく，直接来診してもらって，話し合う必要がある．家族が，「何々と心配していますが，これは先生の胸にしまっておいて，本人は言わないでください」という言い方をすることがあるが，本人と共有できない情報を得ても診療に役立たない．また，懸念を伝えられない家族と本人の関係性を，放置することは通常診療にマイナスに働くので，「私が助けますから，懸念を本人に伝えるようにしましょう」と促したほうがよい．

診断の考え方

- 症状の確認が済んだら，診断に移る．診断については，複数の診断の候補について鑑別診断する．鑑別診断の議論について，「Xは何々という理由で否定，Yは何々という理由で否定，Zについては確からしい点がいくつかあるので，診断はZで確定とする」といった言い方を耳にすることがある．この論理には問題がある．
- 経過中の診断の変更，精神疾患の合併，家族内の複数の精神疾患の集積性などから考えて，精神疾患がお互いに完全に独立しているとは考えられない．精神症状には脳の神経伝達物質の失調が関与するが，ある種類の失調が生じているときに，別な種類の失調が起きないという保証はない．むしろ，ある種類の失調が生じている人には，別な種類の失調も起きやすいという可能性がある．
- つまり，X, Y, Z という診断は排他的なものではなく，ある患者に3つの診断が疑われる場合，鑑別診断は「なにか一つを選ぶ」ものではなく，それぞれがどの程度確実性が高いかという確率を評価するべきものである．
- 実際の診察場面に置き換えて言えば，「何々，何々という症状がありますので，何々という診断が一番可能性が高いと思います．ただ，何々，何々という症状もありますので，別の診断の可能性も考えておかなければならないと思います．これらについては，経過をみながら検討したいと思います」というふうに伝える．
- 一般に，診断にしても，治療の効果にしても，医学における情報は，「絶対」ということはなく，ある程度の不確実性を常に伴っている．医師は，患者や家族が理解しやすいように，この情報の確からしさ，不確からしさを説明し，患者なりの治療の選択ができるように援助しなければならない．
- 自分の見立て，判断が絶対に正しいかのような話し方をする医師もいるが，これは，医師としての未熟さ，判断の間違いが顕在化したときの医療訴訟のリスクに関する無知を表しているだけである．

医学的知見の治療への応用——セルフスティグマへの配慮

- Randomized Controlled Trial を典型とする条件をコントロールした臨床研究で，医学的知見が集積される．臨床研究には，患者にきちんと最後まで参加してもらうことが必要で，研究のプロトコールについてこれない事例は，ドロップアウトとされる．医学的知見に基づいて治療ガイドラインが作成されるが，実際の医療の現場では，患者が治療のガイドラインを遵守しない状況がよく起きる．研究で確立された治療ガイドラインは科学的に正しいが，それを治療に応用する際には，「ガイドラインについてきてもらうため」の働きかけが必要になる．
- 患者がガイドラインを遵守しない現象には，精神医療には非自発的治療という医学の他の分野では生じにくい状況がまれならず起きること，精神疾患への社会のスティグマ・偏見，患者自身が自分に対していだくセルフスティグマ（例：自分は精神疾患にかかったから何の価値もない，自分の人生には何の望みもない）があることも影響していると思われる．セルフスティグマは，改善することが困難な重要な問題であると指摘されている．(Griffiths ら，2014)
- 精神疾患への社会のスティグマ・偏見は，一人の医師の努力だけで改善することはできない．しかし，自分の前にいる患者のセルフスティグマが，なるべく軽くなるように働きかけることは，主治医の努力によって可能であり，治療上の責任と言ってよい．精神医療とくに非自発的治療においては，患者がスティグマやセルフスティグマという，ネガティブなイメージを持っている可能性が高いことに十分に配慮しなければならない．
- 配慮の原則は，「最小限の侵襲で最大限の治療効果を得ること」であり，具体的に言えば，「なるべく患者を傷つけにくい表現や態度で，治療方針への協力を得る」「精神医療・非自発的治療の方針については，医師の判断をきちんと伝えるが，言葉遣い，物腰，態度などでは，最大限の敬意を払っていることを伝える」ことがポイントである．
- 精神科医の言葉は，外科医のメスにあたる．外科医は，身体的な侵襲がなるべく小さく，かつ治療効果が得られるようにメスを用いなければいけない．精神科医は，患者の精神的な侵襲がなるべく小さく，かつなるべく大きな治療効果が得られるように言葉を用いなければいけない．

おわりに

- 日本の精神医学の始祖である呉秀三の言葉に，「この病を受けたるの不幸のほかに，この国に生まれたるの不幸を重ぬるものというべし」というものがある．筆者がていねいな治療を怠り，「この病を受けたるの不幸のほかに，秋山剛（筆者）という精神科医を主治医に持った不幸」を負った患者は，数え切れない．筆者を含めて精神科医は，自分のもとで，そういう不幸にあってしまう患者を一人でも少なくするように努めることが責務である．
- 「精神医学は対人関係に関する科学である」と唱えたサリヴァンは，「（精神医学とは）非常に高い感度の良さが必要不可欠な仕事だ」「精神医学的面接をやっている精神科医でもっとも頼りになるのは…精神医学に燃える（医師ではなく），（患者に治療費を払ってもらうに値する仕事をして）自分の日々の糧を稼がなければならないことがわかっている人間だ」と述べている．つまり，精神科医は「人の対人関係に表れる精神現象を扱う professional という自覚をもって，舞い上がった使命感をもつことなく，治療費を払ってくれる目の前の患者の best interest（最高の利益）のために科学的な知見を用いるように，日々こつこつと努めなければならない」と述べているのである．

精神医学の方法は，すべて，精神医療のためにある．

Part 2
精神機能の把握

意識障害
知覚の異常
記憶の異常
知能の異常
思考の異常
感情の異常
意欲の異常

意識障害

意識(conciousness)とは

- 外界からの刺激にただちに適切に反応し，注意・理解ができて，現状を正しく認識できること．
- 意識状態を評価することは，生命にかかわることなので，最重要事項の1つといえる．

意識障害とは

- 精神科で扱う意識障害は，主として複雑な意識障害をさす．
- 意識障害のある患者を訪室するとき，ベッドサイドなどで，大声で名前を呼んだり，手を握るように指示したりする．こうした場面では，意識の清明度を確認しており，この清明度が失われた状態を意識障害という．
- 意識障害は，舞台照明にたとえればわかりやすい．照明の明るさや広がり，照明の当て方によって単純な意識障害（意識混濁）と，複雑な意識障害（意識狭窄，意識変容）にたとえられる（図1）．

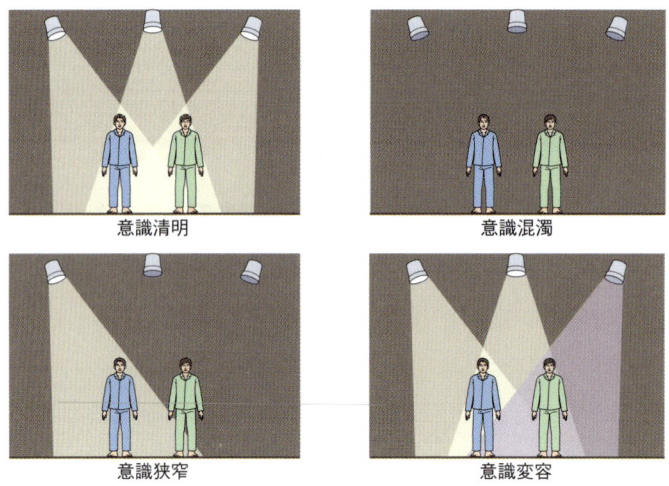

■図1　舞台照明にたとえられた意識障害の分類

(武井麻子ほか編：系統看護学講座 専門分野Ⅱ 精神看護の基礎 精神看護学1, p.151, 医学書院, 2009を改変)

単純な意識障害

- 単純な意識障害とは，清明度の量的な障害からみて意識混濁(clouding of consciousness)の状態をさす．
- 意識混濁は昏蒙，嗜眠・昏眠，昏睡の3段階か，それに明識困難と傾眠が加わった5段階に分類される（図2，表1）．
- 意識の清明度が普通以上に上がった状態は過覚醒という．

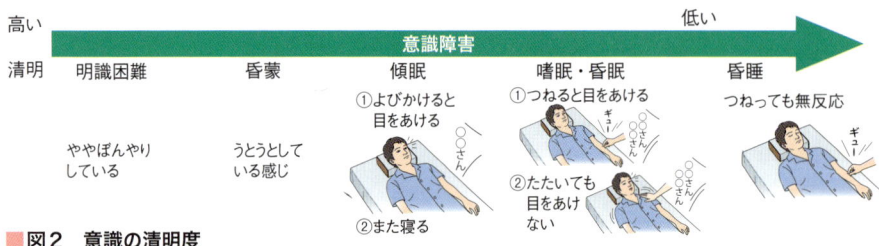

■図2　意識の清明度

■表1　単純な意識障害：意識混濁

①明識困難(schwerbesinnlichkeit)	一番軽度	昏蒙より軽く，ややぼんやりとしていて思考のまとまりが十分ではないが，見当識の障害はみられない
②昏蒙(soporousness)	軽度	浅眠状態でぼんやりしている
③傾眠(somnolence)	軽度と中等度の間	昏蒙と嗜眠・昏眠の間
④嗜眠・昏眠(lethargy)・昏迷(stupor)	中等度	刺激が加わらないと眠り込んでしまう
⑤昏睡(coma)	高度	刺激を与えても覚醒しない

複雑な意識障害

- 複雑な意識障害とは，意識混濁にさらに症状が加わるもの．意識狭窄(limited consciousness)と意識変容(pathological dream state)の2つに分けられ，意識変容には，もうろう状態，せん妄，アメンチアがある．
- 意識狭窄
・意識混濁に加えて，意識野が狭まること．
- 意識変容
・意識混濁に加えて，意識の変容が変化(質的変化)を伴うこと．
・もうろう状態(twilight state)：意識混濁に加えて，意識狭窄が加わった状態のこと．外界刺激に対する注意は目前のものに限られるので，行動はまとまりを欠く．軽症ではぼんやりとした程度ではあるが，重症になると，うつろな状態で徘徊したり，幻覚，妄想，夢体験，ときには精神運動興奮がみられたりする．もうろう状態は，発症の始めと終わりははっきりしている．一般的にもうろう状態中のことについては健忘がみられる．てんかん，解離性障害，急性アルコール中毒，頭部外傷などにみられる．
・せん妄(delirium)(表2)：軽度から中等度の意識混濁をベースに，幻覚，錯覚，不安，精神運動興奮，認知機能の低下などを伴い，さまざまな急性の精神症状を呈する状態．意識混濁があるのにもかかわらず，行動，感情も動きが短時間で変動しやすい．器質性精神疾患*，症状精神病*にみられる．
・アメンチア(amentia)*：意識混濁の程度はきわめてわずかだが，周囲の状況を十分に把握できない(意識狭窄)ため，困惑し，思考にまとまりがなくなったり，夢幻思考，集中困難となる．産褥期によくみられる．現在では，せん妄の一種と考えられている．

■表2　せん妄の種類

夜間せん妄	夜間に症状の悪化がみられる．高齢者の認知症患者にみられることが多い
作業せん妄	自分が職業上行っていた動作を意識障害下でくりかえす
術後せん妄	手術後にみられる．手術によるストレス，麻酔薬や鎮痛薬が原因と考えられる．
アルコール離脱せん妄	大飲酒家が突然アルコールをやめると，1〜2日後に小動物幻視，振戦を伴うせん妄がみられることがある

用語解説

器質性精神障害
脳そのものの障害や，脳以外の身体的疾患のため，脳が二次的に障害を受けてなんらかの精神障害を起こした状態．

症状精神病
脳神経系以外の身体的疾患の経過中に出現する精神障害のこと．

アメンチア
感染症，膠原病，内分泌疾患，代謝疾患などに際してみられる意識変容の1つで，意識混濁の程度は軽く，患者本人が意識障害を自覚するのが特徴．

意識障害を表す尺度

- ジャパン-コーマスケール（JCS）（表3）
- 知覚刺激に対する反応によって分類する．1974年に発表された覚醒度を評価するための日本独自のスケールである．
- 意識障害を自発的に覚醒している群（1桁の意識障害），痛み刺激で覚醒する群（2桁の意識障害），痛み刺激で覚醒しない群（3桁の意識障害）とし，さらに各群を3段階に細分している．
- グラスゴーコーマスケール（GCS）（表4）
- 海外で用いられる．1974年にイギリスのグラスゴー大学によって発表された意識障害分類のスケールである．意識レベルを開眼，言葉および運動による応答具合の3項目に分けており，最低点は3点（深昏睡），最高点は15点（意識清明）．

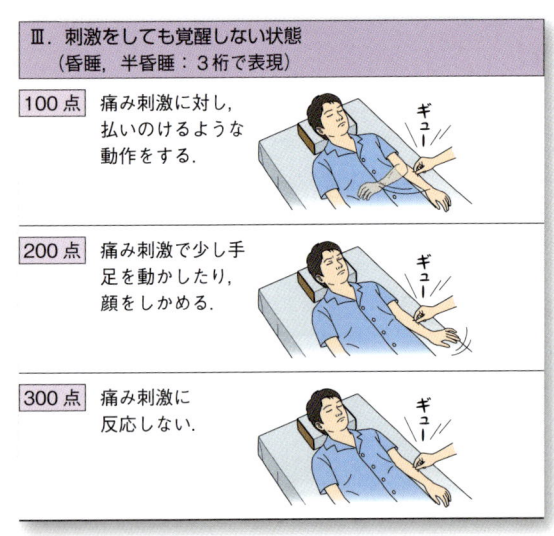

Ⅰ．刺激しないでも覚醒している状態 （せん妄，錯乱，気を失う：1桁で表現）
1点 だいたい意識清明だが，いまひとつはっきりしない．
2点 見当識障害がある．
3点 自分の名前，生年月日がいえない．

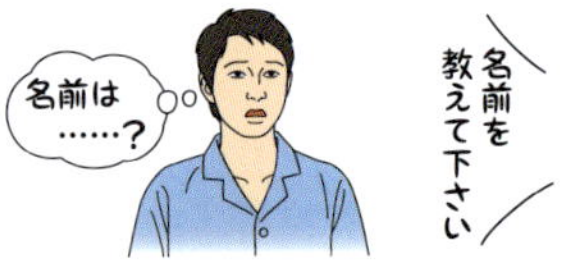

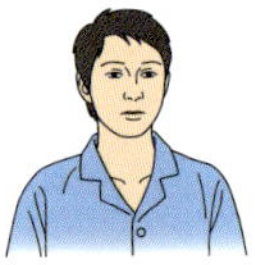

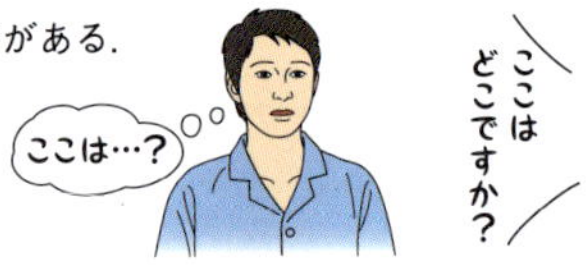

Ⅱ．刺激すると覚醒する状態 （刺激をやめると眠り込む）（昏迷，嗜眠，傾眠：2桁で表現）
10点 普通の呼びかけで容易に開眼する．
20点 大きな声または身体を揺さぶることにより開眼する．
30点 痛み刺激を加えつつ，呼びかけを繰り返すとかろうじて開眼する．

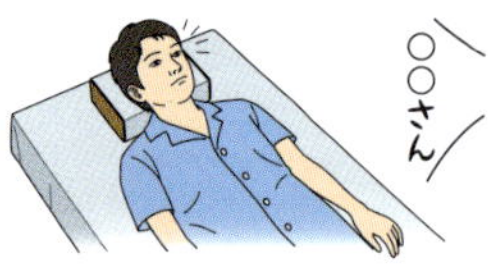

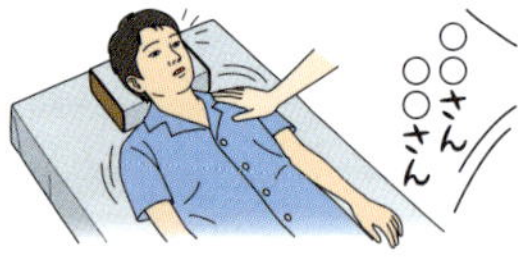

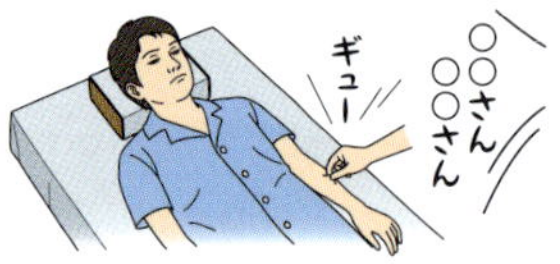

Ⅲ．刺激をしても覚醒しない状態 （昏睡，半昏睡：3桁で表現）
100点 痛み刺激に対し，払いのけるような動作をする．
200点 痛み刺激で少し手足を動かしたり，顔をしかめる．
300点 痛み刺激に反応しない．

注）R：restlessness（不穏状態）
　　 I：incontinence（失禁）
　　 A：akinetic mutism（無動無言），apallic state（失外套状態：大脳の機能が失われた状態）
例：100-I，20-RIなど

■ 表3　ジャパン-コーマスケール

ジャパン-コーマスケール（JCS）：Japan coma scale　｜　グラスゴーコーマスケール（GCS）：Glasgow coma scale

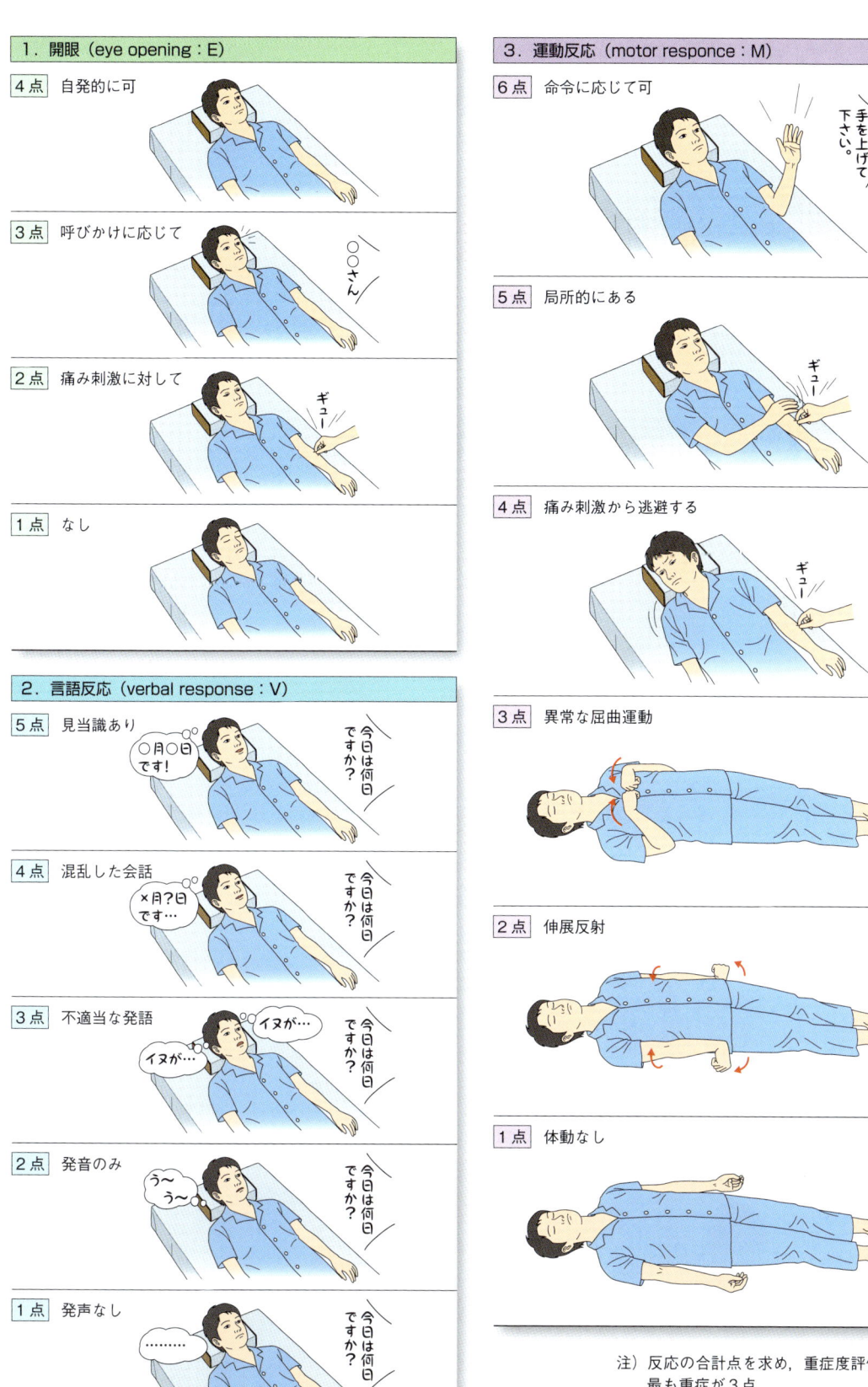

■ 表4　グラスゴーコーマスケール(GCS)

知覚の異常

知覚（perception）とは

- 外界の対象を，眼，耳，鼻，舌，皮膚などの感覚器をとおして認識し（図1），過去の体験，記憶，推理，感情などに基づいて，意味づけする心の働きを知覚という．
- 対象がないのに認識する場合は表象（image）という．表象は，過去に体験した知覚に関連して生じた記憶像のことで，知覚と異なり，自分の心中に生じ，感覚的な新鮮さに欠け，任意にその像を生じさせることができる．

視覚	聴覚	嗅覚	味覚	触覚

■図1　人間の五感

単純な知覚異常

- **知覚変容（sensory distortion）**
物が歪んで見えるなど，ものの性質が変わって知覚されること．

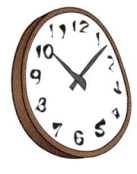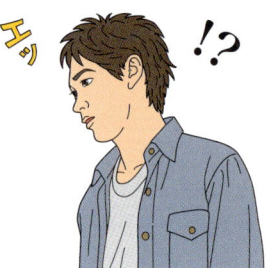

- **感覚過敏（hyper esthesia）**
ものがはっきり見えすぎたり，音が聞こえすぎたりと，いつもより強く知覚されること．

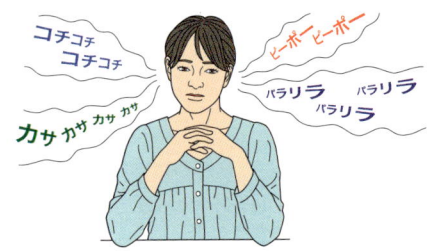

- **感覚鈍麻（hypesthesia）**
知覚過敏とは逆に，音がよく聞こえない，ぼんやり見えるなど，いつもより弱く知覚されること．

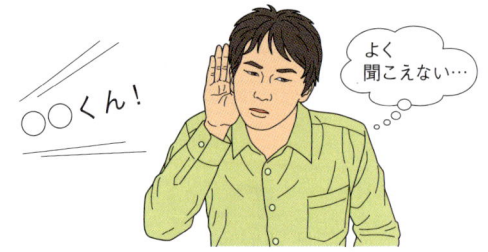

- **既視感（deja vu）**
初めて見るものなのに，前に見たことがあるように感じること．てんかんなどでみられるが，短時間のものであれば，健常者でも疲れがひどくなるとみられることがある．

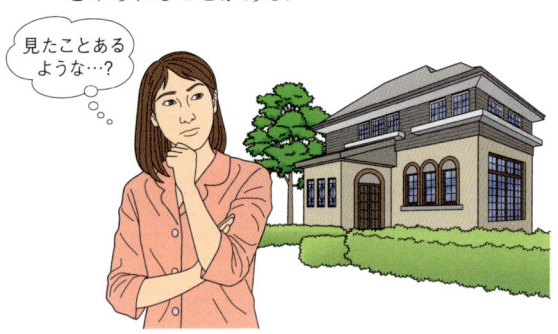

幻覚（hallucination）の分類

- 幻覚とは，現実にそこに存在していないのに，まるで存在するかのように知覚すること．
- 幻聴（auditory hallucination）
  実際には存在しない音が聞こえること．自分への悪口，非難めいたこと，逆に自分を励ますことなどが声として聞こえる場合が多い．統合失調症，アルコールや覚せい剤などの依存，器質性精神障害においてみられる．

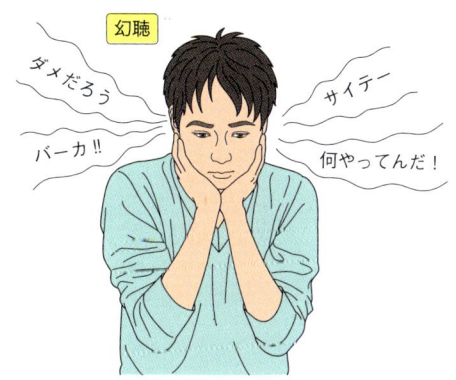

- 幻視（visual hallucination）
  実際には存在しないものが見えることである．統合失調症，認知症，意識障害（せん妄など）などでみられる．アルコールの離脱症状では，小さな虫や動物がたくさん見えるなどの訴えがある．

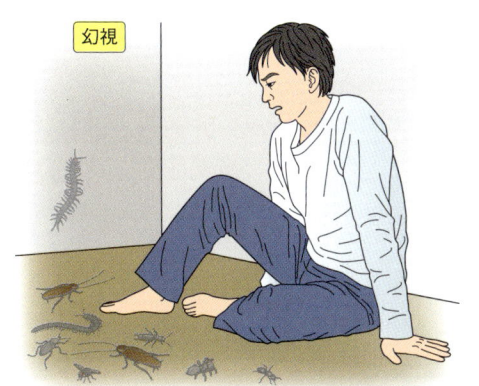

- 幻嗅（olfactory hallucination）・幻味（hallucination of taste）
  幻嗅とは，「食べ物から変な臭いがする」などと，実際には存在しない臭いがすることを訴えること．幻味とは，味が異常であることを訴えること．これらは被毒妄想*と関連していることもある．

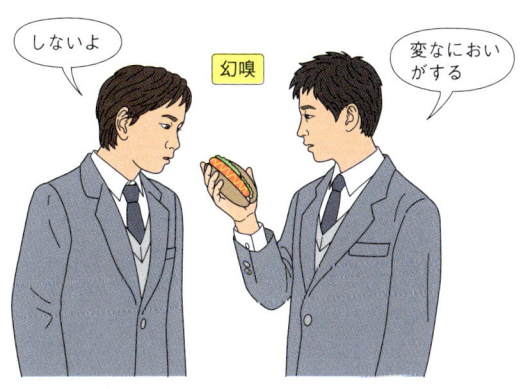

- 幻触（tactile hallucination）・体感幻覚（cenesthetic hallucination）
  幻触とは，実際には触っていないものが触れている感覚があることを幻触という．たとえば「電気が走っている」「虫がはっている」などの訴えである．これらは統合失調症などの患者にみられる．体感幻覚とは，手足や臓器などの奇妙な違和感を訴えることで，たとえば「脳が腐る」「腸が溶ける」など．統合失調症の患者などから聞かれる．

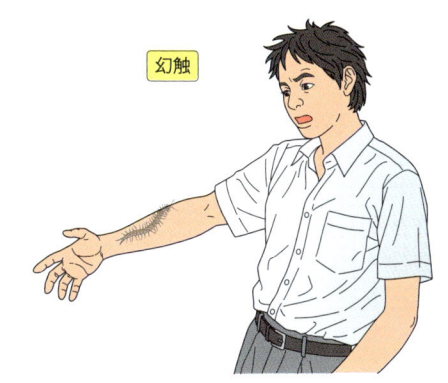

用語解説

被毒妄想
被害妄想の一種で，飲食物に毒が入っていると思い込み食事が取れない状態になること．

錯覚(illusion)

- 錯覚とは，対象は確かに存在するが，誤って知覚すること．錯覚には，不注意錯覚，感動錯覚，パレイドリア(pareidolia)などがある(図2).

■ 図2　錯覚

不注意錯覚

友人によく似た人を友人と間違えて呼び止めたりする場合など，十分に注意を向ければ，訂正することができる

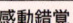

感動錯覚

夜間，墓道を歩いていたら，柳の木が幽霊に見えたなど，感動の内容から了解可能である(びっくり驚いた)

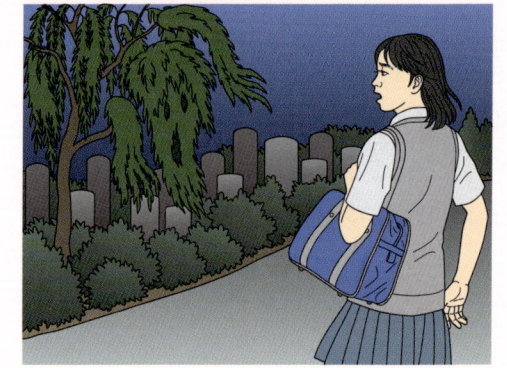

パレイドリア

天井のしみなどが人の顔に見えたりすること．この場合，体験者はそれが人ではなく，天井のしみであることを知覚しており，空想と一緒に生じている

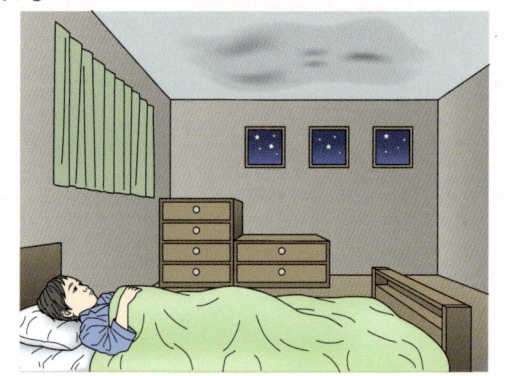

記憶の異常

記憶の概念の理解

記憶の構成要素

- 「あの人は記憶力がよい」というときの記憶で，精神科ではこれを「記銘」という．つまり新しく経験したことを頭に刻み込ませること．
- 過去に頭に刻み込み，学習，経験した記憶を保存していることを精神科では「保持」という．
- 保持された記憶を思い出すことを精神科では「追想（再生）」という．
- 留守番電話再生機能の録音，保持，再生を思い出していただければイメージがわくであろう（図1）．

記憶
- 記銘：知覚したものを覚えること．入力すること．
- 保持：記銘したものを保って貯えること．
- 追想（再生）：貯えられたものを呼び戻すこと，再生すること．

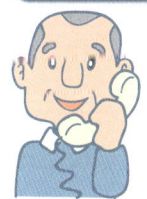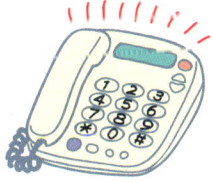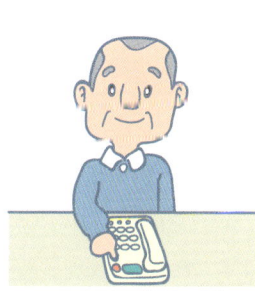

■図1　記憶の3つの要素

記憶の分類

- 記憶は，①記憶の持続時間による分類と，②記憶の内容による分類がある．

■ 記憶の持続時間による分類

短期記憶	入力から出力が数分以内のもの	即時記憶	知覚した後にすぐ再生するもの
長期記憶	入力から出力が数分より長いもの	近時記憶	知覚した後に，即時記憶よりは長い時間（数分以上，数時間以上，数日間など）で再生するもの
		遠隔記憶	知覚した後に，近時記憶より長い時間（月，年単位以上）で再生するもの

■ 記憶の内容による分類

陳述記憶（命題記憶）	大脳，大脳辺縁系と関係が深い	意味記憶	専門知識，社会常識，歴史的事実，数字や概念，言葉の意味など社会一般的な知識にかかわる記憶
		エピソード記憶	個人の生活や思い出の記憶のことで，「朝，何を食べたか」「昨日何をしたか」といった体験や出来事についての記憶
非陳述記憶（手続記憶）	小脳，脳幹と関係が深い		水泳ができる，自転車に乗る，昔習った楽器を弾く，着物の着付けをする，などの身についた記憶のこと

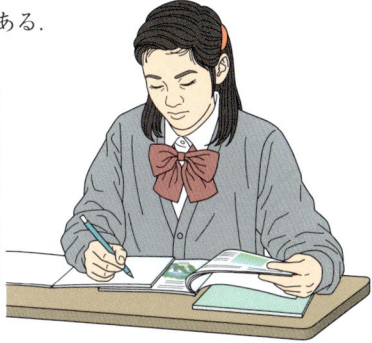

●意味記憶

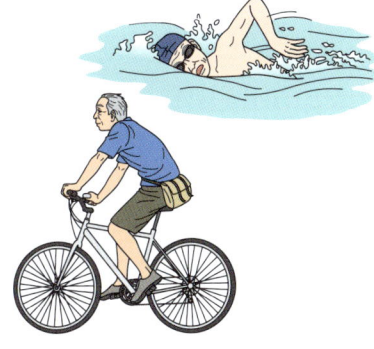

●非陳述記憶

記憶の障害

- 記憶は，記銘，保持，追想（再生）という一連の精神活動によって行われるので，それらのいずれかに障害が起これば記憶障害が現れる．
- 記銘障害（derangement of the capacity to register）：新しくものを覚えることができない状態のこと．保持・追想の能力はあるので，昔の出来事は覚えている．検査では，数字の順唱と逆唱，「改訂 長谷川式簡易知的機能評価スケール（HDR-S）*」を行う．
- 保持障害・追想障害（disturbance of remembrance）：記憶が保持されているかどうかは，追想させて確認をする．その追想ができなくなることを追想障害という．

健忘（amnesia）

- 一定の期間や事項についての追想ができないこと，記憶がなくなること，を健忘という．
- 健忘はいくつかの観点から分類され，健忘を思い出せない記憶の内容により分類すると，すべての記憶がなくなる「全健忘」と，一部は覚えている「部分健忘」に分けることができる．
- 健忘を時間的関係によって分類すると，頭部外傷など，脳の器質障害によって起こる健忘には，「逆行性健忘（retrograde amnesia）」とよばれる特殊な健忘もある．
- 逆行性健忘：頭部外傷後に意識障害があった期間だけではなく，その前の期間にさかのぼってみられる健忘で，障害時から古い記憶ほど保たれやすく，障害時に近い出来事ほど，記憶が想起されない傾向にある（図2）．
- 一方ある時点から後のことを，新しく記銘できない症状は，「前向性健忘（anterograde amnesia）」とよばれる．頭部外傷の例をとると，障害時以降に見られた記銘障害に相当する．
- 原因によって分類すると，心因性，外傷性，薬剤性，症候性，認知症などがある（表1）．
- 心因性健忘：戦場での恐怖体験や性的外傷体験など恐怖や不快な体験，ストレスにさらされたことを契機にみられる．心因性健忘では，脳に器質的な障害はみられない．例えば，「全生活史健忘（generalized amnesia）」では，自分の姓名，生年月日，両親，家族のことや，これまでの自分の生活史はまったく追走できないが，テレビの操作法などの日常生活に要する記憶は保たれている．またこの状態で放浪，失踪することは"遁走"とよぶ．
- 外傷性健忘：頭部外傷をきっかけとしてみられる健忘．
- 薬剤性健忘：飲酒やある種の薬剤の使用によってみられる健忘．
- 症候性健忘：身体疾患の症状として認められる健忘で，コルサコフ（Korsakov）症候群*や脳血管障害に伴うものが代表的な疾患である．
- 脳血管障害：一過性の脳虚血時に一定期間の記憶が抜ける（24時間以内に回復する）前向性健忘を認めることがあり，「一過性全健忘（transient global amnesia）」とよばれている．
- 認知症による健忘：病初期からしばしば認められる．たとえば，アルツハイマー（Alzheimer）型認知症は，脳神経の変性疾患で，健忘そのものが症状の1つといえる．

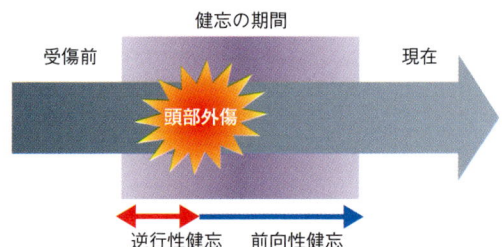

■図2 逆行性健忘は頭部外傷のことも思い出せない

■表1 健忘の原因による分類

心因性健忘	脳に器質的な障害はみられない
外傷性健忘	頭部外傷をきっかけとしてみられる
薬剤性健忘	飲酒やある種の薬剤の使用によってみられる
症候性健忘	身体疾患の症状として認められる
認知症による健忘	初期からしばしば認められる

用語解説

改訂 長谷川式簡易知的機能評価スケール（HDR-S）
長谷川和夫によって作成された簡易知能検査で，認知症を知能から評価するテストとして広く用いられているが，失語症や，難聴などがある場合は検査が困難となる（p.53参照）．

コルサコフ（Korsakov）症候群
記銘力障害，（逆行性）健忘，見当識障害，作話を4徴とし，アルコール依存症，一酸化炭素中毒，脳腫瘍，脳炎などでみられる．

長谷川式簡易知的機能評価スケール（HDR-S）：Hasegawa's dementia rating scale

知能の異常

知能とは何かを理解する

知能とは

- 知能（intelligence）とは，生得的かつ経験によって獲得されるもので，新しい情報を取り入れ，新しい事態を判断し，それらを統合して課題を解決する能力とされている．
- 人間の個性を評価する指標には知能とパーソナリティがあり，「知」「情」「意」といった概念は人間の精神活動の基本でもある．
- 知能の類似語として，近年，"cognition" という用語も使われる．

知能の類似語

認知 (cognition)	理解，判断，記憶，論理などの知的活動を包括的に示す（医学用語）
	知覚とその関連機能を示す概念（心理学用語）
認識 (cognition)	知覚と知能によって獲得した知識とその内容

知能の定義の歴史（表1）

- 知能を意味する英語（intelligence）は，19世紀後半イギリスの哲学者ハーバート・スペンサー（Spencer）が，生物の最適応の機能を示す言葉として用いたとされている．
- 同じころ，心理学・遺伝学者フランシス・ゴールトン（Galton）は，個人差研究や天才研究を統計学的手法を用いて分析し，知能の科学的研究を始めている．
- 知能研究や知能測定の歴史は，一方で知能検査の歴史でもある．
- 1905年フランスの心理学者アルフレッド・ビネー（Binet）は「知能とは，①方向づけ（一定の方向をとり，持続しようとする），②目的性（目的の達成），③自己批判性（行動・反応の結果を吟味する），といった機能の全般的能力」と定義し，そのための知能尺度を作成した．
- その後，多くの知能検査が開発され，同時に知能についての概念も発展してきた．1950年代後半登場した人工知能の研究は，コンピュータ開発を大きく促進させる一方，人間の心理過程を理解するための認知心理学や情報処理科学に大きく貢献している．

表1 知能検査の歴史

1905年	ビネー・シモン（Binet-Simon）式知能検査	ビネーとシモンによる現代知能検査の基礎 精神年齢の導入（1908年）
1916年	スタンフォード・ビネー（Stanford-Binet）式知能検査	ターマン（Terman）の改訂版 シュテルン（Stern）による「知能指数（IQ）」の導入
1939年	ウェクスラー・ベルビュー（Wechsler-Bellevue）成人式知能検査（WAIS）	言語性IQと動作性IQ，偏差IQ（DIQ）導入 WAIS-III（2006年）
1949年	ウェクスラー児童用知能検査（WISC）	ウェクスラー検査の児童版 WISC-IV（2005年）
1961年	ITPA（Illinois Test of Psycholinguistic Abilities）	カーク（Kirk）らによる，学習障害児の診断テスト 発達の個人内差の評価
1983年	K-ABC 心理・教育心理アセスメントバッテリー	知能を情報処理の過程ととらえ，認知心理学に基づき「継次処理」と「同時処理の尺度」
1997年	DN-CAS認知評価システム	ダス（Das）とナグリエリ（Naglieri）による，PASS*モデル導入

用語解説

PASS
日常における子どもの行動を観察し，4つの認知機能を測定するもの．尺度として，planning（プランニング），attention（注意），simulataneous（同時処理），successive（継次処理）があり，これをPASS評定尺度（PASS rating scale）という．

知能の障害とその分類

- 知能を具体的に表す方法や指数には，精神年齢（MA）や知能指数（IQ）がある（**表2**）．
- 知能の障害は，
  ① 知的障害／精神遅滞脳：器質的障害による非可逆的な障害である発達の障害（大きくは先天性）（**図1**）
  ② 認知症：発達後の知能低下
  に大別される．
- 一過性（可逆的な）知能の障害は，脳機能の障害だけでなく多くの疾患で起こりうる．

- 従来DSMやICDでは標準化された知能検査に示されたIQによって，知的能力障害の重症度を評価していた．しかしDSM-5では，IQそのものよりも知的機能障害の程度を軸にした重症度区分を導入しており，適応機能の水準によって必要な支援を考えるという臨床的な判断が重要視されるようになっている．

■ 表2 知能を表す方法や指数

精神年齢（MA）	ビネー・シモン式知能検査ではじめて使用された．暦年齢に対して，精神発達の程度を示す指標．同一年齢集団の過半数（50～75%）が合格する標準問題に達することができるかを問う．
知能指数（IQ）	精神発達を一定の指数で表したもの． IQ＝（MA／CA）×100 　MA：精神年齢，CA：生活（暦）年齢
偏差IQ（DIQ）	知能のレベルを，集団の平均からの隔たりによって示す指数 DIQ＝15(X－M)／SD＋100 　X：個人の得点，M：同一年齢集団の平均値，SD：標準偏差値

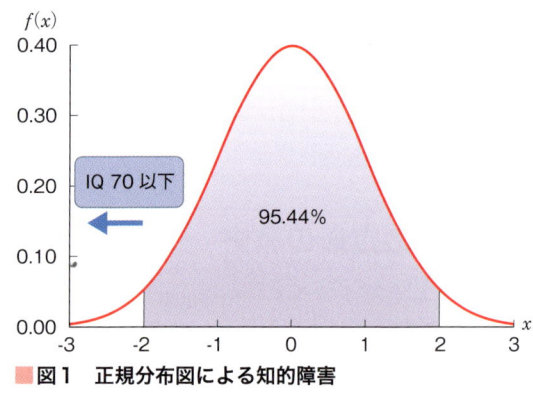

■ 図1 正規分布図による知的障害

知的能力障害／精神遅滞（mental retardation）（表3, 4）

- 精神（発達）遅滞とは，発育期に明らかになる知的障害を意味する．知能が全般的に平均よりも低く環境に適応することが困難な状態をいう．
- 発達期に明らかになる特殊な知的障害として，学習障害（learning disorder），自閉症スペクトラム障害（高機能自閉症，アスペルガー症候群*）がある．

■ 表3 ICD-10

	ICD-10	
軽度精神遅滞	F70	IQ50～69
中等度精神遅滞	F71	IQ35～49
重度精神遅滞	F72	IQ20～34
最重度精神遅滞	F73	IQ20未満

■ 表4 知的能力障害／精神遅滞の原因：生理因・病理因・心理社会因

生理因	正常な知能の偏差　正規分布表IQ70未満（上図参照）
病理因	感染：風疹，先天梅毒
	中毒：母体の薬物使用
	外傷
	代謝：フェニルケトン尿症
	栄養：低酸素症，ビリルビン脳症
	粗大な脳疾患：結節性硬化症
	染色体異常：ダウン（Down）症候群，クラインフェルター（Klinefelter）症候群，ターナー（Turner）症候群
心理・社会因	劣悪な教育環境　感覚刺激の減弱（聴覚視覚の機能異常）

●用語解説

アスペルガー症候群
周囲との交流が困難であったり，興味の対象が限定的であったりする自閉症的な症状ともいえるが，自閉症と異なり，言語発達の遅れ自体はない．しかし，言葉の使い方や話し方が標準レベルでないことも多く，人とのコミュニケーションを取ることは苦手で，動作がぎこちなかったりすることもある．そのため，いじめの対象になりやすいといった側面がある．

フェニルケトン尿症
先天的にフェニルアラニンというアミノ酸の代謝が阻害されるために起こる疾病で，常染色体の劣性遺伝を呈する．

ダウン症候群
体細胞の第21番染色体が1本過剰に存在することによって発症する，先天性の疾患群．精神遅滞，小頭，低身長，特徴的顔貌を引き起こす．

クラインフェルター症候群
正常男性の性染色体がXYであるのに対し，X染色体が通常より数個多い染色体異常の1つ．外見は男性であるが，小さな睾丸，無精子症，女性化乳房などの特徴を有し，知能は正常かやや低めで，発語と識字などに障害がある．

ターナー症候群
正常女性の性染色体がXXなのに対し，X染色体が1本しかない染色体異常の1つ．からだの表現型は女性でありながら，乳房の発達や女性らしい体つき，月経などがみられない．

認知症（dementia）（表5）

- 一度獲得された知能が，脳の病気などにより持続的に欠損した状態．
- 意識障害はなく，知的能力の障害に加え，記憶，抽象的思考能力，判断力，高次機能，人格にも広がり，社会生活全般に障害が及ぶ．
- 軽度認知障害（mild cognitive impairment）（MCI）
- 初老期認知症（presenile dementia）：発症が65歳以前の認知症をまとめた概念

表5　認知症の原因による分類

アルツハイマー病（Alzheimer's disease）	不可逆的な進行性の脳疾患で，記憶や思考能力がゆっくりと障害され，最終的には日常生活の最も単純な作業を行う能力さえも失われる．ほとんどの患者が，60歳以降に初めて症状が現れ，高齢者における認知症の最も一般的な原因である．
血管性認知症（vascular dementia）	多発梗塞型認知症
ピック病（Pick's disease）	初老期に発病し，特異な人格障害や情動の変化を主症状とし認知症が加わる病態．停滞言語がみられる
プリオン病（prion disease）	クロイツフェルト・ヤコブ病などプリオンと呼ばれる伝染性物質を原因とする亜急性海綿状脳症による認知症
ハンチントン舞踏病（Huntington chorea）	優性遺伝する舞踏病とよばれる不随意運動を伴う認知症
パーキンソン病（Parkinson's disease）	さまざまな原因により筋拘縮，運動減少，振戦を呈する病態
HIV感染	AIDSの原因ウイルスの脳内感染による認知症

高次脳機能障害

- 大脳の器質因による認知障害（cognitive disorder）として，主に失語・失行・失認・遂行機能の障害を呈する（表6）．

表6　高次脳機能障害

失語（aphasia）	大脳の言語領域の損傷により，思考を言語記号化する機能が低下	運動失語：自発語が少なく流暢さを欠くブローカ失語 感覚失語：流暢だが把握が悪く錯語が目立つウェルニッケ（Wernicke）失語
失行（apraxia）	運動機能に支障はなく命令も理解できるのに，求められた動作が正しく行えない	観念運動失行：日常習慣の身振りや仕草が意図的にできない 観念失行：個々の行為はできるが組み合わせた複合行為ができない 構成失行：手足，積木，立体図など空間的な構成行為ができない
失認（agnosia）	感覚機能の障害はないのに対象を認識・同定できない	視覚失認（視覚を介する），聴覚失認（聴覚を介する），相貌失認prosopagnosia（よく知っている人の顔を識別できない） 視空間失認（ものの認知はできるが大きさや空間的な位置関係を視覚的にとらえられない）
遂行機能障害	計画を立案し目標に向かって修正しながら正しい順序で行為を完遂させる（主として前頭葉機能）機能の障害	

知能の障害に関連する状態

- 仮性認知症（偽認知症）：ガンザー（Ganser）症候群*，うつ病など非器質性の原因から生じた認知症に似た状態だが治療により回復する．
- 可逆性認知症（reversible dementia），治療可能な認知症（treatable dementia）：治療により回復する可能性のある認知症を総称する．慢性硬膜下血腫，進行麻痺，正常圧水頭症など，知能低下というより，運動障害や尿失禁を伴う軽い意識混濁または通過症候群と考え，仮性認知症とは異なる概念として理解する．

用語解説

ガンザー症候群（Ganser syndrome）
的はずれ応答，意識変容（錯乱，朦朧状態），健忘，無痛，幼稚な退行などを特徴とする拘禁者のヒステリー反応．

ウェクスラー成人式知能検査（WAIS）：Wechsler Adult Intelligence Scale ｜ ウェクスラー児童用知能検査（WISC）：Wechsler Intelligence Scale for Children ｜ K-ABC：Kaufman Assessment Battery for Children ｜ DN-CAS：Das-Naglieri Cognitive Assessment System ｜ 知能指数（IQ）：intelligence quotient ｜ DSM：diagnostic and statistical manual of mental disorders ｜ ICD：international statistical classification of diseases and related health problems ｜ 偏差IQ（DIQ）：deviation intelligence quotient ｜ 精神年齢（MA）：mental age ｜ 生活年齢（CA）：chronological age ｜ 標準偏差（SD）：standard deviation ｜ 軽度認知障害（MCI）：mild cognitive impairment

思考の異常

思考の異常を知る

思考と観念

- 思考とは，知覚や表象から与えられた材料を統合し，対象の本質や相互の関連を把握し，概念を形成して判断や推理を行う精神機能である．直接外界に働きかける代わりに，主に言語を用いる（思考は内在化された行動である）精神活動の知的側面を代表する．考えられた内容を観念や思考（考想とする場合もある）という．複数の観念の間の関係を意識することを判断，多様な知覚の共通属性や相互関係を理解することを概念という．
- 思考は言語を用いて表現するため，思考の評価は会話という行動をとおして初めて可能になる．
- 思考障害を原因とした，言語や会話のさまざまな障害が出現する．
- 思考には，①流れ，②形式，③内容という3側面がある（表1）．

■表1　思考の3側面

思考の流れ	思考が継時的にどのように進むか：早いか遅いか（内容は考慮しない）
思考形式	叙述の1つの部分が次の部分にどれだけ合理的に結びついているか：観念連合の合理性
思考内容	内容そのもの：観念連合が集合した思考の全体

思考の異常

思考の流れの異常

- **観念奔逸**
考えが次々と方向性も決まらずによどみなく浮かぶ状態．思考過程の統制が低下しているため，連想から次の連想まで短時間になり，注意がそれやすい（転導性亢進）．連想の進行は一応の関連性は保たれているが，全体としてのまとまりがない．言葉と言葉の類似性（音連合）や，外部のちょっとした刺激に容易に注意がそれる．考えが目的をもって秩序立てられないため，頭に浮かんでくる観念がどれも同等の重要さをもち，極端な場合は頭に浮かんだ観念がただちに次の思考となり，全体として統一のない観念の寄せ集めの表面的な連結になる．行動として会話心迫，これが著しい場合は内容が支離滅裂になる．

- **思考制止（思考抑制）**
連想から次の連想まで時間がかかり，会話が先に進まない．連想的着想が少なく言葉数も少なく，持続的に思考の流れが緩慢になる．

- **思考途絶**
思考の流れや過程が突然遮断される．場合によって，思考奪取を訴えることもある．

- **迂遠**
思考の速度は正常であるが，思考の過程が回りくどい．細かなことや関係のないことにこだわる．そのため，結論や目標に達するまで時間がかかる．

- **保続**
同じ観念が繰り返し現れるため思考が1か所に停滞する．考えの方向を変更することができず同じことを繰り返し話す．常同は無意味に同じ言葉を繰り返すこと．

思考形式の異常(表2)

- 思路や連想の合理的進行が障害され,了解が不可能な状態であり,思考障害という用語はこのことをさすことが多い.
- 思考の貧困
  統合失調症にしばしばみられる思考や認知の貧困を表すために作られた概括的な用語であり,統合失調症の陰性症状.思考は直接には観察できないので患者の話から推測する.
- 連合弛緩
  思考過程において連想と次の連想の間の意味関係が薄れ,一定の思考目的に向かう課題の決定傾向も欠損する.強くなると支離滅裂といい,それがさらに強くなり言葉の羅列になると言葉のサラダという.
- 支離滅裂
  統合失調症に特有の思考異常.意識が清明でありながら,思考過程に連絡と統一が欠けている.極端な場合は観念相互間の関係がまったく理解できない状態.成因として,概念の意味が崩壊し,言葉に主観的に意味づけをするためと考えられている.思考を全体的統一的にまとめることができず,一部を自分の勝手な考えで解釈するので,全体としてまったくまとまりがなくなってしまう(ことわざを説明させるとわかりやすい).

■表2 思考形式の異常

思考の貧困	途絶えがちで空虚な話(会話量の貧困),途絶えなく続くが空虚な話(会話内容の貧困),途絶や応答するまでの時間の延長などから判断
連合弛緩	連想間の意味関係が薄れる・言葉のサラダ,語唱
支離滅裂	観念相互間の関係がまったく理解できない状態

思考内容の異常

- 妄想(delusions)とは
  妄想とは,自己に結びついた誤った確信であり,通常の信念とは比較にならない強い確信のため,どんなに論理的反証をあげても訂正することができない病的体験である(病識がない).その内容は不合理であり,ほとんどがその内容は自己に関係している.
- 以下は妄想と区別する.
  ・所属集団の文化である迷信
  ・作話(記憶障害による作り話)
  ・詐病(なんらかの利益を得るため病気を装うこと)
  ・空想虚言(架空の事柄をいかにも本当らしくいきいきと語ること)*

- 妄想の形式(表3)
  真正妄想とは心理的にそれ以上さかのぼれない妄想.どうしても了解できない内容で,なにかしら病的な過程から生じる(ヤスパース*),統合失調症特有の妄想である.一方,妄想様観念は,感情・体験から了解しうるように発生する妄想である.そのほかには,ある精神症状から二次的に発生した妄想(説明妄想,全体感情妄想,妄想的曲解,パラノイア反応*)があり,二次的な発生としての妄想内容が理解できる.

- 妄想の主題(表4)
  妄想の内容にはさまざまあるが,そのテーマによって被害妄想,微小妄想,誇大妄想,被影響妄想,その他に分類できる.

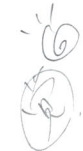

■表3 妄想の形式

真正妄想 (原発妄想,一次妄想)	妄想気分	周囲が新しい意味を帯び不気味で何か起ころうとしているという変容感や緊迫感の体験:世界没落体験
	妄想知覚	正常な知覚に誤った意味づけがなされるもの:シュナイダー(Schneider)の一級症状の1つ
	妄想着想	突然何の媒介なしに特定の誤った考えを確信すること
妄想様観念 (続発妄想,二次妄想)		敏感関係妄想,統合失調症にかぎらずうつ病,躁病,器質性精神障害,急性薬物中毒で認められる
説明妄想		作為体験や幻覚を説明するための二次的妄想
全体感情妄想		抑うつ気分から二次的に発生した微小妄想,逮捕をおそれる人が通行人を刑事と思う妄想
妄想的曲解		判断の間違い,嫉妬,邪推から二次的に発生した妄想
パラノイア反応		パーソナリティ障害患者の外界への反応として理解できる妄想

■表4　妄想のテーマによる分類

被害妄想	他人から嫌がらせをされる危害を加えられると思い込む	被毒妄想，迫害妄想，注察妄想，嫉妬妄想，ものとられ妄想，関係妄想など
微小妄想	自分の価値や能力を不当に低くみる	貧困妄想，罪業妄想，心気妄想，疾病妄想，否定妄想など
誇大妄想	自分の価値や能力を過大評価する	血統妄想，恋愛妄想，発明妄想，宗教妄想など
被影響妄想	外から支配・干渉されると思い込む	憑依妄想，変身妄想など
そのほか		赦免妄想，妊娠妄想，好訴妄想など

●用語解説

空想虚言
架空の事柄を細部にわたっていかにも本当らしく生き生きと語ること．記憶の障害は存在しない．空想して話しているうちに本人自らそれを真実と思い込んでしまう．

ヤスパース
カール・ヤスパース（Karl Jaspers），1883-1969年．20世紀ドイツの実存哲学者・精神医学者．死への意識が人間の生に不可欠であるとする実存思想の1つで，限界状況は，ヤスパース実存哲学の起点となった基本概念．

パラノイア（paranoia）反応
精神病の一種で，偏執病と訳され，挫折・侮辱・拒絶などへの過剰反応（被害妄想）をとおし体系だった妄想を抱くもの．他人への根強い猜疑心など．

思考の体験様式の異常

自生思考

- 考えがひとりでに浮かんでくること．とりとめのない内容が多い．病的な場合は自分で止められず束縛される．コントロールが効かない自動症，軽い自我障害．

強迫観念（obsessive ideas）

- 特定の思考・表象（メロディーやイメージなど）・衝動がたえず心を占め，考えないようにしようとしても取り除けない現象．
- 強迫観念はほとんど不安・恐怖の感情を伴っており，恐怖が前面に出ているものを恐怖症という．強迫観念や恐怖症に基づいて強迫行為が出現することが多い．
- 不潔恐怖（ミソフォビア：mysophobia）は洗浄強迫を伴うことが多く，確認行動（戸締り，ガスの元栓など）の強迫行為もよくみられる．
- 強迫観念・恐怖症・強迫行為などの症状を一括して強迫体験という．強迫体験の内容がまったく無意味，現実の状況に適合しないことを本人が十分理解しているにもかかわらず，それにはなはだしく悩まされるのである．この点で妄想とは異なり，強迫体験の特徴はその矛盾性にある（表5）．

■表5　強迫体験

強迫観念	特定の思考・表象・衝動が絶えず心を占める
強迫行為	洗浄強迫，確認行動（戸締り，ガスの元栓などの締め忘れ）
恐怖症	不潔恐怖，対人恐怖，閉所恐怖

させられ（被作為）思考

- 自己の思考であっても，それが自己に所属するという意識が欠損する状態で，自我の動意識の障害といえる．
- 統合失調症に典型的にみられる症状であり，この症状はヤスパースの「現象学的了解は不可能であり，病者の説明によって想像するほかない」という了解の困難な症状の代表となっている（表6）．

■表6　させられ思考のいろいろ

思考吹入	考えが外から入ってくる
作為思考	不愉快なことを考えさせられる
思考奪取	自分の考えが突然消え他人の影響で取り去られてしまった
思考伝播	考えが広められてしまった

感情の異常

概念を理解する

感情の概念

- 感情(feeling/emotion)とは，認知した対象や表象に抱く主観的な印象のことである．
- 快⇔不快を基本として，喜び⇔悲しみ，愛⇔憎しみ，苦しみ⇔楽しみなど相反する方向をもつ．
- 類語に気分・情動がある．英語・日本語では厳密に区別して用いられていないが，精神医学においては，affection（情動）やemotion（感情），mood（気分）は区別して用いられる（表1）．
- 感情は言語や行動として外部に表出され，それを観察することで周囲の者は，相手の内的感情をはかり知る．
- 自らは経験していないが，他人の内的体験を推しはかり理解することを追体験とよぶ．追体験することで，あたかも自らの感情であるように感じることを「感情移入（empathy）」とよび，精神科診断では重要な手がかりになる．
- 感情は心的機能や身体と密接な関係がある．たとえば，怒りを感じると身体的には全身筋肉の緊張やアドレナリンの分泌などが起こる．感情の変化は動悸，血圧上昇，心拍数や呼吸回数の上昇などの身体機能の変化を伴う．
- 感情を精神機能に対応して分類すると，臨床上有用である（表2）．

表1 感情に類する言葉

感情(feeling)	認知した対象や表象に抱く主観的な印象
気分(mood)	日常生活の背景をなす持続性の感情
情動(affection)	感情・気分が，表情・身振りなどを経て外部に表出されたもの
情熱(passion)	特定の対象に向けられた熱狂的で激しい感情

表2 感情の分類

身体的感情	感覚的感情
身体の状態に伴う感情，健康なときの快感や疲労・緊張・病気の不快感	特定の感覚に伴う感情，不快・快な匂いや味，汚い色，美しい色彩など

心的感情	精神的感情
心的欲求に対する反応としての満足，悲しみ，また対人関係に伴う愛情，憎しみ，尊敬，軽蔑など	論理的，知的作業や道徳・宗教的体験に伴う感情

感情の量的異常

- ●感情の両極端
- ・感情には極性という特徴があり，その両極端な状態が，感情の病的状態と考えられる（図1，2）．
- ●感情の量的異常状態を表3に示す．

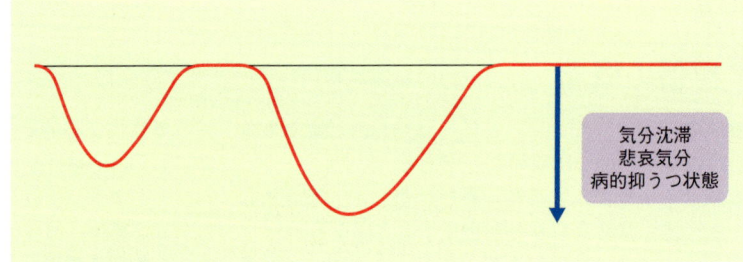

■図1　単極性うつ病

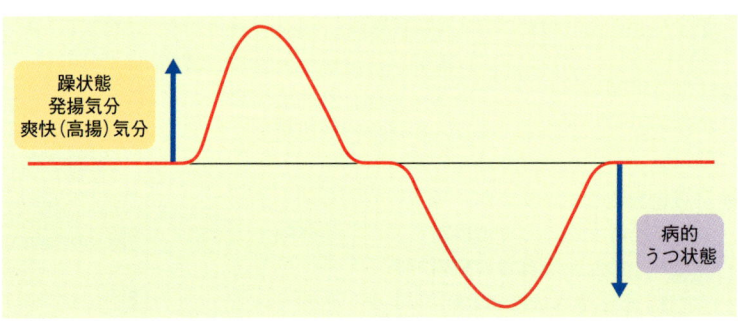

■図2　双極性うつ病

■表3　感情の量的な異常状態

爽快（高揚）気分	発揚気分	気分沈滞・うつ気分
気分が爽快で快活，いきいきとした楽天的な状態：躁病で典型的に認められる	全身が生命力や活力に満ちた感覚，幸福感や自信の増大を伴う．精神運動性の亢進に伴う感情のニュアンス	気が滅入って沈んだ状態，悲哀感・自責感・興味の喪失を伴う．うつ病をはじめさまざまな病気に生じる抑うつ状態
病的抑うつ（depression）	気分変調［ディスチミア（dysthymia）］	混合状態
depression はいろいろな意味に使われる．①抑うつ感情，②抑うつ状態像，③病名としてのうつ病	従来は，抑うつ的不機嫌，イライラ，心気傾向を気分変調とよんでいたが，DSM-5 では2年以上続く慢性のうつ病を持続性抑うつ障害（気分変調症）と呼ぶ	躁とうつの混在する病像．躁性昏迷や観念奔逸うつ病など

感情の質的異常(図3)

- 感情鈍麻：統合失調症の欠陥状態(defect state)にみられる状態．感情的感受性の欠損で，陰性症状の1つ．類語として，感情の平板化(感情の振幅が狭まっている状態)，無感動(apathy)，感情荒廃などがある．
- 多幸症・上機嫌(euphoria)：自分の置かれている客観的状況にそぐわない，内容のない空虚な爽快気分．老年認知症，進行麻痺などにみられ，人格水準の低下が想定されるもの．
- 情動麻痺：突然発生した重大な出来事に遭遇した場合，感情が「麻痺」したように何も感じられなくなった状態．離人症状を伴うこともある．
- 失感情症〔アレキシサイミア(alexithymia)〕：自己の感情を認知せず，空想力や想像力の欠けた状態．感情の生理的変化はあるが，内的な感情を体験できない．心身症の基礎障害として提案された概念．
- 失快楽〔アンヘドニア(anhedonia)〕：快感情が希薄になり，何をしても心が弾まない．通常であれば楽しめることに喜びの感情が発生しない．
- 恍惚：感激してうっとりし我を忘れる気分状態．幸福感の亢進した状態．自我と外界の境界が薄れ外界が自己に関連している．「自分は地球の一部」という感覚，全能感，悟りの体験，神秘体験など．
- 精神病後抑うつ(post psychotic depression)：統合失調症の陰性症状．

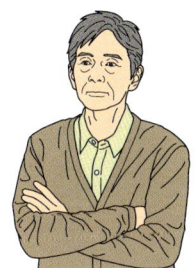 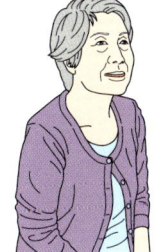 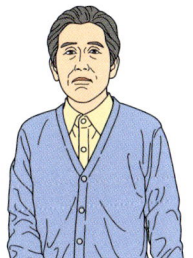 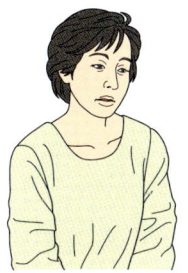 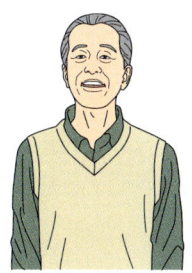

感情鈍麻：無感動　　多幸症・上機嫌：空虚な爽快気分　　情動麻痺：感情が麻痺したようになる　　失快楽：快感情が希薄　　恍惚：感激してうっとり我を忘れる気分状態

■ 図3　感情の質的異常

感情の調節異常(図4)

- 感情(情動)不安定：些細な刺激で感情が動きやすい．
- 感情(情動)失禁：少しの刺激で激しい気分が発生し，自らこれを調整できない気分状態．感情は過剰であっても刺激状況と発生する感情の間に理解できる関連性が保たれ，本人が感情の自己所属性を認識している．
- 刺激性・焦燥感・易怒性：少しの刺激で怒りや攻撃性を突然発生する気分状態．「いらいら」感．
- 両価性(両面感情)(ambivalence)：同一の対象に矛盾相反する感情を同時に抱く．

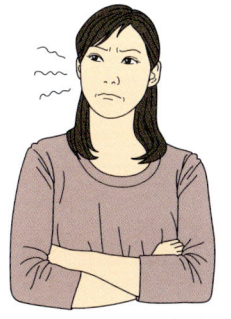 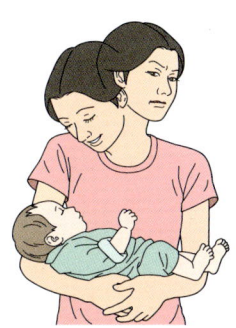

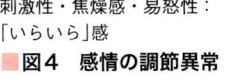

刺激性・焦燥感・易怒性：「いらいら」感　　両価性

■ 図4　感情の調節異常

不安と恐怖

- 不安（anxiety）は，漠然とした未分化なおそれの感情と定義され，明確な対象に対する持続的なおそれとしての恐怖（fear）とは区別され，特定の対象がない．そのときごとに対象が変動するおそれを「浮動性不安」，また環境や置かれた状況によって変化する一時的な不安を「状態不安」とよぶ．個人の性格傾向による不安になりやすさは「特性不安」とよばれる（表4）．
- 不安は人間の自己防御として不可欠なものであり，誰もが抱くものである．適切な域を超えた不安を病的不安という．そのため病的不安の判定は多分に主観的になる（図5, 6）．

■表4 不安の種類

状態不安 （state anxiety）	個人がそのとき置かれた環境や条件により変化する一時的状態 意識的緊張や気遣い 自律神経系活動（動悸，頻脈など身体的症状に現れる）
特性不安 （trait anxiety）	個人のパーソナリティの特徴としての不安

＊この両者の不安を評価する心理検査がSTAI（State-Trait Anxiety Inventory）．

正常な不安と病的な不安

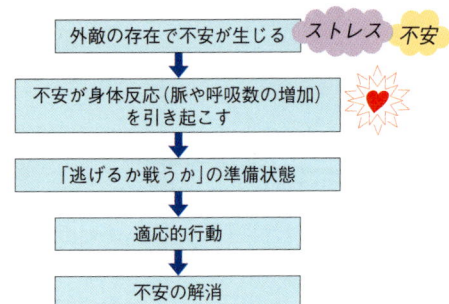

■図5 正常な不安は生命維持にとって不可欠

（木村大樹ほか：「パニック障害」と診断したときの患者・家族への説明．ジェネラル診療シリーズ あらゆる診療科でよく出会う精神疾患を見極め，対応する（堀川直史編），羊土社, p.91, 2013）

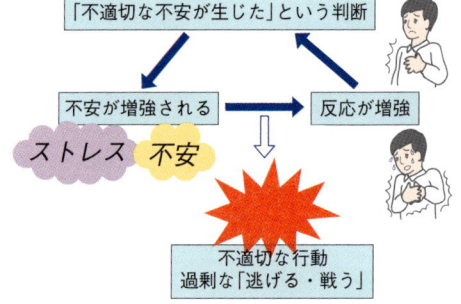

■図6 不安による反応を不適切と判断する場合

（木村大樹ほか：「パニック障害」と診断したときの患者・家族への説明．ジェネラル診療シリーズ あらゆる診療科でよく出会う精神疾患を見極め，対応する（堀川直史編），羊土社, p.91, 2013）

不安の症状

- 不安は，心理的にも身体的にも症状として現れやすく，臨床的にも多くの疾患が不安症状を伴う（表5）．

■表5 不安の症状

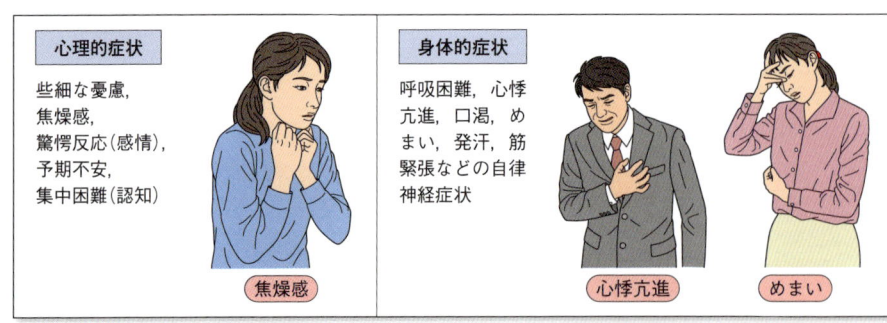

不安のいろいろ

- パニック（不安）発作（panic attack）：それまでの様子と違って急に襲ってくる強い切迫感を伴う短い不安症状．心悸亢進，振戦，呼吸速迫，紅潮，冷や汗という自律神経症状と過呼吸が原因のしびれや，吐き気の症状などが起きる．これらは心房細動など不整脈でもみられ，身体疾患との鑑別は必須である．またこうした発作が起きるのではないかと不安になり（予期不安），外出や乗り物に乗ることを避けるようになり，結果として広場恐怖症（agoraphobia）を併発しやすい．
- 全般性不安：不眠，自律神経過敏状態など，浮動性の不安が前景となる慢性の状態．
- 分離不安：乳幼児が母親や依存対象から引き離されるときの不安状態．

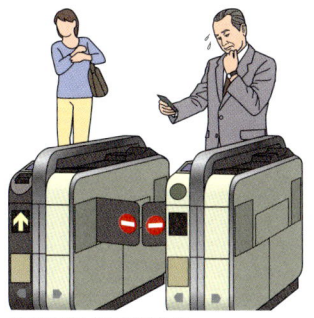

外出や乗り物を避ける

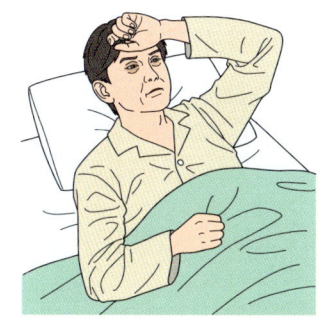

不眠，自律神経過敏（全般性不安）

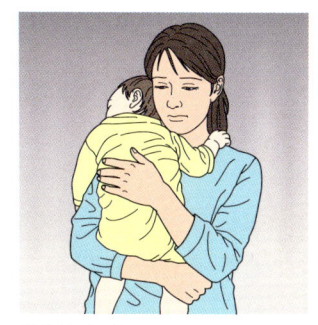

乳幼児が母親からひきはなされるときの不安（分離不安）

恐怖

- 特定の対象に対する固定したおそれの感情．この感情が程度を越えて強く持続する状態を恐怖症〔フォビア（phobia）〕という．広場恐怖症や動物恐怖症など，対象は多岐にわたる．

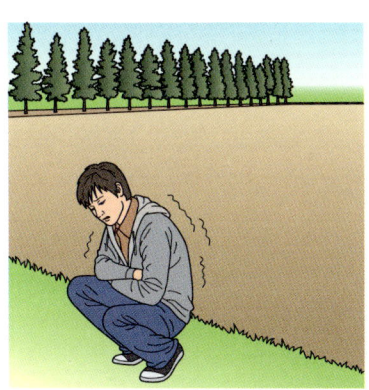

広場恐怖症

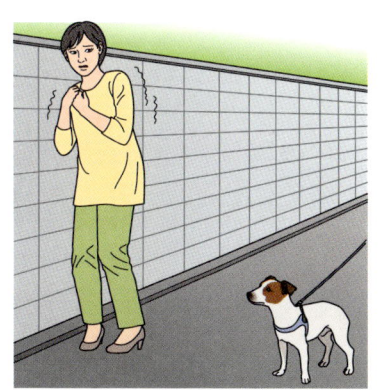

子犬を恐がっている

意欲の異常
概念を理解する

意欲とは何か

- 人間が外界に向かって何かしようとするとき，心のなかにはいろいろな欲求の動きがあり（欲動），それを取捨選択・判断・調整し（意志），外に表出する（行為）．この欲動と意志を含めた心の動きを意欲という（図1，表1）．意欲の概念は複雑であるが，一般には「やる気」と理解してもよい．

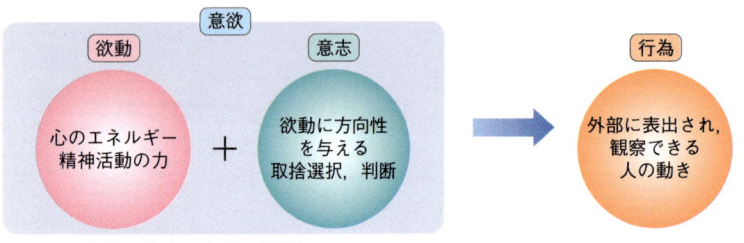

図1　欲動・意志・行為の関係

意欲＝欲動（心のエネルギー 精神活動の力）＋意志（欲動に方向性を与える 取捨選択，判断）→行為（外部に表出され，観察できる人の動き）

表1　意欲に関連する精神機能

本能	生物的ニュアンスが強く，遺伝的に受け継がれる固有な行動様式
葛藤	欲動と意志の対立する状態
行動	表出された行為に加え，思考や感情といった主観的活動までも含める
自発性	目的に向かって意志的に行動を起こすこと

意欲の異常

- 心身が正常な状態でも意欲が増えたり減ったりする．しかし精神疾患においては，意欲の増え方や減り方が極端になったり（量的異常），調節がうまくいかなくなったり（調節異常），妙な増え方や減り方（質的異常）をきたすことがある．

意欲の量的異常

- 意欲が高まりすぎる「意欲高揚（増進）」から，意欲の低下した「意欲減退」がある．この間にはいろいろな程度があり（図2），より両極にいくに従い，病的状態となる（表2）．

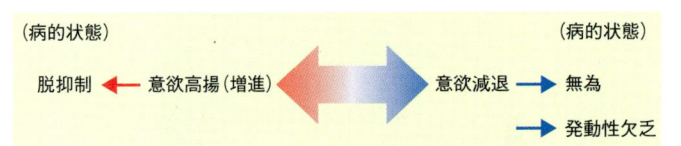

図2　意欲の程度

（病的状態）脱抑制←意欲高揚（増進）⇔意欲減退→無為／発動性欠乏（病的状態）

表2　意欲に関連する量的異常

無為（abulia）	自ら進んで何も行為を起こそうとしない意欲の病的な欠如．進行した統合失調症の周囲に無関心な感情鈍麻を伴う生活を表現する
発動性欠乏	前頭葉損傷など器質的障害による無気力
脱抑制	抑えが効かないこと．アルコール摂取時によくみられる
意志制止	あれこれ迷って決断がつかず決められない．うつ病によくみられる
意志薄弱・意志欠如	意志が弱く周囲の言いなりになること．シュナイダー(Schneider)*の精神病質人格のなかには，意志欠如型がある

用語解説

シュナイダー

クルト・シュナイダー（Kurt Schneider），1887-1967年．ドイツ生まれの精神医学者．シュナイダーは今日のパーソナリティー障害の前駆といえる統合失調症と精神病質的人格とを分離して10のタイプに分類した．
①抑うつ型
厭世的，懐疑的で生きることに喜びを感じない．
②自信欠乏型
物事の決断がつけられない，自身に自信がなく，不全感がある．
③無力型
自身に不全感があり，疲労感にさいなまれている．
④発揚型
気分が変わりやすく，活動性が高いが，軽率である．
⑤狂信型
特定の思考を信じこみ，その枠組みに従うため，枠外のできごとを攻撃する．
⑥自己顕示型
自分を他人に認められたいあまり，自己中心的に常軌を逸した行動をとる．
⑦気分変動型
いつも不機嫌で抑うつ感がある．気分の変動が多くにみられ，衝動的に問題行動をとる．
⑧爆発型
ささいなことで，前後みさかいなく，爆発的に怒り，暴力をふるうなどする．
⑨情性欠如型
反社会的で，他人に対する思いやりや同情を著しく欠く．
⑩意志欠如型
独立心がなく，人の言いなりになり，犯罪などを起こす．

意欲の調節異常

- 衝動性・衝動行為：原因・動機をはっきり自覚せずに，衝動的に激しい行動に現れること．抜毛症(trichotillomania)，窃盗癖(kleptomania)，放火癖(pyromania)，病的賭博など．
- 短絡行為：動機はあるが，理性的な意志決定や抑制がきかないための極端な行為．
- 暗示性：意志決定力が弱いため，過度に他人の影響を受けやすい．
- 両価傾向：相反する欲動が同時に起こり，結果として行動ができなくなる．

意欲の質的異常

- 緊張病症候群(catatonic syndrome)：精神活動が表情や行動などのほかに，異常な状態で表出される精神運動性の特徴的症状(図3)が現れる症候群．興奮から抑制の段階，独特の昏迷(stupor)などがある(表3)．
- 昏迷とは意識障害はなく外界を認識しているが，意志が発動されず無言・無動となる状態．しかし現実には，昏迷と昏睡(意識の異常)との区別は難しい．
- 衒奇症・わざとらしさ：話，書字，服装，身ぶり，態度，行動が属する文化においても奇妙で，ひねくれているもの．
- 強迫欲動：ある行動を起こしそうな欲動が意志に反して繰り返し生じる．「ナイフで人を刺してしまうのではないか」など破壊的・性的・反道徳的な内容が多い．
- させられ体験：自分の意志や考えがほかの力で支配される自我の障害．

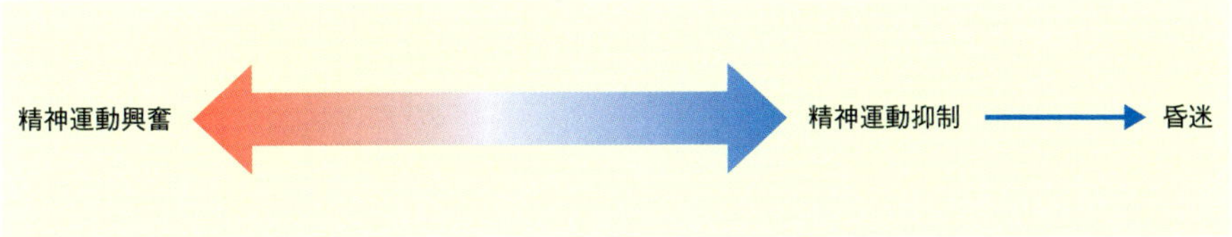

■ 図3　精神運動の異常

（精神運動興奮 ←→ 精神運動抑制 → 昏迷）

■ 表3　緊張病症候群のその他の症状

強硬症・カタレプシー	外部から与えられた一定の姿勢や肢位をとらされると，不自由な姿勢であっても，自ら変えようとせず保ち続けること．重度のものは蝋屈症(waxy flexibility)
反響症状	眼前の人物の言葉や動作を山びこのように繰り返す行為．自発意志ではなく意志の低下によると考えられる．反響言語，反響行為
命令自動	命令の内容によらず本人の意志でもなく，外からの支持に自動的に従う
拒絶症	外からの働きかけを，反射的に拒む
常同症	個々の行動，身ぶり，姿勢，言葉が同じ形で何度も繰り返される．外見上，強迫行為との区別が難しい．児童の自閉性障害などにもみられる

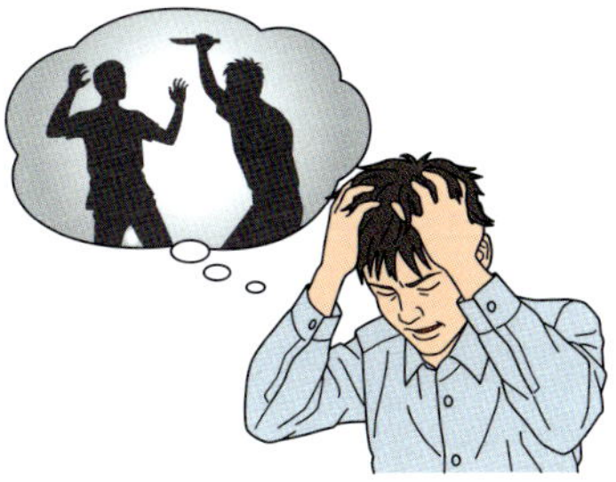

強迫欲動 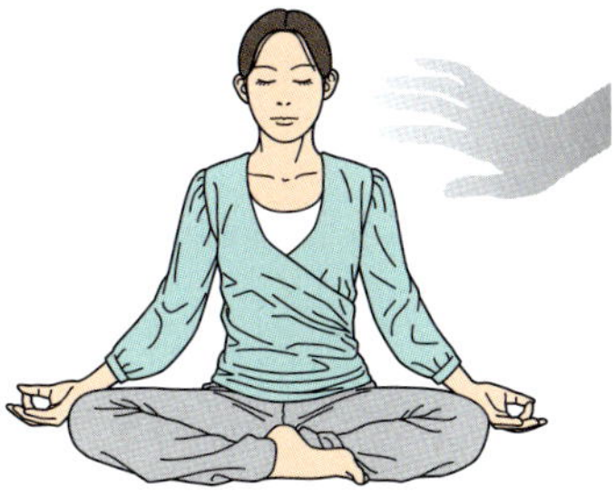　　　させられ体験

それぞれの欲求とその異常

- 人間はさまざまな欲求をもっているが(表4)，その欲求の量や内容に異常が起きる．心理的な要因であっても，症状は身体的状態と強く結びついている．
- 食欲に関連する異常：神経性やせ症(AN)，神経性大食症(BN)，過食性障害(binge eating)，異食症(pica)*．
- 物質欲求行動の異常：精神作用物質🩺の摂取．経口摂取(アルコールや睡眠薬)，煙(タバコ)や蒸気(コカイン)にして吸入，注射で筋肉や血管(覚せい剤)に取り入れるなどの行動の異常．乱用により依存症を起こし，ときには急性中毒に陥り，社会生活に支障をきたすようになる．
- 自己破壊欲求・衝動：自殺，自傷行為，抜毛症．
- 攻撃の欲求・衝動
  - 身体的攻撃行為＝暴力
  - 言語的攻撃行為＝暴言
- こうした欲求や衝動が外部に向けられると，児童虐待(身体的虐待，心理的虐待，性的虐待，保護の怠慢・ネグレクト)，家庭内暴力(DV)，さまざまなハラスメントとなる．

🩺 精神作用物質：中枢神経系に抑制あるいは興奮作用を有する化学物質．

表4　欲求のいろいろ

欲求	生理的欲求	自己保存：食欲・攻撃欲・逃走欲・睡眠欲・活動欲など
		種族保存：性欲・母性の養育・母性への依存など
	社会的・対人的欲求	同情・反感，支配・服従，愛・憎しみ，社会的安全など

●用語解説

異食症(pica)
消しゴムを食べるなど，本来食べるものではないものを食べる．

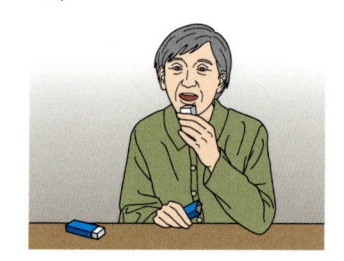

Column

虐待について

- 虐待という問題行動は，精神障害そのものではないが，精神保健や医療福祉の重要な問題である．
- とくに乳幼児・児童虐待は，養育者に重要な問題がある．不適切な養育行動の背景に養育者自身が被虐待経験をもち，アルコール依存症やパーソナリティ障害などの罹患者が多いことが指摘されている．
- 虐待を受けた結果として，その後さまざまな心理的障害や行動障害，精神障害を子どもに引き起こす．
- 慢性化した虐待は，思春期以降の心的外傷後ストレス障害(PTSD)や境界性パーソナリティ障害，解離症(性的虐待における解離性同一性症)発症に大きく影響するといわれている．
- 日本では，「児童虐待の防止等に関する法律」が，2000年に成立施行され，児童虐待の定義や虐待の通告義務など明文化されている．厚生労働省のHP(http://www.mhlw.go.jp/bunya/kodomo/dv22/01.html)参照．

| 神経性無食欲症(AN)：anorexia nervosa | 神経性大食症(BN)：bulimia nervosa | 家庭内暴力(DV)：domestic violence |
| 心的外傷後ストレス障害(PTSD)：post-traumatic stress disorder |

Part 3
精神医学の診察と診断

診察法
診断

診察法

面接における基本的な注意

- 精神科の面接は特殊なものではなく，基本的な医療面接（medical interview）のうえに成り立つものである．
- 医療面接は診断と患者管理に必須な技法であり，基本的な技法を学び，実践をとおして練習することで習得が可能である．
- 面接時の基本的な注意点としては，
①適切な着衣，
②患者の名前の確認，
③自己紹介は，常識的なことであるが，忘れやすいため常に心がけておく必要がある．
④話しやすい雰囲気，
⑤患者との適切な距離，
⑥視線を合わせることは，
その後の治療者と患者のコミュニケーションにとって重要な基本項目である．

医療面接の流れとコミュニケーション

- 医療面接の一般的な流れを図1に示す．
- 医療面接には，①患者を理解するための情報収集（診断），②医療者－患者間のラポール*の形成と患者の感情への対応（信頼関係），③患者教育と治療への動機づけ（治療）の3つの要素がある．
- 面接場面では情報収集について注意を向けがちであるが，心理社会的な面に目を向けること，たとえば，患者の不安や治療への期待を知ることは，その後の治療を効果的なものにするためにも重要である．
- 面接で用いられるコミュニケーション技術（表1）では，とくに共感（sympathy）が重要である．しかし，共感とは単に「大変でしたね」と言うだけではない．言葉かけだけでなく，心から患者の苦悩や苦労を理解することが求められる．

表1　医療面接に用いられるコミュニケーション技術

	説明および〈例〉
①中立的質問（neutral question）	氏名や生年月日の確認など病状とは関係のない質問
②開かれた質問（open-ended question）	自由に答えることのできる内容．〈例〉「どんなことがお困りですか」
③閉じられた質問（closed question）	答えがYes/No，もしくはひと言ですむような質問．〈例〉「熱はありますか？」
④焦点を絞った質問（focused question）	1つの事柄を深く掘り下げるための質問．〈例〉「その後，熱がどうなったか詳しく教えてください」
⑤促し（facilitation）	自由に話をするように促す．〈例〉「それで」「続けて」
⑥繰り返し（repeat）	患者の言葉の一部を繰り返す．〈例〉「～なのですね」
⑦解釈（interpretation）	あいまいな話の内容を理解しやすいように表現し直す
⑧要約（recapitulation）	患者の話をまとめ，正しく理解しているかを確認する
⑨直面化（confrontation）	患者の話の内容や態度から，心の葛藤を話題にしたり，矛盾点を指摘する．〈例〉「話しにくそうですね」
⑩妥当化（legitimization）	患者の感情面での体験を理解し，妥当だと認めること．〈例〉「これでは誰だって困りますね」
⑪共感（sympathy）	患者の苦痛や苦労を理解していることを態度や言葉で表現する
⑫沈黙（silence）	考える時間を与えるための適切な間
⑬非言語的コミュニケーション（nonverbal communication）	声のトーン，適切に視線を合わせる，相手に配慮した姿勢など
⑭雑談（free talking）	場の雰囲気が緩み，患者の緊張がとれやすくなる

● 用語解説

ラポール（rapport）
"ラポール"とは，フランス語で「橋をかける」の意で，転じて，カウンセリングの場において，患者と医師との間に形成される信頼関係のことをいう．もとは，「動物磁気」を提唱したドイツの精神科医メスメル（F.A.Mesmer）が，患者との間に生じた関係を表現するために用いた．

①　導入：挨拶，自己紹介
↓
②　主訴の把握
↓
③　感情面への対応（共感）
↓
④　不足部分を直接的な質問で補足する
↓
⑤　患者の解釈モデルを知る（患者の考えや期待を知る）
↓
⑥　患者背景の確認（家族歴，既往歴）
↓
⑦　まとめと治療への導入
↓
⑧　患者教育と治療への動機づけ

■ 図1　医療面接の流れ

精神科面接の手順

- 精神科の診断面接では，通常の医療面接に加えて，生育歴や生活環境なども重視される点に特色がある．精神科面接では患者を1人の人間として全人的に理解することが必要である．それは，精神疾患は脳だけでなく，心理社会的な要因によっても成り立つからである．
- 予診を含めて最初の診察は，患者が初めて治療者と出会う場であり，治療の第一歩といえる．そこでの印象が，その後の治療関係に大きく影響することを忘れないようにする．

初診時に聞くべき情報（表2）

- **受診理由あるいは主訴**

  どのような理由で受診したのか，どこが具合が悪いのかを最初に尋ねる．患者が家族など付添人と一緒の場合は，家族に勧められて受診したのか，患者自身が自ら進んで受診したのかを確認しておく．

  主訴の内容は医学的に正しい表現で書く必要はなく，患者の言葉でなるべく具体的に症状を書き取るようにする．

- **現病歴**

  まず，誰が陳述した内容か（本人，家族，同伴者）記載する．いつ（何歳）からどのような症状が現れたか，他院での通院歴とそのときの病名や治療内容（服用した薬剤など）を時間的順序に沿って記載する．

  発症の誘因はさまざまなもの（人間関係や仕事上のトラブル，身体疾患など）があるが，明確な誘因がない場合もある．とくに患者が自身で考える誘因についても確認してカルテに記載しておくと，その後の支援や治療の方針が立てやすくなる．

- **生活歴**

  出生した場所と育った環境（両親の職業や経済状態など），引っ越しや転校の有無などを聞く．ほかにも学歴（公立か私立か，できれば学校名や大学学部）とともに学校の成績や友人関係，参加したクラブ活動などを確かめておく．

  学校を卒業してからの職歴（職業の種類や役職，従事した期間，転職の有無など）や婚姻歴を確認しておく．こうした学生時代や職場，家庭での様子を具体的にまとめておく．

- **家族歴**

  患者の同胞や両親，子について年齢や性別，既往歴（死去の場合はその時の年齢や原因），職業などを順次確認して記載する．

  また親族内の精神疾患の既往の有無についても確認しておく．さらに，同居している家族の有無やキーパーソンについても聞いておく．

- **既往歴**

  胎生期や幼・小児期，思春期，成人期に分けて主な疾患の有無について確認する．ほかにもアレルギーの有無や，嗜好品（喫煙，アルコールの種類と量），常用薬剤について記載する．

- **現症**

  精神的現症については，外見（服装などの身だしなみや清潔の程度），表情や態度，疎通性や理解力，感情状態などを記載する．意識レベルや見当識（時，場所，人物），知能，記憶力なども評価しておく．病識についても確認する．幻覚・妄想などの知覚・思考障害や感情の障害についても診断評価しておく．

  ほかにも，睡眠状況や食事の摂取状況，体重変化などを簡潔にまとめておく．

  身体的現症では，脈拍，血圧，体温など一般的な所見や神経学的所見を取っておく．

- **まとめ**

  以上，得られた情報から暫定的な診断を記載する．この際，症状が一定の期間持続していて，障害と診断されるのに十分な重篤性があることを確認しておく必要がある．

  また，問題点（精神的・身体的症状，対人関係，職場や学校での社会的状況など）を把握し，得られた情報を基に具体的な治療目標や計画（薬物療法，精神療法，環境調整）を立てる．さらにこうした診断や見立てを患者や家族にもしっかりと説明して，理解を共有し効果的な治療につなげるようにする必要がある．

■ 表2　初診時に聞くべき項目

主訴	具体的に患者の話す内容に沿って記載する
現病歴	いつ（何歳）から，どんな症状が出現したか，他院での通院歴や診断，処方内容などを時系列に沿って記載する
生活歴	出生地，同胞，教育歴，職歴，婚姻歴など
家族歴	同胞，両親，子の精神疾患の有無，同居家族，キーパーソンなど
既往歴	主な疾患の有無，アレルギー，嗜好品，常用薬剤など
現症	外見，表情，態度，疎通性，理解力，意識レベル，見当識，病識の有無，睡眠・食事，体重変化など
まとめ	暫定診断，問題点と今後の方針，本人・家族への説明

診断

これまでの精神疾患の病因のとらえ方

- 19世紀後半に，クレペリン（Kraepelin）*は経過と転機の違いにより，早発性痴呆（現在の統合失調症）と躁うつ病（現在の双極性障害）に分け，近代的な精神疾患の分類の基礎を築いた．
- わが国では，精神医学草創期には，クレペリンのもとに留学した呉　秀三*らによって，ドイツ精神医学がもたらされた．
- ドイツ精神医学は，主にヤスパース（Jaspers）*やシュナイダー（Schneider）*の分類体系の影響が大きい．彼らは，精神疾患の分類を「外因→内因→心因」（表1）の順番に考える考え方を提唱した．
- 最初の実際的な診断基準としては，シュナイダーの1級症状（統合失調症）（表2）がある．シュナイダーは，こうした基準に基づき，「このような体験様式がまちがいなく存在し，身体の基礎疾患が何も発見されない場合に，われわれは臨床的に，ごく控えめに，統合失調症だということができる」と，診断をつけることに慎重な態度をとるよう注意を促している．

■表1　精神疾患の病因のとらえ方

①外因	身体的な疾患が脳に影響を与える
②内因	素因
③心因	心理的・精神的原因

■表2　シュナイダーの1級症状

①考想化声（自分の考えている内容が幻聴となって聞こえる）
②話しかけと応答の形の幻聴
③自分の行為を絶えず批評する声の幻聴
④身体被影響体験（常に誰かに監視されているなどの思い込み）
⑤思考奪取，その他の思考の干渉（自分の考えが誰かに取られてしまうと思い込む）
⑥構想伝播（自分の考えが周りに筒抜けとなっていると感じる）
⑦妄想知覚（関係のないことを関係づけて考える）
⑧作為や被影響（他人に自分の感情や欲動，意志が操作されていると感じる）

●用語解説

クレペリン
Emil Kraepelin，1856-1926年．現代ドイツ精神医学を体系づけた先駆者．

呉　秀三
1865-1932年．東京帝国大学医科大学精神病学教室第三代教授．わが国の現代精神病学の基礎を築いた．

ヤスパース
p.22参照．

シュナイダー
p.28参照．

精神疾患の診断基準

- 1960〜1970年代に英米間での診断の比較が行われ，米国と英国の精神科の診断の不一致が明らかになった．この調査では，米国が英国よりも統合失調症で2倍以上多く，うつ病は1/4であった〔クーパー（Cooper）ら，1972年〕．この調査以降，共通の診断基準によって同じ診断結果が得られる明確な診断基準の必要性が求められるようになった．
- そこで，米国では全精神疾患に操作的診断基準を用いた精神障害の診断・統計マニュアル（DSM）-Ⅲ（1980年）が急速に受け入れられるようになった．DSM-Ⅲでは，症状や状態の記述的類似性によって分類し，その精神科診断や分類が有効なものであるかを臨床研究データに基づいて検討する方法を採用した．その後，DSM-ⅢからDSM-Ⅳ（1994年）を経て，DSM-5（2013年）につながっている（表3）．
- 同様に，国際的なエキスパートの合意のもとに作成されたWHOの国際疾病分類（ICD）10版（ICD-10，1992年）「精神および行動の障害」においても，操作的診断基準が採用されるようになった（表4）．
- 客観的な診断基準に基づく診断面接で用いられる面接法として構造化面接がある．構造化面接では，マニュアルに沿って決められた手順で評価を行う（表5）．
- 精神症状をできるだけ定量的に評価し，数値として表示する方法を精神症状測定という．精神症状測定には，本人が記入するもの（自己記入式質問票）と，専門家が診察して評価するもの（評価尺度）がある．
- こうした測定法は，診断が確定した患者を対象として臨床症状を定量評価することで重症度を示すために用いられる．

現在は，ICD-11（2015年予定）への改訂作業が進行中である．

■表3 DSM-IVとDSM-5の診断分類大項目

DSM-IV(1994年)	DSM-5(2013年)
通常，幼児期，小児期，また青年期に初めて診断される障害	神経発達症
せん妄，認知症，健忘およびほかの認知障害	統合失調症スペクトラム障害およびほかの精神病性障害群
一般身体疾患による精神疾患	双極性障害および関連障害群
物質関連障害	抑うつ障害群
統合失調症およびほかの精神病性障害	不安症群[不安障害群]
気分障害	強迫症および関連症群[強迫性障害および関連障害群]
不安障害	心的外傷およびストレス因関連障害群
身体表現性障害	解離症群[解離性障害群]
虚偽性障害	身体症状症および関連症群
解離性障害	食行動障害および摂食障害群
性障害および性同一性障害	排泄症群
摂食障害	睡眠・覚醒障害群
睡眠障害	性機能不全群
ほかのどこにも分類されない衝動制御の障害	性別違和
適応障害	秩序破壊的・衝動制御・素行症群
パーソナリティ障害	物質関連障害と嗜癖性障害群
臨床的関与の対象となることのあるほかの状態	神経認知障害群 パーソナリティ障害群 パラフィリア障害群 ほかの精神障害

＊DSM-5の病名については，日本精神神経学会精神科病名検討連絡会作成「DSM-5病名・用語翻訳ガイドライン（案）」を利用した．

■表4 ICD-10の診断分類大項目

F0	症状性を含む器質性精神障害
F1	精神作用物質使用による精神および行動の障害
F2	統合失調症，統合失調型障害および妄想性障害
F3	気分（感情）障害
F4	神経症性障害，ストレス関連障害および身体表現性障害
F5	生理学的障害および身体的要因に関連した行動症候群
F6	成人のパーソナリティおよび行動の障害 習慣および衝動の障害 性同一性および性嗜好障害
F7	精神遅滞
F8	心理的発達の障害
F9	小児期および青年期に発症する行動および情緒の障害
F99	特定不能の精神障害

■表5 主な構造化面接と評価尺度

	名称	使用目的
構造化面接	DSM用構造化面接(SCID) WHO統合国際診断面接(CIDI) 精神神経科臨床面接(SCAN)	DSMに基づいた包括的診断面接 疫学研究用の標準的構造化面接 ICD-10の成人疾患対応の包括的診断面接
評価尺度	簡易精神症状評価尺度(BPRS) 陽性・陰性症状評価尺度(PANSS) ハミルトン(Hamilton)うつ病評価尺度(HDRS) ベック(Beck)うつ評価尺度(BDI) Mini-Mental State Examination (MMSE) 機能の全体的評価尺度(GAF)	精神病症状，気分障害症状，神経症状の評価 統合失調症の陽性，陰性症状の評価 うつ病の重症度評価 うつ病の重症度評価 認知機能のスクリーニング，重症度評価 心理・社会・職業的機能水準の重症度評価

精神障害の診断・統計マニュアル(DSM)：Diagnostic and Statistical Manual of Mental Disorders ｜ 国際疾病分類(ICD)：International Statistical Classification of Diseases and Related Health Problems ｜ DSM用構造化面接(SCID)：Structured Clinical Interview for DSM-IV-TR ｜ WHO統合国際診断面接(CIDI)：Composite International Diagnostic Interview ｜ 精神神経科臨床面接(SCAN)：Schedules for Clinical Assessment in Neuropsychiatry ｜ 簡易精神症状評価尺度(BPRS)：Brief Psychiatric Rating Scale ｜ 陽性・陰性症状評価尺度(PANSS)：Positive and Negative Symptom Scale ｜ ハミルトン(Hamilton)うつ病評価尺度(HDRS)：Hamilton Rating Scale for Depression ｜ ベックうつ評価尺度(BDI)：Beck Depression Inventory ｜ 機能の全体的評価尺度(GAF)：Global Assessment of Functioning

Part 4
検査法

画像検査
脳波検査
髄液検査
睡眠ポリグラフ検査
神経心理学検査
心理検査①　心理アセスメント(心理検査)とは
心理検査②　各種心理検査
心理検査③　心理検査の特徴と適用
心理検査④　疾患別事例

画像検査

X線コンピュータ断層(CT)

検査の原理

- X線をさまざまな角度から照射し，身体を通過したX線を検出器で計測し，測定値をコンピュータで計算して画像を構成することで断面の画像が得られる．複数の断面画像を撮像することで，非侵襲的に身体の内部構造を把握することができる（図1～5）．
- 造影剤を投与することで特定の組織を強調することもある．しかし造影剤はアレルギーなどの副作用があるので，投与に際しては十分な注意が必要である．
- 精神神経疾患では主に頭部CTを用いるため，本稿では頭部CTについて記載する．

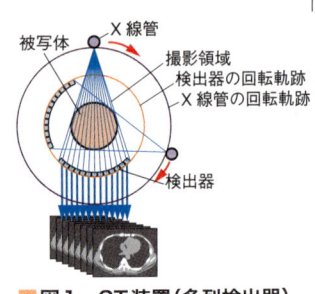

■図1 CT装置（多列検出器）

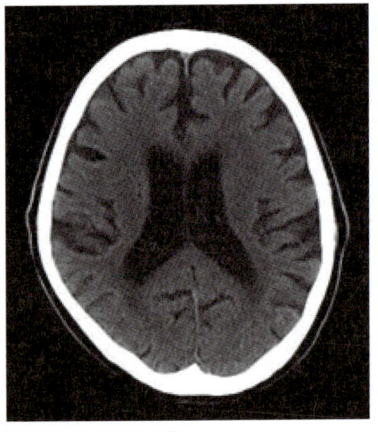

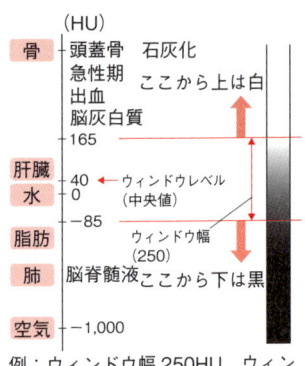

■図2 頭部CT①
脳の横断面の画像が得られる．

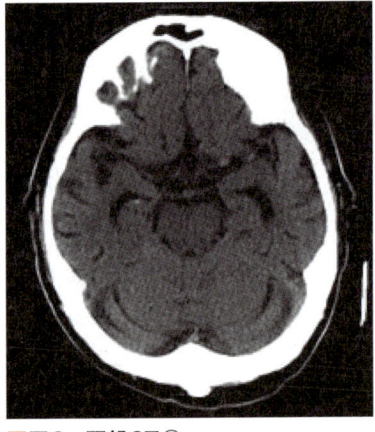

■図3 頭部CT②
図2より下位での画像．

■図4 CT画像の濃淡

どのようなときに検査を行うか

- 症状や身体所見，病歴などから脳の器質性疾患を疑うとき．
- 認知症における脳の萎縮や虚血の評価．
- てんかんにおける病変部位の探索．
- 撮像時間が短く患者の負担も小さいため，スクリーニング検査として行われることもある．

検査でわかること

- 脳血管障害や脳腫瘍など脳の器質性疾患の有無，部位，程度．
- 脳の萎縮や虚血変化の部位や程度

注意点

- X線を照射するため，妊婦には禁忌である．
- 造影剤を使用する場合，造影剤に過敏症がある患者には禁忌である．また，合併する身体疾患によっては造影を避けることが望ましい．

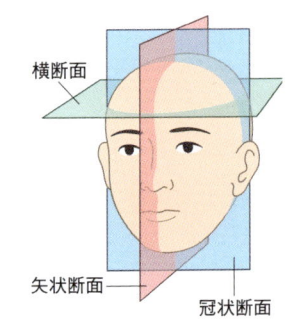

■図5 頭部各断面

磁気共鳴画像法（MRI）

検査の原理

- 生体を強い磁場に置きラジオ波を照射すると，生体内の水素原子は一時的に方向をそろえた後にまた元に戻る．元に戻るまでの時間を緩和時間とよび，緩和時間の違いを画像化することで非侵襲的に身体の内部構造を把握することができる．
- T1強調像*，T2強調像*など異なる特徴をもつ複数の画像が得られる（図6，7）．
- 造影剤を投与することで特定の組織を強調することもある．
- 精神神経疾患では主に頭部MRIを用いるため，本稿では頭部MRIについて記載する．

用語解説

T1強調像
血液・水（自由水）を低信号（黒），脂肪は高信号（白），筋肉は高信号（白）として描出される．

T2強調像
血液・水（自由水）を高信号（白），脂肪は高信号（白），筋肉は低信号（黒）として描出される．

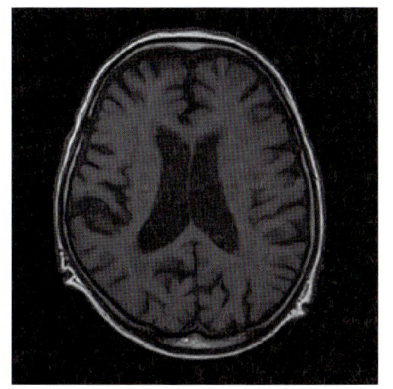

■ 図6　頭部MRI T1強調像
水は黒く描出される．

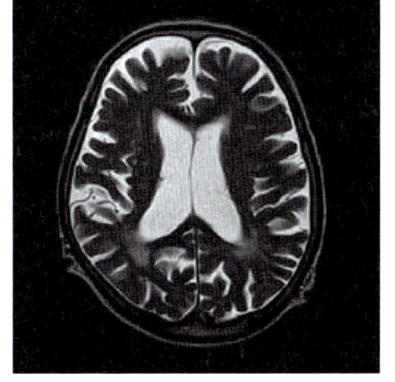

■ 図7　頭部MRI T2強調像
水は白く描出される．そのため，側脳室周囲の虚血変化が左図よりはっきりと認められる．

どのようなときに検査を行うか

- 症状や身体所見，病歴などから脳の器質性疾患を疑うとき．
- 認知症における脳の萎縮や虚血の評価．
- てんかんにおける病変部位の探索．
- 撮像時間が長いが得られる情報が多いため，精査を目的として行われることが多い．

検査でわかること

- 脳血管障害や脳腫瘍など脳の器質性疾患の有無，部位，程度．
- 脳の萎縮や虚血変化の部位や程度

注意点

- 強い磁場の中で測定するため，ペースメーカ，脳動脈クリップ（図8）など体内金属のある患者には禁忌である．
- 狭い空間で撮像するため，閉所恐怖症など閉所に反応する患者では注意が必要である．
- 造影剤を使用する場合，造影剤に過敏症がある患者には禁忌である．また，合併する身体疾患によっては造影を避けることが望ましい．

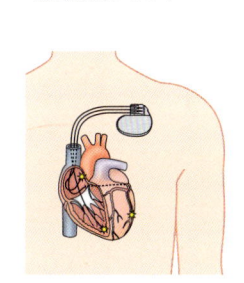

脳動脈瘤クリップ

埋め込まれたペースメーカ
■ 図8　MRI禁忌

単光子放出コンピュータ断層撮像法（SPECT）

検査の原理

- 放射性医薬品を投与し，放出するガンマ線を検出し，測定値をコンピュータで計算して画像を構成する（図9～11）．
- 精神神経疾患では脳血流を評価する放射性薬剤（^{123}I-IMP，^{99m}Tc-ECD，^{99m}Tc-HMPAOなど）を用いて脳血流分布を測定する脳血流SPECTを用いることが多い．本稿では脳血流SPECTについて記載する．

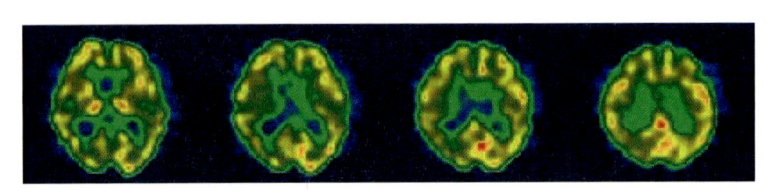

■図9　脳血流SPECT横断像
脳血流分布のパターンを色で示している．

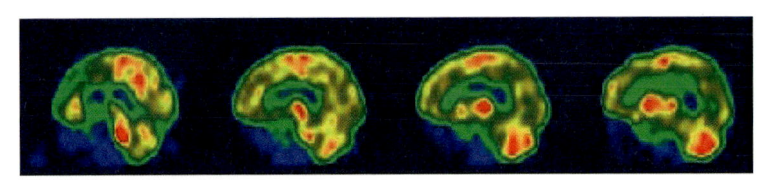

■図10　脳血流SPECT矢状断像

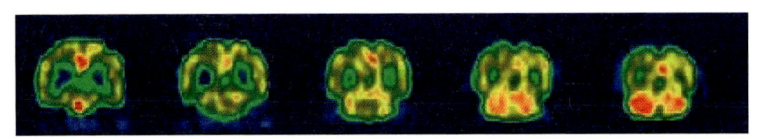

■図11　脳血流SPECT冠状断像

どのようなときに検査を行うか

- 認知症における鑑別診断．
- てんかんにおける発作焦点の探索．

検査でわかること

- 脳血流分布のパターンは認知症の鑑別診断に役立つ．
- 発作焦点では脳血流低下などの変化を認めることがある．

注意点

- 微量だが放射線被曝があり，妊婦には通常行われない．

X線コンピュータ断層（CT）：computed tomography　｜　磁気共鳴画像法（MRI）：magnetic resonance imaging　｜　単光子放出コンピュータ断層撮像法（SPECT）：single photon emission computed tomography　｜　^{123}I-IMP：N-isopropyl-p-[^{123}I]iodoamphetamine　｜　^{99m}Tc-ECD：99mTc-ECDは[^{99m}Tc]L,L-ethyl cysteinate dimer　｜　^{99m}Tc-HMPAO：[^{99m}Tc]hexamethylpropyleneamine oxime　｜　近赤外線スペクトロスコピィ（NIRS）：near-infrared spectroscopy

近赤外線スペクトロスコピィ（NIRS）

検査の原理

- 頭皮から近赤外線を照射し，生体内を通過した近赤外線を検出し，脳における血中ヘモグロビンの変化を求める（図12，13）．
- 検査中にいくつかの課題を行ってもらい，課題に関連した脳活動に伴う血流変化を測定する．

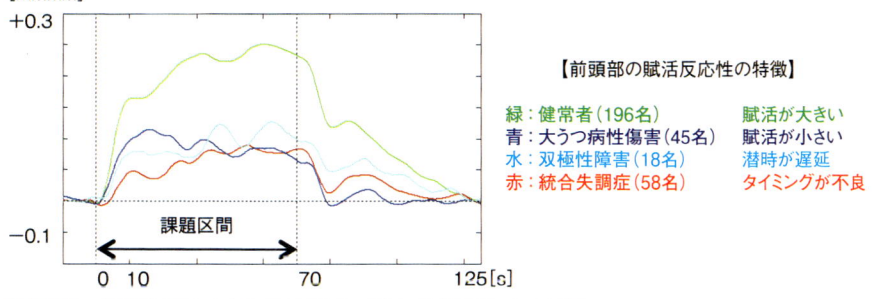

【前頭部の賦活反応性の特徴】
緑：健常者（196名）　賦活が大きい
青：大うつ病性障害（45名）　賦活が小さい
水：双極性障害（18名）　潜時が遅延
赤：統合失調症（58名）　タイミングが不良

■図12　近赤外線スペクトロスコピィ（光トポグラフィ）の波形
群平均．課題開始後60秒時点の酸素化ヘモグロビンの動向をみる．疾患ごとに特徴的な波形を認める．
（提供：心の健康に光トポグラフィー検査を応用する会）

健常者（196名）　大うつ病性障害（45名）　双極性障害（18名）　統合失調症（58名）

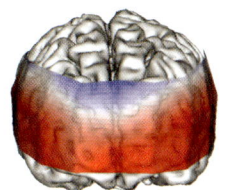

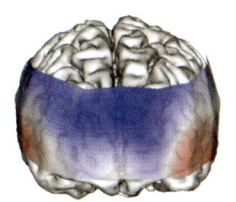

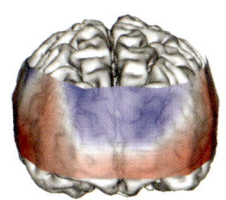

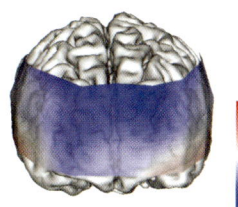

■図13　近赤外線スペクトロスコピィの画像
疾患ごとに異なる分布を示す．
（提供：心の健康に光トポグラフィー検査を応用する会）

どのようなときに検査を行うか

- 統合失調症や気分障害を疑うが，診断がはっきりしないとき．

検査でわかること

- これまでの研究で，各精神疾患でNIRS波形がどのようなパターンを示すのかがある程度わかっており，診断の補助として用いられる．
- 臨床診断とNIRSの検査結果が一致する場合は，臨床診断が適切である可能性が高いと考えられる．
- 臨床診断とNIRSの検査結果が一致しない場合は，検査結果を踏まえて詳細に病歴を聴取することで，診断や治療方針の見直しにつながることがある．

注意点

- 確定診断はできない．たとえば，うつ病と診断されていた患者でNIRS波形のパターンが双極性障害*であった場合，詳細に病歴をとって躁病エピソードが聴取されれば双極性障害への診断変更は適切である．しかし，NIRSの検査結果だけで双極性障害と診断するのは適切ではない．

●用語解説

双極性障害
躁状態の極とうつ状態といった両極の病相を繰り返す精神疾患のこと．

脳波検査

検査原理

検査の原理
- 脳の電気活動を頭皮上の電極から測定する．
- 神経細胞の生体信号は微弱である．そのため生体信号を増幅する差動増幅器を用いて，電位差を波形として描出する．

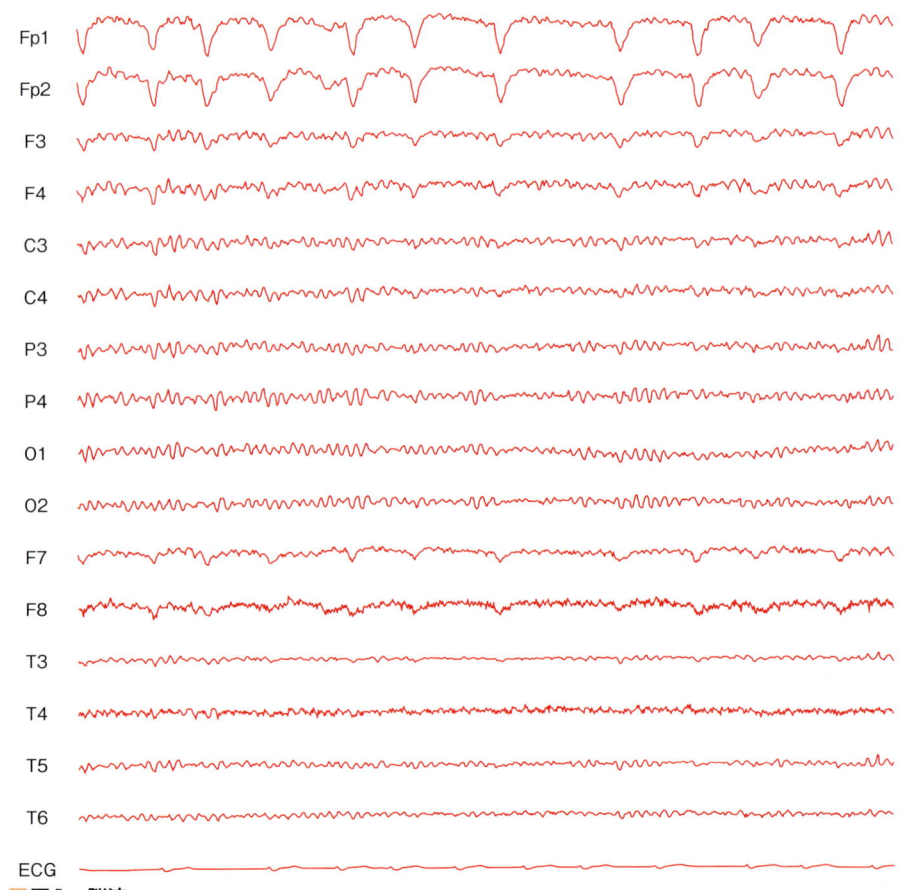

■図1　脳波
後頭部（O1，O2）優位のα波を認める．前頭極部（Fp1，Fp2）の大きな波形は眼球運動のアーチファクト．

どのようなときに検査を行うか
- 脳の器質性疾患を疑うとき．
- 意識障害を疑うとき．
- てんかんを疑うとき．
- 脳の機能的異常を疑うとき．
- 脳血管障害を疑うとき．

眼球運動，心電図，体動など脳以外の活動が脳波に混入することがあり，判読の際には注意を要する．

検査でわかること
- 意識障害の有無や程度を判断できることがある．
- てんかんの鑑別診断や発作焦点の推定などに有用である．
- 脳波異常から脳の器質的疾患を推測できることがある．
- 患者の負担が小さく，スクリーニング検査として行われることもある．

脳波原理

- 脳波は脳機能を調べる検査として最も一般的に用いられる検査であり，以下に詳細を記す．

脳波の原理

- 頭皮上に電極を装着し，2つの電極の間の電位差を増幅して記録すると，電位差が時間とともに波のように変化しているのが記録される．これを脳波という．
- 脳波は，大脳皮質の神経細胞における電気活動を反映していると考えられている．

脳波の記録法

- ベッドに横になり目を閉じて安静にしているときの脳波を測定するのが一般的である．
- 電極の配置は国際標準電極配置法（10-20法）（図2）に従う．このほかに耳朶などに基準電極を装着する．

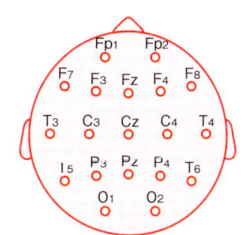

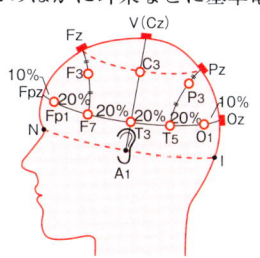

Fz：正中前頭部　　　　　　Fp1：左前頭極部　　　P3：左頭頂部　　　F7：左側頭前部　　　Fpz：前頭極部中央
Cz：正中中心部　　　　　　Fp2：右前頭極部　　　P4：右頭頂部　　　F8：右側頭前部　　　V(Cz)：頭頂中心部
Pz：正中頭頂部　　　　　　F3：左前頭部　　　　O1：左後頭部　　　T3：左側頭中央部　　N：鼻根
Oz：正中後頭部　　　　　　F4：右前頭部　　　　O2：右後頭部　　　T4：右側頭中央部　　I：後頭結節
（図中の％はFpzからOzまで　C3：左中心部　　　　A1：左耳朶　　　　T5：左側頭後部
の距離に対する割合を示す）　C4：右中心部　　　　A2：右耳朶　　　　T6：右側頭後部

■図2　脳波記録電極の配置法（国際10-20法）

（甲田英一ほか編：Super Select Nursing脳神経疾患−疾患の理解と看護計画．p.108，学研メディカル秀潤社，2011）

脳波の導出法

- 脳波は2つの電極の間の電位差として測定されるが，選ぶ電極により波形が異なる．電極の選び方として基準電極導出法（単極導出法）と双極導出法（図3）がある．
- 基準電極導出：脳の電気活動の影響をあまり受けない部位に装着した電極を基準電極とし，頭皮上に装着した探査電極と基準電極との間の電位差を記録する．基準電極は一般に耳朶に装着されるが，乳様突起や鼻尖に装着されることもある．
- 双極導出法：頭皮上に装着した2つの探査電極の間の電位差を記録する．
- 基準電極導出法は広い範囲の電気活動を調べるのに適しており，双極導出法は狭い範囲の電気活動を調べるのに適している．
- 実際の脳波測定では基準電極導出法と双極導出法の両方が用いられる．

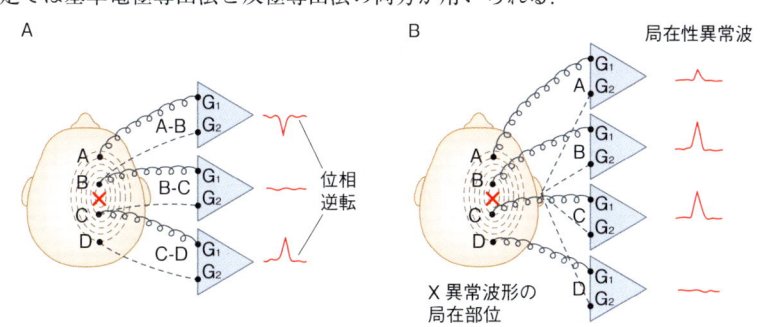

■図3　双極導出法と単極導出法の比較

双極導出法（A）では位相の逆転をみるが，単極導出法（B）では振幅変化をみる．

（Neurol Med, 65(Supple 4), 2006を引用）

脳波の判読

- 記録された脳波から周波数，振幅，部位などを判読する．周波数はとくに重要であり，5つの周波数帯域に分けられる．
- 脳波は主に脳の電気活動を反映しているが，まばたき，心臓，筋肉など脳以外の電気活動が混入することがあり，これらはアーチファクトとよばれる．電極の不良など機械的要因によるアーチファクトもある．これらは波形からある程度区別できるが，判読に際して注意する必要がある．

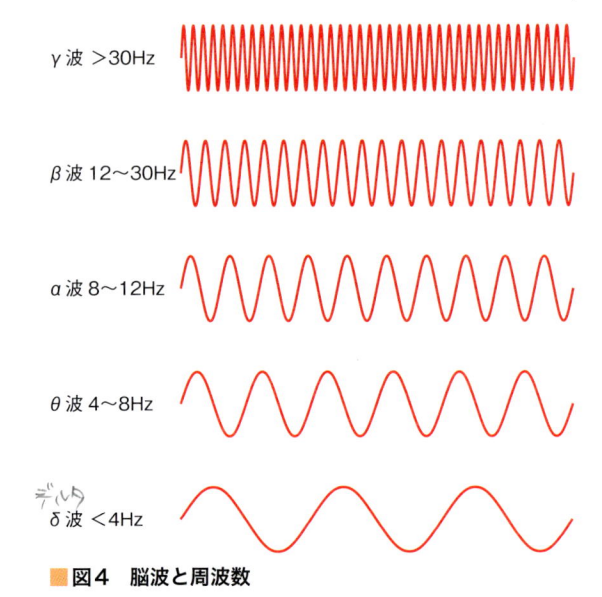

γ 波 >30Hz

β 波 12～30Hz

α 波 8～12Hz

θ 波 4～8Hz

デルタ
δ 波 <4Hz

■ 図4 脳波と周波数

脳波の賦活法

- 脳波異常を検出しやすくするため，閉眼安静時のほかに以下のような賦活法を用いることがある．
- 開閉眼：健常者では眼を開けると α 波が減衰し，眼を閉じると α 波が増大する．
- 過呼吸：てんかんの欠伸発作あるいは発作波を誘発することがある．脳器質性疾患では徐波化と振幅増大（build-up）が健常者よりも顕著となる．
- 光刺激：患者の目の前で光を点滅させる．てんかん発作あるいは発作波が誘発されることがある．
- 睡眠：自然に入眠するのを待つ場合と，睡眠薬を投与して入眠させる場合とがある．てんかん発作あるいは発作波が誘発されることがある．

脳波の診断

正常脳波

- 健常成人の覚醒時脳波では α 波が主体である．α 波は後頭部優位で左右対称である．
- θ 波，δ 波などの徐波はあまり混在していない．
- β 波などの速波は前頭部優位で少量，低振幅である．
- 正常脳波の判定基準として，大熊は表1のような基準をあげている[3]．

■ 表1　正常脳波の判定基準(大熊の基準)

①閉眼時の脳波は α 波および α 波よりも周波数の多い脳波によって構成され，徐波としては，ごく少量の θ 波が散在する程度で，明瞭な θ 波や δ 波は出現しない．
② α 波や速波は，先に述べたような正常の分布(局在)を示す．
③左右対称部位の脳波の振幅に20～30%以上の差がない．
④左右対称部位の脳波の周波数に，波の持続(周期)にして10%以上の差がない．
⑤ α 波は，閉眼，知覚刺激，精神活動などに反応して減衰する．
⑥ α 波や速波が異常な高振幅を示さない．
⑦棘波，鋭波などの突発波(突発異常波，発作波)が出現しない．

(大熊輝雄：正常脳波の判定基準．臨床脳波学，第4版．p127-128，医学書院，1991を改変)

異常脳波(非突発性異常)

- 徐波の混在は脳機能の異常を反映しており、とくに意識障害の指標として用いられることが多い．
- 局所性の変化は脳表に近い部位の器質性疾患(脳腫瘍など)を反映する．

異常脳波(突発性異常)

- 棘波，鋭波，棘徐波複合，鋭徐波複合などの突発性異常波は健常成人ではほとんど認められず、これらが存在した場合は脳の器質性疾患，とくにてんかんを疑う．
- 突発性異常波は周波数や波形によって分類されており，てんかんの鑑別診断に有用である．
- 脳波異常判定の基準として，大熊は表2のような基準をあげている[4]．

■表2 脳波異常判定の基準(大熊の基準)

①基礎律動の優勢な周波数(dominant frequency)が8Hz以下の徐波帯にある場合，および，まれではあるが，優勢な基礎律動が14Hz以上の速波帯にあって，しかも高振幅である場合(低振幅速波パターンは健常者にもみられる)．
②基礎律動に、非突発性の徐波が混在している場合．1/2～3Hzのδ波が混ずるときは異常であり，4～7Hzのθ波も，はっきり目立つ程度に出現すれば一応異常と考える．とくにこれらが焦点性に出現する場合は，異常である可能性が高い．
③基礎律動の平均振幅が異常に大きい場合，あるいは反対に基礎律動がまったく平坦であるか、低振幅の不規則な徐波だけが出現する場合．
④基礎律動をなす波が，種々の覚醒刺激(開眼など)を与えても，一側性あるいは両側性に抑制されない場合．
⑤基礎律動の振幅が，左右の対称部位の間で、20%以上の差を恒常的に示すとき(Schwab)．あるいは左右対称部脳波の周波数に平均周期にして10%以上の差がある場合．
⑥棘波，鋭波，棘・徐波複合，鋭・徐波複合などが出現する場合．
⑦高振幅の徐波あるいは速波の突発性群発がみられる場合．
⑧過呼吸賦活によって，⑥，⑦の所見が出現する場合．
⑨睡眠時に棘波や鋭波を含む波形が出現する場合．ただし正常に出現する頭蓋頂鋭波(瘤波)などは除く．
⑩その他の賦活法(たとえばpentetrazol賦活，bemegride賦活など)に対して，異常波出現閾値が正常者に比較して著しく低い場合．
⑪睡眠時に正常に出現する速波、頭蓋頂鋭波、紡錘波、K複合波などに、著しい左右差や、一側性の欠如がある場合．

(大熊輝雄:脳波異常判定の基準．臨床脳波学,第4版．p157-158，医学書院，1991を改変)

注意点

- 覚醒時と睡眠時とでは脳波は大きく異なる．患者の状態に注意する必要がある．
- 小児と成人とでは脳波は大きく異なる．本稿の記述は成人についてのものであり，小児では異なる特徴を示す．
- 脳波は薬の影響を受けることがある．とくにベンゾジアゼピンやバルビツール酸で高振幅速波が出現することに注意が必要である．
- もやもや病＊の患者では過呼吸賦活は禁忌である．

●用語解説

もやもや病(moyamoya disease)

基底核部・脳底部に異常血管網(もやもや血管)が認められる脳血管障害で，この異常血管網が立ちのぼる煙のようにモヤモヤしてみえることから名づけられた．日本人に多くみられる．

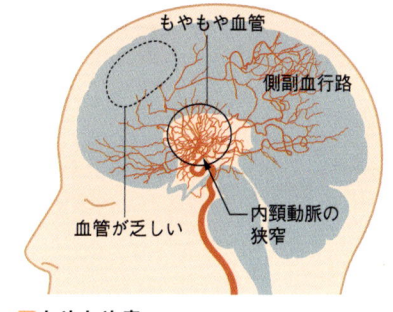

■もやもや病

髄液検査

検査の原理

- 脳・脊髄は硬膜で覆われており，そのなかは脳脊髄液で満たされている．脳脊髄液は中枢神経を外力から保護し，神経細胞の浸透圧平衡を維持する．また代謝産物を除去し，免疫反応の場にもなる．その多くは脳室系の脈絡叢で産生されて，硬膜静脈洞とクモ膜顆粒から吸収される（図1）．
- 脳や脊髄に病変があると脳脊髄液の性状も変化する．そのため，脳脊髄液（図2）を採取することで脳や脊髄の病変について情報が得られる．
- 採取方法には腰椎穿刺法，脳室穿刺法，後頭下穿刺法などがあるが，ほとんどの場合，腰椎穿刺法（lumbar puncture）が行われる．穿刺部位はL4～5ないしL3～4で行う（図3）．脊髄の下端がL1～2にあるのでこれより高位の穿刺では脊髄損傷の危険性がある．

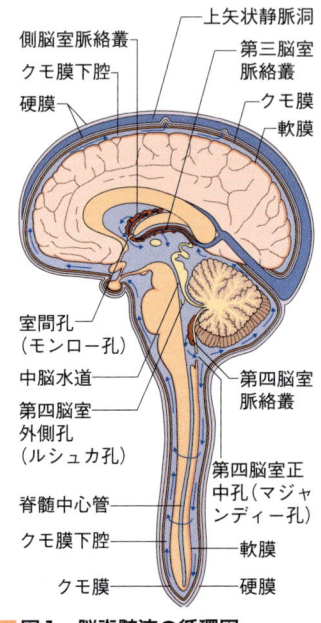

■ 図1　脳脊髄液の循環図

■ 図2　髄液の肉眼的異常所見

細菌性髄膜炎　真菌性髄膜炎　クモ膜下出血　キサントクロミー*

（鈴木孝昭ほか：脳・神経ビジュアルナーシング．p.126，学研メディカル秀潤社，2014）

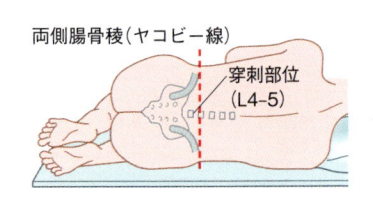

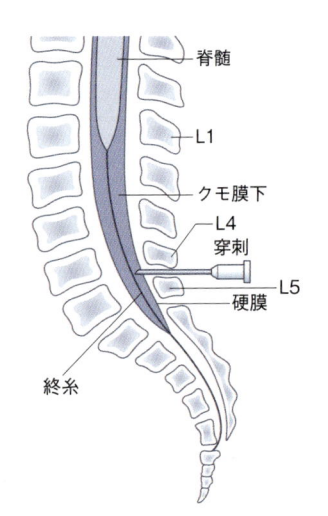

■ 図3　腰椎穿刺法

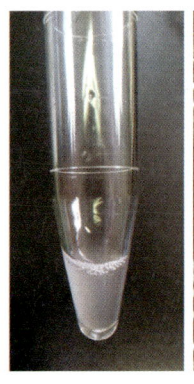

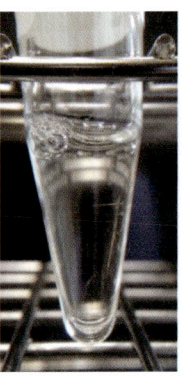

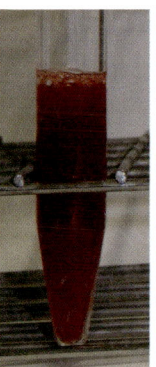

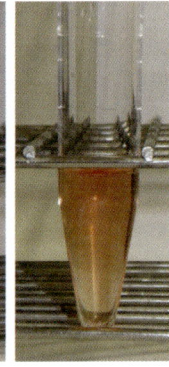

用語解説

キサントクロミー

髄液が橙黄色を呈するもの．脳実質，髄膜の古い出血や脳炎，脳脊髄腫瘍，髄膜炎，クモ膜下腔閉鎖等による髄液うっ滞がある場合に見られる．

どのようなときに検査を行うか

- 脳炎など脳の炎症性疾患を疑うとき．とくに中枢神経の感染症では非常に重要である．
- ほかの脳器質性疾患でも行われることがある．

検査でわかること

- 外観（異常髄液所見を図2に示す），髄液圧，細胞数，タンパク，糖などを調べることで，鑑別診断に役立つ（表1）．
- ポリメラーゼ連鎖反応（PCR），抗体価測定，培養などにより病原微生物を同定できる．

■表1　主な中枢神経感染症における髄液所見

	初圧(mmH$_2$O)	性状	細胞	タンパク(mg/dL)	糖(mg/dL)
急性化膿性髄膜炎	200〜600	膿様混濁	多核優位，500以上（ときに1,000以上）	数100	0〜40
ウイルス性髄膜炎	100〜300	水様，日光微塵	単核優位，100〜300（多くは1,000以上）	50〜100（100以上はまれ）	正常のことが多い
結核性髄膜炎	200〜600	水様，キサントクロミー(xanthochromia)	500以下 多核優位(初期)→単核優位へ	100〜500 次第に低下	10〜40
真菌性髄膜炎	200〜600	水様，日光微塵	多核優位(初期)→単核優位	100〜500 次第に低下	20〜50
がん性髄膜症	正常〜上昇	水様〜混濁	300以下 単核優位，異形細胞	15〜500	40以下
単純ヘルペス脳炎	100〜500	日光微塵，ときに血性	50〜200	100以下	30〜60

（永山寛：髄液検査法．精神科臨床評価・検査法マニュアル．臨床精神医学，2004年増刊，33（Suppl）・483．2004）

注意点

- 頭蓋内圧亢進があると脳ヘルニア（図4）（脳組織の一部が大脳鎌，小脳テント，大脳などを介して陥入偏位すること）を起こす場合があるため禁忌である．頭蓋内圧亢進がないか症状や所見で調べるとともに，事前に必ず頭部CTを行い占拠性病変がないか確認する必要がある．
- 穿刺部位に感染があるとき，出血傾向の強いときなども禁忌である．
- 腰椎穿刺を行う際には患者は適正な体位をとらなければならない（図3）．また，穿刺後は1時間程度臥位安静にする必要がある．

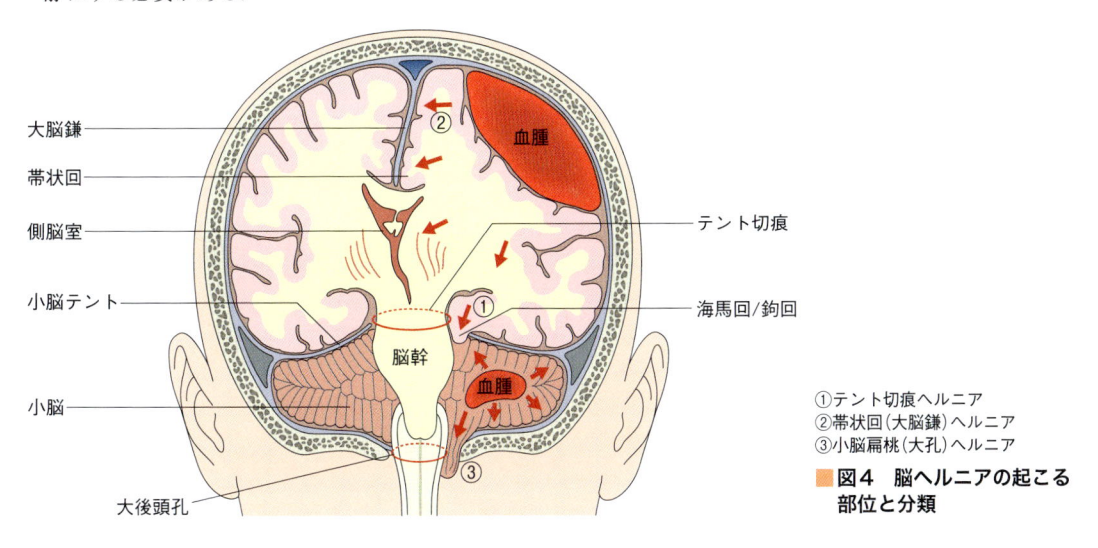

①テント切痕ヘルニア
②帯状回（大脳鎌）ヘルニア
③小脳扁桃（大孔）ヘルニア

■図4　脳ヘルニアの起こる部位と分類

ポリメラーゼ連鎖反応(PCR)：polymerase chain reaction

睡眠ポリグラフ検査

検査の原理

- 睡眠中のさまざまな生体現象を複数の指標で測定する検査（図1）であり，脳波，眼球運動，筋電図，呼吸などが睡眠中に同時に計測される．
- 目的により検査の組み合わせは異なることがある．

どのようなときに検査を行うか

- 睡眠障害を疑うとき．とくに睡眠時無呼吸症候群の診断や評価にしばしば用いられる．
- 睡眠と関連して症状が出現するとき．

注意点

- 睡眠時無呼吸症候群などでは非常に重要な検査であるが，不眠症などでは検査結果で症状を説明できないことも多い．

検査でわかること

- 睡眠の質を定量的に評価できる．
- 脳波：脳波から睡眠段階がわかる（後述）．
- 呼吸：呼吸記録から睡眠時呼吸障害の有無と程度がわかる．これはとくに睡眠時無呼吸症候群の評価に用いられる．

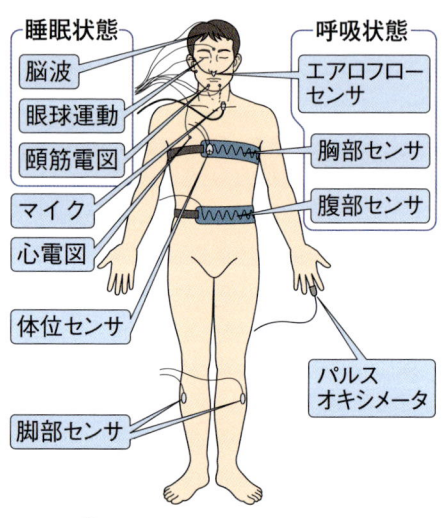

■図1　検査のセンサー取り付け位置

用語解説

酸素飽和度
血液中に酸素がどの程度供給されているかが酸素飽和度で，動脈血酸素飽和度（SaO_2）と経皮的動脈血酸素飽和度（SpO_2）の2つの指標がある．いずれも動脈血中のヘモグロビンの何％が酸素を運んでいるかをみるものといえる．

睡眠ポリグラフ検査による睡眠段階の判定

- 睡眠ポリグラフ検査の所見（図2）から，睡眠は覚醒段階，第1段階，第2段階，第3段階，第4段階，レム（REM）段階に分けることができる[1]．
- 覚醒段階：脳波はα波が主体．筋電図や急速眼球運動を認める．
- 第1段階：脳波ではα波が消失して低振幅となり，その後に頭蓋頂鋭波が出現する．筋電図は低下し，遅い眼球運動が出現する．
- 第2段階：脳波では睡眠紡錘波とK複合が出現する．自覚的には浅い睡眠に相当する．
- 第3段階：脳波にて2Hz以下で75μV以上の徐波が20％以上50％以下出現する．自覚的には深い睡眠に相当する．
- 第4段階：脳波にて2Hz以下で75μV以上の徐波が50％以上出現する．最も深い睡眠に相当する．
- レム（REM）段階：脳波は比較的低振幅で，第1段階に似ている．筋電図では筋緊張低下を認める．急速眼球運動が出現する．この段階で起こすと夢を見ていると報告されることが多い．

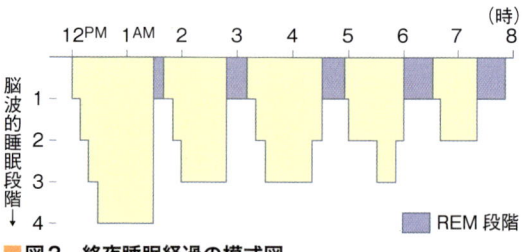

■図2　終夜睡眠経過の模式図
REM段階が約1時間半の周期で規則正しく出現する．明け方に近づくにつれてREM段階が長くなり徐波睡眠の深度が次第に浅くなる．
（大熊輝雄編：ポリソムノグラフィ的睡眠図．臨床脳波学，第4版，p.119，医学書院，1991）

心電図（ECG）：electrocardiogram　｜　レム（REM）：rapid eye movement

神経心理学検査

神経心理学検査とは何か

- 神経心理学検査では高次脳機能障害を対象とすることが多い．評価対象は多岐にわたり，またさまざまなレベルがある．

  知能検査については，心理検査の章で取り上げる．

- 狭義では失語，失行，失認などのいわゆる巣症状，広義には前頭葉症状，側頭葉症状などの大脳のより広い領域に関係する症状が対象である．

なぜ神経心理学検査が必要か

- 高次脳機能障害は目に見えない障害である．検査によって見落としや誤診を防ぎ，発症早期からの適切な評価とリハビリテーションにつなげることができる．

- たとえば，なぜ仕事や家事ができないのかについて，本人のみならず家庭や職場で十分に理解されないまま経過すると，次第に心理的負担が蓄積し，「適応障害」など二次的な障害が生じかねない．軽症例でも，就労や転職などのきっかけで作業能力の低下が露呈して失職など困難に陥ることがある．

どのようなときに神経心理学検査を実施するか

脳病変がある場合

- 脳病変の治療が奏効した場合，認知や情動の障害があっても気づかれないまま退院することがある．
- **認知面**：たとえば脳梗塞で急性期治療が奏効し救命された場合でも，退院後に短期記憶の障害や遂行機能の障害が明らかになり，職業的な困難が生じる可能性がある．とくに脳梗塞においては，血管性認知機能低下を念頭におき，検査をすることも検討するべきである．
- **情動面**：退院後に情動的不安定による社会的不適応が生じ，家庭や仕事上のトラブルになるケースがある．早期発見することは，本人の不安を和らげ家族の誤解を防ぐことにつながる．

なんらかの脳病変が疑われる場合

- 現時点で脳病変は明らかではないが，最近生じた痙攣，頭痛，行動変化，あるいは頭部外傷のために脳の病変が疑われるケースでは，神経心理学検査も有意義な評価方法の1つである．

- 現代医学においてはCTやMRIがまず使用されるようになっているが，神経疾患の診断がはっきりしない場合には，検査が診断の助けになることもある．

精神症状があり精神疾患が疑われる場合

- 精神症状が比較的急性に出現した場合などは，精神症状疾患だけではなく，神経疾患（感染症や占拠性病変，血管病変）も鑑別にあげるべきである．このようなときに神経心理検査は有用である．
- たとえば，これまでうつ病エピソードのみられなかった中年から老年期の患者において，うつ病が疑われた場合などは，脳梗塞（血管性うつ）や変性認知症の初期（前頭側頭型認知症やアルツハイマー型認知症），あるいは変性神経疾患（進行性核上性麻痺など）も鑑別にあげるべきである．

- 老年期のうつ病はしばしば認知症と混同される（仮性認知症とよばれる）．仮性認知症と真の認知症の鑑別は神経心理学検査だけでは困難で，画像所見や治療経過も含めた総合的判断が必要である．さらに，仮性認知症は完治した後に真の認知症に移行する可能性があるので注意を要する．いずれにしても，適切な時期に神経心理学検査を行うことは，患者の評価にとっては重要なことである．

漠然とした行動学的訴えがある場合

- 本人や家族の漠然とした行動学的訴えがある場合に，ある程度定量的に評価するために有用である．
- たとえば，「不安が強くなり，何度も確認しないと気が済まない」と高齢の患者が受診に至った場合，記憶障害による症状（物を置いた場所がわからなくなり何度も探したりする）に付随する不安である可能性がある．このような場合，認知機能検査を行うことは正しい診断のための第一歩である．

どのようなときに何を実施するか（表1, 2）

■表1 特定の機能を中心に評価する

	どういうときにするのか？	異常が考えられる脳の部位	例	臨床的ポイント
記憶に関するもの	・物の置き場所を忘れる ・同じことを何度も話したり聴いたりする ・病棟スタッフの名前や顔を覚えていない	前頭葉／頭頂葉／側頭葉／脳幹／小脳／後頭葉	専門的検査 ・ウェクスラー記憶検査（WMS-R）：45〜60分 ・リバーミード行動記憶検査（RBMT）：30分 ベッドサイドでは ・改訂長谷川式簡易知能評価スケール（HDS-R）*のなかの遅延再生課題	・物忘れがあるとだけ書いてあるカルテをよく見るが，後からは検証不能である．具体的な記載をしておくのが重要．たとえば「今日の朝ごはんは何でしたか？」「受け持ちの医師の名前は？」（質問は何でもよい）など聞いてみて，正答ができるかどうかを書くと有用である．
見当識に関するもの	・見当識とは「今がいつか（時間見当識），ここがどこか（場所見当識）」といった基本的な状況理解である．したがって特別な検査を要しない ・入院患者に「今日は何年何月何日ですか？」と聞くことで得られる． ・この際，答えを記録しておくだけで，後にカルテを検証する必要が生じた際には重要な情報源となる			
前頭葉機能に関するもの	・手順が理解できない ・見通しを立てられない ・1つ1つ指示しなければ行動できない	前頭葉／頭頂葉／側頭葉／脳幹／小脳／後頭葉	・前頭葉機能検査（FAB）：10分程度 ・ウィスコンシン（Wisconsin）カード分類課題（WCST）：20分 ・トレイルメーキング検査（TMT）：10分	・前頭側頭型認知症などでは記憶の検査や認知症のスクリーニング検査では問題ないものの，これらの検査でのみ異常が生じる可能性がある．
言語に関するもの	・人の話を聴いていて理解できない ・文字が理解できない，書けない ・うまく話せない	前頭葉／頭頂葉／側頭葉／脳幹／小脳／後頭葉	専門的検査 ・標準失語症検査（SLTA）：60分 ・WAB失語症検査（WAB）：60分 Western Aphasia Battery ベッドサイドでは ・「メガネ」や「ペン」などの物品名を聞いてみるだけでも十分な情報になるだろう	・診察室では「左手を上げてください」とお願いすると「ひだりって何ですか？」と答える方もいる．これが典型的な失語（語義失認）である．抽象的な概念から失うことが多いとされる（たとえば，魚類→イワシの順）．
視空間認知に関するもの	・図形を描けない（とくに奥行きのある図など） ・知っている場所で道に迷う ・服を着ることが難しくなる	前頭葉／頭頂葉／側頭葉／脳幹／小脳／後頭葉	・ベントン視覚記銘検査（BVRT）：5分 ベッドサイドでは ・時計描画テスト（CDT） ・立方体透視図模写 ・キツネ・ハトの模倣	・臨床的には，脳の後方が侵される変性疾患（アルツハイマー型認知症（AD）やレヴィー（Lewy）小体型認知症）で顕著であり，短時間で施行できるので有意義な検査である．

表2 高次機能全体を評価する

	どういうときにする？	例
行動に関するもの	・介護者のストレスになり，介護継続を困難にするようなさまざまな心理行動症状がみられる	Neuropsychiatric Inventory (NPI)
認知症のスクリーニング	・認知症かどうかについて，短時間である程度のあたりをつけたい	改訂長谷川式簡易知能評価スケール(HDS-R) Mini Mental State Examination (MMSE)
認知症の重症度評価	・認知症であることはわかっているが，認知症の重症度を知りたい	臨床認知症評価法(CDR) Clinical dementia rating Functional Assessment Staging (FAST)

注：理論心理学の立場からは厳密性が批判されるかもしれないが，このテキストは実務者を目指す読者のためのものである点を理解いただきたい．脳の特定の部分の検査と書いたが，局在機能の検査ではない，あくまでビジュアルに理解するためである．

●用語解説

改訂長谷川式簡易知能評価スケール

改訂長谷川式簡易知能評価スケール(HDS-R)とは，精神科医，聖マリアンナ医科大学名誉教授 長谷川和夫(1929–)によって作成された簡易知能検査．

各論①：認知症のスクリーニング検査

認知症のスクリーニング検査の意味

- わが国の65歳以上の高齢者の約3割は，認知症あるいは認知症の前駆段階の認知機能障害を有するという調査結果がある．今後高齢化がますます進行することを考えれば，入院患者あるいは外来患者においては常に認知機能の低下の可能性を考えることはよりよいケアのために医療者としては必須である．
- 実際には認知症の人がそうとは気がつかれずに一般の科に入院などしていて，せん妄などが生じてから問題になることが多い．このような場合には，検査が後手にまわるなどして，本人に多大な損害を与える場合もあるだろう．
- 認知症ではない高齢者にも年齢相応の物忘れがあることが多いため，認知症か否か，積極的に検査をするべきか否かを簡単に判定する方法が必要である．
- スクリーニングとは「ふるい分ける，選別する」という意味で，病気の疑いがあるかどうかの判断の一歩として行う．
- スクリーニング検査で閾値(カットオフ)以下だからといって，認知症とは限らない．しかし認知症のより詳細の検査や，専門医の診察に進むと有意義であるだろう．
- 逆に，スクリーニング検査で閾値(カットオフ)より上だからといって，認知症でないとは限らない．しかし，生活上の問題がなければそれ以上の検査は必須ではない．

スクリーニング検査を行う際の注意

- 短時間でできるので，迷ったらするくらいの考えでよい．認知症を見落とすことにより後日さまざまな困難が生じて，「あのときやっておけばよかった」と後悔するくらいなら，入院時のインテイク時に速やかにやってしまおう．
- 誰が誰に対して行ってもそれなりに正しい検査になるように厳密に設計されている．したがって質問を自分でアレンジしたりせず，一言一句同じに言うくらいでよい．
- いきなり「もの忘れの検査をする」「認知症のスクリーニングです」というと驚かせてしまうので，「最近もの忘れが気になったりしませんか？」というような切り出し方がよい．時間が許せばしばらく世間話をして和んでからのほうがよい．

- 世間話のテクニックだが，たとえば「最近気になるニュースはありますか？」と聞いて，出てこない場合，「物忘れがあるなら，検査したほうがいいかもしれませんよ」などと導入するなどもよいだろう．最近のニュースが出てこないというのは専門外来でも重要な所見である．
- できない場合に被検者が羞恥心を感じないような配慮をするべきである．たとえば，個室などを用意する，誰でも物忘れは多少あるのでできなくても気にしないでと先に配慮しておく，など．
- スクリーニング検査を頻回に行わないこと．まれに毎日のように施行している例があるが，学習効果もあるので，あまり意味がない．
- 終わった際に感謝の言葉をかけたりして，嫌な気分のまま検査を終わらせないように配慮すること．

認知症のスクリーニング検査の種類

- 臨床ではいわゆる「長谷川式」と「MMSE」の2種類が一般的である．
- わが国では歴史的に長谷川式が最も使われてきた．

スクリーニング検査でわかること

- スクリーニング検査の点数がわかれば，ある程度数値化された認知機能がわかるので，客観的な情報であるし，継時的に比較することが可能である．
- 若いときには容易に答えられたはずのことが，答えられないとき，つい「本当はわかるけれども答えたくない」と答える方もいるだろう．これは"取りつくろい"といい，重要な徴候である．
- 「お気を悪くされたならすみません，入院したほうのお手伝いのためになると考えて，皆さんに質問しております」などと丁寧に接すること．また，これからの接し方の手助けになるだろう．
- 専門家は総合点もみるが，点数の分布に注目する．たとえばアルツハイマー型を疑うなら遅延再生の部分に注目するべきである．専門病院では長谷川式○点（遅延再生3/6）などと遅延再生の部分を重要所見として毎回記載する場合もある．

Column

家族が同席するケース

- 本来心理検査は単独で受けるものであるが，実際の臨床では家族がそばにいる状況で試験をせざるをえないこともある．
- 近くに家族がいる場合，被検者は家族に「困ったな，教えてくれ」と頼むかもしれないし，家族は「困っているのに教えてあげないなんて意地悪と思われるかも」と思って，被検者に答えを言ってしまうかもしれない．
- また，家族は患者ができないことを隠そうとして「本当はできるのですが今日は調子が悪い」とか「年配の方にこういうことを聞くのは失礼ではないですか」と結果的に検査の邪魔をする可能性すらある．
- 検査の前に，
  ①あくまでスクリーニング検査として行うこと
  ②淡々と質問用紙に沿って行うこと
  ③横から言葉をかけたりしないこと
を頼んでおくとよい．
- わからない際に家族に「代わりに答えて」などと助けを求めて振り返ることは「ヘッドターニングサイン（head turning sign）」という重要な所見である．

改訂長谷川式簡易知能評価スケール(HDS-R)[1] 長谷川式の特徴

- オリジナルは1974年に作成され，1991年に改訂された．
- 満点は30点で，点数が高いほど認知機能がよい．
- 20点以下の場合，認知症が疑われることが検証されている．

■ 表3 改訂長谷川式簡易知能評価スケール(HDS-R)

	設問	点数	解説
1	・お歳はいくつですか？ (2年までの誤差は正解)	0　1	・これは検査の導入部分である． ・誕生日を言えても年齢が言えなければ正解とはしない． ・誕生日がわからなくなるのはかなり進行してからである．
2	・今日は何年何月何日ですか？何曜日ですか？ (年月日，曜日が正解でそれぞれ1点ずつ)	年　0　1 月　0　1 日　0　1 曜日　0　1	・時間の見当識を聞く設問である ・設問の順番はとくに厳密に決まっているわけではない．
3	・私たちが今いる所はどこですか？ (自発的に出れば2点，5秒おいて家ですか？病院ですか？施設ですか？のなかから正しい選択をすれば1点)	0　1　2	・場所の見当識を聞く設問である． ・まず「私たちが今いる所はどこですか？」と聞き，自発的に常識的に正しい回答をすれば正解である．たとえば「A大学医学部附属病院」ではなくても「A大病院」で正解(2点)である． ・5秒おいて「家ですか？病院ですか？施設ですか？」と聞き，正しい選択(病院)をすれば1点である．
4	・これから言う3つの言葉を言ってみてください．後でまた聞きますのでよく覚えておいてください． (以下の系列のいずれか1つで，採用した系列に○印を付けておく) 1：a)桜，b)猫，c)電車 2：a)梅，b)犬，c)自動車	0　1 0　1 0　1	・直後再生を聞く設問である． ・ほかの言葉に言えないこと． ・直後に3つ言えないこともある．この場合は0点から2点となる．ただし一度覚えてもらわないと設問7が成立しないので，改めて覚えてもらうために3回繰り返す．これは3回までやってもよい．
5	・100から7を順番に引いてください． (100-7は？ それからまた7を引くと？ と質問する．最初の答えが不正解の場合，打ち切る)	0　1 0　1	・計算能力を聞く設問である． ・被験者が「93です」と答えた後に，「ええと……あれ？何から7を引けばいいか忘れてしまった」という場合，あるいは「93から何を引くか忘れてしまった」という場合も，助けてはいけない．これを覚える一連の手続きができるかも聞いているからである．
6	・私がこれから言う数字を逆から言ってください． (6-8-2，3-5-2-9を逆に言ってもらう，3桁逆唱に失敗したら，打ち切る)	2-8-6　0　1 9-2-5-3　0　1	・作業記憶を聞く設問である． ・3桁ができない場合は，4桁は行わずに次の設問に移る．
7	・先ほど覚えてもらった言葉をもう一度言ってみてください． (自発的に回答があれば各2点，もし回答がない場合以下のヒントを与え正解であれば1点) a)植物，b)動物，c)乗り物	a　0　1 b　0　1 c　0　1	・遅延再生を聞く設問である． ・近時記憶障害のみがみられる病態，たとえば初期のアルツハイマー型認知症では，この設問のみができないことが多い．
8	・これから5つの品物を見せます．それを隠しますので何があったか言ってください． (時計，鍵，タバコ，ペン，硬貨など必ず相互に無関係なもの)	0　1　2　3　4　5	・これも記銘力を聞く設問である． ・一般的に病院は禁煙なので，現代では「タバコ」は避けたほうがよいだろう．
9	・知っている野菜の名前をできるだけ多く言ってください． (答えた野菜の名前を右欄に記入する．途中で詰まり，約10秒間待っても出ない場合には そこで打ち切る．0～5=0点，6=1点，7=2点，8=3点，9=4点，10=5点)	0　1　2　3　4　5	・言語の流暢性を尋ねる設問である． ・同じものが出てきた場合も指摘はせずに続けてもらうが，この場合は重複分は得点にはならない．

MMSE[2)]

- Mini Mental State Examination (MMSE) は，わが国では「エム・エム・エス・イー」とよばれており，その日本版である MMSE-J (精神状態短時間検査) は 2012 年に日本文化科学社から出版されている．版権の関係上，検査の内容を具体的に記載することができないため，概要の説明にとどめる．

MMSEの背景

- MMSE は米国の Folstein MF らによって 1975 年に発表された心理検査である．当初は，Mini-Mental State (MMS) と略されていた．
- 現在では，認知症の分野で国際的な基準テストとなっており，簡便に施行できるため世界で最も使用されている心理検査といわれている．
- 認知症のスクリーニング検査としてだけでなく，認知障害の重症度の測定や，認知機能の経過の追跡にも使用されている．
- 2001 年に米国の PAR 社 (Psychological Assessment Resources, Inc.) によって版権が確立されたが，版権が確立される前の MMSE の日本語版にはいくつか種類があり，100 から 7 を引く課題のみがある版，100 から 7 を引く課題を施行せず単語の逆唱を行う版などが混在していた．MMSE-J はこれらの版に可能な限り対応できるように作成され，使用範囲が広くなっているのが特徴である．PAR 社はその後，MMSE-2 を発売したが，わが国ではこちらの翻訳は現時点では作成されていない．

MMSE-J

- 総得点の最低点は 0 点，最高点は 30 点で，点数が低いほど認知機能が悪いことを意味する．検査の概要は表 4 のとおりである．
- 注意点：検査者として実際にテストを行ってみるとわかるが，受検者が予期せぬ対応をすることはよくある．そのときに検査者によって対応が異なれば点数が変わってしまうことになる．また，受検者の回答が曖昧な場合，正答とするのか誤答とするのか迷うこともあると思う．MMSE-J には詳しく教示が記載されており，そのとおりに検査を行うことで，検査者によらず同じ結果が得られる．また，MMSE ではしばしばカットオフ値が問題になる．23 点以下は認知症の疑いとされているが，23 点以下でも認知症でない人もいれば，24 点以上でも認知症の人はいるということに注意が必要である．認知症の診断基準については，p.101 参照．

■ 表4　MMSE-J

(1) 見当識	時に関する見当識と場所に関する見当識
(2) 記銘	いくつかの単語を繰り返して言う
(3) 注意と計算	シリアル 7 課題：暗算で特定の条件の引き算を行う 逆唱課題：特定の単語を後ろから言う
(4) 再生	(2) で使用したいくつかの単語を再び言う
(5) 呼称	日常的にありふれた物品の名称を言う
(6) 復唱	教示された頻繁には使われることのない文を正確に繰り返す
(7) 理解	教示されたいくつかの命令を理解し実行する
(8) 読字	紙に書かれた文を理解し実行する
(9) 書字	筋が通った任意の文を書く
(10) 描画	提示された図形と同じ図形を書く

各論②：前頭葉機能検査

FAB[3,4]

- Frontal Assessment Battery (FAB)は，Bruno Dubois らが2000年に『Neurology』誌で発表した前頭葉機能の簡易検査法である．FABは，前頭葉が関与するとされている6つの下位検査(概念化，知的柔軟性，運動プログラミング，干渉刺激に対する敏感さ，抑制コントロール，環境に対する被影響性)からなり，10分程度で施行できるとされている(**表6**)．
- 日本語版はKugoらが妥当性と信頼性を確認しており，Kugoらが所属する岡山大学 精神神経病態学教室 老年精神疾患研究グループが日本語版をインターネット上で公開している(**図1**)．
- 得点は，各項目が3点で合計18点であり，疾患別の平均点は，原著論文では**表5**のとおりである．

表5　FAB疾患別平均点

正常群	17.3[0.8]
パーキンソン病群	15.9[3.8]
多系統萎縮症群	13.5[4.0]
皮質基底核変性症群	11.0[3.7]
進行性核上性麻痺	8.5[3.4]
前頭側頭型認知症群	7.7[4.2]

([　]内は標準偏差を示す)

Frontal Assessment Battery (FAB)

氏名:　　　　　様(　　才 男・女)　疾患名:　　　　　　病巣:右・左(　　　)

	方法・手順	得点	採点基準	
類似性	◇概念化 「次の2つは、どのような点が似ていますか？」 ①　バナナとオレンジ　(果物) ②　机と椅子　(家具) ③　チューリップとバラとヒナギク　(花) ①のみヒント可：完全な間違いの場合や「皮がある」など部分的な間違いの場合は「バナナとオレンジはどちらも・・・」とヒントを出す。②③はヒントなし	3	3つとも正答	《回答》 ① ② ③
		2	2つ正答	
		1	1つ正答	
		0	正答なし	
語の流暢性	◇柔軟性 「'か'で始まる単語をできるだけたくさん言ってください。ただし、人の名前や固有名詞は除きます」 制限時間は60秒。最初の5秒間反応がなかったら「例えば、紙」とヒントを出す。さらに10秒間黙っていたら「'か'で始まる単語なら何でもいいですから」と刺激する。 同じ単語の繰り返しや変形(傘、傘の柄など)、人の名前、固有名詞は正答としない。	3	10語以上	《回答》
		2	6～9語	
		1	3～5語	
		0	2語以下	
運動系列	◇運動プログラミング 「私がすることをよく見ておいてください」 検者は左手で Luria の系列「拳 fist－刀 edge－掌 palm」を3回実施する。「では、右手で同じことをしてください。はじめは私と一緒に、次は独りでやってみてください。」と言う。 《メモ》	3	被検者独りで、正しい系列を6回連続してできる	
		2	被検者独りで、正しい系列を少なくとも3回連続してできる	
		1	被検者独りではできないが、検者と一緒に正しい系列を3回連続してできる	
		0	検者と一緒でも正しい系列を3回連続ですることができない	
葛藤指示	◇干渉刺激に対する敏感さ 「私が1回叩いたら、2回叩いてください」 被検者が指示を理解したことを確かめてから、次の系列を試行する：1－1－1 次は、「私が2回叩いたら、1回叩いてください」 被検者が指示を理解したことを確かめてから、次の系列を試行する：2－2－2 そして、つぎの系列を実施する 1－1－2－1－2－2－2－1－1－2	3	間違いなく可能	《メモ》
		2	1，2回の間違いで可能	
		1	3回以上の間違い	
		0	被検者が4回連続して検者と同じように叩く	
Go/No-Go	◇抑制コントロール 「私が1回叩いたら、1回叩いてください」 被検者が指示を理解したことを確かめてから、次の系列を試行する：1－1－1 次は、「私が2回叩いたら、叩かないでください」 被検者が指示を理解したことを確かめてから、次の系列を試行する：2－2－2 そして、つぎの系列を実施する 1－1－2－1－2－2－2－1－1－2	3	間違いなく可能	《メモ》
		2	1，2回の間違いで可能	
		1	3回以上の間違い	
		0	被検者が4回連続して検者と同じように叩く	
把握行動	◇環境に対する被影響性 「私の手を握らないでください」 被検者に両手の手掌面を上に向けて膝の上に置くよう指示する。検者は何も言わないか、あるいは被検者の方を見ないで、両手を被検者の手の近くに持っていって両手の手掌面に触れる。そして、被検者が自発的に検者の手を握るかどうかをみる。もし、被検者が検者の手を握ったら、「今度は、私の手を握らないでください」と言って、もう一度繰り返す。	3	被検者は検者の手を握らない	
		2	被検者は戸惑って、何をすればいいのか尋ねてくる	
		1	被検者は戸惑うことなく、検者の手を握る	
		0	被検者は握らなくともいいと言われた後でも、検者の手を握る	
検査者:	合計	／18		

図1　FAB日本語版

(小野剛：簡単な前頭葉機能テスト．脳の科学，23(6)．490-491，2001より改変引用)

■ 表6　FABの内容

①概念化	3点満点	・2つの物を提示してどのような点が似ているかを答えてもらう．前頭葉に障害があると類似性がわからなくなる．
②知的柔軟性	3点満点	・特定の条件の単語をできるだけたくさん答えてもらうことで流暢性を評価する．前頭葉に障害があると言葉を流暢に言うことができなくなる．
③運動プログラミング	3点満点	・検査者の動作を覚えてもらい，それを受検者に模倣をしてもらい，模倣がどの程度うまくできたかを評価する．前頭葉に障害があると，模倣が困難になる．
④干渉刺激に対する敏感さ	3点満点	・検査者が2系列の指示（両者は似ており葛藤指示とよばれる）を行い，ランダムな順番で両者を混合して施行し，誤答の程度を評価する．前頭葉に障害があると葛藤指示の判別が困難になる．
⑤抑制コントロール	3点満点	・検査者が2系列の指示（一方がGO課題でもう一方がNO-GO課題という抑制課題）をランダムな順番で両者を混合して施行し，抑制課題の失敗を評価する．前頭葉に障害があると抑制系が機能しなくなる．
⑥環境に対する被影響性	3点満点	・把握行動があるかどうかを評価する．前頭葉に障害があると把握行動が起こる．

各論③：記憶の詳細な検査

ウエクスラー記憶検査（WMS-R）

特徴

- WMS-Rは米国のDavid Wechslerによって1945年に発表され，1987年に改訂された検査であり，総合的な記憶検査として国際的に使用されている心理検査である．
- 日本版は2001年に日本文化科学社から刊行されており，認知症を始めとするさまざまな疾患の記憶障害を評価するのに有効で，病院・大学・リハビリテーションなどで幅広く活用されている．日本版の標準化ではWAIS-R成人知能検査のデータを収集・分析しており，知能（IQ）との関係を見ることができるのが特徴である．適用年齢は16～74歳，所要時間は45～60分である．

検査でわかること

- WMS-Rは全部で13の下位検査で構成されており，以下の5つの面から記憶を評価することができる．
  - ・単語や物語など言語刺激に関する「言語性記憶」
  - ・図形など視覚情報に関する「視覚性記憶」
  - ・言語性記憶と視覚性記憶を総合した「一般的記憶」
  - ・記憶体系の基盤となる「注意/集中力」
  - ・記憶の把持能力を検出する「遅延再生」
- 各指標得点の平均は100で，低いほどその機能が低下していることを意味する．標準偏差が15であり，約2/3程度がこの範囲（85～115）に含まれる．この分布は，WAIS-Rと同様の得点分布である．

各認知症WMS-Rにおける軽度認知障害（MCI）とアルツハイマー型認知症（AD）の傾向の得点分布

- WMS-Rは全部で13の下位検査で構成されている．MCIの場合には，「言語性記憶」のなかでも論理的記憶といわれる課題（物語を聞いて覚えて再生する）が低下しやすく，ADの場合には，「言語性記憶」や「視覚性記憶」など全般的に低下しやすいという報告がある[5]．

リバーミード行動記憶検査（RBMT）：Rivermead Behavioral Memory Test　｜　ウェクスラー記憶検査（WMS-R）：Wechsler Memory Scale-Revised　｜　前頭葉機能検査（FAB）：Frontal Assessment Battery　｜　改訂長谷川式簡易知能評価スケール（HDS-R）：Revised Hasegawa's Dementia Scale　｜　ウィスコンシンカード分類課題（WCST）：Wisconsin Card Sorting Test　｜　トレイルメーキング検査（TMT）：Trail Making Test　｜　標準失語症検査（SLTA）：Standard Language Test of Aphasia　｜　WAB失語症検査（WAB）：Western Aphasia Battery　｜　臨床認知症評価法（CDR）：Clinical Dementia Rating　｜　アルツハイマー型認知症（AD）：Alzheimer's disease　｜　軽度認知障害（MCI）：Mild Cognitive Impairment

心理検査①

心理アセスメント（心理検査）とは

心理アセスメント（心理査定）の定義

- 従来，医療領域では心理的側面の評価は心理検査が中心であった．しかし現在は，心理アセスメント（心理査定）として，いろいろな手法を通して患者の全体像を理解することと定義されている（図1）．
- 高橋[1]は「心理査定とは，クライエントの状態を理解し，必要な心理的援助を与えたり，将来の行動を予測したり，援助の成果を調べることである．査定目的によって異なるが，通常は，クライエントの知能，特殊能力，性格特徴，動機（欲求），葛藤の様相，防衛機制，自己概念などの固体側の要因と，クライエントを取り巻く家族・職場などの環境側の要因を明らかにし，これらを総合することが多い」としている．
- 高橋の内容を図示すると図1のようになり，アセスメントの方法としては，行動観察，アセスメント面接，心理検査などがある．心理検査の歴史には大きく3つの流れがある（図2）．

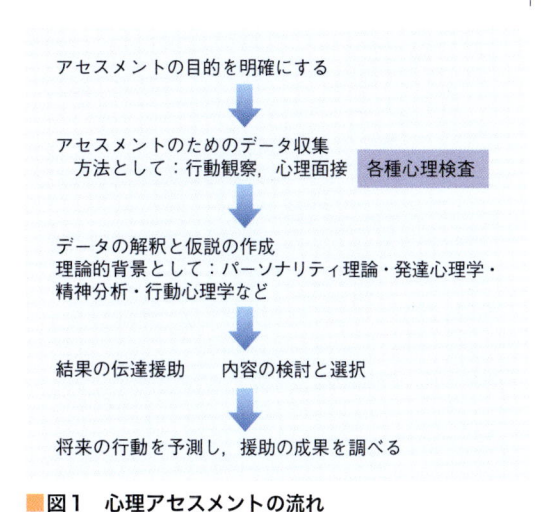

アセスメントの目的を明確にする
↓
アセスメントのためのデータ収集
　方法として：行動観察，心理面接　各種心理検査
↓
データの解釈と仮説の作成
理論的背景として：パーソナリティ理論・発達心理学・精神分析・行動心理学など
↓
結果の伝達援助　　内容の検討と選択
↓
将来の行動を予測し，援助の成果を調べる

■図1　心理アセスメントの流れ
（沼　初枝：臨床心理アセスメントの基礎，p.16，ナカニシヤ出版，2009）

1882　ゴールトン（Galton, F.）人類測定研究室

1891　キャッテル（Cattel, J.）
　　　初めて「Mental Test」という用語を使う
　　　人間心理においても，テスト手続きの標準化の必要性

19世紀末～20世紀初頭　個人差心理学
能力・適性・性格・行動様式など個人間の差異に関する理論や個人差を測定する技法の開発

・フロイト（Freud, S.）の精神分析
人間の無意識や深層心理の探求
ケントとロザノフの言語連想法

↓　　　　　　　　↓　　　　　　　　↓

知能の測定	パーソナリティの測定	投映法検査
ビネー式知能検査（1905） 　精神年齢（MA：mental age） 　知能指数（IQ：intelligence quotient） ウェクスラー式知能検査など	ウッドワース質問紙法（1918） 兵士の適性をスクリーニング MMPI，Y-Gなど	ロールシャッハ・テスト（1921），TAT，バウムテストなど

■図2　心理検査の歴史

心理検査の依頼と実施

- 日本の保険診療では，心理検査は医師からの依頼に基づいて行われる．
- この時点で重要なことは，①依頼者−検査者間で検査依頼目的を明確にする，②患者に対して検査目的を丁寧に説明する，ことである（表1）．

　①患者のどういう側面をアセスメントしたいのか，知的評価なのか診断の参考にしたいのかなど，検査目的を明確にし，用いる心理検査やテストバッテリーを決定する（表2）．

　②検査実施前の患者に対する説明は，丁寧すぎてもすぎることはない．前もって主治医から検査の目的を告げられている場合でも，検査場面でもう一度，検査者自身がわかりやすい言葉で患者に説明することが大切である．どんな検査であっても，患者に負荷をかけるということを常に自覚する必要がある．

```
1. 鑑別診断の補助，病態水準の把握
2. パーソナリティ特徴の理解
3. 知的機能の評価（発達のレベルや知的能力）
4. 様々な心理機能の評価
5. 治療効果の評価
6. 漠然と，対応が難しいという印象の患者の評価
```

↓

心理アセスメントとして患者の問題を見立て理解する

■ 図3　心理検査が依頼されるとき

■ 表1　心理検査実施上の注意

①心理検査の知識・経験・技術の十分な習得
②使用目的の明確化：何を知りたいか
③標準化された検査の利用：検査の信頼性と妥当性をチェック
④受検者への配慮とインフォームド・コンセント
⑤検査における信頼関係作り：ラポール（rapport）の形成
⑥検査の構造を明確にする
⑦検査結果の解釈：レッテルを貼らない，結果を過信しない
⑧検査結果のフィードバック：肯定的な内容を中心に平易な言葉で，お互いに検討できるような内容
⑨心理検査の倫理的配慮：個人情報保護と守秘義務

■ 表2　各種心理検査の使用頻度

心理検査	常に	頻繁に	適度に	まれに	使用せず	順位
バウムテスト	16%	32%	24%	14%	15%	1
文章完成法テスト（SCT）	17	22	26	12	23	2
ロールシャッハ・テスト	19	21	20	21	19	3
東大式エゴグラム（TEG）	10	15	32	11	32	4
ウェクスラー（Wechsler）成人知能検査（WAIS）	14	18	18	11	40	5
HTP	9	17	26	22	28	5
ウェクスラー児童用知能検査（WISC）	14	17	19	12	39	7
風景構成法	1	17	26	19	37	8
矢田部・ギルフォード性格検査（Y-GIP）	2	12	28	32	27	9
ビネー式知能検査	10	9	19	17	45	10
DAP	3	12	21	17	47	11
絵画欲求不満テスト（P-Fスタディ）	4	14	15	23	44	12

（小川俊樹ほか：心理臨床の場における心理検査の使用頻度について，日本心理臨床学会第㉔回発表論文集，p.24，日本心理臨床学会，2005より引用）

チーム医療における心理アセスメント（心理検査）の活用

- 患者の障害や問題行動の背景には，生物的側面・心理的側面・社会的側面があり，アセスメントもそれぞれの側面から把握することが必要である（図3）．それぞれの職種がチームとしてかかわるチーム医療においては，心理的側面のアセスメントとして心理検査は重要なアセスメント・ツールの1つであり，周囲の医療スタッフから期待される役割の1つである．
- 心理検査からアセスメントできる患者のパーソナリティ特徴，防衛機制，対人関係，知的水準などは，検査をとおして浮かび上がった患者の一面である．また心理検査は，時間も場所も限定された非日常的なものである．しかし入院患者は日常の生活場面でも，医師，看護師，作業療法士などの職種と治療的な接触をしている．他職種のアセスメント（たとえば看護場面や作業療法場面で得られた，対人交流，普段の会話，問題行動など）と情報を共有し，心理検査の結果から得られた患者の心理的側面を，患者の援助に生かす．各職種がお互いに連携して刺激しあえるようなシステムが，チーム医療における心理アセスメントとして，有効性を発揮できる．

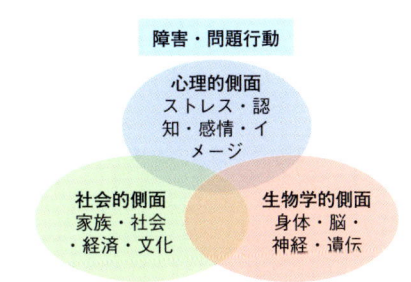

■図3　患者の障害や問題行動を取り巻く側面

心理検査でみえることと心理検査の限界（表3，4）

■表3　心理検査からみえること

1. 行動や人格特性をより客観的に把握（質問紙法）
2. 比較的短時間に多側面の内容をアセスメント
3. 行動観察や面接とは異なる面を知る
4. 無意識の側面をアセスメント（投映法）
5. 結果や解釈が受検者自身に生かせる
6. テストバッテリーを組み，多方面の情報を得る

■表4　心理検査の限界

1. 心理検査のみですべてをアセスメントはできない
2. 検査としての信頼性・妥当性に欠けるものもある
3. 実施に検査の習熟を要するものがある
4. 検査の測定誤差を考慮する必要がある
5. 年齢，能力，環境によって実施できないこともある
6. 多種多様な検査があり，すべてを把握することが難しい

心理検査の解釈・フィードバック

- 心理検査の解釈において，ロールシャッハ・テストやTATのような投映法では，多水準のデータを整理分析し，解釈途中では，記号や数字に置き換えられることもあるが，その記号や数字を十分に咀嚼して，解釈する必要がある．
- 心理検査だけでなく，検査場面での行動や様子，検査後の話し合い，そうしたものすべてがアセスメントのための情報となる．
- 検査という場をとおしてみえてくる患者と検査者の相互関係は，患者の対人特徴を象徴的に表している場合が多い．「その人の姿が浮かび上がってくるような解釈」，生きた解釈を目指す．テストバッテリーの場合，各テストのデータ間にみられる矛盾や不一致に振り回されない姿勢が重要といえる．
- フィードバックは患者の役に立つことが一番である．専門用語や検査用語は使わないで，患者にわかりやすい言葉で，患者の疑問や質問にも答えられるようにする．解釈ではいろいろわかることがあっても，一番重要だと思われることを中心に話を深め，患者と問題を共有できるほうが，情報だけをたくさん伝達するよりもはるかに意味がある．

精神年齢(MA)：mental age ｜ 知能指数(IQ)intelligence quotient ｜ ミネソタ多面人格目録(MMPI)：Minnesota Multiphasic Personality Inventory ｜ 矢田部・ギルフォード性格検査(Y-GPI)：Yatabe-Guilford Personality Inventory ｜ 主題解釈テスト(TAT)：Thematic Apperception Test ｜ 文章完成法テスト(SCT)：Sentence Completion Test ｜ 東大式エゴグラム(TEG)：Tokyo University Egogram ｜ ウェクスラー成人知能検査(WAIS)Wechsler Adult Intelligence Scale ｜ HTP：House Tree Person Test ｜ ウェクスラー児童用知能検査(WISC)Wechsler Intelligence Scale for Children ｜ DAP：Draw-A-Person Test ｜ 絵画欲求不満テスト(P-Fスタディ)：Picture-Frustration Study

心理検査②

各種心理検査

心理検査の種類

- 心理検査の種類は，その目的別に，発達および知能検査，人格検査，認知機能検査・その他の心理検査に分類される．
- 発達検査は発達のレベルを評価し，知能検査は全般的な知能の評価をするためのものである．
- 人格検査は鑑別診断や病態水準の把握などに用いられる．
- また，認知機能検査は認知機能のスクリーニングや評価のために用いられる．
- 実施(操作)は，容易なもの，複雑なもの，きわめて複雑なものに区分されており，各区分で，検査および結果の処理に要する時間の目安や診療報酬の点数が異なる．
- 表1は，「臨床心理・神経心理検査に関わる医科診療報酬点数表」(平成26年改定)で，精神科および心療内科で比較的使用頻度が高いと思われる種類を赤字で表記した．

■表1 「臨床心理・神経心理検査に関わる医科診療報酬点数表」(平成26年改定)

	検査が容易なもの(80点)	操作が複雑なもの(280点)	操作がきわめて複雑なもの(450点)
発達および知能検査	津守式乳幼児精神発達検査，牛島乳幼児簡易検査，日本版ミラー幼児発達スクリーニング検査，遠城寺式乳幼児分析的発達検査，デンバー式発達スクリーニング，DAMグッドイナフ人物画知能検査，フロスティッグ視知覚発達検査，脳研式知能検査，コース立方体組み合わせテスト，レーヴン色彩マトリックス，JART	MCCベビーテスト，PBTピクチュア・ブロック知能検査，新版K式発達検査，WPPSI知能診断検査，全訂版田中ビネー知能検査，田中ビネー知能検査V，鈴木ビネー式知能検査，WAIS-R成人知能検査(WAISを含む)，大脇式盲人用知能検査，ベイリー発達検査	WISC-Ⅲ知能検査，WISC-Ⅳ知能検査，WAIS-Ⅲ知能検査
人格検査	パーソナリティインベントリー，モーズレイ性格検査，Y-G矢田部・ギルフォード性格検査，TEG-Ⅱ東大式エゴグラム，新版TEG	バウムテスト，SCT，P-Fスタディ，MMPI，TPI，EPPS性格検査，16P-F人格検査，描画テスト，ゾンディーテスト，PILテスト	ロールシャッハ・テスト，CAPS，TAT絵画統覚検査，CAT幼児児童用絵画統覚検査
認知機能検査その他の心理検査	CAS不安測定検査，SDSうつ性自己評価尺度，CES-Dうつ病(抑うつ状態)自己評価尺度，HDRSハミルトンうつ病症状評価尺度，STAI状態・特性不安検査，POMS，IES-R，PDS，TK式診断的新親子関係検査，CMI健康調査票，GHQ精神健康評価票，MAS不安尺度，ブルドン抹消検査，MEDE多面的初期認知症判定検査，WHO QOL26，COGNISTAT，SIB，Coghealth(医師，看護師または臨床心理技術者が検査に立ち会った場合に限る)，NPI，BEHAVE-AD，音読検査(特異的読字障害を対象にしたものに限る)，AQ日本語版，WURS，MCMI-Ⅱ，MQCI邦訳版，日本語版LSAS-J(6月に1回に限る)，DES-Ⅱ，EAT-26	ベントン視覚記銘検査，内田・クレペリン精神検査，三宅式記銘力検査，ベンダーゲシュタルトテスト，WCSTウイスコンシン・カード分類検査，SCID構造化面接法，CLAC-Ⅱ，遂行機能障害症候群の行動評価(BADS)，リバーミード行動記憶検査，Ray-Osterrieth Complex Figure Test (ROCFT)	ITPA，CLAC-Ⅲ，標準失語症検査，標準失語症検査補助テスト，標準高次動作性検査，標準高次視知覚検査，標準注意検査法・標準意欲評価法，WAB失語症検査，老研版失語症検査，K-ABC，K-ABC-Ⅱ，WMS-R，ADAS，DN-CAS認知評価システム，小児自閉症評定尺度

(臨床心理・神経心理検査．医科点数表の解釈 平成26年4月版, p.490-492, 社会保険研究所, 2014を引用改変)

発達および知能検査

田中・ビネー知能検査Ⅴ

- 知能検査の創始者であるビネー(A. Binet)は1905年に友人のシモン(T. Simon)の協力を得て，ビネー・シモン知能検査を発表した．その後の，ターマン(L. M. Terman)とメリル(M. D. Merrill)による改訂案を元に，日本版「田中ビネー知能検査」が1947年に出版され2003年に田中ビネー知能検査Ⅴが発刊されている．

  > 心理学者の田中寛一によって，1947年に出版された日本のビネー式知能検査の一種．

- ビネーは，知能は要素に分けられるものではなく，統一体として存在するものと考え，知能検査は，さまざまな問題を解決するために必要とされる共通の能力を測定することを目的にしている．
- 精神年齢(MA)は，受検者の発達の程度を示す指標として，年齢別の標準知能を利用して知能の程度を産出する．生活年齢(CA)の集団の過半数が合格するような問題をその年齢級の標準問題とし，達した標準問題の年齢級をその人の精神年齢としている．知能指数(IQ)は，精神年齢を一定の指数で表す指標としてシュテルン(W. Stern)が提唱し，ターマンの改訂版に取り入れられた（表2）．

■ 表2　知能指数(IQ)

$$IQ = MA / CA \times 100$$
MA：精神年齢，CA：生活(暦)年齢

ウェクスラー成人知能検査-Ⅲ(WAIS-Ⅲ)

- ウェクスラー(D. Wechsler)により1939年に，ウェクスラー・ベルビュー成人知能検査として公表され，2008年にWAIS-Ⅳ（日本版未定）が発表された．
- 国内ではWAIS-Ⅲが2006年に刊行されている．
- ウェクスラーは，知能を「個人が目的的に行動し，合理的に思考し，かつ効果的に自身を取り巻く外界環境を処理する個々の能力の集合体的能力」と定義した．
- ウェクスラー知能検査では，偏差知能指数(DIQ)を算出する（表3）．WAIS-Ⅲでは，10～11種の下位検査からなる言語性IQと動作性IQに加えて，4種類の群因子，「言語理解」「知覚統合」「作動記憶」「処理速度」という認知能力が導入され，言語性-動作性IQのディスクレパンシー(discrepancy：不一致)より，群指数間のディスクレパンシーのほうを重要視している（表4）．

■ 表3　偏差知能指数(DIQ)

$$DIQ = 15(X - M) / SD + 100$$
X：個人の得点，M：同一年齢集団の平均値，SD：標準偏差値

■ 表4　WAIS-Ⅲによる言語性検査と動作性検査の下位検査

言語性検査	単語・類似・算数・数唱・知識・理解・語音整列
動作性検査	絵画完成・符合・積み木模様・行列推理・絵画配列・記号探し・組み合わせ

ウェクスラー児童用知能検査-Ⅳ(WISC-Ⅳ)

- 1949年に公表されたWISCはその後改訂が重ねられ，2003年にWISC-Ⅳが公表された（図1）．
- 2010年には日本版が刊行されており，国内で最も使用頻度が高い児童用知能検査の1つである（表3）．
- 検査は，子どもの実態を把握するための指標としたり，発達水準の推定から個人内差の推定をしたりすることで，具体的指導に結びつける目的で実施される．
- WISC以外に，ウェクスラー幼児用知能検査(WPPSI)もある．
- WAIS-Ⅲと同様，全体的な認知能力を表す全検査IQ(FSIQ)と，4つの群指数を算出し，プロフィールを作成する．

■ 表3　知能検査の適用年齢

WAIS-Ⅲ	16～89歳
WISC-Ⅳ	5歳0か月～16歳11か月
WPPSI	3歳10か月～7歳1か月

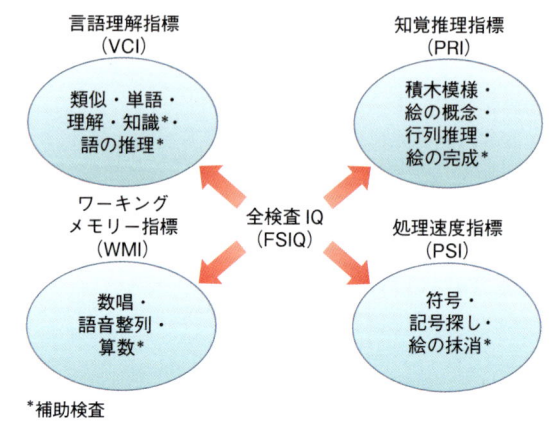

言語理解指標(VCI)：類似・単語・理解・知識*・語の推理*
知覚推理指標(PRI)：積木模様・絵の概念・行列推理・絵の完成*
ワーキングメモリー指標(WMI)：数唱・語音整列・算数*
処理速度指標(PSI)：符号・記号探し・絵の抹消*
全検査IQ(FSIQ)

*補助検査

■ 図1　WISC-Ⅳの合成得点と構成
（Wechsler著，日本版WISC-Ⅳ刊行委員会訳編：日本版WISC-Ⅳ知能検査実施・採点マニュアル，P.4，日本文化科学社，2010）

人格検査

矢田部・ギルフォード(Y-G)性格検査(Y-GPI)

- 1940年代に，特性論の研究者であるギルフォード(J.P.Guilford)らが考案した性格検査をモデルにして，矢田部達郎らが，12尺度の性格検査を作成した（表4）．120問の質問項目を読み上げ，いつもの自分にあてはまるか否かを回答してもらう．
- プロフィールの特徴から12尺度の性格特性を解釈した後，15類型のなかから該当する性格特徴を把握する．

■ 表4　Y-G性格検査：12の性格特性

D	抑うつ	陰気，悲観的気分，罪悪感の強い性質
C	回帰性傾向	著しい気分の変化，驚きやすい性格
I	劣等感	自信の欠乏，自己の過小評価，不適応感が強い
N	神経質	心配性，神経質，ノイローゼ気味
O	客観的でない	空想的，過敏性，主観的
Co	協調的でない	不満が多い，人を信用しない性質
Ag	愛想の悪い	攻撃的，社会的活動性，ただしこの性質が強すぎると社会的不適応になりやすい
G	一般的活動性	活発な性質，身体を動かすことが好き
R	のんきさ	気軽な，のんきな，活発，衝動的な性質
T	思考的外向	非熟慮的，瞑想的および反省的の反対傾向
A	支配性	社会的指導性，リーダーシップのある性質
S	社会的外向	対人的に外交的，社交的，社会的接触を好む傾向

新版東大式エゴグラム-Ⅱ(TEG-Ⅱ)

- アメリカの精神科医バーン(E.Berne)によって創始された交流分析(TA)の理論に基づき,東京大学医学部心療内科TEG研究会が開発した質問紙である.
- 人はみな内部に3つの自我状態(ego),つまり,親の自分(parent:P),大人の自分(adult:A),子どもの自分(child:C)をもっているものとされている.P,A,Cはさらに,父親のような批判的な親(CP)と母親のような養育的な親(NP),事実に基づいて物事を判断する理性(A),もって生まれたままの自由な子ども(FC),「いい子ちゃん」になろうとする順応した子ども(AC)の5つに区分されており,TEG-Ⅱでは,それぞれを数値に置き換えてグラフ化(図2)し,自我状態がどのように機能しているかを分析する.

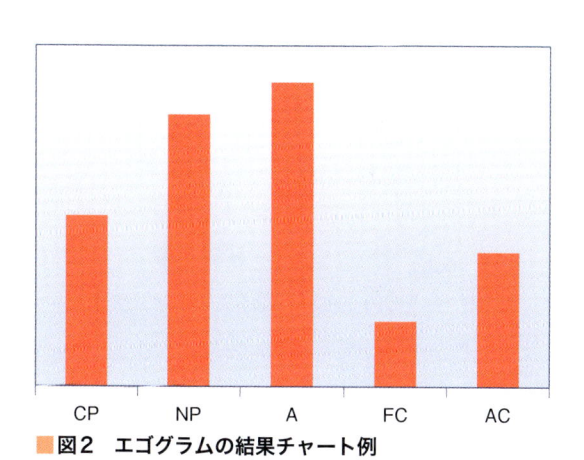

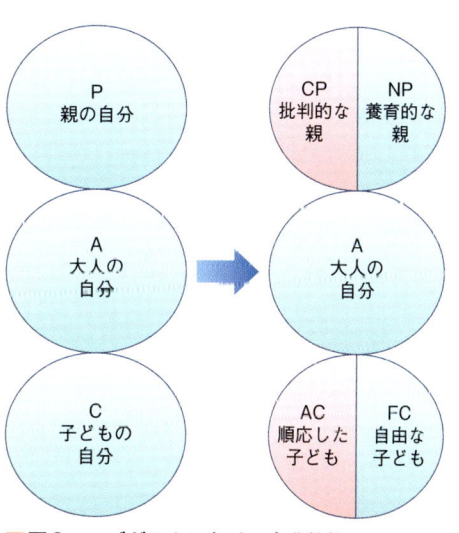

■ 図2 エゴグラムの結果チャート例

■ 図3 エゴグラムにおける自我状態

文章完成法(SCT)

- 書きかけの文章をみて,頭に浮かんできたことを続けて書き,文章を完成させることで,そこに投影されたパーソナリティを把握する検査方法.
- Part ⅠとPart Ⅱ,各30の刺激語によって構成されており,対人関係,家族関係,異性関係,社会性,過去,現在,未来における自己理解等の側面が把握できる.
- 自ら意識して記入するため,治療者との間で内容を共有することも可能である.
- 文章理解と作文能力がある児童以上に用いられる.

Part Ⅱ
1. 家では,＿＿＿＿＿＿＿＿＿＿＿＿＿＿＿＿＿
2. 私を不安にするのは＿＿＿＿＿＿＿＿＿＿＿
3. 友だち＿＿＿＿＿＿＿＿＿＿＿＿＿＿＿＿＿

■ 図4 SCTの刺激語(一部抜粋)

絵画欲求不満テスト（P-F Study）

- 原著者であるローゼンツァイク（S. Rosenzweig, 1944年）は, フラストレーションについて,「有機体がなんらかの主要な要求の充足を求める過程で, 多少とも克服しがたい妨害や障害に出会ったときに生じるのが欲求不満である. このような障害を現している刺激状況をストレスといい, これに対応する有機体の苦痛は緊張の増大とみなされる」[5]と定義している. さらに, 欲求不満耐性については「心理生物学的な適応に失敗することなく, すなわち不適切な反応様式によらずに, フラストレーションに耐える個人の能力」[5]と定義している.
- これらの定義をもとに, フラストレーションに対する反応の総称として「アグレッション」を用い, アグレッションの型（障害優位型・自我防衛型・要求固執型）とアグレッションの方向（他責的・自責的・無責的）の二次元9種に分類をしている.
- テストは, われわれが日常経験するような軽いフラストレーション場面が描かれた24枚の絵から構成されている. どの絵も, 左側の話しかけている人物が, 右側の人物になんらかのフラストレーションを起こさせている. 右側の人物がどのように答えるかを想像して, 最初に思いついた言葉を空欄に記入していくものである.

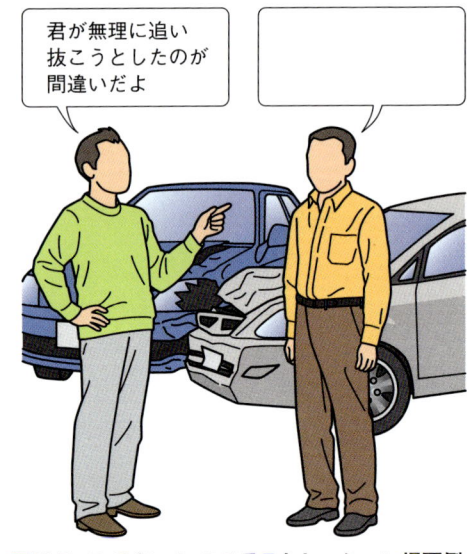

■図5　P-F Studyのフラストレーション場面例

ミネソタ多面人格目録（MMPI）

- ハサウェイ（S. R. Hathaway）とマッキンレイ（J. C. McKinley）が開発した自己報告型の性格検査.
- 550項目の質問から構成されており,「当てはまる」「当てはまらない」のほかに「どちらともいえない/？」を選択することも認められているが,「？」回答はできるだけ避けるよう強調しなければならない.
- 臨床の場における利用頻度が高く, 質問内容は, 精神的・身体的健康および家族・職業・教育・性・社会・政治・宗教・文化・諸種の精神病理・受検態度などである.

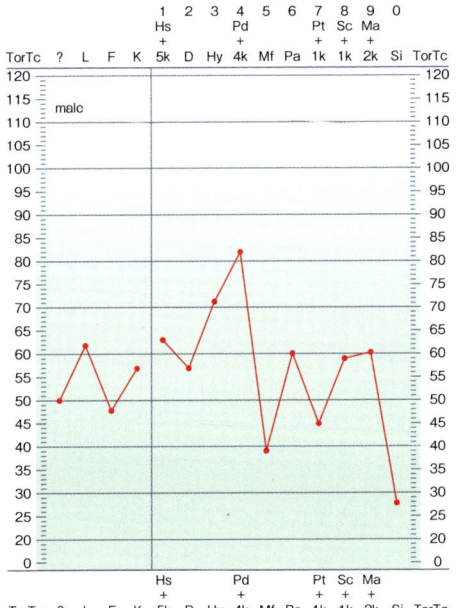

■図6　MMPIの結果プロフィール例
（上里一郎監：心理アセスメントハンドブック. p.115, 1993. 西村書店より改変）

バウムテスト・描画テスト

- バウムテストのバウム（Baum）は，ドイツ語で樹木を意味しており，検査では，「実のなる木を1本描いてください」と教示する．
- 投映法の一種であり，パーソナリティ様式，職業適性の判定，問題性との早期発見，精神発達水準の測定，鑑別診断の補助資料，心理療法の効果測定の補助資料として広く用いられている．
- その他の描画テストとして，風景構成法，DAP（Draw-A-Person Test），HTP（House Tree Person Test），家族描画法（FDT：Family Drawing Test，KFD：Kinetic Family Drawings）などがある．

> 風景構成法は，精神科医である中井久夫により1970年に創案された描画法．検査者は，受検者の眼前で画用紙に枠を描いて渡し，10種類のアイテムを順に告げ各アイテムを描き込んでもらい，最終的に1枚の風景画を構成してもらう．次に彩色をしてもらい，できあがった絵を，受検者とともに検査者も鑑賞し，検査者は必要に応じて描画についての質問をする．臨床現場での普及度は非常に高い検査である．

ロールシャッハ・テスト（Rorschach Test）

- スイスの精神科医であるロールシャッハ（H. Rorschach）*によって考案された投映法であり，人格検査のなかでも最も普及している検査の1つである．
- 偶然できた左右対称の多義的なインクのしみ（ink-blot）からなる10枚の図版を見せ，何に見えるかを連想させ，なぜそのような判断に至ったかを説明させることを課題としている．各図版は，人によってさまざまに判断されるため，これらの多様性や個人差を手がかりにして，認知的あるいは知的側面，感情および情緒的側面，自我機能の側面を評価していく．
- 検査の施行には，図版ごとに被検者からの自由反応を得る自由反応段階と，個々の反応に関する質疑段階がある．続いて，各反応を記号化により整理し，その記号や検査時の態度，言語表現の特徴を基に分析および解釈を行う．

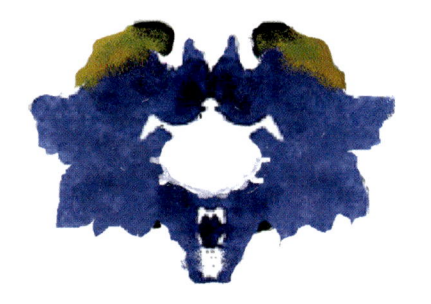

■図7　ロールシャッハ・テスト インクブロット例

●用語解説

ロールシャッハ
ロールシャッハ・テストはスイスの精神科医ヘルマン・ロールシャッハ（Hermann Rorschach, 1884-1922年）により，1921年に考案された投映法に分類される性格検査の1つ．

絵画統覚検査（TAT）

- TATは，人物や風景の描かれている図版を示し，自由に空想をしながら物語を作らせ，結果を分析，解釈する検査である．
- 1935年に，モーガン（C. D. Morgan）とマレー（H. A. Murray）が，フロイトの精神分析学を基礎に，空想研究の1つの方法として考案した．
- 分析には，物語の主人公の欲求（①対人関係の欲求，②社会的欲求，③官能快感欲求，④圧力排除欲求，⑤防衛回避欲求）と圧力（対人関係の圧力，環境的圧力，内的圧力）が，被検者のそれを反映しているものと仮定する．マレーの欲求–圧力分析法（need-press analysis）が最もよく用いられている．子ども用には，児童統覚検査（CAT）がある．

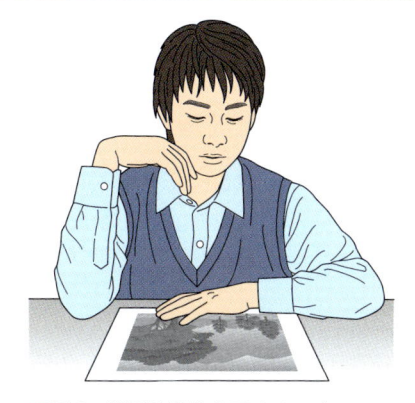

■図8　絵画統覚検査図イメージ

認知機能検査その他の心理検査

日本語版コグニスタット（COGNISTAT）認知機能検査

- 認知機能の多面的評価を目的とした検査であり，11個の下位検査（①見当識，②注意，③語り，④理解，⑤復唱，⑥呼称，⑦構成，⑧記憶，⑨計算，⑩類似，⑪判断）で構成されている．
- 最大の特徴は，検査結果をプロフィールで表す点であり，そのことにより，保持されている能力と低下している能力を視覚的にとらえることができる（図9）．主な対象は，20～87歳の成人である．

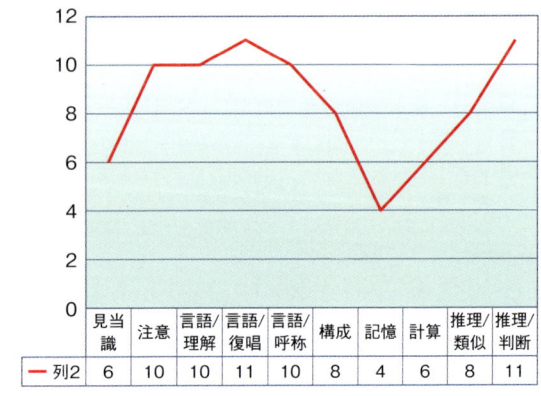

	見当識	注意	言語/理解	言語/復唱	言語/呼称	構成	記憶	計算	推理/類似	推理/判断
列2	6	10	10	11	10	8	4	6	8	11

■図9　COGNISTATの結果プロフィール例

内田・クレペリン精神検査

- この検査は，クレペリン（E. Kraepelin）の研究を基に，内田勇三郎により開発されたわが国独自の作業による性格検査である．
- 1桁の数字が，横に幾行にもわたり印刷されている検査用紙を用い，隣合った2つの数字を足してその答えを2つの数字の間に書き続けていく．答えが2桁の場合には，下1桁のみを書く．
- 検査者の「はい，次」の合図で次の行に移る．検査者は，各行における加算作業の最終到達点を線で結んでできた作業曲線（プロフィール）の質的特徴と，量的指標である作業量の両側面から結果を評価する．

ウィスコンシン・カード分類検査（WCST）

- WCSTは，一般的には前頭葉機能を評価する目的で使用される，仮説生成と反応切り替え機能を測定する検査．
- 赤，緑，黄，青の1～4個の三角形，星形，十字形，円形からなる図形のカードを用い（図10），被検者に対して色・形・数の3つの分類カテゴリーのいずれかに従って，1枚ずつカードを示す．被検者は，それがどのカテゴリーに属するのかを類推して反応する．
- 評価は，達成された分類カテゴリー数と，保続数，保続性誤り数によって行う．無償でダウンロードできるPC版がある．

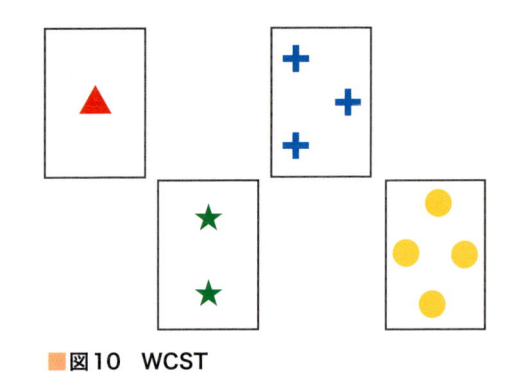

■図10　WCST

精神年齢（MA）：mental age ｜ 生活年齢（CA）：chronological age ｜ 知能指数（IQ）：intelligence quotient ｜ ウェクスラー成人知能検査-Ⅲ（WAIS-Ⅲ）：Wechsler Adult Intelligence Scale-Ⅲ ｜ 偏差知能指数（DIQ）：deviation IQ ｜ ウェクスラー児童用知能検査-Ⅳ（WISC-Ⅳ）：Wechsler Intelligence Scale for Children-Ⅳ ｜ 全検査IQ（FSIQ）：Full Scale Intelligence Quotient ｜ ウェクスラー幼児用知能検査（WPPSI）Wechsler Preschool and Primary Scale of Intelligence ｜ 矢田部・ギルフォード性格検査（Y-GPI）：Yatabe-Guilford Personality Inventory ｜ 新版東大式エゴグラム-Ⅱ（TEG-Ⅱ）：Tokyo University Egogram New Ver.-Ⅱ ｜ 交流分析（TA）：transactional analysis ｜ 批判的な親（CP）：critical parent ｜ 養育的な親（NP）：nurturing parent ｜ 自由な子ども（FC）：free child ｜ 順応した子供（AC）：adapted child ｜ 文章完成法（SCT）：Sentence Completion Test ｜ 絵画欲求不満テスト（P-F study）：Picture-Frustration Study ｜ ミネソタ多面人格目録（MMPI）：Minnesota Multiphasic Personality Inventory ｜ DAP：Draw-A-Person Test ｜ HTP：House Tree Person Test ｜ FDT：Family Drawing Test ｜ KFD：Kinetic Family Drawings ｜ 絵画統覚検査（TAT）：Thematic Apperception Test ｜ 児童統覚検査（CAT）：Children's Apperception Test ｜ コグニスタット（COGNISTAT）：Neurobehavioral Cognitive Status Examination ｜ ウィスコンシン・カード分類検査（WCST）：Wisconsin Card Sorting Test

心理検査③

心理検査の特徴と適用

テストバッテリー

- より充実した心理アセスメントを行うために，複数の検査を有効に組み合わせて用いることをテストバッテリーとよぶ．この場合，検査目的や検査対象，現場の要因（検査道具があるか，実施できる人がいるかなど）などを加味して行う．
- 医療場面で頻繁に活用されている各心理検査の特徴と適応を理解して，テストバッテリーを組み立てる．

パーソナリティ特徴や病態水準の見立て　ー投映法を中心にー

- 患者のパーソナリティ特徴を把握する場合は，投映法，特にロールシャッハ（Rorschach）・テストを中心に，文章完成法（SCT）や描画法（風景構成法，HTP，バウム・テスト）とテストバッテリーを組むことが多い．
- ロールシャッハ・テストや描画法は，アセスメントの目的だけでなく治療的なかかわりの要素を大きく含み，精神療法導入の役割ももっている．描画に反映される患者の特徴は非言語的なものであり，そこに表現されたものをとおして解釈していく．
- SCTは患者が検査用紙に向かい記入する自記式であり，記入する内容は患者が考え吟味して記入でき，書きたくないことは書かなくてよい，という特徴がある．
- SCTは投映法のなかでも，刺激がある程度構造化されているため，曖昧な刺激を提示することで，患者の知覚・認知の障害や防衛機制をみるロールシャッハ・テストとは人格の違うレベルをアセスメントする手法である．自己理解や家族や友人関係，自分が認識している社会性など，ロールシャッハ・テストやTATには現れにくい側面を把握することで，その他の投映法の結果を補完することができる．患者が自ら意識して記入していることなどから，その内容を患者−検査者間で共有し，精神療法に生かすことが可能である．
- パーソナリティの全般的特徴（質問紙法）は，医療領域では，投映法を補完する質問紙検査として，Y-G性格検査，ミネソタ多面人格目録（MMPI），エゴグラムなどがある．

知的能力の評価，認知症の評価

精神障害や発達障害に対する援助に際して，客観的な知的能力の評価が必要とされるとき

- ウェクスラー成人知能検査-Ⅲ（WAIS-Ⅲ），ウェクスラー児童用知能検査-Ⅳ（WISC-Ⅳ），田中ビネー（Binet）知能検査Ⅴなど，知能指数や精神年齢のように客観的に評価できる個別式知能検査が一般的である．
- 広汎性発達障害や学習障害など個人内の能力に偏りがあると推測される場合は，年齢や障害に応じてITPA，K-ABC，ときには描画法が障害の内容とレベルを評価するものとして採用される．

脳損傷や脳障害患者に対する神経心理学的検査

- 神経心理学検査の項(p.49〜56)を参照のこと．総合的な知的能力の評価として，最初にWAIS-Ⅲ個人知能検査がよく施行される．

認知症の評価

- 改訂長谷川式簡易知能評価スケール(HDS-R)は，認知症のスクリーニングとして精神科のみならず，各診療科で広く使用されている．

精神障害の診断・統計マニュアル(DSM)の疫学調査に組み込まれたMini-Mental State Examination(MMSE)は，スクリーニングとしてHDS-Rと検査内容も似ているが，図形模写や読字命令の動作性項目を含んでいる．より詳しくは神経心理学検査(p.51)を参照のこと．

状態像のアセスメント

- 患者の人格特徴や知的評価に加えて，それぞれの疾病の状態や重症度を把握し，包括的な心理アセスメントを行う．

■表1　状態像のアセスメント

①構造化面接	DSM-5に準拠したDSM用構造化面接(SCID)，心的外傷ストレス障害(PTSD)独自の構造化面接(CAPS)
②症状評価の尺度	症状の重症度や状態像に関する質問紙法，気分障害(うつ病自己評価尺度(CES-D)，ベックの抑うつ質問票(BDI-Ⅱ))，PTSD(IES-R)，パニック障害(PDS)，不安障害(MAS，STAI)，POMSなど
③一般的な精神健康のアセスメント	メンタルヘルスや産業保健領域の検査として，集団を対象に実施されることが多い．一般精神健康質問紙(GHQ)，コーネル・メディカル・インデックス(CMI)，WHO-QOL26など

文章完成法(SCT)：Sentence Completion Test ｜ HTP：House Tree Person Test ｜ ミネソタ多面人格目録(MMPI)：Minnesota Multiphasic Personality Inventory ｜ ウェクスラー児童用知能検査-Ⅳ(WISC-Ⅳ)：Wechsler Intelligence Scale for Children-Ⅳ ｜ ウェクスラー幼児用知能検査(WPPSI)：Wechsler Preschool and Primary Scale of Intelligence ｜ ITPA：Illinois Test of Psycholinguistic Abilities ｜ K-ABC：Kaufman Assessment Battery for Children ｜ 長谷川式認知症スケール(HDS)：Hasegawa's Dementia Scale for Revised ｜ 精神障害の診断・統計マニュアル(DSM)：Diagnostic and Statistical Manual of Mental Disorders ｜ MMSE：Mini-Mental State Examination ｜ DSM用構造化面接(SCID)：Structured Clinical Interview ｜ 心的外傷ストレス障害(PTSD)：post-traumatic stress disorder ｜ PTSD構造化面接(CAPS)：Clinician Administered PTSD Scale ｜ うつ病自己評価尺度(CES-D)：center for epidemilogic studies depression ｜ ベックの抑うつ質問票-Ⅱ(BDI-Ⅱ)：Beck Depression Inventory-Ⅱ ｜ IES-R：Impact of Events Scale-Revised ｜ MASMAS：Manifest Anxiety Scale ｜ STAI：State-Trait Anxiety Inventory ｜ POMS：Profile of Mood States ｜ 一般精神健康質問紙(GHQ)：General Health Questionnaire ｜ コーネル・メディカル・インデックス(CMI)：Cornel Medical Index

心理検査④

疾患別事例

統合失調症（ロールシャッハ・テスト，風景構成法）

事例A：10歳代後半，男性，無職，統合失調症（解体型）

- ●経過および主訴
- ・小さいころよりおとなしく手のかからない子で，小・中学校での成績は平均で，大きな問題はなかった，ただ親から見て元気のない引っ込み思案な子どもという印象がある．
- ・私立高校入学後，口数がいっそう少なくなり，学校をときどき休み，家でもテレビを見るか自室に閉じこもりがちとなった．学校の試験の数日前，突然家に帰らないことがあり，翌日戻ったときは，まとまりのない言動や一人笑いがあり精神科を受診し入院となる．
- ・入院中もしばらくは自床で横臥する生活が続いたが，入院生活に慣れたころ，院内の作業療法などのプログラムに参加を促す目安として心理検査を実施する．
- ●ロールシャッハ（Rorschach）・テスト（図1）と風景構成法（図2）
- ・ロールシャッハ・テストは「左右対称のインクの模様が何に見えるか自由に反応する」という課題であるが，Aは自由に対応するということ自体が難しく，漠然とした捉え方，内容の乏しい反応をなんとか産出し，刺激の強いカードには反応できないこともある．
- ・一般に統合失調症のロールシャッハの特徴は，思考障害や概念の混乱などであるが，Aには，いわゆる陽性症状を示唆するような反応はみられず，エネルギーの低下した自閉的なロールシャッハ特徴であった．
- ・この特徴は，風景構成法においても同様で，要請された各アイテムを，画面の中になんとか描き入れるものの，それぞれが平面に羅列されたような描画になっている．風景として構成しようという意識は感じられるものの，空間の多い尋常ではない心的エネルギーの低下を示している．

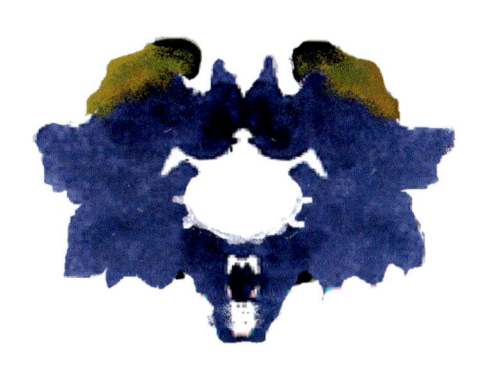

■図1　ロールシャッハ・テスト

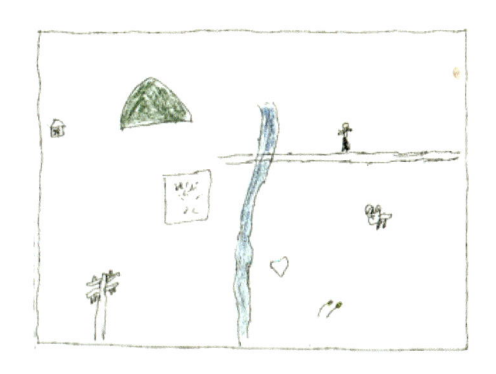

■図2　事例Aの風景構成法

事例B：30歳代後半，男性，会社員（休職中），統合失調症（妄想型）

●経過
- 高校卒業後，企業の一般事務に従事していたが，20歳代中ごろに幻覚妄想状態となり，以降数回の入退院を繰り返している．入院中，状態が落ち着いた時点で風景構成法を実施する．

●風景構成法（図3）
- どのアイテムも，患者の思いや願望が投影されているが，1つの風景画としての統合性に欠ける．ヘビのような川や富士山は，現実感が乏しく，内界の病的世界が表出されている．

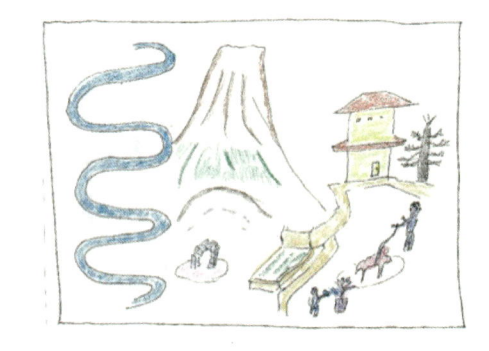

■図3　事例Bの風景構成法

気分障害（SDS，POMS，SCT）

事例C：50歳代前半，女性，専業主婦，大うつ病性障害

●経緯
- 子どもから精神科受診を促され，姑が入院している総合病院の精神神経科を受診．本人の性格傾向や背景を含めた心理アセスメントの依頼にて検査を実施．

●主訴
- 夫は単身赴任中であり1人で家庭を切り盛りしてきたが，最近，姑の介護と子どもの高校受験が重なり倦怠感と不眠が続いている．

●検査結果
- SDS58点とPOMSの結果から，現在は不安を伴う抑うつ状態であり，エネルギーも低下していることがわかる．
- 文章完成法テスト（SCT）からは，幼少期から過剰適応傾向があり，几帳面な性格であることがうかがえる．
- 現在は，主婦としての役割が果たせていないという自責感が非常に強い状態である．
- 今回受診を勧めたのは子どもであり，記載からも，家族関係はもともと悪くはないことが推察される．

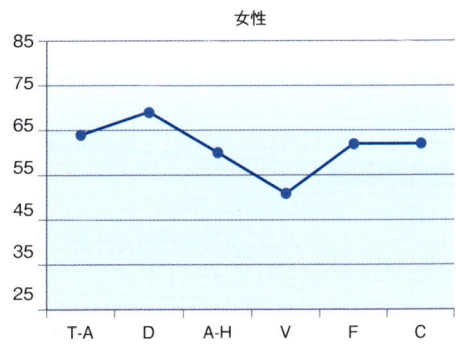

T-A（Tension-Anxiety），D（Depression-Dejection），A-H（Anger-Hostility），V（Vigor），F（Fatigue），C（Confusion）

■図4　事例CのPOMSプロフィール

Part I
1. 子供のころ　私は，他人からよく行儀が良いとほめられた．
2. 私はよく人から　思いやりがあって几帳面と言われる
3. 家の暮し　昔は家族旅行をしたりと楽しかったが，今は私が思うように動けずに皆大変だと思う．
4. 私の失敗　たくさんありすぎて思い出せない．
5. 家の暮し　主婦失格だと思っているにちがいない

■図5　事例CのSCT記載内容の一部

発達障害（WAIS-Ⅲ，風景構成法）

事例D：30歳代後半，男性，大学院卒，会社員，アスペルガー障害の疑い

● 経緯
- 産業医から勧められ精神科クリニックを受診する．
- 幼少期の健診でアスペルガー障害の疑いがあると言われたことがあり，本人の希望もあり，能力の個人内差や障害の内容を評価する目的で医師から心理検査を依頼される．

● 主訴
- 幼少期から好きなことへのこだわりがあり，友人は多くなかった．研究目的で大学院まで進学し，そのまま就職した．昨年，職場でプロジェクトリーダーになったが，部下とのコミュニケーションがうまく取れずに孤立し，頭痛や集中力低下にて休みがちになった．

グラフ：評価点

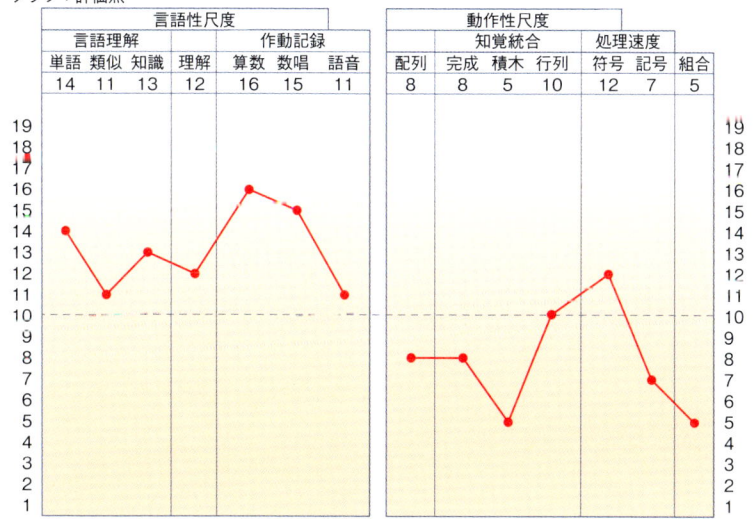

言語性尺度							動作性尺度						
言語理解				作動記録			知覚統合				処理速度		
単語	類似	知識	理解	算数	数唱	語音	配列	完成	積木	行列	符号	記号	組合
14	11	13	12	16	15	11	8	8	5	10	12	7	5

■図6　事例DのWAIS-Ⅲ下位検査プロフィール

● 検査結果
- WAIS-Ⅲでは，言語性IQと動作性IQにディスクレパンシーがある．聴覚的な情報処理やことばの理解は得意だが，他方，風景構成法の不自然な構成にも表れているように，知覚統合が低く，視覚的・空間的な情報の把握や処理は苦手である．処理速度については，現在抑うつ的であるため，症状改善後に再度アセスメントする必要があると思われる．

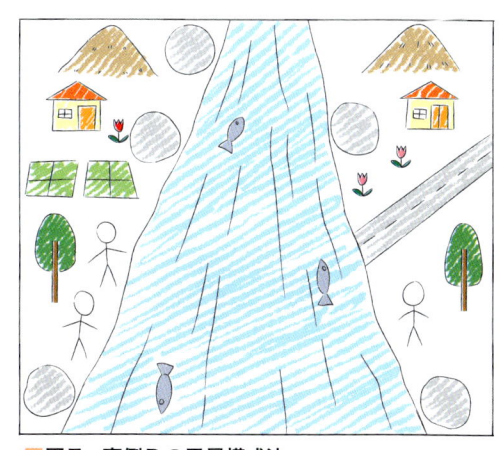

■図7　事例Dの風景構成法

抑うつ状態（SDS）：Self-rating Depressive ｜ POMS：Profile of Mood States ｜ 文章完成法テスト（SCT）：Sentence Completion Test ｜ ウェクスラー成人知能検査-Ⅲ（WAIS-Ⅲ）：Wechsler Adult Intelligence Scale-Ⅲ

Part 5
治療法

身体療法
精神療法
薬物療法

身体療法

電気けいれん療法など

電気けいれん療法（ECT）

- ECTは頭部に短時間通電することで全身けいれんを引き起こし，精神疾患の症状を改善させる治療法である．
- ECTは1938年に誕生し，わが国でも1939年に導入された治療法である．
- 薬物治療導入前にはECTがほとんど唯一の精神疾患治療法であり，同意や説明もなく無麻酔で一方的に治療が行われていた様子はECT体験者の手記にも描かれている．
- ECTは病院の管理手段として不正使用されるなどの問題も生じていた[1]．また，無麻酔でのECTは患者の不安，恐怖心が強いこと，けいれん発作による脊椎などの骨折が多いことといった安全性の問題があった．
- 現在では修正型ECT（modified ECT）により，静脈麻酔薬と筋弛緩薬を使用し，安全性を高めている．また，ECTの適応について十分に検討したうえでインフォームド・コンセントを得る必要がある．
- ECTに関して絶対的な医学的禁忌はないといわれているが，ECTは中枢神経系や心血管系に生理的影響を及ぼし，高度の危険性を伴うため，ECTのリスク・ベネフィットを検討したうえで，施行する際には麻酔科や各専門家とのコンサルトを行い，安全に十分に配慮する必要がある（表1, 2）．
- ECTの適応は，通常，「ECTの適応となる診断」と「ECTの適応となる状況」の組み合わせに基づいて決定される[1]（表3）．

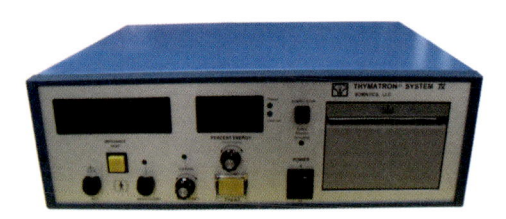

■図1 パルス波治療器（THYMATRON SYSTEM IV SOMATICS社製 本体，電極パッドの写真）

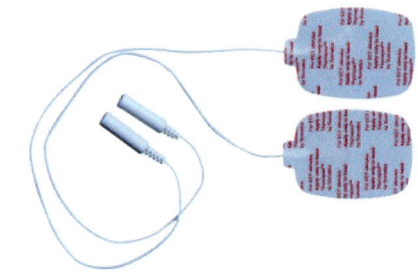

■表1 ECTに際して高度の危険性を伴う状態

①最近起きた心筋梗塞，不安定狭心症，非代償性うっ血性心不全，重度の心臓弁膜症のような不安定で重度の心血管疾患
②血圧上昇により破裂する可能性のある動脈瘤または血管奇形
③脳腫瘍その他の脳占拠性病変により生じる頭蓋内圧亢進
④最近起きた脳梗塞
⑤重度の慢性閉塞性肺疾患，喘息，肺炎のような呼吸器疾患
⑥米国麻酔学会（ASA）の術前状態分類（注で4または5と評価される状態）

注：ASA 4とは「生命の危険を伴うほどの重篤な全身疾患があり，日常生活が不能な症例」（重症心不全，心筋症，肺・肝・腎・内分泌疾患の進行したもの），ASA 5とは「瀕死の状態で，手術の可否にかかわらず生命の保持が困難な症例」（致命的な頭部外傷，胸腹部大動脈瘤破裂，重症肺塞栓，広範囲腸間膜血管閉塞などに伴うショック状態）を指す．

（本橋伸高ほか：電気けいれん療法（ECT）推奨事項改訂版．精神神経学雑誌 115(6)：590, 2013より改変引用）

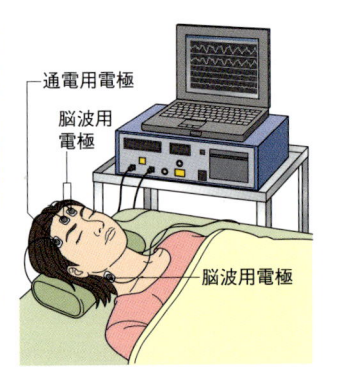

● 用語解説

アドヒアランス（adherence）
患者が治療方針の決定に積極的に参加し，その決定に従って治療を受けることで，より高い治療効果が期待できるとされる．

■表2 ECTの有害事象

死亡	大部分が心血管系の合併症に起因する．ECT関連の死亡率は10,000人に1人，80,000治療回数に1回とされている．出産や小規模な外科手術での死亡率と同程度である．
心血管系合併症	不整脈，高血圧，低血圧，まれに心筋虚血．
遷延性発作，けいれん重積	ECTにより誘発される発作は通常2分以内とされるが，まれに2分以上遷延することがある．ベンゾジアゼピンや麻酔薬で対応する．
遷延性無呼吸	気管内挿管などで気道確保を行い対応する．
頭痛，筋肉痛	通電時の筋収縮や脳循環動態の変化に基づき頭痛が生じることがある．筋弛緩薬でスキサメトニウム(suxamethonium)を使用した場合，筋線維束攣縮により筋肉痛が生じることある．いずれも非ステロイド性鎮痛薬により対応する．
躁転	ECTを終了して薬物療法に切り替えるか，ECTによる抗躁効果を期待してECTを継続するか，治療法の選択について検討が必要である．
認知機能障害	発作後のもうろう，錯乱状態	30分〜1時間で軽快する．経過中の安全を確保する必要があり，術後の観察を強化する．場合によっては対症的な薬物療法が必要となる．
	夜間せん妄	ECTの回数が増すと起こりうる．高齢，脳萎縮の程度，視力聴力の程度，使用薬剤によりリスクが変化する．せん妄がみられる場合には施行頻度を減らしたり，電気刺激を両側性から片側性に変更するなどの対応が必要である．
	記憶障害	ECT施行中の出来事を想起できない逆行性健忘が生じることがある．

■表3 急性期ECTの適応基準

1. 一般的事項
- ECTの適応は，診断，症状の型，重症度，治療歴，ECTとほかの治療法で予測される危険と利益の検討，患者の希望などの組み合わせに基づいて決定される．
- ECTの適応が自動的に決定される診断はない．
- 第一次選択治療としてECTの使用が考慮される状況には特定の基準があるが，多くの場合，ECTは向精神薬治療の失敗の後に使用される．

2. 適応となる診断
- ECTが適応となる診断には，①主要な診断，②その他の診断がある．
- 前者は有用性を支持する実証レベルの高いエビデンスがあるか，使用を支持する強力なコンセンサスがあるものである．
- 後者は有用性を支持するデータが示唆的なものにすぎないか，使用を支持するコンセンサスが部分的なものにすぎないものである．後者の場合は，ほかの標準的な治療法を初期介入の方法として考慮したうえで，ECTの選択を慎重に検討する必要があり，個々の症例ごとに納得のいく説明を診療録に記載すべきである．

〈適応となる主要な診断〉
- 大うつ病：単極性大うつ病，双極性大うつ病
- 躁病：双極性障害(躁病性，混合性)
- 統合失調症(特に急性発症，緊張病症状，感情障害を伴うもの)，および関連する精神病性障害(統合失調症様障害，統合失調感情障害，特定不能の精神病性障害など)

〈適応となるその他の診断〉
- その他の精神疾患：主要な診断以外の精神疾患：難治性強迫性障害など
- 身体疾患に起因する精神障害：身体疾患に起因する続発性の重症緊張病性障害，精神病性障害，感情障害など
- 身体疾患
  悪性症候群：薬物療法が無効の場合，精神症状の増悪がみられる場合
  パーキンソン(Parkinson)病：薬物療法に限界が生じた場合(例：on-off現象)，精神症状を伴う場合
  難治性発作性疾患[注1]
  慢性疼痛[注2]

3. 適応となる状況
- ECTが適応となる状況には，薬物療法に先立つ第1の治療としてECTの使用が考慮される状況と，薬物療法などほかの標準的治療が実施された後の第2の治療としてECTの使用が考慮される状況がある．

〈1次治療として適応となる状況〉
- 迅速で確実な臨床症状の改善が必要とされる場合(自殺の危険，拒食・低栄養・脱水などによる身体衰弱，昏迷，錯乱，興奮，焦燥を伴う重症精神病など)
- ほかの治療法の危険性がECTの危険性よりも高いと判断される場合(高齢者，妊娠，身体合併症など)
- 以前の1回以上のエピソードで，薬物療法の反応が不良であったか，ECTの反応が良好であった場合
- 患者本人の希望

〈2次治療として適応となる状況〉
- 薬物の選択，用量，投与期間，アドヒアランス(adherence)*の問題を考慮したうえで，薬物療法に対する抵抗性が認められる場合
- 薬物療法に対する忍容性が低いか副作用が強く，ECTのほうが副作用が少ないと考えられる場合
- 薬物治療中に患者の精神状態または身体状態の悪化が認められ，迅速かつ確実な治療反応が必要とされる場合

注1：難治性発作性疾患(難治性てんかん)は，APAガイドラインには適応となる診断にあげられているが，わが国の近年の臨床研究には有用性を支持するエビデンスがない．
注2：慢性疼痛は，米国精神医学会(APA)ガイドラインでは適応となる診断にあげられていないが，わが国においては有用性を支持する症例報告が蓄積されてきている．

(本橋伸高ほか：電気けいれん療法(ECT)推奨事項改訂版．精神神経学雑誌115(6)：589, 2013より改変引用)

ECTのインフォームド・コンセント（表4）

- ECTのインフォームド・コンセントにおいても，意思決定能力を欠くと判断される場合以外は，患者本人から文書によるインフォームド・コンセントを得ることが原則である．
- 妄想の存在や病識の欠如などで十分な判断能力に欠ける場合，家族立ち会いのうえで説明を行う必要がある．
- 重症の昏迷状態や自殺の危険が切迫している精神病性うつ病など，意思決定能力を欠くと判断される場合には，本人への説明は保留され，保護者から文書によるインフォームド・コンセントを得る[1]．
- 本人から治療同意を得られず家族から同意を得た場合には，病状の改善により治療に同意できる能力が出てきたところで本人に対しても説明を行う．

■表4　インフォームド・コンセントの手続きに際し説明すべき事項

①ECTが推奨される理由
②ほかの適応となる治療法
③治療手順
④ECTの有効性が必ずしも保障されているわけではないこと
⑤なんらかの継続的治療が必要であること
⑥ECTに随伴する副作用の頻度や重症度：死亡，心肺機能の障害，せん妄，認知障害，頭痛，筋・骨格系の痛み
⑦患者が十分覚醒していない時期に必要となりうる緊急処置
⑧ECT施行前，施行中，施行後に必要となることが予想される行動制限
⑨推奨される治療法に関する質問について，いつでも回答を提供すること．また，こうした質問に対応するスタッフの氏名
⑩ECTに関する同意は強制されないこと，いつでも撤回できること

（本橋伸高ほか：電気けいれん療法（ECT）推奨事項改訂版．精神神経学雑誌 115(6)：591，2013 より改変引用）

臨床でのECT

- ECTの実際としては麻酔科と連携をとり，呼吸・循環動態を管理しながら，静脈麻酔により麻酔導入し，筋弛緩薬を投与する．
- 電気刺激部位は両側性（前頭側頭部・前頭部），右片側性などがある．
- 刺激用量は患者の年齢を半分にした%から開始する half age 法，年齢の%から開始する full age 法が参考となる．発作が不発であれば用量を倍にしていく方法や徐々に用量を上げていく滴定法がある．
- ECTの有効性の目安として，脳波上，高振幅の棘徐波複合が左右対称性に25秒以上出現すること，十分な発作後抑制（postictal suppression）を認めることなどがあげられる．
- ECTの臨床的な効果については大うつ病，双極性障害などの気分障害と統合失調症で証明されているが，その作用機序については，いまだ不明であるところが多い．有力な仮説としては，神経伝達物質やその受容体の変化，人工的に発作を引き起こすことによって得られる抗けいれん作用，神経栄養因子の増加，脳幹部でのホルモンバランスの変化などがあげられている[2]．

電気けいれん療法（ECT）：electroconvulsive therapy　｜　米国精神医学会（APA）American Psychiatric Association　｜　米国麻酔学会（ASA）American Society of Anesthesiologists

精神療法

精神療法とは何か

- 精神療法（psychotherapy）とは，援助提供者との言葉のやり取りや関係性をとおして患者に好ましい変化をもたらす行為の総称である．
- 精神医療において，精神療法は薬物療法や電気けいれん療法などの身体的治療と双璧をなす重要な治療モダリティである．
- 精神療法には，医療・福祉における患者と援助提供者のかかわりのなかで常に働いている非特異的な精神療法と，一部の患者に対して治療契約に基づいて実施する体系的精神療法が存在しており，前者のほうがより重要である．

非特異的な精神療法

精神医療の援助過程の特殊性

- 患者に対する援助過程は，通常は患者の受診という形で始まる．
- 医療行為を行う際も，看護を行う際も，ソーシャルワークを行う際も，
  ①援助提供者は患者に困っていることを尋ねる
  ②問題をアセスメントする
  ③それについて患者と話し合う
  ④対処法の候補を提案する
  ⑤相談のうえで対処法を決める
  ⑥対処法を実行に移す
  ⑦その有効性を評価していく
  という過程は共通である．
- 援助過程の良し悪しは，援助の効果を大きく左右する．そのため，医師に限らず，看護師，臨床心理士，ソーシャルワーカーなどを含むすべての援助提供者は，効果的な援助を行うための対人関係の技能と態度を身につけておく必要がある．
- 精神医療における援助過程は，他分野における援助過程にはない特殊性がある．
- 第1に，精神医療の援助を必要とする者は，安定した対人関係を築き，適切な援助を求めること自体に問題を抱えていることが多い．
- 第2に，病気の「症状」の一部として，患者が適切な病識をもてないことが少なくない．
- このため，精神医療にかかわる援助提供者は，患者の特性や病態に即し，対応を工夫する必要がある．
- 非特異的な精神療法とは，精神医療の特殊性を加味した援助過程のことであり，薬物療法やソーシャルワーク，ひいては体系的精神療法が効果を発揮するための基盤となる（図1）．

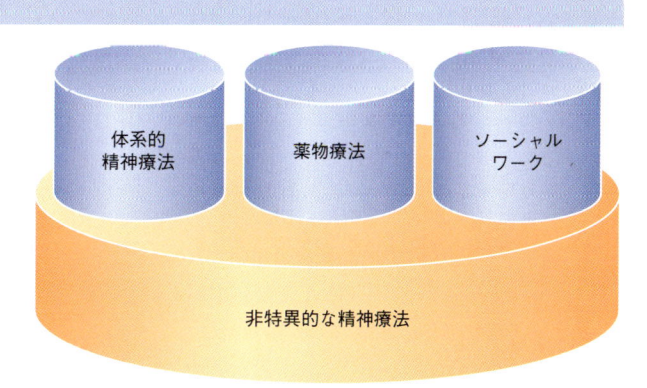

図1 非特異的な精神療法の位置づけ

限界と枠組の設定

- 援助提供者と患者の関係は，友人関係や家族関係とは異なり，金銭の授受を伴う，非対称的でフォーマルな関係である．金銭の対価として援助を提供するという関係性を超えて，援助提供者が患者と友人関係や恋愛関係を結ぶことは許されない．
- また，援助提供者がいつ，どこで，どのような形で援助を行うかという枠組については，援助関係を結ぶ際に患者と共有しておく．一度定めた枠組は，患者も治療者も従わなければならない．たとえば，面接の時間を定めたら，特別の事情がない限り延長をせず予定の時間で打ち切る．患者が求めるままに時間の延長を許すことは，両者の関係

が友人関係のようなインフォーマルなものであるという誤解を誘発し，患者の状態を不安定にしてしまうこともありうる．枠組を変更する必要があるときは，患者とその点について話し合い，枠組を設定し直す．

非言語行動（nonverbal behavior）の重要性

- 「目は口ほどにものを言う」という諺にもあるように，会話において伝えられる情報の多くは，語られた言葉の内容によってではなく，表情，しぐさ，言葉の抑揚といった非言語行動を介して伝わる．
- 非言語行動は意識的に制御しにくく，また本人より周囲の人のほうが気づきやすいので，語られた言葉よりも「真実」を伝えていると受け止められる．このため，患者が語ることに加えて患者の非言語行動にも気を配り，援助提供者が自分自身の非言語行動を意識し，それらを関係の構築に利用していくことが肝要である．
- 非言語行動は「動作」「パラ言語行動」「対人距離」「面談の環境」「時間」の5つの要素に分けられる（表1）．
- 面談の際は，援助提供者は患者と1m前後の距離をとって座り，開放的でリラックスした態度で患者のほうを向き，適度にアイコンタクトをとり患者に関心があることを示す．
- 援助提供者は自信をもち，おだやかにはっきりと話す．患者の発言に対し相槌を打ち，患者が語り続けることを承認し，患者の話に傾聴しているというメッセージを送る（図2）．
- 援助提供者の言語的なメッセージと非言語行動が一致していれば，援助提供者の言葉が心からのものであると患者に伝わる．
- 援助提供者の言葉と態度に不一致があると，患者は不信感を抱く．
- 患者の言葉と態度に不一致が見られる場合は，患者が大事なことを言語化していない徴候であり，特別な配慮が必要となる．
- 援助提供者は患者の非言語行動を部分的に模倣し，患者から伝わってくる情緒的色彩に調子を合わせるのがよい．

■ 表1　非言語行動の分類

動作	目線，表情，姿勢，首の動き，手足のしぐさ，ジェスチャーなど
パラ言語行動	声量，抑揚，流暢さ，言い間違え，話者交代のサイン，沈黙など
対人距離	物理的距離，椅子の配置，間に机を挟むかどうかなど
面談の環境	場所，騒音の有無，プライバシーが保たれるか，適度な刺激の有無など
時間	面談への遅刻，面談時間の延長，重要な話題を取り上げるタイミングなど

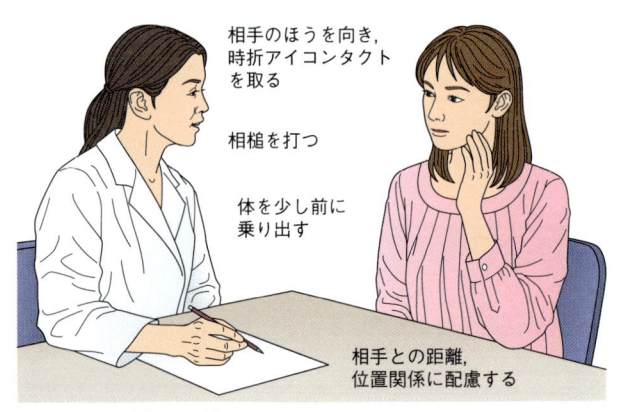

■ 図2　面談場面の例

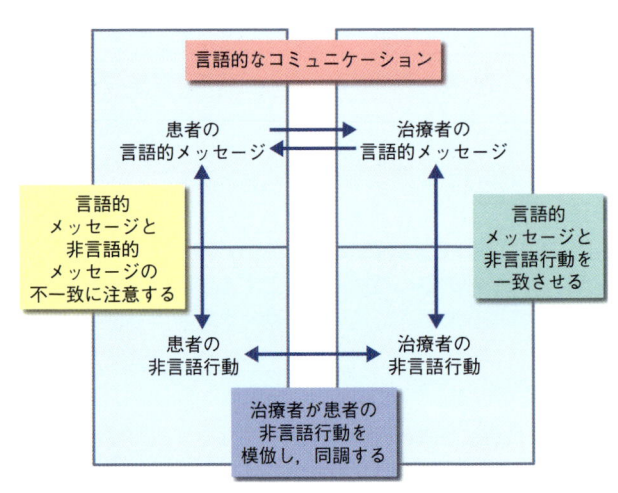

■ 図3　言語的メッセージと非言語行動の関係

> 髪をいじる，時計を見るといったしぐさは，援助提供者の関心の欠如やいら立ちを伝えてしまうため，避けなければならない．

> たとえば配偶者と死別し悲嘆にくれる人に対して，笑顔で明るく話しかけるのは不適切であり，抑制的な表情と声の調子で接するべきである．

ラポールと作業同盟の構築

- 精神療法の治療効果は，精神分析的精神療法や認知行動療法（CBT）といった療法の違いに依存しない共通因子・非特異的因子によるところが大きい．
- うつ病の精神療法では，治療効果の約50％は「非特異的因子」によるとされ，時間の経過や環境の変化などの「治療外の因子」は33％であったのに対し，特定の技法の効果は17％にすぎない．
- この非特異的因子は，治療者と患者が温かい関係性，すなわちラポール（rapport）を形成し，作業同盟（working alliance）を築いて継続的にかかわっていくという，援助過程に共通する要素からなっている．
- ラポールを構築するためには，共感的・支持的態度をとることが効果的である．また，作業同盟を結ぶためには，援助提供者と患者が目標設定と手段を明確に共有する必要がある．
- 援助提供者は正しい専門的知識と必要な技能を身につけるだけでなく，矛盾のない一貫した態度をとり，無知や誤りをごまかさない誠実さ示す必要がある．

共感の技法

- コミュニケーションにはさまざまなレベルがあり（図4），最も浅い挨拶のレベルから，最も深い感情的交流のレベルが存在する．援助提供者は，患者が求めているコミュニケーションのレベルに合わせた応答を心がける．
- 同情（sympathy）とは，援助提供者が患者と感情を同じくする（患者が悲しいときに一緒に悲しむ）ことである．
- 共感（empathy）とは，患者の視点から出来事をとらえて患者の心情を理解し，理解したことを患者に伝えることである．共感は，患者が言いたいことを患者に代わって（ときに患者よりも的確に）言語化することで深められる．
- 共感の技法は，後述する来談者中心療法（client-centered therapy）に多くを負っており，反映的傾聴（reflective listening）ともよばれる．
- 援助提供者は患者の悩みに耳を傾け，不明な点を患者に尋ねて明確化し，情報を収集しつつ患者に関心があることを示す．さらに，患者が語ったことを簡潔な表現に言い換え，そこに含まれる患者の感情を汲み取り，「〜ですね」と断定文で伝える．
- 患者の感情を伝えることは反映（reflection）とよばれる．ある程度やり取りが進展したら，やり取りのなかで重要な点を要約していく．これらのやりとりによって，患者は自分の深い部分を援助提供者に理解してもらえたと感じることができる（図5）．

医師は事実のレベルの会話を得意とする一方，患者は感情のレベルの会話を求めていることが少なくないため，注意が必要．

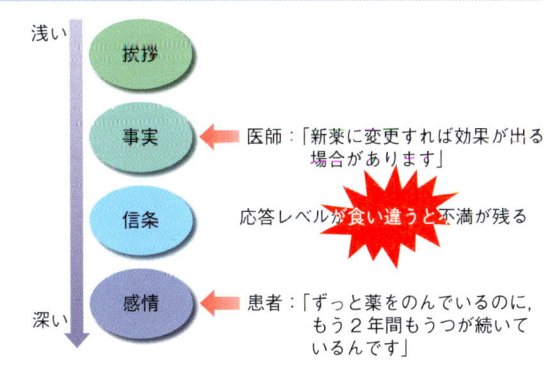

図4　コミュニケーションの4つのレベル

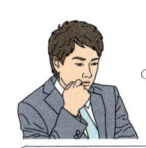

浅い → 挨拶／事実／信条／感情 ← 深い

医師：「新薬に変更すれば効果が出る場合があります」
応答レベルが食い違うと不満が残る
患者：「ずっと薬をのんでいるのに，もう2年間もうつが続いているんです」

図5　明確化・言い換え・反映の例

- プロジェクトの成果を，私の上司が横取りしたんです．
- プロジェクトの中心的な人物は誰だったんですか？（明確化）
- もちろん私です．企画を発案したのも私だし，担当を割り振り，全体の調整役をしていたのも私でした．3年間も頑張ってきたのに，これじゃあ何のために仕事をしてきたのかわかりません．
- 自分で取り仕切ってきた仕事の成果を他人に奪われたら，とても腹立たしいですね．（言い換えと反映）
- そうなんですよ．それに……（「そうなんです」は共感成功の証）

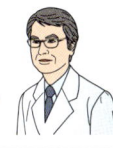

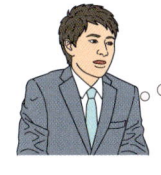

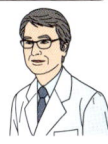

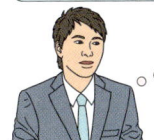

支持的精神療法（supportive psychotherapy）

- 支持的精神療法は，患者の自我防衛機能を強化し，不安を緩和し，問題解決スキルを高める支持的な技法を中心とする精神療法である．
- 支持的精神療法は，精神分析的精神療法の一種とされることもあるが，共感の技法とともに非特異的な精神療法を構成しており，患者との関係構築に力を発揮する．
- 支持的精神療法においてよく用いられる技法は表2のとおりである．

表2 支持的精神療法の技法

賞賛	機会を捉えて患者を褒め，適応的な行動を強化する 〈例〉「友人に謝罪できたのはすばらしいことです．よく頑張りましたね」
保証	専門的見地に基づいた事実を伝え患者を安心させる 〈例〉「パニック発作で命を落とすことはないので大丈夫ですよ」
一般化	患者の感情や体験がよく見られるものだと位置づけて安心させる 〈例〉「実は，テロを生き延びた人の多くが，あなたのように罪悪感をもつことが知られています」
勇気づけ・奨励	患者に適応的な行動を促す 〈例〉「まずは部屋の掃除をすることから始めてみましょう」
助言	患者にとって望ましいことを伝える 〈例〉「今は，人生の重大な決断を先延ばしにしたほうがよいでしょう」
疾患教育・心理教育	精神疾患や人間心理についての一般的知識を患者に説明する 〈例〉「うつ病では気持ちが落ち込むだけでなく，不眠や食欲低下も出現します」
問題を名づける	患者の問題に名前をつけ整理する 〈例〉「電車に乗るのが怖い，地下に行くのが怖いという症状を『広場恐怖』といいます．広場恐怖を克服する手立てを考えていきましょう」
予期的指導・リハーサル	患者が課題に取り組む際に，計画を具体化し，生じうる障害の予測するのを援助し，対処法の練習をする 〈例〉「仕事を探すとおっしゃいましたが，具体的にはどこに行かれますか？」「困っていることを保健師さんに伝える練習をしてみましょう」
リフレーミング	出来事に新しい意味を与え，患者のものの見方を変える 〈例〉「お子さんが反抗的で大変ですね．一方で，それはお子さんが親から自立しようと頑張っている証ですね」

薬物療法に伴う精神療法

- 薬効のない偽薬（プラセボ）を内服するだけでも治療効果が得られることはよく知られている．このプラセボ効果は，暗示の効果に加え，患者が医師に勇気づけられ，定期的な通院によって健康を高める行動が増えるという非特異的な精神療法の効果によって生じている．したがって，薬の薬理作用に上積みされる精神療法の質を高めることができれば，薬物療法は一層効果的なものとなる．
- 薬の選択は，患者に十分な情報提供と選択肢の提示をしたうえで，可能な限り患者と協同的に行う．服薬開始後は，症状の変化や副作用に加えて，飲み心地についても患者に尋ね，困っていることを話してもらうようにするとアドヒアランス（adherence）が向上する．
- 薬物療法への期待は患者を安心させることもあるが，患者によっては，薬に頼らなければならなくなった自分を恥じたり，「一生薬漬けになるのではないか」「薬によって人格が変わってしまうのではないか」といった不安を感じたりすることも少なくない．治療者は薬物療法に対する気持ちについて話し合う機会を設ける．
- 多くの場合，薬物療法だけで患者の抱える問題のすべてが解決するわけではない．薬物療法の限界を伝え，どの部分では薬に頼ることができ，どの部分では患者自身の努力を要するかを話し合っていくことが，日常生活の過剰な病理化や医原性の薬物依存症の予防につながる．

支持(support)と挑戦(challenge)

- 患者のなかには，援助提供者との支持的・共感的なかかわりだけで自信を取り戻し，自己洞察を深め，回復に向けて歩み出す者もいる．
- しかし，支持と共感だけでは，患者が現状維持にとどまり，治療が膠着状態に陥ることが少なくない．そのような場合は，変化を起こすために患者に対して「挑戦」を仕掛け，ゆさぶりをかけることが必要になる．
- 支持が患者の負荷を軽減し，安心を与えるのに対し，挑戦は患者に負荷を課し，一時的に不安や不快感を高めるため，患者に挑戦を仕掛ける際には十分なラポールが築かれていることが前提となる．
- また患者への挑戦は，患者をよく理解したうえで，患者が受け入れられる範囲内で的確に行わなければ，かえって患者の抵抗(resistance)を強めてしまう危険性がある．

体系的精神療法

異なる精神療法は何が違うのか？

- 医学的治療の指針を立てるために病気の診断が必要となるように，精神療法の指針を立てるためには，患者の問題を概念化(conceptualization)，あるいは定式化(formulation)する必要がある．
- それぞれの精神療法の特徴は，
- ・第1に，問題の概念化の仕方に表れる．たとえば，CBTにおいては，患者の問題は非適応的な認知や行動によって生じたものとして概念化されるのに対し，精神分析的精神療法においては，患者の問題は自己洞察の不足や，非適応的な対人関係によって生じたものとして概念化される．
- ・第2に，共感的・支持的態度はすべての精神療法に共通する出発点であるのに対し，挑戦のスタイルは精神療法の流派によって異なる．たとえば，CBTではソクラテス式問答(Socratic method)*とよばれる誘導的な質問を多用するのに対し，精神分析的精神療法は，解釈(interpretation)を伝え，矛盾に直面化(confrontation)させるといった洞察指向的な技法を重視する．

> **用語解説**
> ソクラテス式問答法(Socratic method)
> 古代ギリシャの哲学者ソクラテス(前469－前399年)にちなんで名づけられた探究の方式．産婆術とも呼ばれる．言葉の意味や具体例を問い，それに答えようとする過程で物事に対する，より深い理解を得ることができる．

精神療法のエビデンス

- 世界には数百を超す精神療法の流派が存在するが，精神科領域で高いエビデンスのある治療法をまとめた『A guide to treatments that work』（第3版）から，各種の精神疾患に対し推奨される精神療法を表3に抜粋した．

■ 表3　推奨される精神療法

統合失調症	社会技能訓練，認知行動療法(CBT)，包括型地域生活支援プログラム(ACT)，支援つき就労
双極性障害	心理教育，CBT，対人関係・社会リズム療法
大うつ病性障害	CBT，行動活性化療法，対人関係療法
強迫性障害	CBT(曝露反応妨害法)
パニック障害	CBT
社交不安障害	CBT，社会技能訓練
全般性不安障害	CBT
特定の恐怖症	曝露療法
心的外傷後ストレス障害	CBT(長期曝露療法，認知プロセシング療法)，眼球運動による脱感作および再処理法(EMDR)
神経性大食症	CBT
不眠症	CBT
境界性パーソナリティ障害	弁証法的行動療法
注意欠如・多動性障害	随伴性マネジメント，行動療法
素行障害	家族療法，ペアレントトレーニング
アルコール依存症	CBT，動機づけ面接，随伴性マネジメント，自助グループ(アルコホーリックス・アノニマス〈AA〉)*

> **用語解説**
> アルコホーリクス・アノニマス(alcoholics anonymous：AA)
> アルコール依存症患者の自助グループの1つ．メンバーが自分の名前を明かす必要がないため，この名前がある．飲酒や断酒についての経験を分かち合うことで依存症脱却への動機づけを維持することができる．

認知行動療法（CBT）

CBTの特徴

- CBTは行動科学や認知科学の理論に基づき，エビデンスに基づくさまざまな技法が集積し，徐々に発展した精神療法である．
- CBTの発展に寄与した代表的な人物にはウォルピ（J. Wolpe）やベック（A.T. Beck）がいる．
- CBTとよばれる精神療法には**表4**のような共通点がある．

■ 表4　CBTの特徴

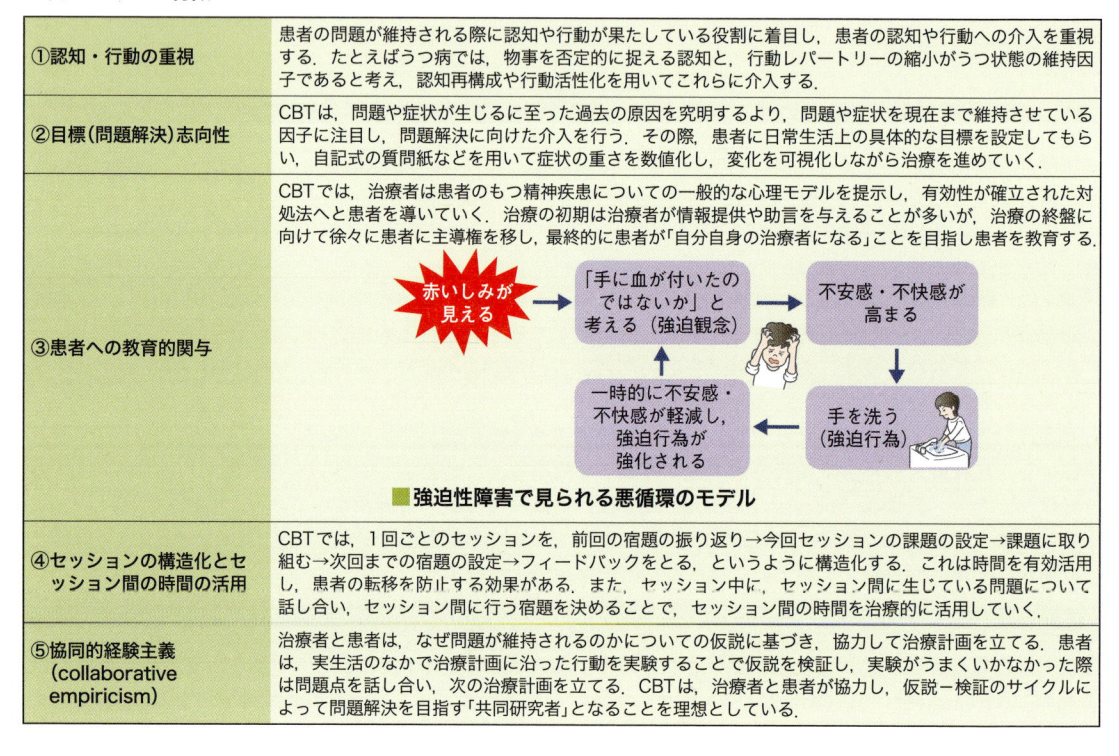

①認知・行動の重視	患者の問題が維持される際に認知や行動が果たしている役割に着目し，患者の認知や行動への介入を重視する．たとえばうつ病では，物事を否定的に捉える認知と，行動レパートリーの縮小がうつ状態の維持因子であると考え，認知再構成や行動活性化を用いてこれらに介入する．
②目標（問題解決）志向性	CBTは，問題や症状が生じるに至った過去の原因を究明するより，問題や症状を現在まで維持させている因子に注目し，問題解決に向けた介入を行う．その際，患者に日常生活上の具体的な目標を設定してもらい，自記式の質問紙などを用いて症状の重さを数値化し，変化を可視化しながら治療を進めていく．
③患者への教育的関与	CBTでは，治療者は患者のもつ精神疾患についての一般的な心理モデルを提示し，有効性が確立された対処法へと患者を導いていく．治療の初期は治療者が情報提供や助言を与えることが多いが，治療の終盤に向けて徐々に患者に主導権を移し，最終的に患者が「自分自身の治療者になる」ことを目指し患者を教育する． ■ 強迫性障害で見られる悪循環のモデル
④セッションの構造化とセッション間の時間の活用	CBTでは，1回ごとのセッションを，前回の宿題の振り返り→今回セッションの課題の設定→課題に取り組む→次回までの宿題の設定→フィードバックをとる，というように構造化する．これは時間を有効活用し，患者の転移を防止する効果がある．また，セッション中に，セッション間に生じている問題について話し合い，セッション間に行う宿題を決めることで，セッション間の時間を治療的に活用していく．
⑤協同的経験主義（collaborative empiricism）	治療者と患者は，なぜ問題が維持されるのかについての仮説に基づき，協力して治療計画を立てる．患者は，実生活のなかで治療計画に沿った行動を実験することで仮説を検証し，実験がうまくいかなかった際は問題点を話し合い，次の治療計画を立てる．CBTは，治療者と患者が協力し，仮説－検証のサイクルによって問題解決を目指す「共同研究者」となることを理想としている．

CBTの治療過程

- CBTは治療契約を結ぶ際にセッションの回数をあらかじめ定め，多くの場合3，4か月で終結するが，パーソナリティ障害に対するCBTのように，1年以上を要する場合もある．
- 適応疾患は広く，不安障害，強迫性障害，大うつ病性障害を最も得意とするが，摂食障害，統合失調症，双極性障害，パーソナリティ障害などに対しても有効性が確立されており，各疾患に対する治療パッケージが存在している．
- **表5**には，1回50分，16回のセッションからなる標準的な大うつ病性障害のCBTのスケジュールを示す．

■ 表5　うつ病に対するCBTスケジュール

セッション番号	目的	行うこと
1-2	症例の把握，ラポールの構築，心理教育，治療構造の導入	病歴聴取，心理教育，治療構造の説明
3-4	治療目標の設定，症例の概念化，行動活性化	治療目標についての話し合い，活動スケジュールの記録と立案
5-6	気分と自動思考の同定	気分と自動思考をコラムに記録する
7-12	自動思考の検証，問題解決，対人スキルの向上など	認知再構成法，問題解決法，アサーション・トレーニング（assertiveness training）*など
13-14	スキーマ*の同定	スキーマについて話し合う
15-16	終結と再発予防	治療の振り返り，ブースターセッションの準備

CBTの主要な治療方略

- CBTでは，認知と行動を中心に，さまざまな心の要素に働きかける治療方略を用いる（図6）．表6に，その代表的なものを説明する．

■ 表6　CBTの主な治療方略

曝露療法（exposure therapy）・曝露反応妨害法（ERP）（図7）	不安や不快の感情を引き起こす状況にあえて飛び込み（曝露），馴化（habituation）が生じるまで耐えることで，これらの感情を克服する治療．曝露反応妨害法ではさらに，曝露時に感情を軽減するような対処行動を控え（反応妨害），感情が自然に軽減するまで待つよう指導する．
行動活性化（behavior activation）	うつ状態では，失敗や不快な感情が一時的に強まることをおそれて回避行動を取りがちで，本来喜びが得られるはずの活動まで控えてしまう．行動活性化では，回避行動を減らし，喜びや達成感が得られる活動を増やすことで，うつ状態の改善を図る．
随伴性マネジメント（contingency management）	いわゆる「アメとムチ」であり，適応的な行動を増やし，非適応的な行動を減らすため，前者の後には報酬が得られ，後者の後には報酬が得られないようにする．罰の使用は推奨されない．小児や重い精神障害をもった患者では家族や治療者が報酬を制御するが，「望ましい行動の後には自分にご褒美を与える」といったルールを自分で作ってもよい．
問題解決法	問題を明確化・具体化し，解決案をなるべくたくさん列挙する（ブレインストーミング）．そのうえで，それぞれの案の長所・短所を比較してプランを選び，実行に移す．
技能訓練	患者が問題解決に取り組むスキルを強化するために，治療者がモデルとなり，ロールプレイなどを通じて訓練を行う．基本的なコミュニケーション能力を高めるための社会技能訓練（SST）や，自分と相手の気持ちをバランスよく配慮しながら自分の意見を他者に伝えるためのアサーション・トレーニングなどがある．
呼吸再調整法・漸進的筋弛緩法（progressive muscular relaxation）	身体感覚に意識を向け，ゆっくりと腹式呼吸を行うことで心を落ち着かせる．漸進的筋弛緩法では，わざと筋肉に力を入れてから力を抜き，そのコントラストから，筋肉がリラックスした状態に誘導する．
注意訓練・マインドフルネス瞑想（mindfulness meditation）*	社交不安障害では，自己の身体感覚に対する過剰な注意が症状悪化の原因となっており，注意を自己制御する訓練を行い，注意を外界の出来事や目前の課題に移していく．マインドフルネス瞑想は仏教の修養法に由来し，不安・抑うつの低減やうつ病の再発予防に効果がある．
認知再構成（cognitive restructuring）（図8）	否定的な感情や行動を引き起こす現実にそぐわない否定的な自動思考を同定し，それを支持する証拠や反証となる証拠を整理し，ほかの考え方ができないか検討を加え，ときに検証実験を行うことで，よりバランスの取れた考えを導き出す．
心理教育（psychoeducation）	精神疾患についての一般的知識や，心理的メカニズム，確立された対処方略についての知識を患者に教示する．

● 用語解説

スキーマ
人が自分自身や世界について有している考え方の基本的枠組みのこと．非適応的な自動の思考が繰り返し生じる原因となることがある．

アサーション・トレーニング（assertiveness training）
相手の気持ちを自分の気持ちをともに思いやり，適切な自己主張ができるようにするための訓練．

マインドフルネス瞑想（mindfulness meditation）
マインドフルネス瞑想は，仏教の修養法に由来し，注意の自己制御に加え，現在の瞬間への気づきを高める練習からなり，不安・抑うつの低減やうつ病の再発予防に効果がある．

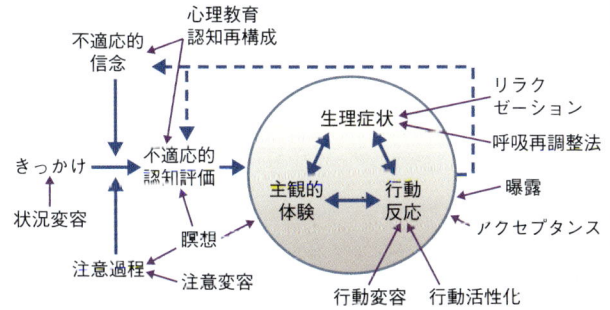

■ 図6　CBTにおける心のモデルと治療方略
（ステファン・G・ホフマン（伊藤正哉ほか訳）：現代の認知行動療法―CBTモデルの臨床実践．p.35, 診断と治療社，2012）

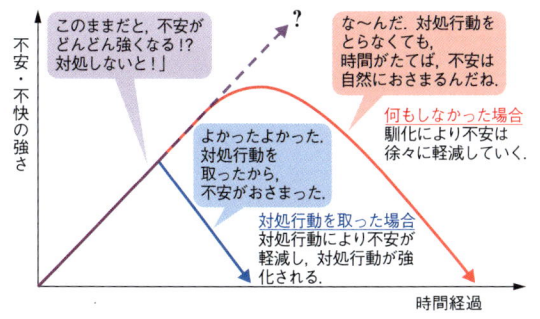

■ 図7　曝露反応妨害法のしくみ

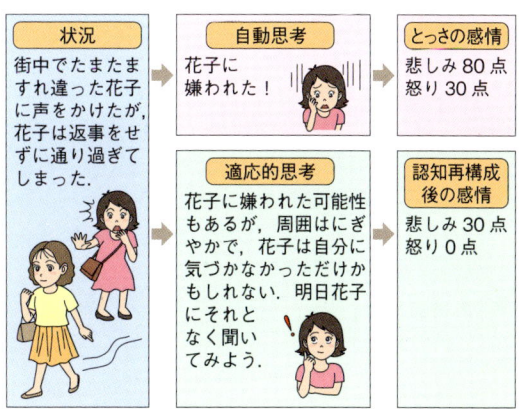

■ 図8　認知再構成法

CBTの多様性

- 現実のCBTはさまざまな技法を折衷的に用いることが多いが，CBTのなかにも流派があり，行動と認知をともに重視する認知療法の系統と，徹底的行動主義の考え方に基づき，広い意味での行動に焦点をあてる行動療法，または臨床行動分析(clinical behavior analysis)の系統の間には無視できない相違がある．
- 認知療法では，心が認知，注意，感情，スキーマといった構成要素からなると考え，これらの要素に別個に介入することを試みる．
- 対して行動療法では，心が複数の構成要素からなるとは考えず，患者の問題を広い意味での行動の過剰や過少の問題として概念化する．
- そのうえで，問題となる行動が，ある前提条件(確立操作)のもと，先行刺激に引き続いて生じ，特定の結果が後続するという文脈のもとで維持されていることを探り当て，行動を取り巻く文脈に働きかけることで行動変容を目指していく(図9)．
- 両者の差異が顕著となるのは信念や認知の扱いにおいてである．
- CBTでは，認知の内容を感情や行動に影響を及ぼす因子と捉え，非適応的な認知の内容を問題視する．これに対し行動療法では，認知を「考えるという行動」として捉え，考えた内容の是非ではなく，考えるという行動の過剰(心配・反芻)や過少(回避)を問題視する．
- 近年，認知を重視する立場からはメタ認知療法(metacognitive therapy)，行動を重視する立場からは弁証法的行動療法(dialectical behavior therapy)やアクセプタンス＆コミットメント・セラピーといった新世代のCBTが登場し，注目を集めている．

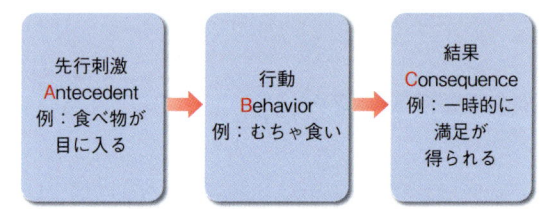

■図9　行動療法のABC分析と確立操作(神経性大食症を例に)

(ユーナス・ランメロほか[松見淳子監修，武藤崇ほか監訳]臨床行動分析のABC．p.88，日本評論社，2009を改変)

他の体系的な精神療法

精神分析的(精神力動的)精神療法[psychoanalytic (psychodynamic) psychotherapy]

- 精神分析的精神療法とは，フロイト(S. Freud)が創始した精神分析(psychoanalysis)の理論と技法を部分的に受け継ぎつつ，精神医療実践上の制約に適合させ，より広い患者層に施行できるよう改変した精神療法の総称であり，転換性障害や広義のパーソナリティの病理に有効である．
- 精神分析が患者を寝椅子に横たわらせ，1回50分のセッションを週に4, 5回という高強度で行うのに対し，精神分析的精神療法は椅子に座り対面式で行い，頻度は週に1回程度である．セッションの回数はあらかじめ定めず，治療には数カ月から数年がかかる．
- セッションは，患者に思いのままに話をしてもらう自由連想法(free association)を基本とし，治療者は，評価的態度を避け患者の言葉に傾聴する．精神分析的精神療法では，患者が過去に親などの重要な他者とのかかわりをとおして学習した非適応的な対人関係のパターンが，治療セッション中の患者と治療者の関係性においても再演されていると考え，これを転移(transference)とよぶ．
- 治療者は，患者が無意識的に行っている転移や防衛を解釈し，矛盾に直面化することで患者が自己洞察を深められるように働きかけ，時間をかけこの作業を繰り返すワークスルー(working through)によって，パーソナリティの再構築を目指す．

来談者中心療法(client-centered therapy)

- ロジャーズ(C.R.Rogers)が創始．日常生活上の悩みや適応障害が主な対象となり，「患者」「治療者」という名称は用いず，「クライアント」「カウンセラー」という呼称が好まれる．
- 来談者中心療法では，相談に訪れたクライアント自身が，苦悩を乗り越え問題を解決する能力をもともと備えていると考える．カウンセリングが必要となるのは，クライアントの経験とクライアントがもつ自己概念(self-concept)の間に不一致が存在し，能力を発揮できない状態に陥っているからである．
- カウンセラーは賞賛や指示や助言を極力避け，クライアントに対し無条件の関心(unconditioned concern)を寄せ，日常では受容されにくい感情の表出を促し，前述した反映の傾聴を行っていく．来談者中心療法は反映の正確さを重視し，クライアントが語るのをためらう感情をカウンセラーが言語化する場合には，反映は解釈に類似することになる．
- 正確な反映によって，カウンセラーはクライアントのありのままの姿を映し出す「鏡」の役割を果たし，クライアントは自己洞察を得て，問題をより明確に捉え，主体的に問題解決への道を歩み出すようになる．

システム論的家族療法(family systems psychotherapy)

- 家族療法には多くの療法があり，メンタル・リサーチ・インスティテュートの戦略的家族療法，ミニューチン(S.Minuchin)らの構造的家族療法，バーグ(I.K.Borg)らの解決志向型短期療法などである．
- システム論に依拠し，個人に原因があるという直線的思考を排し，家族システムに生じた悪循環によって問題が維持されるという円環的思考を採用する．症状を呈している個人は，患者とみなされた人(IP)とよばれる．家族療法は，子どもの素行障害，反抗挑戦性障害，不登校，摂食障害，心身症，および夫婦問題などでとくに力を発揮する．
- セッションはIPだけでなく関係する家族が参加し，ときに複数の治療者が協力して行う．治療者はときに対立関係をはらむ家族の間で中立性の維持に努め，家族内のルールや序列や役割分担を読み取り，それに調子を合せることで家族へのジョイニング(joining)を果たし，家族の信頼を得る．同時に，家族同士のやり取りを観察し，家族に意見を聞き，悪循環についての仮説を立てる．そのうえで，従来のやり取りのパターンを遮り，新たなパターンを促したり，関与が薄かった家族成員を問題解決に巻き込んだり，家族に逆説的な行動(対抗逆説)を指示したりして，悪循環からの脱却を試みる．

対人関係療法(interpersonal psychotherapy)

- 対人関係学派の理論を応用し，クラーマン(G.L.Klerman)らが開発したうつ病に対する短期精神療法であり，通常週1回，3〜4か月間をかけて実施する．
- 治療者は支持的精神療法のスタンスを取り，うつ病は心理的な問題ではなく医学的な疾患であるという点を強調するため，薬物療法などの身体的治療と連携しやすい．
- 対人関係療法では，患者と患者の重要な他者との現在の関係性に着目し，それをうつ病でよく見られる4つの対人関係の問題領域のいずれかに当てはめ，問題解決に向けて援助を行っていく(表7)．
- 対人関係療法は，神経性大食症に対しても有効性が示されつつあり，行動療法の一種である社会リズム療法と組み合わせることで，双極性障害に対しても有効であることが示されている．

■ 表7　対人関係の4つの問題領域

問題領域	例	患者の課題・治療者の援助対象
悲哀	親族や重要な他者との死別	喪の作業 新しい人間関係の再構築
役割をめぐる不和	同僚，家族，親しい友人との間での期待の食い違い	相手との再交渉 問題点の明確化 不和が解消困難な場合は離別の受容
役割の変化	卒業，昇進，退職，結婚，転居，大病を患うなどにより新しい役割を担うようになる	古い役割に対する喪の作業 新しいスキルを身につける 新しい人間関係の再構築 新しい役割の肯定的な側面を見出す
対人関係の欠如	愛着の不足，社会的孤立	人間関係を構築する意義の認識 対人スキルを身につける 人間関係の構築

森田療法

- 東京慈恵会医科大学教授であった森田正馬が1910年に創始した日本発の精神療法である．
- 森田神経質とよばれる神経症が対象で，現代では社交不安障害，パニック障害，広場恐怖症，心気症，神経性不眠症，強迫性障害などに相当する．
- 森田神経質は，自己の内面に注意が向きがちな内向性・弱力性と，完璧主義ですべてを制御しようとする強迫性・強力性を併せもっているという性格素因に，感覚に注意を集中するほど感覚が鋭敏になり，鋭敏になった感覚はさらに注意をそこに固着させ悪循環を形成する精神交互作用と，自然な心身の反応を「あってはならないこと」と考えて取り除こうとする思想の矛盾という2つのとらわれの機制が加わることで発症する．
- 伝統的な森田療法では食事と排泄以外は布団に臥床し続ける絶対臥褥期から，軽作業期，作業期を経て，社会生活復帰期までを数か月間入院して行うが，近年は外来療法も試みられている．
- 患者は面談や日記をとおして治療者から指導を受け，不快な心身反応の受容と，とらわれの機制からの解放が目指される．
- 近年では，アクセプタンス&コミットメントセラピーなどの新世代のCBTとの共通性が注目されている．

動機づけ面接(motivational interviewing)

- ミラー(W.R.Miller)らが創始した，「変化したいが変化したくない」という両価性(ambivalence)をもったクライアントを変化へと導く一連の技法である．
- 動機づけ面接は，依存症や生活習慣病の治療や，ほかの体系的精神療法のなかに組み込むことができる．
- 動機づけ面接では，治療者は，まずクライアントの両価性を受容し共感を示す．さらにクライアントに現状と理想の違いを語ってもらい，矛盾を拡大する．変化の過程でクライアントはさまざまな抵抗を示すが，ここで治療者が無理に変化を促すと，クライアントはかえって「変わりたくない理由」や「変われない理由」を口にするようになってしまう．
- そこで治療者は，柔道の受け身のようにクライアントの主張をいったん受け入れつつ，これまでとは異なる見方を促して，患者の認識の流れを変えていく．これは「抵抗とともに転がる」こととよばれる．
- 治療者はクライアントの力を信じ，クライアントに変化を達成できる理由を語ってもらうことで，自己効力感(self-efficacy)を高めていく．
- 用いる技法は来談者中心療法と重複し，開かれた質問(Open question)，肯定(Affirming)，反映(Reflecting)，要約(Summarizing)の頭文字を取ってOARSとよばれる．
- これらの技法を用い，クライアントからチェンジ・トーク(change talk)を引き出すことが，変化の実現への弾みになる．

包括型地域生活支援プログラム(ACT)：assertive community treatment ｜ 眼球運動による脱感作および再処理法(EMDR)：eye movement desensitization and reprocessing ｜ アルコホーリクス・アノニマス(AA)：alcoholics anonymous ｜ 認知行動療法(CBT)：cognitive behavioral therapy ｜ 曝露反応妨害法(ERP)：exposure and response prevention ｜ 社会技能訓練(SST)：social skills training ｜ アクセプタンス・コミットメント・セラピー：acceptance and commitment therapy ｜ 患者とみなされた人(IP)：identified patient

薬物療法

抗精神病薬

抗精神病薬(major tranquilizer)とは

- 抗精神病薬は、双極性障害の治療やうつ病・不安障害の増強治療、認知症の行動・心理症状（BPSD）、せん妄の対症療法など多くの場面で用いられる薬剤であるが、本来は統合失調症の治療薬である。
- 抗精神病薬は大きく定型抗精神病薬と非定型抗精神病薬に二分される。この分類は開発時期による分類で、従来型抗精神病薬、新規抗精神病薬ともよばれる。
- **定型抗精神病薬**：ドーパミンD_2受容体拮抗作用という薬理学的特性を共有している。中脳辺縁系D_2拮抗作用により統合失調症の中核症状である幻覚・妄想に対する効果を有する(図1, 2)。しかし、黒質線条体のD_2拮抗作用により錐体外路症状（EPS）を生じさせる副作用を有する。また、ヒスタミンH_1受容体やムスカリン性アセチルコリンM_1受容体、$α_1$アドレナリン受容体などに対しても拮抗作用をもち、さまざまな副作用の原因となる。
- **非定型抗精神病薬**：定型抗精神病薬のEPS、過鎮静などの問題点を改善させるために開発された薬剤である。非定型抗精神病薬は抗幻覚妄想作用を有するとともに、EPSの減少(図3)、陰性症状や感情症状、認知機能障害への効果、治療アドヒアランス(adherence)向上などの利点があるといわれている。

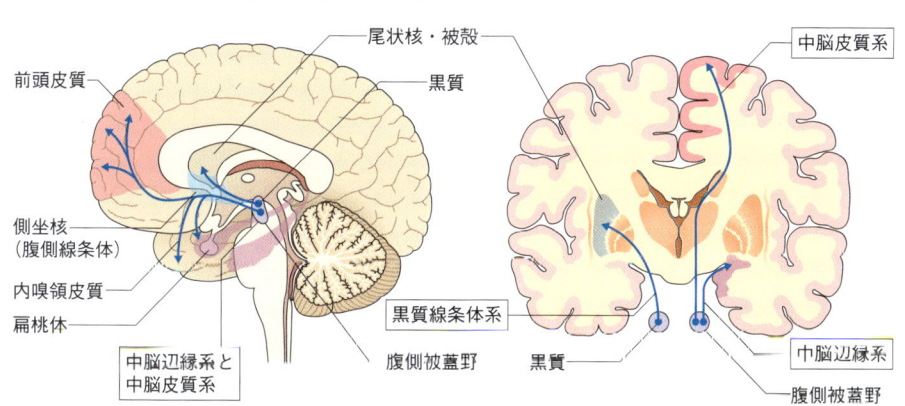

■図1　主なドーパミン経路

(Kandel E, et al (eds)：Principles Neural Science, 4th ed, McGraw-Hill Professional, 2000を改変)

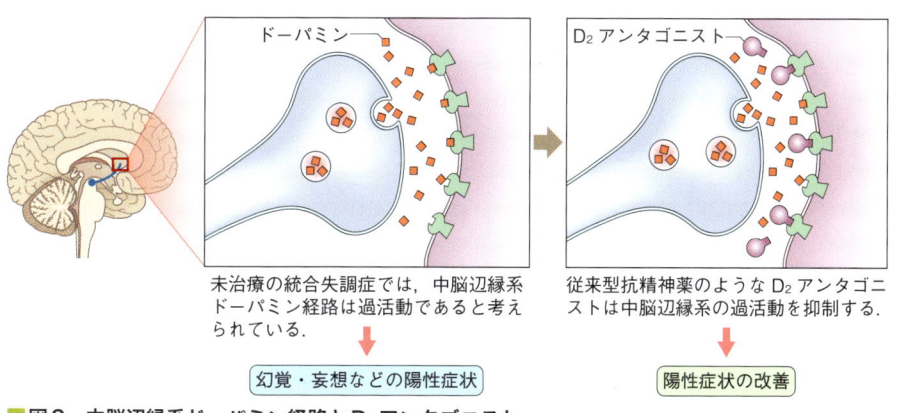

未治療の統合失調症では、中脳辺縁系ドーパミン経路は過活動であると考えられている。
→ 幻覚・妄想などの陽性症状

従来型抗精神病薬のようなD_2アンタゴニストは中脳辺縁系の過活動を抑制する。
→ 陽性症状の改善

■図2　中脳辺縁系ドーパミン経路とD_2アンタゴニスト

(仙波純一ほか監訳：精神薬理学エッセンシャルズ 神経科学的基礎と応用 第3版．メディカル・サイエンス・インターナショナル, 2010を参考に作成)

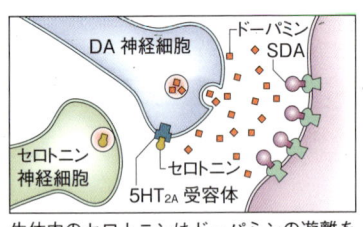

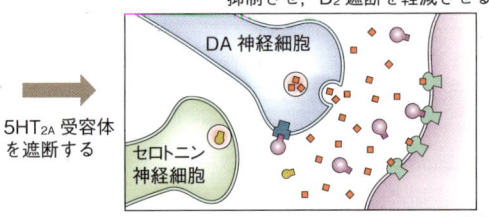

黒質線条体経路：D₂受容体の遮断　　　　　　　黒質線条体経路：5HT₂A受容体の遮断はDA遊離を脱
　　　　　　　　　　　　　　　　　　　　　　　　　　　　抑制させ，D₂遮断を軽減させる

生体内のセロトニンはドーパミンの遊離を抑制する．SDAによってドーパミン経路が遮断されている．

SDAによってドーパミン経路と同時に5HT₂A受容体を遮断することにより，ドーパミンの遊離の抑制がなくなる（脱抑制）ため，ドーパミン経路の遮断作用が弱まる．

→ 錐体外路症状

→ 錐体外路症状が軽減される

■図3　黒質線条体ドーパミン（DA）経路における5HT₂Aアンタゴニスト
（仙波純一ほか監訳：精神薬理学エッセンシャルズ 神経科学的基礎と応用 第3版．メディカル・サイエンス・インターナショナル，2010を参考に作成）

- 代表的な抗精神病薬を**表1**に，その剤型と副作用を**表2，3**に示す．
- 処方の原則としては可能な限り単剤，最小量で行い，十分期間をもって効果を判定する．その際には患者間によって反応性や忍容性が異なることを留意しなければならない．
- 抗精神病薬については臨床の場で解決されていない問題も数多く残されている．たとえば，
  ①副作用が完全に解決したわけではないこと
  ②陰性症状や感情症状・認知機能障害に対する治療効果は十分とはいえないこと
  ③減ってはいるものの依然として多剤併用治療が行われていること
  など多くの課題があげられる．
- 統合失調症の病態研究や遺伝子研究によって，新たな病態仮説に基づく治療薬や遺伝的多様性に応じた個別化治療といったよりよい治療が開発されることが望まれている．

■表1　代表的な抗精神病薬

系統名		薬剤	特徴
定型	ブチロフェノン（Butyrophenone）	ハロペリドール（haloperidol）	定型薬ではあるが，非定型と同等の効果と安全性を有している可能性がある．経静脈投与が可能．
	フェノチアジン（Phenothiazine）	クロルプロマジン（chlorpromazine）	最初に開発された抗精神病薬．D₂遮断効果の指標である「CP換算」の基準となる．
		レボメプロマジン（levomepromazine）	強い鎮静効果を有する．抗コリン系副作用や起立性低血圧が出現しやすい．
	ベンザミド（Benzamide）	スルピリド（sulpiride）	統合失調症の他にうつ病・うつ状態，胃潰瘍・十二指腸潰瘍にも保険適応となる．
非定型	SDA（serotonin dopamine antagonist）	リスペリドン（risperidone）	日本で最初に導入された非定型．急性期の効果に加え，優れた継続性を有する．アカシジアや高プロラクチン血症に注意．
		パリペリドン（paliperidone）	リスペリドンの主活性代謝物．肝代謝をほとんど受けないので薬剤相互作用を減らせる可能性がある
		ブロナンセリン（blonanserin）	強力なD₂受容体拮抗作用により抗幻覚妄想作用を有するが，鎮静作用は少ない．高用量でのEPSに注意
		ペロスピロン（perospirone）	不安・抑うつ症状に対し効果が期待できる．鎮静作用が少ない
		ゾテピン（zotepine）	日本では定型に分類されることもある．鎮静作用が強い
	MARTA（multiacting receptor targeted antipsychotics）	オランザピン（olanzapine）	急性期での効果に加え，優れた継続性を有する．体重増加，高血糖，高脂血症に注意が必要
		クエチアピン（quetiapine）	EPSの惹起作用が弱い．非定型のなかで鎮静作用が強い．体重増加，高血糖，高脂血症に注意が必要
		クロザピン（clozapine）	治療抵抗性統合失調症が適応．EPSがほとんど出現しないが，重大な副作用として無顆粒球症や好中球減少症がある
	DSS（dopamine system stabilizer）	アリピプラゾール（aripiprazole）	日本で開発された抗精神病薬．D₂受容体部分作動作用をもつ．陰性症状，感情症状，認知機能の改善に期待できる

■ 表2　抗精神病薬の副作用

分類	副作用	特徴
中枢神経系	過鎮静	アドレナリンα_1受容体，ヒスタミンH_1受容体が関与している
	認知機能障害	抗コリン作用，特にムスカリンM_1受容体が関与している
	けいれん発作，脳波異常	抗精神病薬によりけいれん閾値が低下する
	悪性症候群	筋強剛と発熱，多彩な自律神経症状，意識障害，CKの上昇を呈する．致死的
錐体外路症状(EPS)	パーキンソニズム	黒質線条体系のドーパミン(DA)神経回路の遮断により生じるとされる
	アカシジア	「じっとしていられない」「足のむずむず」「そわそわ感」と表現される
	急性ジストニア	不随意に筋肉の間欠的あるいは持続的な筋固縮と痙直が生じる
	遅発性ジスキネジア	長期服用により生じる持続性かつ難治性の不随意運動，口周囲ジスキネジアなど
	遅発性ジストニア	長期服用により生じる持続性かつ難治性の筋緊張状態
	遅発性アカシジア	長期服用時に減量・中止を契機に生じる．アカシジアが1か月以上持続する
自律神経系	抗コリン作用	口渇，便秘・麻痺性イレウス，排尿障害，眼圧上昇，頻脈など
	抗アドレナリン作用	低血圧，起立性低血圧，ふらつきなど
	心血管系	キニジン様作用による心毒性，QT延長
内分泌・代謝系	性機能障害	ドーパミンD_2受容体遮断作用により高プロラクチン血症を呈する
	食欲亢進，体重増加，糖尿病	とくにMARTAに分類される非定型抗精神病薬において注意が必要である
	水中毒	低ナトリウム血症となり，意識障害，けいれん発作を起こす．ときに致命的

■ 表3　抗精神病薬の剤型

剤型	代表的な薬剤	長所	短所
注射剤	ハロペリドール(haloperidol)	昏迷状態や意識状態が悪い際にも確実に薬剤を投与できる．効果発現が速い	強制的な治療となりうる
	レボメプロマジン(levomepromazine)		
	オランザピン(olanzapine)		
デポ剤(特効性注射剤)	ハロペリドール	1か月(または2週間)に1度の筋肉注射で効果が持続する	効果が消失するまで時間がかかるため，有害事象が生じた際に対応困難
	リスペリドン(risperidone)		
	パリペリドン(paliperidone)		
液剤	ハロペリドール	錠剤より飲みやすい．効果発現も錠剤と比較して速いといわれている	食物や飲物に混ぜて内服させる方法は避けるべきである
	リスペリドン		
	アリピプラゾール(aripiprazole)		
口腔内崩壊錠	リスペリドン	水なしで飲める	1包化ができない
	オランザピン		
徐放錠	パリペリドン	1日1回の内服でよい	1包化ができない

抗うつ薬・気分安定薬

- 気分障害の薬物治療において，留意しなければならないことは大うつ病性障害と双極性障害の鑑別である(表4)．
- 双極性障害に対する抗うつ薬の治療は効果が不十分で再発を繰り返してしまう可能性や躁状態を惹起する可能性があり注意が必要である．
- 抗うつ薬と気分安定薬について，それぞれの有効性，安全性について十分把握したうえで，個々の患者の特性を十分に考慮し，薬物療法以外の治療法も含めたなかから最も適切な治療法を選択する必要がある．

■ 表4　双極性うつ病，大うつ病の各特徴

双極性うつ病(以下の5つ以上)	大うつ病(以下の4つ以上)
過眠	就眠障害・不眠
食欲亢進(体重増加)	食欲低下(体重減少)
その他の非定型うつ病像	活動性の低下が見られない
精神運動性の抑制	身体的愁訴
精神病症状	気分症状の不安定さ
若年発症(25歳以下)	25歳以上の発症
うつ病相の再発(5回以上)	6か月以上の罹病期間
双極性障害の家族歴	双極性障害の家族歴なし

(Mitchell PB, et al, 2008)

抗うつ薬(図4)

- 中等症から重症の大うつ病性障害に対する治療の第一選択は抗うつ薬での治療である．また，軽症うつ病についても抗うつ薬での治療を選択することもある．
- 抗うつ薬の種類を表5にあげる．中等症以上のうつ病に対して第一選択として選択的セロトニン再取り込み阻害薬(SSRI)，セロトニン・ノルアドレナリン再取り込み阻害薬(SNRI)，ノルアドレナリン作動性・特異的セロトニン作動性抗うつ薬(NaSSA)を用いることが多いが，これは，三環系抗うつ薬(TCA)と比較して副作用の発現率が低いためである．TCAは重症うつ病に対してより有効である可能性があり，忍容性の問題が解決されれば十分に治療薬として用いることも考えられる．
- 抗うつ薬での治療の基本は単剤での治療であり，合理性のない抗うつ薬の多剤併用は行わないことが重要である．
- 効果判定については十分量，十分期間，服用して行うことが基本となる．副作用，有害作用に注意しながら増量を行い，十分量まで増やしてから4〜8週間程度を目安に効果判定を行う．副作用，有害作用が生じたときや効果がみられないときは治療法の再考が必要である(表6)．
- 抗うつ薬での治療により改善または寛解に至った場合，早期に抗うつ薬を中止・減量しないことも重要である．早期の抗うつ薬の中止・減量は再燃・再発のリスクを高めるため，米国精神医学会(APA)ガイドラインでは4〜9か月程度，またはそれ以上の期間，急性期と同用量で維持すべきとされており，とくに再発例では2年以上にわたる抗うつ薬の維持療法が強く勧められている．

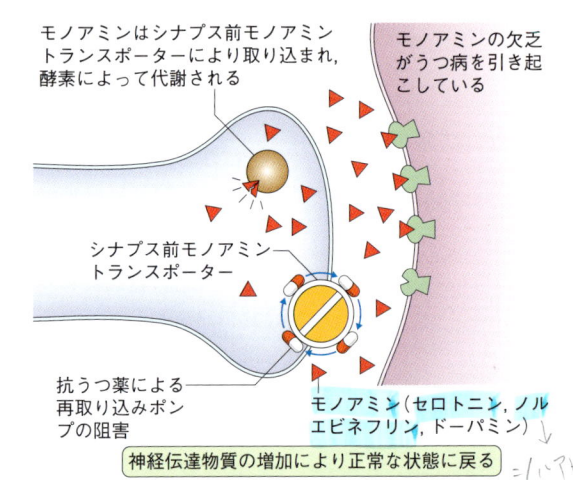

■ 図4　うつ病のモノアミン仮説と抗うつ薬の作用

(仙波純一ほか監訳：精神薬理学エッセンシャルズ 神経科学的基礎と応用 第3版．メディカル・サイエンス・インターナショナル，2010を参考に作成)

■ 表5　代表的な抗うつ薬

分類	一般名	初期投与量(mg)	維持量(mg)	半減期(時間)
SSRI(選択的セロトニン再取り込み阻害薬)	フルボキサミン(fluvoxamine)	50	100〜150	9〜14
	パロキセチン(paroxetine)	10〜20	20〜40	15
	セルトラリン(sertraline)	25	50〜100	22〜24
	エスシタロプラム(escitalopram)	10	10〜20	27〜32
SNRI(セロトニン・ノルアドレナリン再取り込み阻害薬)	ミルナシプラン(milnacipran)	25	60〜100	8
	デュロキセチン(duloxetine)	20	40〜60	12〜17
NaSSA(ノルアドレナリン作動性・特異的セロトニン作動性抗うつ薬)	ミルタザピン(mirtazapine)	15	15〜45	8
TCA(三環系抗うつ薬)	イミプラミン(imipramine)	25〜75	200	23
	クロミプラミン(clomipramine)	25〜50	100〜150	9〜20
	アミトリプチリン(amitriptyline)	30〜75	150	15.1
	ノルトリプチリン(nortriptyline)	10〜25	150	15〜38
	アモキサピン(amoxapine)	25〜75	75〜150	8
	ドスレピン(dosulepin)	25〜50	75〜150	14
TeCA(四環系抗うつ薬)	マプロチリン(maprotiline)	10〜30	30〜75	19〜73
	ミアンセリン(mianserin)	10〜30	60	18
	セチプチリン(setiptiline)	3	3〜6	11
その他	トラゾドン(trazodone)	75〜100	200	6〜7
	スルピリド(sulpiride)	150	150〜300	11〜14

■表6　抗うつ薬の主な副作用（さらに個々の薬剤の副作用については添付文書にて確認する必要がある）

SSRI	消化器症状	悪心・嘔気・食思不振
	性機能障害	
	セロトニン症候群	錯乱・軽躁状態・焦燥・ミオクローヌス・腱反射亢進・振戦・発熱・発汗
	activation syndrome（投与開始初期や増量時に生じる・年齢が低いほど生じやすい・自殺関連行動との関連が指摘されている）	不安・焦燥・パニック発作・易刺激性・衝動性・軽躁
	discontinuation syndrome（急に中止した際に生じる・漸減により防ぐ必要がある）	めまい・不眠・悪心・頭痛・不安・焦燥・電気ショック様感覚・下痢
TCA	抗コリン作用	口渇・便秘・頻脈・排尿障害・せん妄
	抗ヒスタミン作用	眠気・倦怠感・体重増加
	抗α1作用	起立性低血圧・めまい・過鎮静
	キニジン様作用	QTc延長・Torsade de Pointes
SNRI		悪心・傾眠・口渇・頭痛
NaSSA		傾眠・過鎮静

気分安定薬

- 「気分安定薬」とは，双極性障害に対する気分安定作用を有する薬剤であり，慣習的には炭酸リチウム（lithium carbonate）を始め，バルプロ酸（valproate），カルバマゼピン（carbamazepine），ラモトリギン（lamotrigine）などの抗てんかん薬のいくつかのことを指している．しかし，非定型抗精神病薬のいくつかも双極性障害の治療に応用可能であり，これらの薬剤も気分安定薬としての特徴があるともいえる．
- 炭酸リチウムは最も古くから使用されている薬剤であり，双極性障害の第一選択薬の1つである．とくに多幸感や爽快気分を主景としたいわゆる「古典的な躁病」について効果を発揮しやすい．しかしながら，炭酸リチウムには即効性がなく，興奮や易怒性の激しい躁病の場合は即効性を有する非定型抗精神病薬を併用することが必要となる．また，リチウムが反応しにくい病像もあり，そのような病像にはほかの薬が第一選択薬となるであろう（表7）．また，炭酸リチウムは有効濃度と中毒を生じる濃度が近く，投与初期や用量を増量した際には血中濃度をモニタリングする必要がある．
- また，非ステロイド性抗炎症薬（NSAIDs）は炭酸リチウムの腎排泄を阻害するため血中濃度を上昇させ，中毒を生じさせる危険性があるため併用は避けるべきである．
- バルプロ酸は再発回数が多い躁病患者や焦燥感の強い患者，混合状態，ラピッドサイクラー（rapid cycler）に効果的であるといわれている．
- カルバマゼピンも抗躁効果を有するが，代謝酵素を誘導するという特徴をもち，肝臓で代謝される薬剤を併用している際には併用薬の血中濃度に影響を及ぼすため注意が必要である．
- ラモトリギンは双極性うつ病の急性期，うつ病相予防効果に優れている．また，双極Ⅱ型障害においてサイクルを減少させる効果を有している．
- オランザピン（olanzapine），アリピプラゾール（aripiprazole）は双極性障害の治療薬としてわが国で保険適応を取得している．ほかに保険適応外であるが，クエチアピン（quetiapine），リスペリドン（risperidone）も抗躁効果が確認されている．
- 気分安定薬の主な副作用を表8に示す．

■表7　炭酸リチウムが反応しにくい躁病

①過去の再発回数が10回を超える患者
②混合状態や焦燥感・不快気分の目立つ患者
③被害妄想など気分に一致しない精神病像を示す患者

■ 表8　気分安定薬の主な副作用

炭酸リチウム(lithium carbonate)	
副作用	手指の微細な振戦，多尿，甲状腺機能低下，記憶障害，体重増加，鎮静，消化器症状，徐脈，洞不全症候群，腎障害
催奇形性	とくにエブスタイン(Ebstein)奇形
中毒症状	粗大な振戦，腱反射亢進，構音障害，ミオクローヌス，不随意運動，失調，錯乱，せん妄，昏睡・けいれん
バルプロ酸(valproate)	
副作用	嘔気，過鎮静，血小板減少，白血球減少，頭痛，多嚢胞性卵巣症候群，高アンモニア血症，膵炎，薬疹
催奇形性	とくに神経管欠損（二分脊椎）
カルバマゼピン(carbamazepine)	
副作用	嘔気・嘔吐，抗利尿ホルモン不適合分泌症候群(SIADH)，傾眠・めまい，薬疹(スティーブンス・ジョンソン症候群〈SJS〉)
ラモトリギン(lamotrigine)	
副作用	嘔気・嘔吐，傾眠・めまい，肝機能障害，頭痛，不安・焦燥・興奮，食思不振，白血球・好中球減少，貧血，薬疹(中毒性表皮壊死症〈TEN〉，SJS)

●用語解説
ナルコレプシー (narcolepsy)
時や場所，状況を選ばず起こる強い眠気を主症状とする慢性脳疾患(睡眠障害)（p.233参照）．

精神刺激薬

- わが国で採用されている精神刺激薬はメチルフェニデート(methylphenidate)，ペモリン(pemoline)である．
- メチルフェニデートはドパミントランスポーターの抑制によりドパミン作用を増強する．メチルフェニデートのわが国での適応疾患はナルコレプシー(narcolepsy)*と小児期の注意欠如多動性障害(ADHD)（徐放製剤のみ）である．メチルフェニデートは精神依存を惹起しやすい副作用があり，不適正な使用による依存・乱用が問題となっている．現在は，難治性・遷延性うつ病に対する適応は削除されるとともに，処方できる医師，調剤できる薬局を登録制にすることで流通を管理し，不適正な使用を防ぐ対策を行っている．
- ペモリンは副作用に重篤な肝障害があり，米国では製造中止となっている．

抗不安薬・睡眠薬

- 現在用いられている抗不安薬，睡眠薬のほとんどは中枢神経系γ-アミノ酪酸(GABA)作動性神経伝達を介して抗不安作用，鎮静催眠作用をもたらしている．GABAは中枢神経系における抑制性神経伝達物質であり，GABA受容体に結合することで神経細胞内へのCl⁻イオンの流入を促し，神経の興奮を抑制させる．
- GABA受容体にはGABAのほかにベンゾジアゼピン系薬物の結合部位を有している．また，バルビツール酸の結合部位，エタノールの結合部位もあると考えられている．ベンゾジアゼピン系薬物はGABA受容体に結合すると受容体自体の構造を変化させ，GABA親和性を高めることで作用を発揮する（図5）．

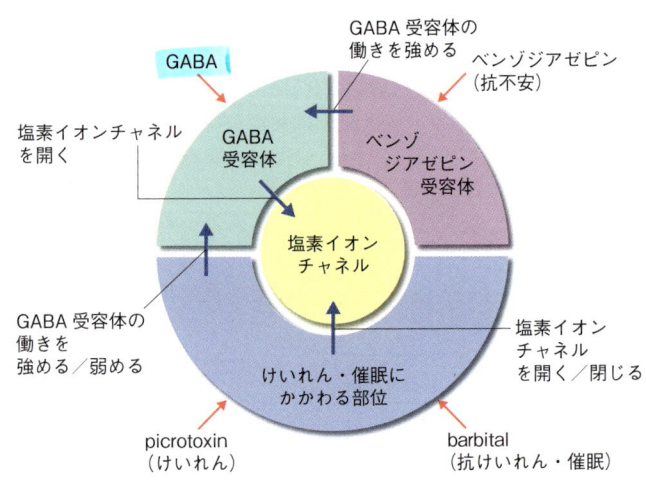

■ 図5　GABA受容体とベンゾジアゼピン受容体
（日本臨床精神神経薬理学会専門医制度委員会編：臨床精神神経薬理学テキスト改訂第3版．p.228，星和書店，2014を改変）

ベンゾジアゼピン系

- ベンゾジアゼピン系薬物はGABA受容体に働き抗不安作用，鎮静催眠作用，筋弛緩作用，抗けいれん作用を有している．ベンゾジアゼピン系は各薬剤で血中濃度半減期の違い，各作用の強さの違いといった特性がある（表9）．ベンゾジアゼピン系薬物は抗不安薬，睡眠薬としての利用のほか（表10），アルコール依存症の退薬症候やてんかんにも用いられる．
- ベンゾジアゼピン系薬物の副作用として，眠気・ふらつきのほか，行動脱抑制，常用量依存，認知機能障害の問題が生じることがある．
- ベンゾジアゼピン系は不安，不眠に対して即効性があるため，苦痛を早く除去できるという利点はあるが，一方で，容易に使用されがちである．あくまで対症療法として位置づけ，漫然と長期投与しないこと，できる限り少量で投与することを留意する必要がある（表11）．

■ 表9　ベンゾジアゼピン系受容体作動薬

作用時間	薬剤	用量(mg)	半減期
超短時間作用型	ゾルピデム*	5〜10	2
	トリアゾラム	0.125〜0.5	2〜4
	ゾピクロン*	7.5〜10	4
	エスゾピクロン*	1〜3	5
短時間作用型	エチゾラム	1〜3	6
	ブロチゾラム	0.25〜0.5	7
	リルマザホン	1〜2	10
	ロルメタゼパム	1〜2	10
中間作用型	ニメタゼパム	3〜5	21
	フルニトラゼパム	0.5〜2	24
	エスタゾラム	1〜4	24
	ニトラゼパム	5〜10	28
長時間作用型	クアゼパム	15〜30	36
	フルラゼパム	10〜30	65
	ハロキサゾラム	5〜10	85

*：非ベンゾジアゼピン系睡眠薬

■ 表10　不眠症のタイプによる睡眠薬・抗不安薬の選び方

	入眠困難（超短時間型，短時間型）	中途覚醒，早朝覚醒（中時間型，長時間型）
神経症的傾向が弱い場合，脱力・ふらつきが出やすい場合（抗不安作用・筋弛緩作用が弱い薬剤）	ゾルピデム，ゾピクロン，エスゾピクロン，ラメルテオン	クアゼパム
神経症的傾向が強い場合，肩こりなどを伴う場合（抗不安作用・筋弛緩作用をもつ薬剤）	トリアゾラム，ブロチゾラム，エチゾラムなど	フルニトラゼパム，ニトラゼパム，エスタゾラムなど
腎機能障害，肝機能障害がある場合（代謝産物が活性をもたない薬剤）	ロルメタゼパム	ロラゼパム

（梶村尚史(内山　真編)：睡眠障害の対応と治療ガイドライン第2版. p.111, じほう, 2012）

■ 表11　ベンゾジアゼピン系薬物の利点と問題点

利点	・効果発現が速い ・いくつかの不安障害に関して十分な臨床実績がある ・高い有効性 ・睡眠の改善に役立つ ・筋弛緩作用(場合によっては欠点になる) ・種類が多い ・安全で耐薬性が良好 ・心血管系への影響が少ない ・大量服薬の場合も比較的安全 ・薬物との相互作用が少ない
問題点	・依存，離脱，反跳現象がある ・副作用：鎮静，失調，反応時間延長，注意力の低下，認知機能障害（短期記憶の障害，前向性健忘） ・中枢神経性副作用がわかりにくい ・アルコールとの相互作用

非ベンゾジアゼピン系睡眠薬

- 構造上はベンゾジアゼピン系には含まれないが，GABA受容体に働く薬剤である．GABA受容体のなかでもω1受容体に選択性が高く，それにより，鎮静催眠作用に特化しており，鎮静催眠作用をもたらす用量では抗不安作用，筋弛緩作用，抗けいれん作用をもたない．わが国ではゾピクロン（zopiclone），ゾルピデム（zolpidem），エスゾピクロン（eszopiclone）が承認されている．

バルビツール酸系睡眠薬

- 精神依存，身体依存を生じやすく，今日では睡眠薬として用いられることは少なく，麻酔薬，抗てんかん薬として用いられている．

メラトニン受容体作動薬

- ラメルテオン（ramelteon）は世界で初めて実用化されたメラトニン受容体作動性の睡眠薬である．メラトニンは松果体で分泌されるホルモンで，睡眠覚醒サイクルなどの概日リズムの調整に重要な役割を果たしている．
- ラメルテオンは視床下部視交叉上核のメラトニンMT_1受容体，MT_2受容体に選択的に作用し，MT_1受容体に対する刺激により入眠促進作用や睡眠持続作用をもたらし，MT_2受容体に対する刺激により概日リズムを前進ないし後退させる作用をもたらす（図6）．
- ベンゾジアゼピン系のようにGABA受容体に対する作用をもたず，反跳現象や依存，翌朝の認知機能への影響，筋弛緩作用および記憶障害惹起作用が認められないのが特徴である．ベンゾジアゼピン系睡眠薬を認知症患者や器質性疾患をもつ患者の不眠に対して投与すると，脱抑制や興奮などの奇異反応が起こることがあるが，ラメルテオンはこのような奇異反応を引き起こさない．
- ラメルテオンは併用薬（フルボキサミン〈fluvoxamine〉など）との相互作用により血中濃度が上昇することがあり注意が必要である．

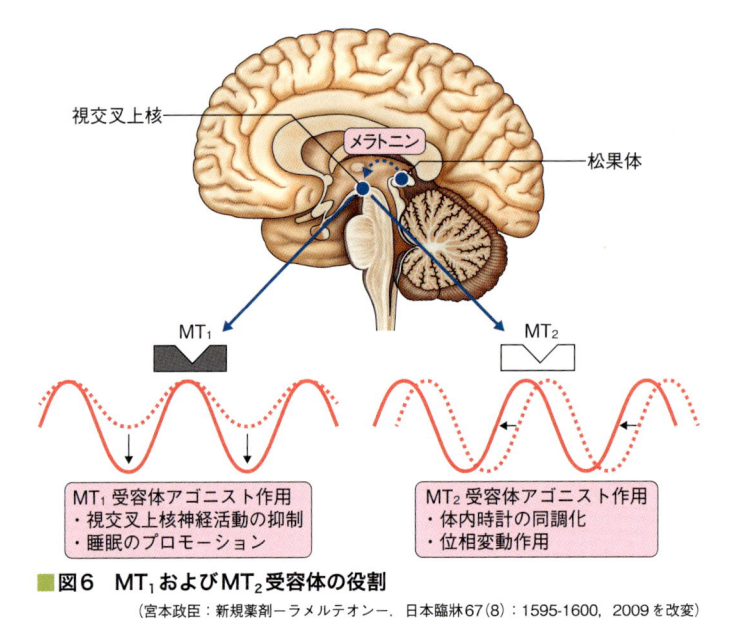

■図6 MT_1およびMT_2受容体の役割

（宮本政臣：新規薬剤－ラメルテオン－．日本臨牀67（8）：1595-1600, 2009を改変）

アザピロン系抗不安薬

- アザピロン系抗不安薬はセロトニン受容体に働き抗不安作用を有する．ベンゾジアゼピン系と比較して依存性，毒性が低く，認知機能への影響が少ないが，効果が弱く，即効性がない．わが国ではタンドスピロン（tandospirone）が承認されている．

抗ヒスタミン薬

- 抗ヒスタミン薬はヒスタミン受容体を介し眠気を誘発することがあり，この催眠作用を利用して睡眠薬として使用することがある．催眠作用は個体差が大きいため，効果が乏しい場合もある．

抗てんかん薬(AED)

- てんかん治療の目標は有害反応なしで長期にわたって発作の完全な抑制されることであり，AEDによる薬物治療は重要かつ基本的な役割を担っている．
- てんかんの治療に際して重要なことは診断の確定である．発作型の確定診断を行い，それぞれの発作型に対して効果が期待できるAEDを選択することが重要である(図7，表12)．薬剤選択を誤ると無効であるだけでなく，かえって発作が悪化することもある．また，ほかの原因疾患に起因する急性反応性発作は原因疾患に対する治療が必要であり，非てんかん性発作は精神医学的アプローチが必要となる．これらの病態を鑑別することは，みかけの難治性てんかんと誤診して不要な抗てんかん薬による治療を防止する意味でも不可欠である．
- AEDによる薬物治療は長期にわたることが多く，薬物の副作用やQOLに留意する必要がある(表13)．
- 日本で新たに承認されたいわゆる第二世代AEDは，現時点では難治症例に対する追加投与にとどまっているが，第一世代と比較して薬物相互作用や認知機能への影響などの副作用の発現率が低く，抗てんかんスペクトラムが広いといった長所を有しており，よりよい治療法への発展が期待される．

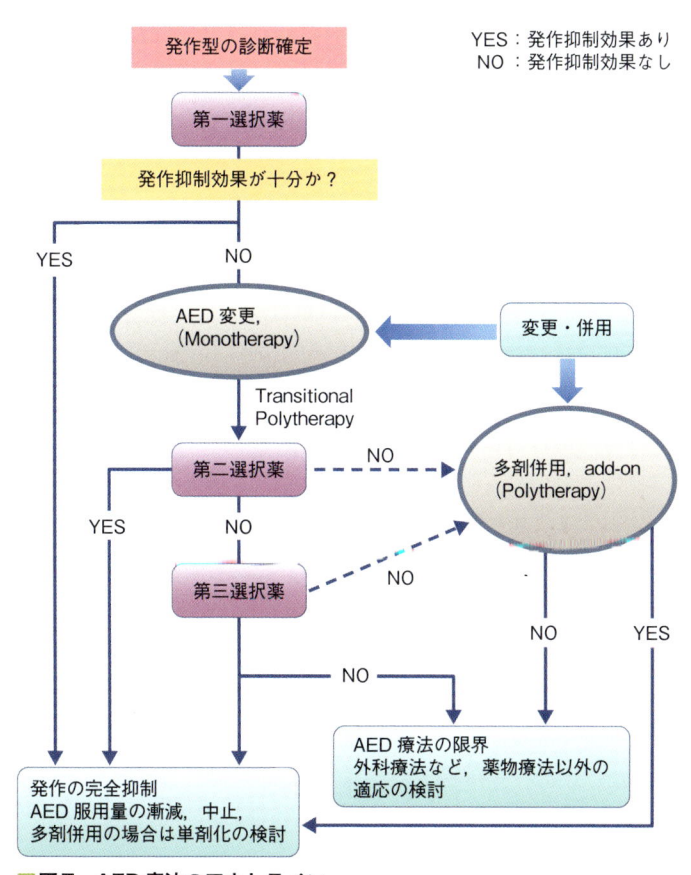

■図7　AED療法のアウトライン
(兼子直編：てんかんの薬物療法－新たな治療薬の導入後．新興医学出版社，2010を改変)

■表12　てんかん症候群に対する選択薬

てんかん型	発作型	第一選択薬	第二選択薬，追加薬
特発性全般てんかん	強直間代発作	VPA, CBZ, ZNS	(TPM, LEV, LTG), CLB
	ミオクロニー発作	VPA	ZNS, (LTG, LEV, TPM), CLB, CZP
	欠神発作	VPA, ESM	(LTG), CLB, CZP
症候性全般てんかん	強直間代発作	VPA	(LTG), CZP, ZNS, (TPM, LEV)
	ミオクロニー発作	VPA	(LTG), ZNS, CZP, CLB, (TPM)
	欠神発作	VPA, ESM	(LTG), CZP, CLB, ZNS
	強直発作	VPA	(LTG), CZP, CLB, ZNS, (LEV, TPM, GBP)
特発性部分てんかん	部分発作	CBZ	(TPM), ZNS, VPA, (LEV, LTG, GBP)
症候性部分てんかん	部分発作	CBZ	(TPM), PHT, ZNS, (LEV, LTG, GBP)
	強直間代発作	CBZ	(TPM), ZNS, (LEV), PHT, VPA, (LTG)

（　）内の薬剤の単剤使用は認められていない．
VPA：バルプロ酸(valproate)，CBZ：カルバマゼピン(carbamazepine)，ZNS：ゾニサミド(zonisamide)，ESM：エトスクシミド(ethosuximide)，TPM：トピラマート(topiramate)，LEV：レベチラセタム(levetiracetam)，LTG：ラモトリギン(lamotrigine)，CLB：クロバザム(clobazam)，CZP：クロナゼパム(clonazepam)，GBP：ガバペンチン(gabapentin)，PHT：フェニトイン(phenytoin)

（兼子直編：てんかんの薬物療法―新たな治療薬の導入後．新興医学出版社，2010）

■表13　主な抗てんかん薬の代表的な副作用

薬剤名	特異体質による副作用	用量依存性副作用	長期服用に伴う副作用
カルバマゼピン(CBZ)	皮疹，肝障害，汎血球減少(pancytopenia)，血小板減少，スティーブンス・ジョンソン症候群(SJS)，中毒性表皮壊死症(TEN)，薬剤性過敏症症候群(DIHS)	複視，眼振，めまい，運動失調，眠気，嘔気，低Ca血症，心伝導系障害，心不全，認知機能低下	骨粗鬆症
クロバザム(CLB)	まれ	眠気，失調，行動異常，流涎	
クロナゼパム(CZP)	まれ	眠気，失調，行動異常，流涎	
エトスクシミド(ESM)	皮疹，汎血球減少	眠気，行動異常	
ガバペンチン(GBP)	まれ	めまい，運動失調，眠気，ミオクローヌス	体重増加
ラモトリギン(LTG)	皮疹，肝障害，汎血球減少，血小板減少，SJS, TEN, DIHS	めまい，眠気，複視	
レベチラセタム(LEV)	まれ	眠気，行動異常	
フェノバルビタール(PB)	皮疹，肝障害，汎血球減少，血小板減少，SJS, TEN, DIHS	めまい，運動失調，眠気，認知機能低下	骨粗鬆症
フェニトイン(PHT)	皮疹，肝障害，汎血球減少，血小板減少，SJS, TEN, DIHS	複視，眼振，めまい，運動失調，眠気，末梢神経障害，心伝導系障害，心不全，固定姿勢保持困難	小脳萎縮，多毛，歯肉増殖，骨粗鬆症
プリミドン(PRM)	皮疹，肝障害，汎血球減少，血小板減少，SJS, TEN, DIHS	めまい，運動失調，眠気	骨粗鬆症
バルプロ酸(VPA)	肺炎，肝障害	血小板減少，眼振，低Ca血症，アンモニアの増加，パーキンソン(Parkinson)症候群	体重増加，脱毛，骨粗鬆症
トピラマート(TPM)	まれ	食欲不振，精神症状，眠気，言語症状，代謝性アシドーシス，発汗減少	尿路結石，体重増加
ゾニサミド(ZNS)	まれ	食欲不振，精神症状，眠気，言語症状，代謝性アシドーシス，発汗減少，認知機能低下	尿路結石

（てんかん治療ガイドライン作成委員会編，日本神経学会監：てんかん治療ガイドライン2010．p.71，医学書院，2010）

認知症治療薬

- アルツハイマー（Alzheimer）型認知症の治療薬として1999年に初めてドネペジル（donepezil）がわが国に導入された（図8）.
- アセチルコリン作動性神経が障害された結果，アルツハイマー型認知症の発症に至るというコリン仮説に基づき，ドネペジルはシナプス間隙においてアセチルコリン分解酵素を阻害してアセチルコリンを増加させることで認知機能の改善を図る.
- 現在，わが国ではアセチルコリン分解酵素阻害薬としてほかにガランタミン（galantamine），リバスチグミン（rivastigmine）が導入されている.
- また，アルツハイマー型認知症の記憶障害や神経細胞障害にグルタミン酸，およびその誘導体であるNMDAが関与しているという仮説があり，それに基づいたNMDA受容体阻害薬であるメマンチン（memantine）が中等度・重度アルツハイマー型認知症の治療薬として承認されている.
- 認知症薬の効果は病状の進行を遅らせることにとどまっている．認知症の病態解明とともに原因療法の開発が期待される.

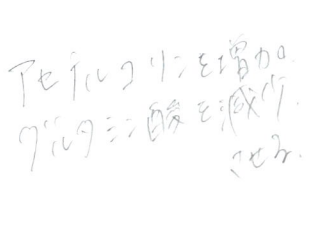

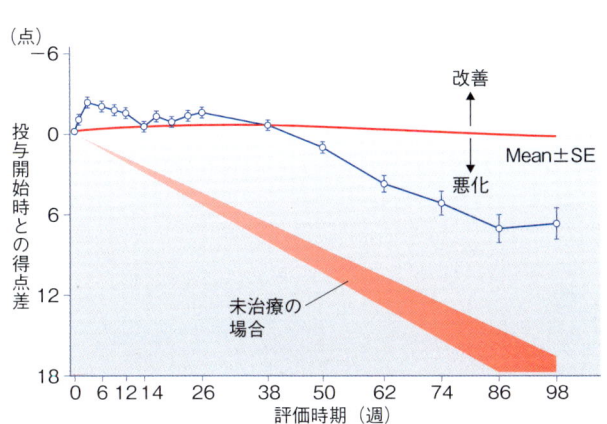

■図8　ドネペジル継続長期投与による経時変化

ドネペジル投与開始後，第38週までは症状の改善がみられたが，それ以降は自然経過と同様に，認知機能の低下を示した.
（日本臨床精神神経薬理学会専門医制度委員会編：臨床精神神経薬理学テキスト改訂第3版. p.279, 星和書店, 2014を改変）

認知症の行動・心理症状（BPSD）：behavioral and psychological symptoms of dementia　｜　錐体外路症状（EPS）：extrapyramidal symptom　｜　SDA：serotonin dopamine antagonist　｜　MARTA：multiacting receptor targeted antipsychotics　｜　DSS：dopamine system stabilizer　｜　選択的セロトニン再取り込み阻害薬（SSRI）：selective serotonin reuptake inhibitor　｜　セロトニン・ノルアドレナリン再取り込み阻害薬（SNRI）：serotonin and norepinephrine reuptake inhibitors　｜　ノルアドレナリン作動性・特異的セロトニン作動性抗うつ薬（NaSSA）：noradrenergic and specific serotonergic antidepressant　｜　三環系抗うつ薬（TCA）：tricyclic antidepressants　｜　四環系抗うつ薬（TeCA）：tetracyclic antidepressant　｜　米国精神医学会（APA）American Psychiatric Association　｜　非ステロイド性抗炎症薬（NSAIDs）　｜　スティーブンス・ジョンソン症候群（SJS）：Stevens-Johnson syndrome　｜　抗利尿ホルモン不適合分泌症候群（SIADH）syndrome of inappropriate secretion of antidiuretic hormone　｜　中毒性表皮壊死症（TEN）：toxic epidermal necrolysis　｜　注意欠如多動性障害（ADHD）：attention deficit hyperactivity disorder　｜　中枢神経系γ-アミノ酪酸（GABA）：gamma amino butyric acid　｜　抗てんかん薬（AED）：antiepileptic drugs　｜　薬剤性過敏症症候群（DIHS）：drug-induced hypersensitivity syndrome

Part 6
精神疾患の理解

Chapter1 　器質性精神障害
Chapter2 　認知症
Chapter3 　痙攣性疾患
Chapter4 　症候性精神障害
Chapter5 　精神作用物質使用による
　　　　　　精神障害および行動の障害
Chapter6 　気分障害
Chapter7 　統合失調症
Chapter8 　神経症性障害
Chapter9 　ストレス反応および適応障害
Chapter10 生理的・身体的要因に関連する障害
Chapter11 児童期・青年期の精神疾患
Chapter12 成人の人格・行動障害

器質性精神障害

器質性精神障害：総論

認知症：高齢社会の宿命的課題

- 世界からみた現代の日本社会の特徴を一言でいえば「高齢社会」である．
- 2013年には65歳以上の人が25％を超えた．つまり4人に1人以上が高齢者である．
- 高齢化は今後も進行し，2055年にはわが国は65歳以上の高齢者が人口の41％にのぼるといわれている（図1）．
- 厚生労働省の2013年の報告によれば，2012年時点で65歳以上の人の約15％にあたる462万人が認知症に罹患しているという．2012年以前の調査では300万人程度と推定されていたので，実際にはより多くの認知症患者がいたということである．
- 現在の健康長寿社会を築きあげた人々が認知症の好発年齢にあり，適切な認知症医療を提供することは私たちの使命といえる．

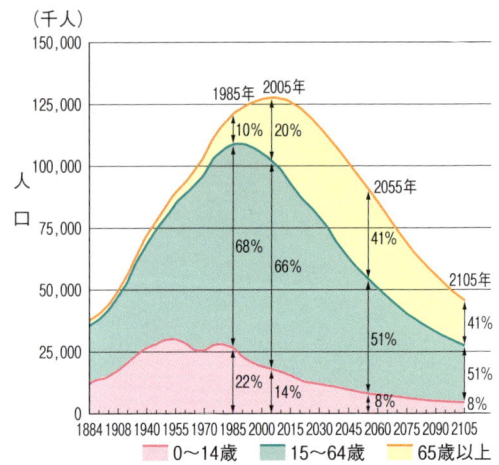

■図1　日本人口（年齢3区分）の推移（1884〜2105年）

（国立社会保障・人口問題研究所資料より引用）

認知症の分類（図2）

- 認知症は，脳の病的変化（認知症疾患）によって，いったん発達した知的機能（認知機能）が，日常生活や社会生活に支障をきたす程度にまで持続的に障害された状態（生活機能障害），と定義される．
- 認知症を生じる疾患は多数あり，それぞれかなり異なった疾患である．
- いわゆる物忘れが主症状であるアルツハイマー（Alzheimer）型認知症，幻視が特徴的なレビー（Lewy）小体型認知症，人格変化や行動異常がみられる前頭側頭型認知症などの変性疾患，中枢神経の血行障害（大小の脳梗塞）によって生じる脳血管性認知症，以上の4つが主要な認知症である．もちろん血行障害はすべての疾患に合併しうるので，診断は常に明確にできるとは限らない．

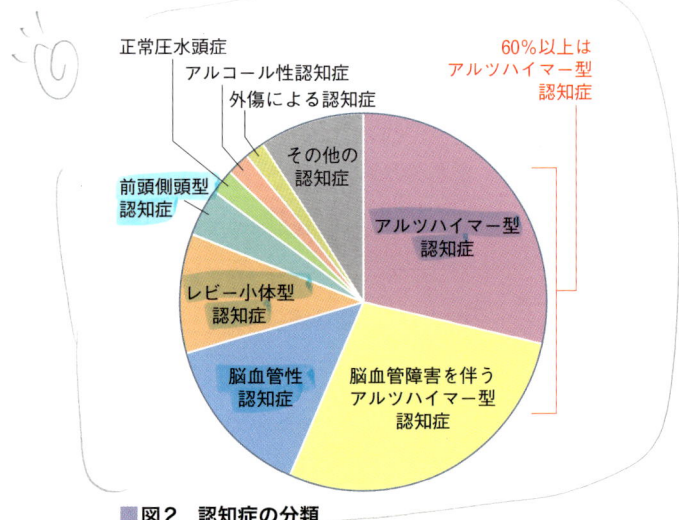

■図2　認知症の分類

認知症の診断基準

- 認知症の診断基準には，世界保健機関によるもの（ICD-10：行政書類や統計に流用されることが多い），米国精神医学会によるもの（DSM-5：研究に使用される）の2つがあり，これらは医学の発展とともに改訂されてきた．
- たとえばICD-10（表1）や同時代のDSM-IV（DSM-5の前の版）では，認知症と診断するためには，記憶障害に加えて他の認知の障害がある必要があった．しかしこれでは，前頭側頭型認知症などは漏れてしまう．DSM-5（表2）やNIA-AA（National Institute on Aging-Alzheimer's Association workgroup）（表3）の診断基準では，記憶障害に特別に必要な所見ではなくなった．
- 今後は，脳画像検査や血液検査などのバイオマーカーが診断基準に取り入れられていくであろう．先進的といえるNIA-AAのアルツハイマー型認知症の診断基準では，アミロイドイメージングや髄液のタウが取り入れられた．DSM-5では，まだ取り入れられていないが，次あるいはその次の版では取り入れられるかもしれない．

■表1　ICD-10による認知症診断基準の要約

G1. 以下の各項目を示す証拠が存在する．
　1）記憶力の低下
　　　新しい事象に関する著しい記憶力の減退．重症の例では過去に学習した情報の想起も障害され，記憶力の低下は客観的に確認されるべきである．
　2）認知能力の低下
　　　判断と思考に関する能力の低下や情報処理全般の悪化であり，従来の遂行能力水準からの低下を確認する．
　1），2）により，日常生活動作や遂行能力に支障をきたす．
G2. 周囲に対する認識（すなわち，意識混濁がないこと）が，基準G1の症状をはっきりと証明するのに十分な期間，保たれていること．せん妄のエピソードが重なっている場合には認知症の診断は保留．
G3. 次の1項目以上を認める．
　1）情緒易変性
　2）易刺激性
　3）無感情
　4）社会的行動の粗雑化
G4. 基準G1の症状が明らかに6か月以上存在していて確定診断される．

■表2　DSM-5による認知症診断基準

A. 1つ以上の認知領域（複雑性注意，実行機能，学習および記憶，言語，知覚−運動，社会的認知）において，以前の行為水準から優位な認知の低下があるという証拠が以下に基づいている．
　(1) 本人および本人をよく知る情報提供者，または臨床家による，有意な認知機能の低下があったという懸念，および
　(2) 可能であれば標準化された神経心理学的検査に記録された，それがなければ他の定量化された臨床的評価によって実証された認知行為の障害
B. 毎日の活動において，認知欠損が自立を阻害する（すなわち，最低限，請求書を支払う，内服薬を管理するなどの，複雑な手段的日常生活行動に援助を必要とする）．
C. その認知欠損は，せん妄の状況でのみ起こるものではない．

(American Psychiatric Association：日本精神神経学会日本語版用語監，髙橋三郎ほか監訳：DSM-5精神疾患の診断・統計マニュアル．p.594，医学書院，2014)

■表3　NIA-AAによる認知症診断基準の要約

1. 仕事や日常活動に支障
2. 以前の水準に比べ遂行機能が低下
3. せん妄や精神疾患によらない
4. 認知機能障害は次の組み合わせによって検出・診断される
　1）患者あるいは情報提供者からの病歴
　2）「ベッドサイド」精神機能評価あるいは神経心理検査
5. 認知機能あるいは行動異常は次の項目のうち少なくとも2領域を含む
　1）新しい情報を獲得し，記憶にとどめておく能力の障害
　2）推論，複雑な仕事の取扱いの障害や乏しい判断力
　3）視空間認知障害
　4）言語障害
　5）人格，行動あるいは振るまいの変化

認知症の見方：bio-psycho-socialの視点

- 認知症の原因疾患を診断することは認知症医療の第一歩であるが，これは一部にすぎない．それだけでは生物学的側面だけをみているにすぎないからである．
- 心理的側面も重要である．たとえば厳格で高潔な父親像を体現していた男性が認知症になったとする．そして父親に依存し，従属的であった子どもが介護者となったとする．このような場合，父親（当事者）の症状（たとえば怒りっぽくなり，あたりかまわず怒鳴り散らす）に対して，子ども（介護者）は萎縮し，オロオロするばかりで機能的な対応ができないかもしれない．このような関係性を見抜かなければならない．
- 社会的側面も重要である．たとえば認知症の症状として浪費したり，不動産を詐欺師に取られそうになることもありうる．成年後見制度などを駆使して患者を守ることもまた広義の認知症医療の一部である．また介護者が善とは限らない．残念なことであるが近年は高齢者虐待も目立つようになってきた．
- この3つの視点をバランスよくおさえることが，良い医療提供のコツである（図3）．折衷的であると同時に，複眼的思考ともいえる．

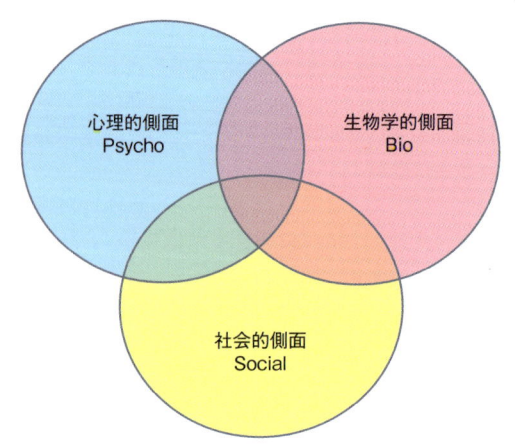

■図3　bio-psycho-socialの視点

認知症の中核症状と行動・心理症状（BPSD）（図4）

- 認知症の症状の捉え方は従来から中核症状と周辺症状と分類されてきた．周辺症状は，現在ではBPSDとよばれる．
- 中核症状とは脳の障害による認知機能障害のことである．アルツハイマー型認知症における記憶の障害（財布の置き場所がわからない）が該当する．
- BPSDとは環境との相互作用により生じる行動や心理症状のことである．財布の置き場所がわからないときに，介護者が盗ったに違いないと信じたり（物盗られ妄想），暴力に及んだりすることである（図5）．
- 中核症状は治療が困難である．しかし中核症状があっても，認知症を抱えつつ幸せに生きることは可能である．私たちの認知機能は加齢とともにいずれは低下するし，それは人間にとって自然なことだからである．
- 介護を困難にするのはBPSDである．しかしBPSDは治療が可能であることが多い．

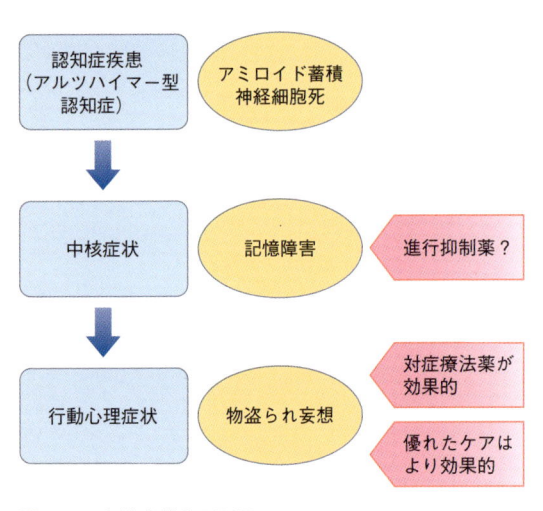

■図4　中核症状とBPSD

- BPSDは，かつては「問題行動」といわれた．これは介護スタッフにとって困る（問題になる）症状というくらいの意味で，当事者にとっては何か理由があるのかもしれないことを，見えなくしてしまうと批判されてきた．たとえば，対応に不満があるから苦情を言うという行為が「問題行動」とされることもある．よって賢明な医療者は，問題行動という言葉は使わないほうがいいだろう（まったく勉強をしていないと思われてしまう）．

> 常にそうだというのではないが，そう批判されてきたことがあるという事実を知っていることが重要である．

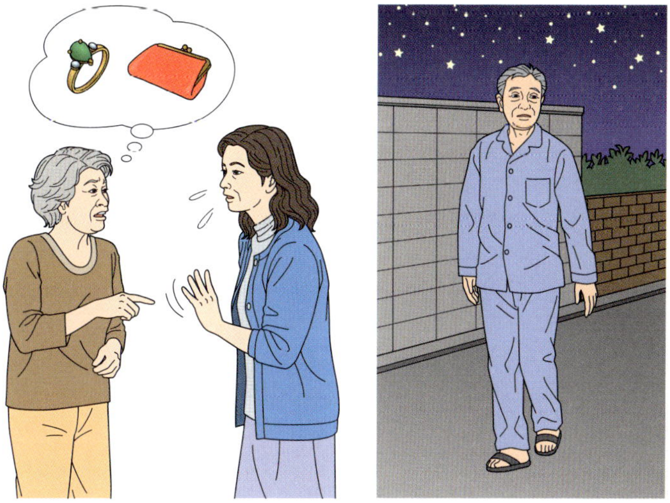

■図5　BPSDの例

早期診断と早期介入

- 認知症はほかの多くの疾患と同様に，早期に診断し，適切に介入することで，予後を改善することが求められている．
- 軽度認知障害〔MCI（DSM-5ではminor neurocognitive disorder）〕とは，正常加齢と認知症の中間的段階であり，記憶に限らずなんらかの認知機能障害があるが，日常生活には支障のない状態である．一般高齢者の約1％は1年後に認知症に移行するが，MCIの高齢者では約10％が移行する（表4）．
- 進行した段階での診断は比較的容易であるが，早期の診断は難しい．
- ただし早期介入といっても，薬物治療によって進行を止めることがすべてではない（あまり効果がない場合も多い）．本人や家族が認知症について学び，どのようなケアを望むのか（自宅で過ごしたいのか，施設を望むかなど）を自己決定することがより重要である．また認知症になった場合に本人や介護者が最も苦痛を感じるのはBPSDであるので，これを予防すること（たとえば地域の社会活動などに参加し社会的孤立を予防する）が重要である．

■表4　MCIの分類

		変性疾患	血管障害	精神疾患
記憶障害のあるMCI	単一領域	アルツハイマー型認知症		うつ病
	複数領域	アルツハイマー型認知症	脳血管性認知症	うつ病
記憶障害のないMCI	単一領域	前頭側頭型認知症		
	複数領域	レビー小体型認知症	脳血管性認知症	

認知症の人はどこにいるのか

- すべての医療機関：いまやすべての診療科に高齢化の波が押し寄せている．これは病院やクリニックの待合室の様子をみればすぐにわかることである．
- 手術室やICU：たとえば認知症は周術期せん妄のリスクファクターである．手術に関連する科においては，認知症の人のせん妄対策はますます重要な課題になる．
- 地域：かつては施設や病院で最期の時を迎えるのが普通であった．よい施設に入所させてあげるのがよいケアであり，入院して看取ることがよい医療とする意見も多かった．しかし住み慣れた土地で，よく知っている人や家族に囲まれて，最期までなるべく自立して生活するほうが幸せではないか（脱施設あるいはaging in place）という考え方が主流になった．

新しい時代の医療

- 認知症によって旧来の医療体制が変革を余儀なくされているという側面がある．したがって，がんなどに対する技術的な高度先進医療とは異なった意味で，認知症もまた先進領域といえる．
- 今後のさらなる高齢化と認知症の増加に対して，これまでの医療提供体制では太刀打ちできないだろう．日本は「課題先進国」などといわれるが，高齢化という現代社会の最先端の課題に直面しているのである．
- 症状だけをみる医療は時代遅れとみなされるだろう．認知症になっても，その人の視点や立場を尊重したケア（たとえばパーソンセンタードケア）を提供することが求められている．
- 延命だけを図る医療も時代遅れである．たとえばかつては胃瘻による延命も無批判に行われていた．現在は本人の意志を尊重することや，よりよい人生をおくるための選択をすることが重要となった．
- 認知症になり，また身体が衰えて生命の危険がある場合，苦痛を伴った治療を望むか，平穏な死を望むかは，本人の意思である．そのためには事前指示書が必要である．
- 行政も，住まい・医療・介護・予防・生活支援が一体的に提供される地域包括ケアシステムを志向している（**図6**）．これまでおもに病院にいた医療スタッフ（医師や看護師）は，介護職や地域社会との多職種連携・地域連携をするスキルが求められるようになってきた．今後は訪問医療・看護がより重要になるだろう．

老年医学会のガイドライン http://www.jpn-geriat-soc.or.jp/proposal/pdf/jgs_ahn_gl_2012.pdf を参照のこと

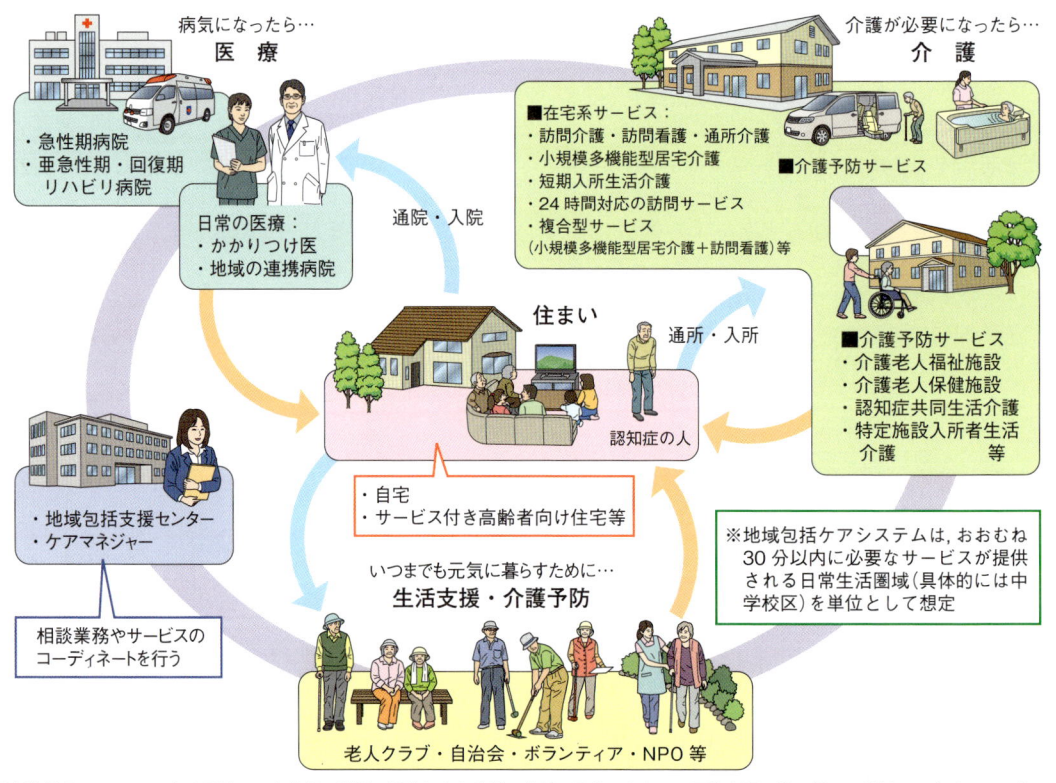

厚生労働省では，2025年を目途に，高齢者の尊厳の保持と自立生活の支援の目的のもとで，可能な限り住み慣れた地域で，自分らしい暮らしを人生の最期まで続けることができるよう，地域の包括的な支援・サービス提供体制（地域包括ケアシステム）の構築を推進している．
〔厚生労働省ホームページ http://www.mhlw.go.jp/stf/seisakunitsuite/bunya/hukushi_kaigo/kaigo_koureisha/chiiki-houkatsu/（2014年10月3日検索）を改変引用〕

■ **図6 地域包括ケアシステム構想**

脳血管性認知症（VaD）：vascular dementia ｜ National Institute on Aging-Alzheimer's Association workgroup（NIA-AA） ｜ 認知症の行動・心理症状（BPSD）：behavioral and psychological symptoms of dementia ｜ 軽度認知障害（MCI）：mild cognitive impairment

認知症

アルツハイマー型認知症

G309　Alzheimer's dementia

疾患概念
緩徐進行性の記憶障害を呈し，認知症疾患のなかで最大の要因を占める．側頭葉内側の海馬周辺や頭頂葉などの萎縮から始まり，最終的には全脳萎縮に至る．病理組織学的には，老人斑（アミロイドベータ（Aβ）タンパク），神経原線維変化（タウタンパク）の出現，脳神経細胞の脱落が特徴的である．

Summary Map

誘因・原因
- 環境要因（加齢，女性，頭部外傷，喫煙など）と遺伝子要因（アルツハイマー型認知症の家族歴）が複合した多因子型疾患と考えられている．
- 遺伝要因にはアミロイド前駆タンパク（APP），プレセニリン1（PSEN1），プレセニリン2（PSEN2）の変異，アポリポタンパク（ApoE）のApoE-ε4遺伝子などがある．
- アルツハイマー型認知症は，老年期認知症の30〜40%を占める最も頻度の高い疾患である．65歳以上の有病率は3〜9%で，年齢とともに増加し，85歳以上で約20%とされている．
- 大半は孤発性であり，家族性はまれである．

病態
- 病態の主体はAβタンパクという異常なタンパクからなる老人斑の出現とされている（アミロイド仮説）．
- そのほか，変性した神経原線維の出現，アセチルコリン作動性神経細胞が顕著に脱落し，脳神経細胞が急激に減少して全般性の脳萎縮が起こり，物忘れが生じ，日常生活に支障が生じる．

症状　臨床所見
- 前駆状態としての軽度認知障害（MCI）がみられる．
- 緩徐進行性の近時記憶障害と時間や場所の失見当識が主な症状である．
- 後期には認知症の行動・心理症状（人格/行動変化，精神症状）（BPSD）が現れる．

検査・診断　分類
- 病歴や臨床像で臨床診断を行う．
- 神経心理検査
- 画像検査（MRI, SPECT, FDG-PET，アミロイドPET）
- 脳脊髄液のバイオマーカー測定
- 剖検での病理組織で確定診断を行う

治療
- コリンエステラーゼ阻害薬3剤（ドネペジル，ガランタミン，リバスチグミン），NMDA受容体拮抗薬1剤（メマンチン）
- BPSDに対しては漢方，抗精神病薬などが有効
- 非薬物療法や根本的治療法の開発（ワクチン，酵素阻害薬など）

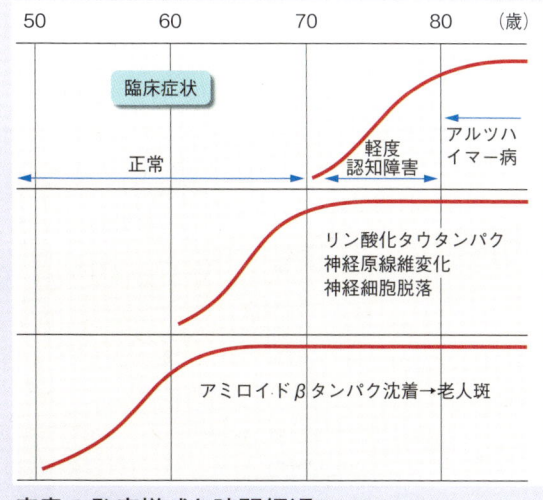

疾患の発症様式と時間経過

（宮川統爾［落合慈之監］：アルツハイマー病．脳神経疾患ビジュアルブック，p.197，学研メディカル秀潤社，2009）

誘因・原因

- 病名は，最初の報告者であるアルツハイマー（A. Alzheimer）に由来する．
- アルツハイマー病（Alzheimer's disease）とは同義で使われることが多く，臨床現場ではADと略して言われることが多い．
- 遺伝要因にはアミロイド前駆タンパク（APP），プレセニリン1（PSEN1），プレセニリン2（PSEN2）の変異が知られている．
- 遺伝要因としては上記以外に，アポリポタンパクE（ApoE：アポイー）のAPOE-ε4遺伝子もアルツハイマー型認知症発症に関与することがわかっている．
- アミロイド仮説：アルツハイマー型認知症の真の病因は不明とされているが，アルツハイマー型認知症の患者の脳にみられる変化からアミロイド仮説が一般的に知られている（**表1，図1，図2**）．

表1 アミロイド仮説

①Aβタンパクが脳に沈着し老人斑（図1赤矢印）を形成
↓
②タウタンパクによる神経原線維変化（図1青矢印）の形成
↓
③神経細胞死
↓
④臨床症状（物忘れなど）出現

> Aβタンパクの沈着と臨床症状の出現には時間的なギャップがある．物忘れが出現したときには病理的にはすでに完成されてしまっているために，早期（①，②）では診断・治療が必要．

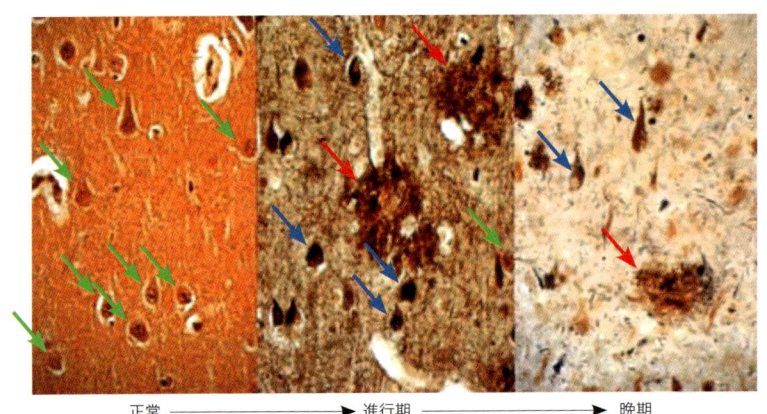

正常 ──→ 進行期 ──→ 晩期

図1 アルツハイマー型認知症の神経細胞の変化

脳を切り出して銀染色を行い顕微鏡で観察したもの．正常では神経細胞（緑矢印）に変化はみられないが，進行期には老人斑（老人斑は神経細胞の外にできる，赤矢印）や神経原線維変化（神経原線維変化は神経細胞や神経細胞の突起の中にできる，青矢印）が多数観察され，晩期になると神経細胞（緑矢印）の死が目立つようになる．
（高齢者ブレインバンク．http://www.mci.gr.jp/BrainBank/Edu/120606UT.pdf，p.44より引用．サイト管理者村山繁雄氏の許諾を得て転載．ダウンロード日時 2014年2月11日）

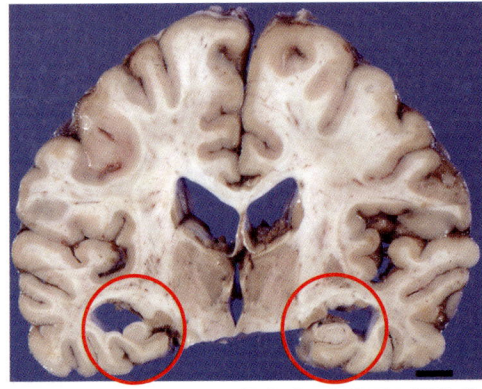

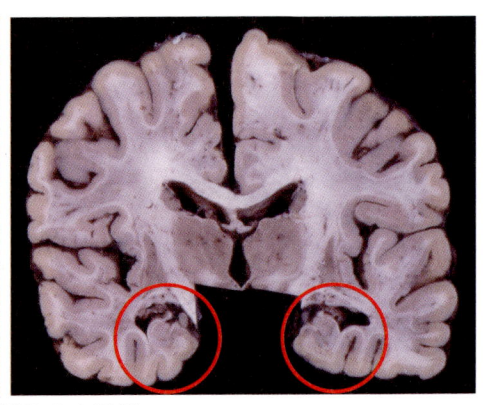

図2 アルツハイマー型認知症の剖検所見（脳を前額断にした標本）

アルツハイマー型認知症の脳所見（左）と正常脳（右）．海馬を含む側頭葉内側部中心に全般的な萎縮を認める．
（高齢者ブレインバンク．http://www.mci.gr.jp/BrainBank/Edu/120606UT.pdf，p.45より引用．サイト管理者村山繁雄氏の許諾を得て転載．ダウンロード日時 2014年2月11日）

症状・臨床所見

- 前駆状態としての軽度認知障害（MCI）とは，物忘れはあるものの，日常生活には支障がない状態を指す．
- MCIの一部が，物忘れのために日常生活に支障があるアルツハイマー型認知症に移行する．
- 早期のアルツハイマー型認知症では通常物忘れの自覚があるが，進行すると物忘れの自覚はなくなる．アルツハイマー型認知症の一部で物盗られ妄想などの被害妄想，興奮，昼夜逆転といった周辺症状（BPSD）が生じる．

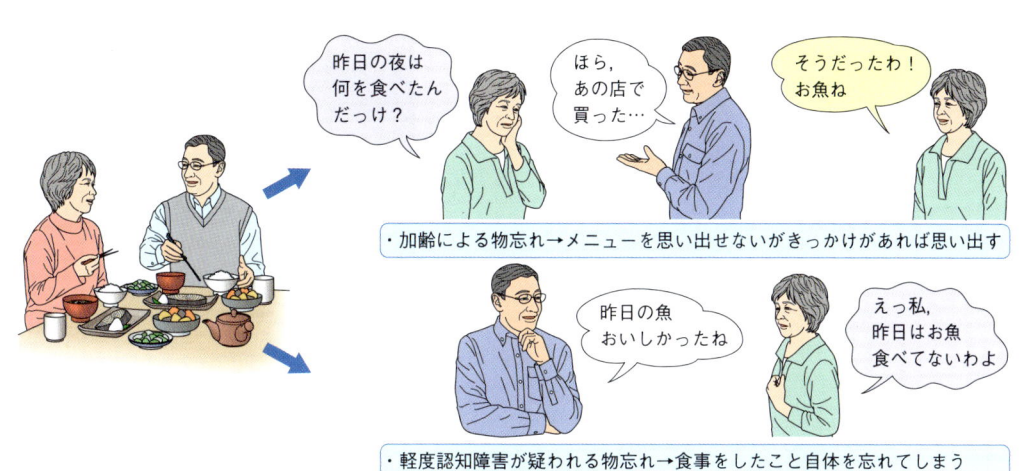

・加齢による物忘れ→メニューを思い出せないがきっかけがあれば思い出す

・軽度認知障害が疑われる物忘れ→食事をしたこと自体を忘れてしまう

検査・診断・分類

- うつ病を含むうつ状態の除外を行う．高齢者用うつ尺度短縮版-日本版（GDS-S-J）などを使用することがある．せん妄（p.145参照）などの一過性の認知機能低下や認知機能低下を起こす統合失調症などを除外する．
- 甲状腺機能低下症やビタミンB_1，B_{12}，葉酸などの欠乏症でも認知機能低下をきたしうるので，採血検査を行ってそれらの除外を行う．
- 臨床診断は病歴と臨床像から行う．
- 確定診断は死後の剖検で病理組織像（老人斑と神経原線維変化）を確認して行う．
- 画像はあくまで補助診断であることに留意する．
- 診断基準：National Institute on Aging-Alzheimer's Association workgroup（NIA-AA）によるアルツハイマー型認知症の診断基準を表2に示す．

■表2　アルツハイマー型認知症の主要臨床診断基準

Probable AD dementia
　認知症があり
　A．数か月から年余に緩徐進行
　B．認知機能低下の客観的病歴
　C．以下の1つ以上の項目で病歴，検査の明らかな低下
　　a．健忘症状
　　b．非健忘症状：失語，視空間障害，遂行機能障害
　D．以下の所見がない場合
　　a．脳血管障害
　　b．レビー小体型認知症
　　c．behavior variant FTD
　　d．semantic dementia，non-fluent/agrammatic PPA
　　e．他の内科・神経疾患の存在，薬剤性認知機能障害
Probable AD dementia with increased level of certainty
　認知機能検査の進行性低下例，原因遺伝子変異キャリアー
Possible AD dementia
　非定型な臨床経過，他疾患の合併例（脳血管障害，レビー小体型認知症，他疾患，薬剤）
Probable AD dementia with evidence of the AD pathophysiological process
　1．脳Aβタンパク蓄積のバイオマーカー：脳脊髄液（CSF）Aβ-42低下，アミロイドPET 陽性
　2．二次性神経変性や障害のバイオマーカー：CSFタウ，リン酸化タウ（p-tau）増加，側頭・頭頂葉の糖代謝低下（FDG-PET），側頭・頭頂葉の萎縮（MRI統計画像処理）
　診断目的のルーチン使用は現時点では勧められない
　臨床研究，臨床治験や測定可能な施設で臨床医によって必要とされた場合
Possible AD dementia with evidence of the AD pathophysiological process
　non-AD dementiaの臨床診断，バイオマーカー陽性かアルツハイマー型認知症の脳病理診断
Considerations related to the incorporation of biomarkers in to AD dementia
Pathophysiologically proved AD dementia
Dementia unlikely to be due to AD

（日本神経学会：認知症ガイドライン2010コンパクト版2012．http://www.neurology-jp.org/guidelinem/degl/sinkei_degl_c_2012_06.pdf，p.132 表2より引用．ダウンロード日時 2014年2月11日）

神経心理検査

- スクリーニング検査は，改訂長谷川式簡易知能評価スケール（HDS-R）(p.53参照)，MMSE(p.54参照)．当然，これらの点数だけで診断がつくことはない．
- 必要に応じて，WMS-R(p.56参照)，WAIS-Ⅲ(p.61参照)，前頭葉知能検査（FAB）(p.55参照)，臨床認知症評価法-日本版（CDR-J），アルツハイマー病評定尺度-認知-日本版（ADAS-cog-J）などで認知機能の詳細な評価も行う．

頭部MRI検査

- アルツハイマー型認知症では早期より側頭葉内側（海馬・扁桃・嗅内野の大部分）の萎縮がみられるが，肉眼では判断しにくいこともあり，松田博史氏（国立精神・神経医療研究センター）らが開発した早期アルツハイマー型認知症診断支援システム（VSRAD，ブイエスラド）という診断支援システムが使われることがある（図3）．萎縮の程度は0（萎縮なし）以上の数値で表され，側頭葉の内側の萎縮が脳全体のそれより強いほど，大きな数値となる．2以上ならアルツハイマー型認知症の可能性が高いと判断される．
- 進行すると頭頂葉の萎縮もみられるようになり，最終的には脳全体に萎縮が及ぶ．

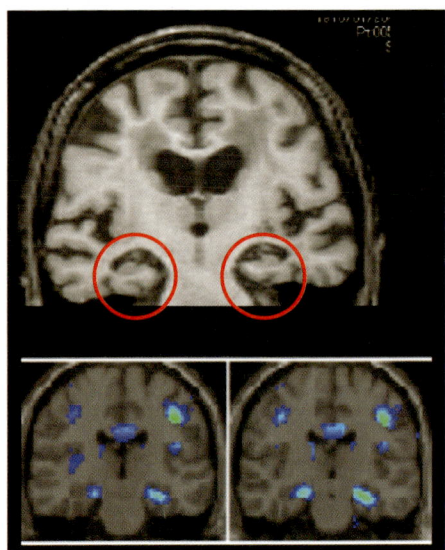

頭部CT検査

- ペースメーカー装着者や脳動脈瘤クリッピング術後（旧式の磁性体クリップの場合に限る）の患者では，頭部MRIが禁忌となるため，やむをえず頭部CTで評価を行う．
- CTでは，VSRADも使用できないため，早期例にみられる側頭葉内側の萎縮の判断は困難であるが，器質因のスクリーニング目的には十分役に立つ．

脳血流SPECT/FDG-PET

- 統計処理を用いたSPECT画像[eZIS（イージス：脳血流統計解析ソフト）/3D-SSP（三次元定位脳表投射法）]やFDG-PET（図4）は脳の血流や代謝を反映し，病理学的な病変の進展と対応する．
- 「後部帯状回や楔前部」の集積低下→「頭頂葉から側頭葉の連合野皮質」の集積低下の順に進行していく．

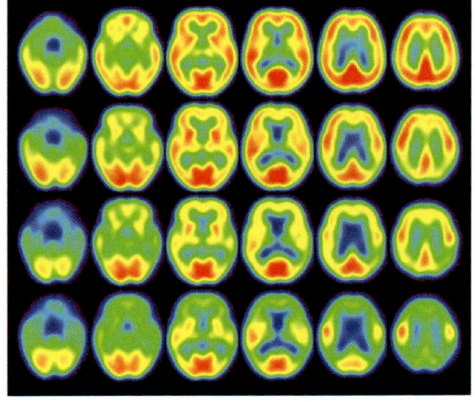

■ 図3　VSRADによる早期アルツハイマー型認知症の診断支援

VSRADにより統計処理すると青色で示される部分に相対的萎縮があることがわかる．この症例ではVSRADでの海馬付近の萎縮の程度は2.2であり，早期アルツハイマー型認知症の可能性が示唆される．
（高齢者ブレインバンク．http://www.mci.gr.jp/BrainBank/Edu/120606UT.pdf, p.56より引用．サイト管理者村山繁雄氏の許諾を得て転載．ダウンロード日時 2014年2月11日）

AD：アルツハイマー型認知症

■ 図4　アルツハイマー型認知症の進行に伴うFDG-PETの変化（水平断という脳を水平に切った断面）

側頭葉頭頂葉～後部帯状回を主体とした集積の低下がみられる（色調が淡くなる）．
（高齢者ブレインバンク．http://www.mci.gr.jp/BrainBank/Edu/120606UT.pdf, p.46より引用．サイト管理者村山繁雄氏の許諾を得て転載．ダウンロード日時 2014年2月11日）

アミロイドPET(PIB-PET)（図5）

- アミロイドの蓄積を確認する検査．現時点では一般的には行われていないが，研究目的などで使用されている．

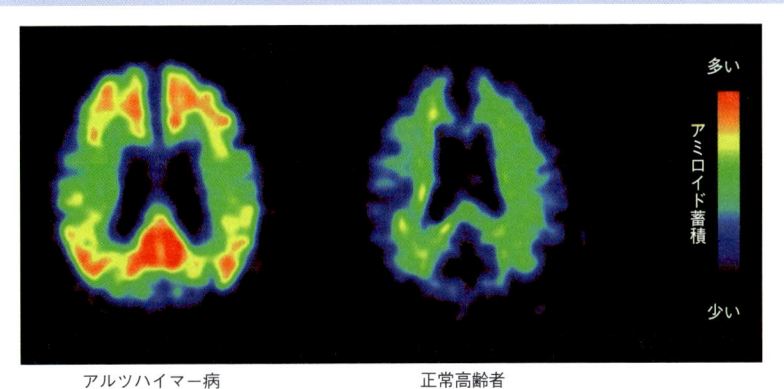

■図5　アミロイドPETでアミロイドの蓄積を判別する（水平断での画像）
（高齢者ブレインバンク．http://www.mci.gr.jp/BrainBank/Edu/120606UT.pdf, p.60より引用．サイト管理者村山繁雄氏の許諾を得て転載．ダウンロード日時 2014年2月11日）

治療

記憶障害や生活障害

- 高度に進行した場合や副作用の問題がなければ，一般的には薬物療法を行う．
- 根本治療薬はいまだに見つかっていない．アミロイド仮説に対応する治療法として，世界中でAβワクチン療法，抗Aβモノクローナル抗体療法などの治験を行っている段階である．
- コリンエステラーゼ阻害薬3剤（ドネペジル，ガランタミン，リバスチグミン），NMDA受容体拮抗薬1剤（メマンチン）が使われるが根本治療薬ではないため，投薬を行っても一時的な改善か現状維持にとどまるのが一般的で，長期的には記憶障害や生活障害の進行を抑えることはできない．
- 非薬物療法として，運動療法や記憶訓練などが効果的という報告はあるが，明らかに効果が実証されたものはない．

BPSD

- 非薬物療法が基本となる．デイサービスへの参加，趣味の活動などへの参加を通じて社会とのかかわりをもつことが大切である．
- 非薬物療法でコントロールできない場合は，前述のコリンエステラーゼ阻害薬，NMDA受容体拮抗薬のほかに，漢方薬の抑肝散，少量の非定型抗精神病薬のクエチアピン（セロクエル®），などが使われることがある．

アミロイド前駆タンパク(APP)：amyloid-β precursor protein ｜ プレセニリン1(PSEN1)：presenilin 1 ｜ アポリポタンパク(ApoE)：apolipoprotein E ｜ 軽度認知障害(MCI)：mild cognitive impairment ｜ 認知症の行動・心理症状(BPSD)：behavioral and psychological symptom of demutia ｜ 脳脊髄液(CSF)：cerebrospinal fluid ｜ 前頭側頭型認知症(FTD)：frontotemporal dementia ｜ PPA：primary progressive dementia ｜ 改訂長谷川式認知症スケール(HDS-R)：Hasegawa's Dementia Scale for Revised ｜ MMSE：Mini-Mental State Examination ｜ ウェクスラー記憶検査(WMS-R)：Wechsler Memory Scale-Revised ｜ ウェクスラー成人知能検査-Ⅲ(WAIS-Ⅲ)：Wechsler Adult Intelligence Scale-Ⅲ ｜ 前頭葉機能検査(FAB)：Frontal Assessment Battery ｜ 臨床認知症評価法－日本版(CDR-J)Clinical Dementia Rating-Japanese ｜ アルツハイマー病評定尺度-認知－日本版(ADAS-cog-J)：Alzheimer's Disease Assessment Scale-Cognitive Japanese ｜ 早期アルツハイマー型認知症診断支援システム(VSRAD)：Voxel-based Spesific Regional analysis system for Alzheimer's Disease ｜ NMDA受容体：N-methyl-D-aspartate receptor ｜ ピッツバーグ化合物B(PIB)：Pittsburgh compound-B

認知症

血管性認知症

FO19 | vascular dementia（VaD）

疾患概念
血管性認知症（VaD）とは，脳血管障害に関連する認知症の総称である．脳血管障害の危険因子となる高血圧，糖尿病などの動脈硬化性疾患や心房細動などを背景に認知機能低下や神経症候，精神症状をきたす．アルツハイマー（Alzheimer）型認知症（AD）とならび認知症の二大疾患である．

Summary Map

誘因・原因
- 血管性認知症は脳血管障害の結果として起こる認知症の総称．
- 認知症患者の20～40％を占める．
- 高血圧，糖尿病，脂質代謝異常症，心房細動などの基礎疾患や飲酒・喫煙などの生活習慣が危険因子となる．

病態
- 脳血管障害による脳の局所機能の障害により認知機能低下をきたすとともに，障害部位に応じた局所神経症候，精神および行動上の障害（BPSD）をきたす．
- これらの複合的な神経症候および精神症状により，日常生活機能の低下，社会生活の困難さが出現する．

症状 臨床所見
- 一般的に脳血管障害の発生に伴い，症状が急速に出現し，新たな血管障害の発生のたびに階段状に増悪する．
- 認知機能低下以外に，構音障害，片麻痺，病的反射の出現などの神経症候が出現し，思考の緩慢化，情動や人格の変化など多彩な精神症状が伴うことがある．

検査・診断 分類
- 古典的には，NINDS-AIREN*の血管性認知症の診断基準がよく用いられる．
- 認知機能低下の有無や神経学的所見に加え，脳の画像検査（頭部CTあるいはMRI）により，脳血管障害の存在を確認する．
- 脳血管障害の出現と認知症の出現の時間的関連性（3か月以内）が確認されると診断は容易だが，皮質下血管性認知症の場合には記憶障害の出現に先行して遂行機能障害が出現することがあること，およびADとの鑑別が困難であったり，ADの合併例に留意が必要である．
- 血管性認知症とADとの鑑別にハチンスキー（Hachinski）の虚血スコアが参考になる．
- 血管性認知症は脳血管障害の病型から6つの亜型に分けられるが，皮質下血管性認知症が約半分を占める．

治療
- 脳血管障害の再発予防が最重要であり，原因病態別に行う．
- 心房細動などによる心原性脳塞栓であれば，ワルファリンカリウム投与などの抗凝固療法を行う．
- 皮質下血管性認知症*など小血管性病変に対しては，高血圧，糖尿病，脂質代謝異常症などのコントロールと禁煙などの生活指導とともに，シロスタゾールなどの抗血小板薬の投与を検討する．
- BPSDに対しては非薬物療法を基本とし，薬物療法を行う場合は副作用の出現に十分な注意が必要である．

●用語解説

NINDS-AIREN
米国国立神経疾患・脳卒中研究所（NINDS）とAssociation Internationale pour la Recherche et l'Enseignement en Neurosciences（AIREN）とによる国際ワークショップで作成された国際診断基準．

皮質下血管性認知症（subcortical vascular dementia）
小血管性認知症に分類される多発ラクナ梗塞型およびビンスワンガー（Binswanger）病型を皮質下血管性認知症とよび，血管性認知症の約半数を占める．

遂行機能障害
目的をもった一連の行動を手際よく行うのに必要な認知機能の1つ．調理など家事の多くの場面で障害が目立ちやすい．長谷川式認知症スケールなどの質問法では十分に検出できないため，評価法としては臨床認知症尺度などによる観察法を用いて日常生活についての情報から判断し，trail making testなどの心理検査を行う必要がある．

アパシー（apathy）
動機の喪失による目標指向性の行動・認知・情動の減少を指す．自己への関心の低下，新しいことに取り組む意思の低下，情動の平板化などとして現れる．しばしば抑うつ状態と間違われやすい．

誘因・原因

- 血管性認知症は脳血管障害により惹起される脳実質の障害によって起こる.
- 脳血管障害(CVD)の原因として,高血圧・糖尿病・脂質異常症などに伴う動脈硬化を背景としたアテローム血栓症(図1),心房細動などによる心原性脳塞栓などがあり,飲酒や喫煙などの生活習慣も危険因子となる(図2).ほかに,アミロイド沈着によるアミロイドアンギオパチー,クモ膜下出血による脳実質の障害や続発する血管攣縮による脳梗塞や水頭症,心停止や重度の低血圧による脳血流低下によるものなどがある.
- 有病率は約2〜5%,認知症患者の20〜40%を占めるが,近年脳血管障害がADの増悪因子であることが明らかとなり,両者の重複に留意が必要である(図3).

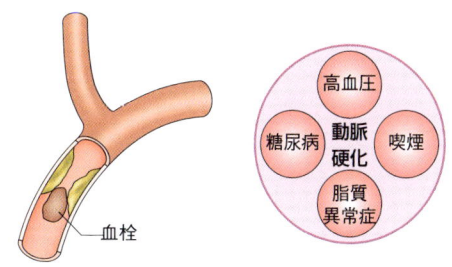

■図1　アテローム血栓性脳梗塞の危険因子

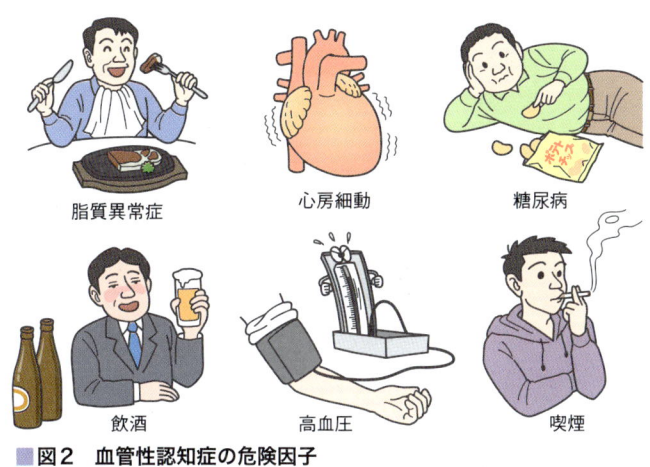

■図2　血管性認知症の危険因子

症状・臨床所見

- 症状は病型により異なる.
- 後述するNINDS-AIRENの血管性認知症の分類における,多発梗塞性認知症/認知症の成立に重要な領域の限局性梗塞/脳出血型では,障害された部位の局所症状の組み合わせとなり,急性に発症して血管障害の発生のたびに階段状に増悪し(図4),動揺しながら進行する.
- 一方,小血管性の場合には,緩徐進行性に増悪することがあり,病初期には記憶障害よりも遂行機能障害*が前景となることが多い.
- 神経症候として,構音障害,片麻痺,歩行障害,頻繁な転倒,病的反射,尿失禁の出現などがみられる.

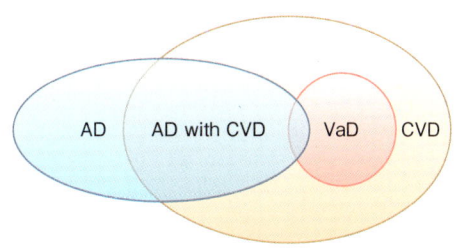

■図3　血管性認知症とADにおける脳血管障害の位置づけ

ADの診断基準を満たしCVDを有する場合,脳血管病変を伴うAD(AD with CVD)と診断する.

- 精神症状として，特に皮質下血管性認知症の場合，思考の緩慢化，情動あるいは人格の変化（周囲への関心の低下，自発性・意欲低下〈アパシー*〉，抑うつ状態，あるいは易刺激性，感情失禁，多幸，落ち着かなさ）など多彩な症状がみられる．病気に対する深刻感が乏しいために，受診が遅れたり，服薬コンプライアンスも不良であったりすることが多い．

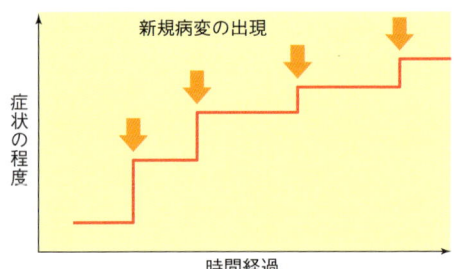

■ 図4　血管性認知症における認知機能障害の進行

ただし，皮質下血管性認知症（多発ラクナ梗塞，ビンスワンガー病型）は，緩徐進行性に増悪することがある．

検査・診断・分類

- 代表的な診断基準であるNINDS-AIRENの血管性認知症の診断基準では，認知症の存在，脳血管性障害の存在，および両者の時間的関連の3つの要素からなる（表1）．
- ADとの鑑別として，ハチンスキーの虚血スコアが用いられる（表2）．
- 血管性認知症は脳血管障害の病型から6つの亜型に分けられ，小血管性病変による皮質下血管性認知症が約半数を占める（表3）．
- 血管障害の検査としては，神経学的所見に加え，頭部CTやMRIによる脳画像検査を行う．欧米では皮質梗塞が多いとされるが，日本では穿通枝領域（基底核，視床，側脳室周囲白質）に多発するラクナ梗塞のパターンが多い．ビンスワンガー病では，MRIのT2強調像において，両側大脳半球白質に広範な斑状あるいはびまん性の高信号域を認め，脳室拡大やラクナ梗塞を伴う（図5）．
- MRIアンギオグラフィによる内頸動脈や椎骨動脈領域の動脈硬化像や血管閉塞像も参考になる．

■ 表1　血管性認知症の診断基準（NINDS-AIREN）

1. 認知症の存在
   ①認知機能の病前からの低下
   ②記憶障害および2つ以上の認知機能領域（見当識，注意，言語，視空間認知，遂行機能，運動調整，学習）の障害
   ③日常生活動作への支障があるが，脳血管障害による身体症状が主因ではない
2. 脳血管障害の存在
   ①脳血管障害に由来する神経症状（神経学的診察による局所徴候，すなわち片麻痺，病的反射，感覚障害，半盲，構音障害など）があり，かつ画像検査において対応する脳血管病変が存在
3. 認知症と脳血管障害の時間的関連
   ①脳血管障害発症後3か月以内に認知症が出現
   ②認知機能の急激な悪化，または動揺性，階段状の進行

除外基準として，意識障害，せん妄，精神病，重度失語，神経心理検査に支障のある運動感覚障害，全身疾患やADなどほかの脳病変による症状がある．

■ 表2　ハチンスキーの虚血スコア

特徴	スコア
急激な発症*	2
段階的増悪	1
動揺性経過*	2
夜間の錯乱	1
人格が比較的保たれる	1
うつ症状	1
身体的訴え	1
感情失禁*	1
高血圧の既往	1
脳卒中の既往*	2
アテローム硬化合併の証拠	1
局所的神経症状*	2
局所的神経徴候*	2

7点以上は血管性認知症の可能性が高く，4点以下はADの可能性が高い．

*：簡易版における項目で，2項目以上該当すると血管性認知症の可能性が高い．

■表3 血管性認知症の分類（NINDS-AIREN）

1. 多発梗塞性認知症（multi-infarct dementia）
   主幹動脈閉塞による皮質，皮質下の梗塞の多発
2. 小血管性認知症（small vessel disease with dementia）
   ①多発ラクナ梗塞型
   ②ビンスワンガー病型
   ③大脳アミロイドアンギオパチー
3. 認知症の成立に重要な領域の限局性梗塞（strategic single-infarct dementia）
   視床，前大脳動脈領域，後大脳動脈領域，角回など認知機能に関する重要領域の梗塞
4. 脳出血型（hemorrhagic dementia）
   ①脳内出血
   ②クモ膜下出血
5. 低灌流型（hypoperfusive dementia）
   心停止や著明な低血圧による全脳虚血あるいは分水嶺領域の限局性虚血に起因
6. その他（other mechanisms）

特に，多発ラクナ梗塞，ビンスワンガー病型を皮質下血管性認知症とよび，小血管性認知症の大半を占める．

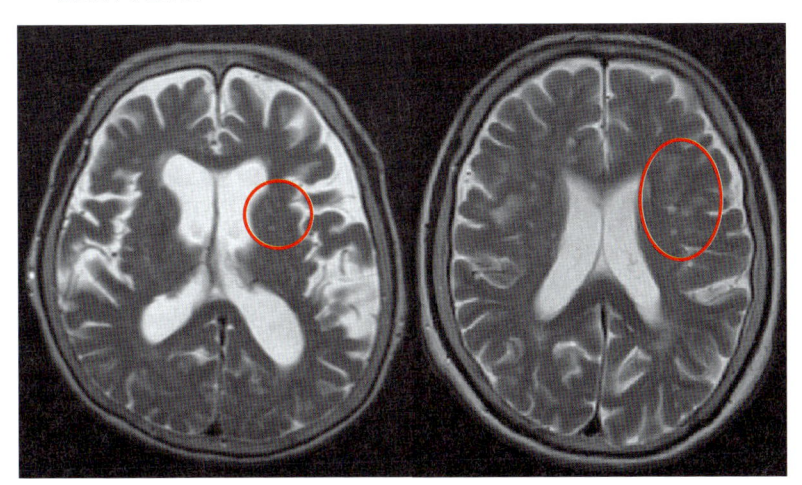

■図5 多発ラクナ梗塞性認知症のMRI画像
赤丸で囲われた部位にラクナ梗塞の多発を認める．

治療

- 脳血管障害の治療，血管性危険因子のコントロール，BPSD（行動心理学的症候）への対処などを行う．
- 脳血管性障害の治療および再発予防は，原因病態別に行い，アテローム血栓性脳梗塞（図2）では高血圧，喫煙，糖尿病，脂質異常症のコントロールとともに抗血小板薬の投与を，心房細動などが原因の心原性脳塞栓症では原則としてワルファリンカリウム投与を行う．
- 皮質下血管性認知症では，家庭における起床時の血圧を指標とした高血圧管理を十分に行い，シロスタゾール投与などの抗血小板療法を行う．
- 血管性認知症での保険適応は認められていないが，白質病変によるコリン神経系の障害に対しコリンエステラーゼ阻害薬が有効であるとの報告もある．一方ADを合併している場合には，これを見落とさないようにする必要がある．
- BPSDに対する治療としては非薬物療法が基本であり，患者のペースに合わせたゆっくりとした応対，自発性低下などに対しての積極的なかかわり，易怒性を高めないための穏やかな対応や環境調整などが重要である．
- やむをえず薬物療法を行う場合，易怒性や興奮，高い攻撃性などに対しては抑肝散などの漢方薬，気分安定薬（カルバマゼピン，バルプロ酸ナトリウム）などを用いるが，定期的に薬物血中濃度測定など行い，必要最小限にとどめて副作用の発現に常に留意するとともに，漫然と継続しないようにすることが大切である．

アルツハイマー病（AD）：Alzheimer's disease ｜ 血管性認知症（VaD）：vascular dementia ｜ BPSD：behavioral and psychologial symptoms of dementia ｜ 米国国立神経疾患・脳卒中研究所（NINDS）：National Institute of Neurological Disorders and Stroke ｜ AIREN：Association Internationale pour la Recherche et l'Enseignement en Neurosciences ｜ 脳血管障害（CVD）：cerebral vascular disorder

Column

- わが国ではあまり意識されていないが、米国ではしばしば使用される疾患概念に「抑うつ-実行機能障害(depression-executive dysfunction)」がある。これはわが国では血管性病変として理解されるのだろうが、臨床的には非常に腑に落ちる概念のため紹介したい。
- 高齢者において、うつ病と遂行機能障害を呈する群があり、認知機能低下、器質性病変(脳梗塞など)の合併、身体疾患の合併(高血圧、糖尿病、脂質異常症、不整脈など)、うつ病の合併、抗うつ薬への反応性が悪い、という特徴を有する患者がいる。
- Alexopoulosらは、これを「抑うつ-実行機能障害」という疾患単位として提唱している。確かに臨床においては脳梗塞後に引きこもりがちになり、しばしば動きが緩慢で、自己管理能力が失われ(たとえば薬を定期的に飲めないために脳梗塞が何度も再発し)、家の中が混乱しているという高齢者は一定の確率で外来で遭遇するが、経験的に生活破綻を生じたり急変したりするリスクが高く、きわめて注意が必要である。脳梗塞として内科で診るべきか、うつとして精神科で診るべきか難しい問題であるが、これらを統合したのがこの概念であった。なお、以前「血管性うつ病(vascular depression)」といわれた病態もこれに近い。
- 重要なことは、抗うつ薬や精神療法があまり効かないことである。Alexopoulosは「問題解決療法(problem solving therapy)」として、患者を集め一緒に問題解決をするセッションが有効であると主張している。
- わが国ではこれに厳密に対応する治療法はないと思われるが、社会参加の促進や、地域での活動が一定程度対応するのではないかと思われる。若年者の寛解を目指したうつ病の治療とは異なり、さまざまな関係機関が協力しあい、包括的なケアが必要となる。

認知症

前頭側頭型認知症

G310　F020　frontotemporal dementia（FTD）

疾患概念

前頭側頭型認知症（FTD）とは，前頭側頭葉変性症（FTLD）の1つで，脱抑制　常同行動といった特徴的な症状を呈する．場合によっては病前とまったく性格が変わってしまった（粗暴になったなど）かのような印象をあたえるので，精神科を受診することも多い．介護者の心理的負担が大きい場合も多く，介護者の精神的な支援も必要である．

Summary Map

誘因・原因
- タウタンパク質やTDP-43タンパク質*の異常蓄積による．

病態
- 約半数がタウオパチーであり，タウタンパク質の異常集積によりピック（Pick）小体が観察される．
- 約半数がTDP-43プロティノパチーであり，TDP-43タンパク質やユビキチン陽性封入体*を伴う．
- 前頭葉が主に侵される．
- 脳の後方が侵されるアルツハイマー（Alzheimer）型認知症やレヴィー（Lewy）小体型認知症（DLB）と異なり，基本的日常生活能力の障害は目立たない．

症状 臨床所見
- いつも同じことをする常同行動（時刻表的生活，常同的周遊，常同的食行動）
- 自己のコントロールができない脱抑制（わが道を行く行動，立ち去り行動）
- 自分のことがわからなくなる病識欠如
- 外的刺激に反射的に反応する被影響性亢進（反響言語，模倣行動）

検査・診断 分類
- 形態画像検査（MRI，CTなど）で前頭葉・側頭葉の萎縮（ナイフの刃状といわれる）
- 機能画像検査（SPECT，PETなど）で前頭葉・側頭葉の集積低下
- 神経心理検査で前頭葉機能低下
- 意味性認知症（SD）*，進行性非流暢性失語（PA）とともに，前頭側頭葉変性症（FTLD）*とよばれる

治療
- 根本治療薬はない．
- 正しく診断し，適切な介護をすることが最重要となる．
- 激しい行動症状が本人にとって有害である場合には，対症的な投薬がなされることもある．

用語解説

TDP-43タンパク質
アミノ酸を主成分とし，恒常的に発現するRNA結合タンパク質．2006年にTDP-43タンパク質が筋萎縮性側索硬化症（ALS）やFTLDの病巣に異常蓄積することが判明し，発症にかかわる重要な因子であると考えられた．

ユビキチン陽性封入体
大脳皮質の神経細胞内に認められる封入体で，ユビキチンにのみ陽性を示す封入体．ALSやFTLDに共通して出現する．

意味性認知症（SD）
FTLDの1つであり，意味記憶の障害を呈する疾患である．たとえば「左手を挙げてください」と問いかけると「ひだりって何ですか？」と回答する．これが語義失認である．他人と意思疎通が取れないことを苦にして抑うつ的になる場合もある．徐々に意味記憶は失われていく．

FTLD
FTDは近年注目されるようになった疾患である．ややわかりにくいこの疾患を理解するには歴史的背景を理解するのが近道である．1892年ごろに初めて報告されたピック病がFTDの原型である．ピック病は人格変化や行動症状（暴力など）がみられるまれな認知症であった．長らく注目されない疾患であり，患者の多くは精神科病院の片隅にしか居所がなかったものと推察される．しかし，1994年に欧州から新たなFTD概念が提唱され，革新的な変化が起こり，現在では第4あるいは第3の認知症として認識されている．
現在では前頭側頭葉変性症（FTLD）という大きなグループがあり，それが，①FTD（かつてピック病といわれたものを含む），②意味性認知症，③進行性非流暢性失語，の3つに分かれるという構造になった（図1）．この3つはそれぞれ特徴的な疾患であるが，まず大枠を理解するという観点から本書では①を主に取り上げた．

前頭葉　頭頂葉
側頭葉　後頭葉

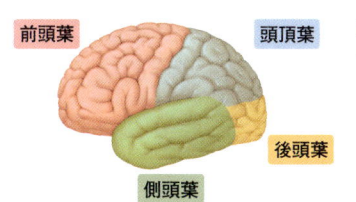

前頭側頭型認知症（FTD）：人格，行動変化が主体
進行性非流暢性失語（PA）
失語が主体
意味性認知症（SD）

■図1　脳の区分と認知症の責任部位

誘因・原因

- アルツハイマー型認知症，血管性認知症（VaD），DLBに次ぐ第4位の頻度の認知症である
- 65歳以前に発症することが多いため，若年性認知症のなかでは割合が多い．
- タウタンパク質やTDP-43タンパク質の異常蓄積によりピック（Pick）小体*が観察される．
- TDP-43タンパク質やユビキチン陽性封入体を伴うことから，TDP-43プロテイノパチー（proteinopathy）という新しい疾患概念が示されている．

症状・臨床所見（図2）

- 認知症は物忘れの病気という一般通念に反して，FTDでは記憶障害（物忘れ）が目立たないため，認知症と思われないことが多い．人格障害や統合失調症と診断されている場合もあり，専門家がみれば診断は比較的容易だが，一般的には難しいといえる．
- 常同行動とは，いつも同じことをするなどの症状である． 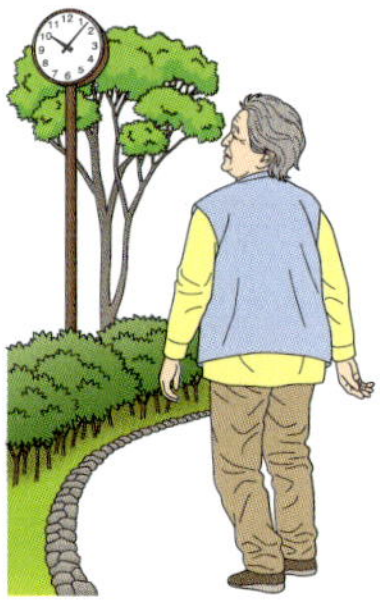
  ①毎日同じ時間に同じことをするという時刻表的生活
  ②いつも決まったコースを歩き回る常同的周遊
  ③いつも同じものを食べる常同的食行動

  などである．また甘いものを好んで極端に多量に食べるようになるという報告がある．

  > FTDは，人格障害や統合失調症の鑑別診断の1つにあげることが重要である．

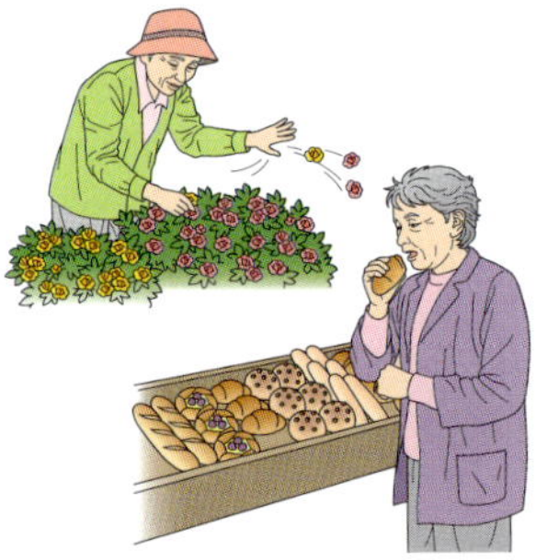

- 脱抑制とは，自己のコントロールができないことである．他人が何と思おうがしたいときにしたいことをする（たとえば店でパンを手に取りそのまま食べる，花壇の美しい花を摘み取るなど）わが道を行く行動（going my way behavior）や，診察や立ち話の途中にプイとどこかに行ってしまう立ち去り行動は，とても特徴的である．
- 病識欠如が顕著であり，上記のような社会的問題が生じて近所や家族内の大問題になってしまっても，本人に深刻味がない．
- 被影響性亢進とは，外的刺激に反射的に反応してしまうことである．問いかけにオウム返しで同じことを発語する反響言語，何かやってみせると同じことをやってしまう模倣行動などがみられる．

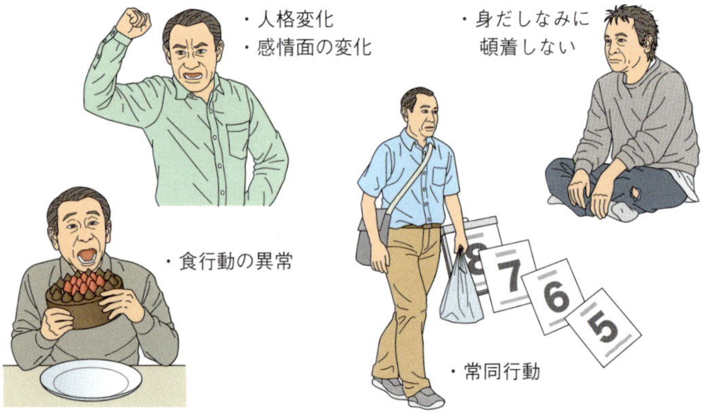

図2　前頭側頭型認知症の症状

- 人格変化
- 感情面の変化
- 身だしなみに頓着しない
- 食行動の異常
- 常同行動

●用語解説

Pick小体

19世紀の初出時にはそうではなかったとのことだが，長らく一般的に「ピック病（＝FTD）とはピック小体をもつ認知症である」と理解されてきたことも，問題のややこしさの原因の1つである．概念が途中で変わったのである．その後ピック病は，ピック小体のあるピック病と，ないピック病などと分類されることもあった．現代では，FTLDの3分類の1つがFTDであり，そのなかでタウタンパク質からなるピック小体をもつものがとくにピック病とよばれている．

検査・診断(表1)・分類

- 形態画像検査(MRI，CTなど)で前頭葉・側頭葉の萎縮(ナイフの刃状といわれる)をみる．
- 機能画像検査(SPECT，PETなど)で前頭葉・側頭葉の集積低下をみる．
- 神経心理検査で前頭葉の機能低下をみる．
- 意味性認知症，進行性非流暢性失語とともに，前頭側頭葉変性症(FTLD)とよばれる．
- 性格変化と社会的接触性の障害が，病初期から全疾患経過をとおして優勢な特徴である．知覚，空間的技能，行為，記憶といった道具的機能は正常か比較的良好に保たれる．

治療

- 根本治療薬はない．
- 常同性等を対象として抗うつ薬を用いた研究報告は多数あるが，十分なエビデンスはない．
- 行動症状が著しく，本人と介護者の不利益が著しいときには，抗精神病薬も検討されることがある．ただし常に本人の利益が最優先であることを忘れてはならない．
- 本人が最も不利益を被るのは，周囲が無理解である場合だろう．たとえば高齢発症の人格障害(定義上はありえない)とみなされる場合もある．また，疾患の特徴として決まった時刻に歩き回りたいのに，ルールだから駄目と抑えつけようとすると，結果的に激しい行動制限(隔離や拘束)をするしかなくなるが，決まった時刻だけの散歩は許可するなど，本人にとって快である別の行動パターンを作るなどの解決策はありえるだろう．当事者が生活しやすいように環境を変える努力をする(たとえば家族に疾患について説明する)ことも重要な治療的行為である．

■表1　診断基準

I．中核的診断特徴(すべて必要) 　1．症状は潜行性に発症し徐々に進行 　2．社会的対人行動の早期からの障害 　3．自己行動の統制の早期からの障害 　4．早期からの感情鈍麻 　5．早期からの病識欠如
II．支持的診断特徴 　A．行動異常 　　1．自己の衛生や身なりの障害 　　2．思考の硬直化と柔軟性の消失 　　3．注意の転導性の亢進と維持困難 　　4．過食，口唇傾向と食行動変化 　　5．保続的行動と常同的行動 　　6．使用行動 　B．発語と言語 　　1．発話量の変化 　　　a．自発性の低下と発話の簡素化 　　　b．発話促進 　　2．常同的発話 　　3．反響言語 　　4．保続 　　5．無言症 　C．身体所見 　　1．原始反射 　　2．失禁 　　3．無動，固縮，振戦 　　4．低く不安定な血圧 　D．検査所見 　　1．神経心理学的検査：重度の健忘・失語・空間認知障害を伴わない明らかな前頭葉機能検査の異常 　　2．脳波検査：臨床的に明らかな認知症状があるにもかかわらず通常の脳波検査では正常 　　3．脳画像検査(形態および／または機能画像)：前頭葉および／または前部側頭葉の著明な異常

(Neary D. et al. Frontotemporal lobar degeneration. A consensus on clinical diagnostic criteria. Neurology 1998; 51: 1546-1554)
(橋本　衛：前頭側頭型認知症の鑑別診断．専門医のための精神科臨床リュミエール：前頭側頭型認知症の臨床，池田　学責任編集．中山書店，2010．より引用)

前頭側頭型認知症(FTD)：frontotemporal dementia ｜ 前頭側頭葉変性症(FTLD)：frontotemporal lobar degeneration ｜ 脳血管性認知症(VaD)：vascular dementia ｜ レビー小体型認知症(DLB)：dementia with Lewy bodies ｜ 意味性認知症(SD)：semantic dementia ｜ 進行性非流暢性失語(PA)：progressive non-fluent aphasia

Column

FTDのBPSD

- わが国でFTDが新聞やテレビで脚光を浴びたのは「万引きなどの症状が出る認知症」としてであろう．
- これは，2006年に万引きで失職したが，後にFTDの症状によるものであったと認められ処分が軽減された体験を手記で公表し，当時さかんに報道されたことによる．これによって救われた当事者，家族も多かったのではないか．
- 言うまでもないが，FTDの人がすべて万引きなどの症状を呈するわけではない．

認知症

レビー小体型認知症

G318 dementia with Lewy bodies(DLB)

疾患概念

レビー(Lewy)小体型認知症(DLB)とは，初老期ないし老年期に発症する認知症に加え，パーキンソニズムや幻視といった特徴的な症状を呈する神経変性疾患である．レビー小体が大脳皮質や脳幹核に出現し，それに基づく神経細胞脱落が原因とされている．アルツハイマー(Alzheimer)型認知症と脳血管性認知症(VaD)とともに三大認知症とよばれる．

Summary Map

誘因・原因
- 初老期ないし老年期に発症する認知症である．
- レビー小体が大脳皮質や脳幹部へ蓄積し，神経細胞脱落をきたす．

病態
- 認知機能低下やパーキンソニズムが生じ，日常生活機能の低下をきたす．
- 初期には認知機能低下が目立たず，抑うつ気分や幻視，パーキンソニズムが前景に立つことがある．

症状 臨床所見
- 認知症に加え，パーキンソニズムや幻視といった特徴的な症状を呈する．
  ①進行性で，変動を伴う認知機能障害
  ②幻視や妄想，抑うつ気分といった精神症状
  ③特発性のパーキンソニズム
  ④起立性低血圧や便秘といった自律神経症状
  ⑤レム睡眠行動障害

検査・診断 分類
- 進行性の認知機能障害に加え，認知機能の変動や幻視，パーキンソニズムといった特徴的な臨床像から診断する．画像検査を補助診断として用いる．
- 脳血流SPECT：後頭葉の血流低下
- ^{123}I-MIBG心筋シンチグラフィ：心筋へのMIGB取り込み低下

治療
- 対症的な薬物治療とケアや環境整備といった非薬物治療が行われる．
- 抗認知症薬として，ドネペジル塩酸塩(アリセプト®)が使用可能である(2015年6月現在)．

●用語解説

マイネルト(Meynert)基底核

アセチルコリンの起始核である．パーキンソン病やアルツハイマー型認知症，レビー小体型認知症で変性することが知られており，アセチルコリン産生の低下を認める．

誘因・原因

- レビー小体型認知症（DLB）は，老期ないし老年期に発症する認知症で，アルツハイマー型認知症とVaDとともに三大認知症と言われる．
- DLBの原因には，多数のレビー小体（図1）という病的構造物が大脳皮質や扁桃体，マイネルト（Meynert）基底核*に出現し，それに基づき神経細胞脱落を起こすことが考えられている．黒質や青斑核，迷走神経背側核などの脳幹核にもレビー小体が出現するため，パーキンソニズムを認める．
- レビー小体は，α-シヌクレイン（α-synuclein）といったタンパク質から構成され，神経細胞に出現する円形状の細胞質封入体である．HE染色で好酸性を示す．もともと，パーキンソン（Parkinson）病患者の中脳の脳幹核に蓄積する異常な構造物として知られていた．DLBでは，脳幹核にとどまらず，さまざまな認知機能をもつ大脳皮質にレビー小体が出現する．

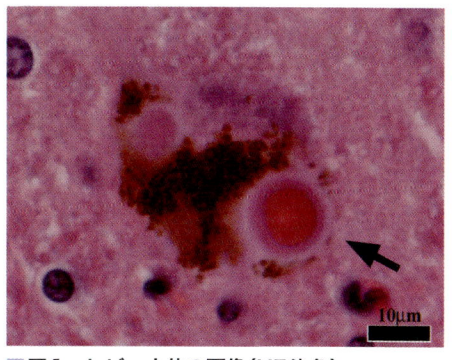

■図1　レビー小体の画像（HE染色）
神経細胞の核周囲に封入体として出現する．
（高齢者ブレインバンク．http://www.mci.gr.jp/BrainBank/Edu/09JADF_rev.pdf, p.43より引用．サイト管理者村山繁雄氏の許諾を得て転載．ダウンロード日時2014年2月11日）

症状・臨床所見

- 症状として，①認知機能障害，②精神症状，③パーキンソニズム，④自律神経症状がある．

認知機能障害
- 進行性の認知機能低下を認める．しかし，初期には必ずしも記銘力低下は目立たず，精神症状やパーキンソニズムが前景に立つことがある．
- 認知機能の変動が特徴的で，日によって，もしくは1日のうちでも状態像が異なることがある．
- 他の認知機能低下と比べて，視空間認知障害や実行機能障害が目立つことがある．

精神症状
- 幻覚や妄想，抑うつ気分といった精神症状が出現することがあり，そのなかでも幻視が特徴的である．
- 人物や小動物や虫といった具体的な幻視で，多くは反復持続性である（図2）．
- 幻視の訴えは，飛蚊症や物体誤認の訴えと区別が難しく注意が必要である．
- せん妄で生じる幻視とは，意識清明時に本人が幻視の内容を詳細に説明できるところで鑑別できる．

パーキンソニズム
- 特発性のパーキンソニズムを認める．
- 寡動や筋強剛が主体で，安静時振戦は目立たないことが多い．
- 姿勢保持反射障害や歩行障害といった運動機能障害を認めるため，転倒を繰り返すことがある．

自律神経症状
- 起立性低血圧や尿失禁，便秘，体温調節障害を認めることがある．

その他
- レム睡眠行動障害との関連が指摘されており，寝言や夜間の異常行動を認めることがある．

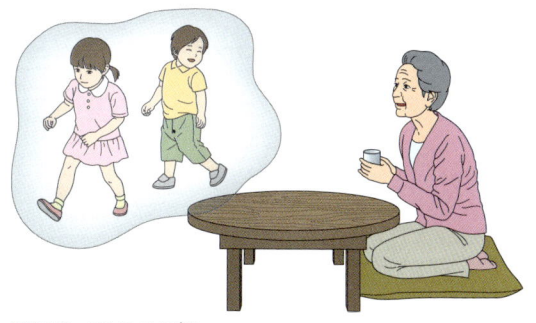

■図2　DLBの幻視

検査・診断・分類

診断

- 経過や特徴的な症状から判断する臨床診断が主体で，画像検査は補助診断として用いられる．
- 『Lewy小体型認知症の臨床診断基準改訂版（第3回DLB国際ワークショップ：表1）』を使用することが多い．ここでは，診断に必須な中心的症状として進行性の認知機能障害がある．中核的症状として認知機能の変動，幻視，パーキンソニズムの3つがある．示唆的特徴には，レム睡眠行動異常や抗精神病薬に対する過敏性がある．
- 鑑別として，アルツハイマー型認知症やVaD，進行性核上性麻痺や大脳皮質基底核変性症といったパーキンソニズムを伴う認知症を呈する疾患があげられる．
- 頭部MRI／CTでは，びまん性の脳萎縮を認めるものの，認知機能低下と比べても萎縮が目立たないことが多い．海馬萎縮や側脳室下角の拡大も軽度である．肉眼的には特異的な変化はなく，アルツハイマー型認知症や脳血管性認知症，その他の器質性疾患との鑑別に使用する．

■表1　DLBの臨床診断基準改訂版（第3回DLB国際ワークショップ）

(1) 中心的特徴（DLBは確実probableあるいは疑いpossibleの診断に必要）
　　正常な社会および職業活動を妨げる進行性の認知機能低下として定義される認知症．顕著で持続的な記憶障害は病初期には必ずしも起こらない場合があるが，通常，進行すると明らかになる．
(2) 中核的特徴（2つを満たせばDLBは確実，1つではDLB疑い）
　　a. 注意や覚醒レベルの顕著な変動を伴う同様性の認知機能
　　b. 典型的には具体的で詳細な内容の，繰り返し出現する幻視
　　c. 自然発生の（誘因のない）パーキンソニズム
(3) 示唆的特徴（中核的特徴1つ以上に加え示唆的特徴1つ以上が存在する場合，DLBほぼ確実，中核的特徴がないが示唆的特徴が1つ以上あればDLB疑いとする．示唆的特徴のみではDLBほぼ確実とは診断できない）
　　a. レム期睡眠行動異常症（RBD）
　　b. 顕著な抗精神病薬に対する感受性
　　c. SPECTあるいはPETイメージジングによって示される大脳基底核におけるドパミントランスポーター取り込み低下
(4) 支持的特徴（通常存在するが診断的特異性は証明されていない）
　　a. 繰り返す転倒・失神
　　b. 一過性で原因不明の意識障害
　　c. 高度の自律神経障害（起立性低血圧，尿失禁など）
　　d. 幻視以外の幻覚
　　e. 系統化された妄想
　　f. うつ症状
　　g. CT/MRIで内側側頭葉が比較的保たれる
　　h. 脳血流SPECT/PETで後頭葉に目立つ取り込み低下
　　i. MIBG心筋シンチグラフィで取り込み低下
　　j. 脳波で徐波化および側頭葉の一過性鋭波
(5) DLBの診断を支持しない特徴
　　a. 局在性神経徴候や脳画像上明らかな脳血管障害の存在
　　b. 臨床像の一部あるいは全体を説明できるほかの身体的あるいは脳疾患の存在
　　c. 高度の認知度の段階になって初めてパーキンソニズムが出現する場合
(6) 症状の時間的経過
　　（パーキンソニズムが存在する場合）パーキンソニズム発症前あるいは同時に認知症が生じている場合，DLBと診断する．認知症を伴うParkinson病（PDD）という用語は，確固たるPDDの経過中に認知症を生じた場合に用いられる．実用的には，臨床的に最も適切な用語が用いられるべきであり，Lewy小体病のような包括的用語がしばしば有用である．DLBとPDD間の鑑別が必要な研究では，認知症の発症がパーキンソニズムの発症後の1年以内の場合をDLBとする"1年ルール"を用いることが推奨される．それ以外の期間を採用した場合，データの蓄積や比較に混乱を生じることが予想される．臨床病理学的研究や臨床試験を含む，それ以外の研究の場合は，DLBとPDDの両者は，Lewy小体病あるいはαシヌクレイン異常症のようなカテゴリーによって統合的に捉えることが可能である．

（「認知症疾患治療ガイドライン」作成合同委員会編：認知症疾患治療ガイドライン2010．p.296，医学書院，2010）

■表2　アルツハイマー型認知症との違い

	アルツハイマー型認知症	レビー小体型認知症（DLB）
原因	大脳皮質へのアミロイドβタンパクの蓄積	大脳皮質，脳幹核へのレビー小体の蓄積
疫学	女性に多い	男性に多い
症状	短期記憶の障害が初期から目立つ 初期から幻視を認めることは少なく，パーキンソニズムは目立たない	初期は認知機能障害が目立たないことがある 幻視や抑うつ気分，特発性のパーキンソニズムといった症状を認める 認知機能の変動を認め，視空間認知障害が顕著である
経過	緩徐に進行	認知機能は変動しながら進行していく
頭部CT/MRI	両側海馬の萎縮，側頭葉・頭頂葉皮質の萎縮，側脳室下角の拡大を認める	大脳萎縮のわりには，海馬萎縮が目立たない 側頭葉内側の温存 特異的な変化がない
脳血管SPECT	両側側頭葉から頭頂葉にかけての血流低下	後頭葉の血流低下

¹²³I-MIBG心筋シンチグラフィ

- ¹²³I MIBG心筋シンチグラフィでは，心筋へのMIGB取り込み低下を認める（図3）．

脳血流SPECT

- 脳血流SPECTでは，後頭葉の血流低下を認める．FDG-PETも同様に，後頭葉の代謝低下を認める（図4）．
- 初期には認知機能低下が目立たず，抑うつ気分や幻視，パーキンソニズムが前景に立つことがあり，うつ病やパーキンソン病との鑑別が困難になることがある．これらの診断がついていても，経過上で認知機能低下が明らかになった場合は，DLBを念頭におく必要がある．

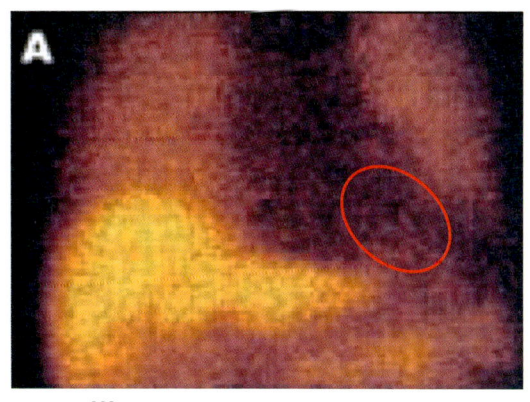

図3 ¹²³I-MIBG心筋シンチグラフィ（早期像）
DLBでは，早期像・後期像ともにMIBGの集積が著明に低下する．心臓と上縦隔のMIBGの集積比率で評価を行う．
H（心臓）/M（上縦隔）比は，1.58と低下している．MIBGの集積はほとんど認められない．
（高齢者ブレインバンク．http://www.mci.gr.jp/BrainBank/Edu/09JADF_rev.pdf，p.57より引用．サイト管理者村山繁雄氏の許諾を得て転載．ダウンロード日時2014年2月11日）

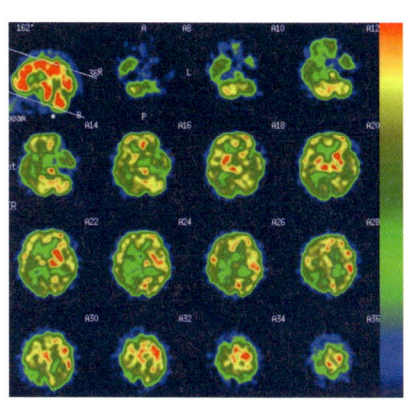

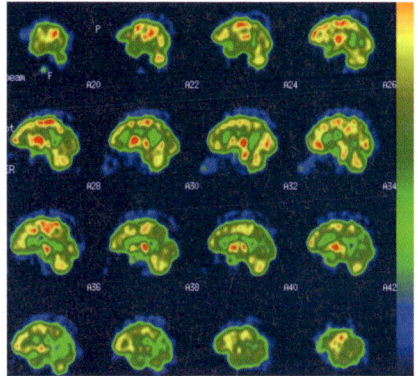

図4 脳血流SPECT

両側後頭葉内側部の血流低下を認める．

治療

- 薬物治療とケアや環境調整といった非薬物治療が行われる．DLBは，幻覚や妄想，パーキンソニズムといったさまざまな症状が出現する．これらの症状による日常生活への影響を考慮し，対症的に薬物治療が行われることがある．
- たとえば，幻視や妄想といった精神症状に対して抗精神病薬が使用されることがある．しかし，本疾患は抗精神病薬の過敏性が特徴にあげられており，少量の抗精神病薬の使用であっても，顕著な錐体外路症状や過鎮静が出現することがある．安易に薬物治療を選択せず，積極的に非薬物療法を行う．
- 認知機能障害に対する治療について，抗認知症薬として，ドネペジル塩酸塩（アリセプト®）が使用可能である．

レビー小体型認知症（DLB）：dementia with Lewy bodies ｜ 脳血管性認知症（VaD）：vascular dementia

Supplement

可逆性認知症
treatable dementia

- 絶対に見逃してはならない可逆性認知症として，①うつ病，②慢性硬膜下血腫，③正常圧水頭症（iNPH）を取り上げる．

①うつ病

- 高齢者のうつ病は，たとえば家族が「高齢の母が何もできないと言って自宅で寝てばかりになってしまった，病院ではなんともないと言われているのに，自分は重病に違いないと信じ込んでいるので，認知症ではないか」というような形で受診に至ることが多い．
- 認知機能検査などに対して「こんなことはできない」と答える所見は「cannnot回答」とよばれ，また自分は重病だという妄想は「心気妄想」とよばれる．
- このような，認知症と間違われるうつ病を「仮性認知症」という．うつ病の治療により完治するので鑑別が重要である．
- 仮性認知症と認知症（アルツハイマー型を主に想定）の鑑別ポイントを表1に示す．
- もっとも，真の認知症が後年発症することもある．この点は専門的すぎるので，プライマリケアでは考えなくてもよいであろう．

■表1　仮性認知症と認知症の鑑別ポイント（ただし個人差は大きい）

		仮性認知症	認知症
経過		・発症時期が明瞭である	・発症時期が特定できない
		・精神科的既往歴があることが多い	・精神科的既往歴がないことが多い
		・先行するストレス因がある	・誘因がない
症状の訴え方		・認知機能の低下をさかんに訴える	・認知機能の低下を訴えないこともある
		・多彩な身体症状，経済的苦境，自責感などのしつこい訴え	・左記は目立たない
		・すぐに「できない」と言って，あきらめる	・「できるけれどもしない」「ばかばかしいのでしない」と取りつくろう
臨床像		・最近のこと，過去のこともともに忘れていると訴える	・最近の出来事を忘れているが，過去のことは覚えている
		・見当識障害は目立たない	・見当識障害が目立つ
		・睡眠障害の合併が多い	・睡眠障害がないこともある
		・食欲低下が多い	・食欲低下は少ない
		・日内変動あり（朝悪く，夕方に軽快）	・日内変動なし，あるいは夕方に不安定（夕暮れ症候群）
		・体重減少あり	・体重減少なし
画像所見		・脳の形態画像上，萎縮は目立たない	・脳の形態画像上，萎縮が目立つ
		・脳の機能画像上，前頭葉の血流低下	・脳機能画像上，頭頂葉（AD），後頭葉（DLB）の血流低下

②慢性硬膜下血腫

- 脳には硬膜，クモ膜，軟膜の3層の髄膜が存在するが，頭部外傷後1～2か月後に，徐々に血液が硬膜とクモ膜の間にたまり，脳を圧迫して症状が出現するという病態である．
- 高齢，男性，アルコール摂取，脳萎縮，出血傾向などが危険因子である．
- 慢性硬膜下血腫の症状は，頭痛，歩行障害，意識障害，認知症である．
- CTで容易に診断可能なので，初診時にはCTを撮ることが望ましい．
- 外科的治療（局所麻酔下で穿頭血腫除去術）で完治するが，再発も多い．

③正常圧水頭症（iNPH）

- 髄液の流れや吸収が妨げられ，脳室に髄液が溜まることで，脳室が拡大し，脳が圧迫されることで起きる．
- 認知症，失禁，歩行障害が3徴といわれている．また前頭葉症状（注意，遂行機能の障害）やアパシー（apathy）*が見られることが多い．
- CTにて脳室が拡大している一方，圧迫のため頭頂部の脳溝が狭くなっていることが確認されれば，正常圧水頭症を疑う．
- 治療の適応は専門家によるタップテストで決定される．タップテストとは，腰椎穿刺で正常な脳脊髄圧であることを確認してから，少量の髄液を抜いて，歩行障害が改善するかをみる試験である．
- タップテストで改善がみられる場合は，髄液シャント術の適応である．これは全身麻酔下で髄液を腹腔内に排出するカテーテルを埋め込む手術である．

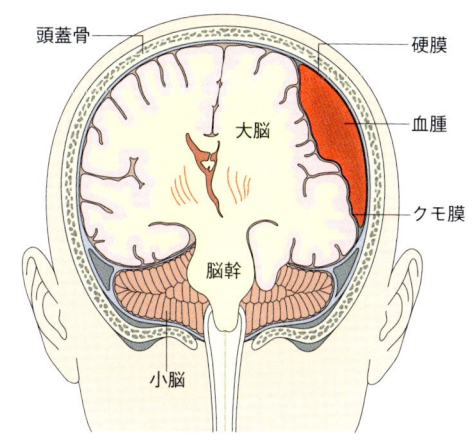

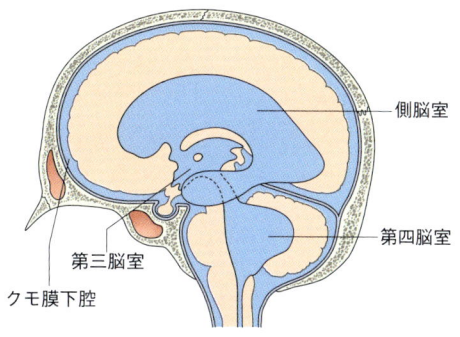

■図1　慢性硬膜下血腫

■図2　正常圧水頭症
脳室が拡大している．

●用語解説

アパシー（apathy）
動機の喪失による目標指向性の行動・認知・情動の減少を指す．自己への関心の低下，新しいことに取り組む意思の低下，情動の平板化などとして現れる．しばしば抑うつ状態と間違われやすい．
p.110参照

正常圧水頭症（iNPH）：idiopathic normal pressure hydrocephalus

Supplement

感染性認知症：クロイツフェルト・ヤコブ病（CJD）

疾患概念

- クロイツフェルト・ヤコブ病（CJD）はプリオン病の一種である。さまざまな原因で生じた異常プリオンタンパク*が中枢神経組織に蓄積し、海綿状変化をきたし、不可逆的な致死性脳機能障害を引き起こす。
- 症状は、病型にもよるが、認知症、ミオクローヌスなどの不随意運動を認め、急速に進行し、寝たきり、無動・無言状態となる。

原因・疫学

- 異常プリオンタンパクが中枢神経に蓄積し、海綿状変化をきたし、不可逆的な致死性脳機能障害が生じる。
- 罹患率は100万人に1人である。
- プリオンタンパク異常化の原因によって、孤発性、遺伝性、感染性（医原性、変異型）に分類される（表1）。臨床経過や検査所見がおのおの異なる。孤発性が80〜90％を占めており、本稿では孤発性CJDについて解説する。

● 用語解説

感染性認知症
感染症が原因で生じる認知症として、CJD、HIV脳症、神経梅毒、亜急性硬化性全脳炎、進行性多巣性白質脳症、各種脳炎・髄膜炎の後遺症といったものがあげられる。ウイルスや細菌、異常プリオンタンパクが感染し、その経過中に認知症を呈する可能性がある。

プリオンタンパク
正常なプリオンタンパクは病原性を認めず、体内で産生されている。プリオンタンパク遺伝子は正常多型があり、ヒトによって遺伝子型は異なる。さまざまな原因によって異常プリオンタンパクに変化すると、周囲の正常なプリオンタンパクを次々と異常プリオンタンパクに変化させ、脳内に蓄積し、プリオン病が生じる。異常プリオンタンパクは感染性をもつことがある（図1）。

■表1 CJDの分類と特徴

孤発性		老年期を中心に出現し、プリオンタンパク異常化の原因は不明である。プリオンタンパク遺伝子の変異はない。CJD全症例の80〜90％を占める。
遺伝性		CJD全症例の約10％を占める。常染色体優勢遺伝で、プリオンタンパク遺伝子の変異を認める。浸透率は高くなく、変異があるからといって必ず発症するわけではない。経過は、急速に進行する型と緩徐に進行する型がある。
感染性	医原性	CJD由来の角膜や硬膜移植後、下垂体由来の成長ホルモンやゴナドトロピン使用後に感染する。また、適切に処理されなかった脳外科手術器具による媒介が原因になることがある。小脳失調が初発症状になることが多い。
	変異型	牛海綿状脳症（BSE）感染牛の特定危険部位の摂取が原因と考えられている。若年発症が多い。脳波所見で周期性同期性放電は通常認められない。プリオンタンパク遺伝子の変異を認めない。頭部MRI T2強調像で、両側視床枕の高信号を認める。

プリオン
核がない（遺伝子をもたない）単なるタンパク質

正常型　　感染型

■：α-らせん構造　■：β-シート構造（板状）
プリオンタンパクの立体構造

感染型 → 正常型 → 感染型に変化
感染型が侵入　正常型に接触　感染型に変化

ドミノ式に蓄積
↓
自己増殖しない

■図1　プリオンタンパクの感染型への変化
（河村伊久雄ほか編［藤村響男］：ナースのための図解感染の話. p.94, 学習研究社, 2008を改変）

症状・臨床所見

- 孤発性CJDは，プリオン遺伝子の遺伝子型と異常プリオンタンパクの種類によってさまざまな病型をとる．
- 古典的な孤発性CJDでは，数か月の経過で，急速に進行する認知症とミオクローヌスが特徴的である．初発症状は，倦怠感，めまい，しびれ，食欲不振，視覚異常といった非特異的な身体症状，抑うつ気分や不安などの精神症状が認められることが多い．
- 数か月で，認知症が急速に進行し，意思疎通が困難となる．小脳失調症状，ミオクローヌスや全身の不随意運動が出現し，言語障害や運動障害が顕著となる．起立歩行が困難となり，寝たきりになる．
- さらに進行すると，ミオクローヌスは消失し，無動・無言状態から屈曲・拘縮に至る．1〜2年で呼吸麻痺，全身衰弱をきたし，感染症などの合併症で死亡する．

検査・分類・診断

- 孤発性CJDでは，頭部MRIや脳波，脳脊髄液といった検査が有用である．なお，感染経路は未知の部分が多く，感染予防の観点から，脳脊髄液の採取といった侵襲を伴う検査には十分注意する．
- 頭部MRI T2強調像（病初期には拡散強調像が有用）やFLAIR像で，大脳皮質や大脳基底核に高信号を認める（図2）．初期には萎縮がほとんど目立たないが，急速に進行し，数か月の経過で脳萎縮が顕著になる．
- **脳波**：非特異的な徐波化，周期性同期性放電（PSD）を認める．末期ではPSDは消失し，平坦化する．
- **脳脊髄液**：14-3-3タンパク陽性，総タウタンパク上昇を認める．
- **プリオンタンパク遺伝子検査**：遺伝性CJDとの鑑別に使用され，孤発性CJDの病型分類に有用である．

治療

- 有効な治療法は確立されておらず，予後不良である．

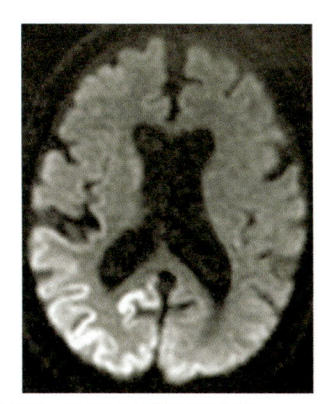

■図2　CJDの頭部MRI画像
病初期には拡散強調像が有用で，大脳皮質の高信号を認める．
（那須政司：Creutzfelt-Jakob病，新版よくわかる脳MRI，第2版（青木茂樹ほか編著），p.457，秀潤社，2008より引用）

クロイツフェルト・ヤコブ病（CJD）：Creutzfeldt-Jakob disease ｜ 牛海綿状脳症（BSE）：bovine spongiform encephalopathy ｜ 周期性同期性放電（PSD）periodic synchronous discharge

痙攣性疾患

てんかん

G40　epilepsy

疾患概念

てんかんとは，世界保健機関(WHO)によると「種々の病因によってもたらされる慢性の脳疾患であり，大脳神経細胞の過剰な放電に由来する反復性の発作(てんかん発作)を唯一あるいは主徴とし，これに種々の臨床症状および検査所見を伴う状態」と定義されている．その病態生理は，神経細胞の異常興奮あるいは抑制障害からくる易興奮性が基盤にあると考えられる．

Summary Map

誘因・原因
- てんかんは，特発性と症候性に分類され，特発性のものには，単一遺伝子異常，多因子遺伝によるてんかんが含まれる．症候性のものには，脳の傷痕，脳の形成異常，脳腫瘍などの病気がある場合に発症する．
- てんかんの罹患率は1年間で人口10万人当たり24〜190人とされ，55歳以上になると急激に罹患率が高くなるとされる．
- てんかんの有病率は人口1,000人当たり4〜10人といわれている．

病態
- てんかん発作は，全般発作と部分発作に分かれる．
- 全般発作は，脳全体が一気に過剰興奮して起こる発作である．強直間代発作，強直発作，間代発作，ミオクロニー発作，欠神発作，脱力発作などがある．
- 部分発作は，大脳皮質の一部分から生じた神経の過剰興奮によって起こる発作である．意識障害のない単純部分発作と，意識障害を伴う複雑部分発作に分かれる．

症状 臨床所見
- てんかん患者の20〜40%はなんらかの精神科的問題を合併しているといわれている．背景には心理社会的要因や器質的障害，てんかん発作に関連したもの，抗てんかん薬の影響などである．
- てんかん患者に多い精神症状としては，気分障害または不安障害で，その他，幻覚妄想などである．
- 難治性てんかん患者では高次脳機能障害を併発していることも多く，精神科的対応を求められることも珍しくない．

検査・診断 分類
- てんかんの検査・診断では問診・脳波・画像検査が必須である．
- 画像検査としてはCTやMRIおよびFDG-PET，脳血流SPECTなどの核医学検査がある．
- 定期的に血液検査を施行することも忘れてはいけない．
- 1989年のILAEの国際分類によると，てんかんは部分発作と全般発作という発作型の分類と，特発性と症候性という病因の分類を掛け合わせて4つに分類される．すなわち，特発性局在関連てんかん，特発性全般てんかん，症候性局在関連てんかん，症候性全般てんかんに分かれる．
- それぞれ選択する抗てんかん薬や予後・経過などが異なる．

治療
- てんかん治療の基本は薬物療法で，発作の軽減・抑制を図る．
- 抗てんかん薬の治療は単剤療法から始めるが，数種類の単剤療法を試みてもなお発作が抑制できないときには，多剤併用療法を考慮する．
- 発作が難治な場合には外科手術を考慮する．薬物療法開始後は発作がいったん寛解することもあり，手術時期の判断が難しいが，診断が確実ならば早期の手術を積極的に考えたほうがよい．
- 精神症状が出現したときには，精神症状がてんかん発作と関係するものかどうかの確認が大切である．

用語解説

ミオクロニー発作
ミオクローヌスは，自分の意思とは関係なく運動を起こす不随意運動の1つであり，突然の筋肉の収縮によって起こる動きである．ミオクローヌスは大脳皮質，視床，基底核，脳幹，小脳，脊髄，などの障害に起因する．ミオクローヌスの動きを示すてんかん性の発作をミオクロニー発作と呼んでいる．

SISCOM
てんかん焦点部位をMRI上で診断する方法．てんかん発作時のSPECTから発作間欠時のSPECTを差し引いて血流の上昇域を統計解析し，その結果をMRIに重畳する試みがSISCOMとよばれ，その有用性が期待されている．

ケトン食療法
難治性てんかんの食事療法の1つ．糖・炭水化物を減らし脂肪を増やした食事が，てんかんに効果があるとされる体内のケトン体を作るという食事療法．食バランスの偏った食事なので，医師と栄養士の指導が必要．

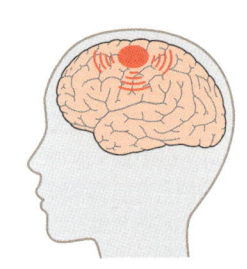

■部分発作：脳の一部分から徐々に興奮

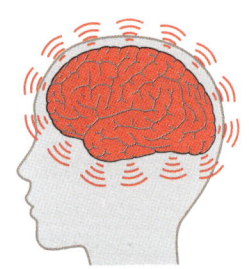

■全般発作：脳全体が一気に興奮

誘因・原因

- 国際てんかん連盟(ILAE)の国際分類(1989年)によると，てんかんの病因は，①特発性(特定の病変ではなく遺伝性の素因が強いと考えられる)と，②症候性(中枢神経系に既知の病変あるいは推定される障害をもつ)に分類される(表1).
- 特発性のものには，単一遺伝子異常(イオンチャネル遺伝子やシナプスタンパク・脳形成関連遺伝子)，多因子遺伝によるてんかんが含まれる.
- 症候性のものは，①脳の傷痕(出産時外傷，頭部外傷，血管障害性，脳炎，海馬硬化症)，②脳の形成異常(限局性皮質形成異常，異所性灰白質，片側巨脳症)，③脳腫瘍や血管腫などの病気に分類される.
- てんかんの罹患率(特定の期間内に集団に新たに生じた疾病数の割合)は，1年間で人口10万人当たり24～190人とされている．アメリカやスウェーデン，アイスランドなどにおける研究によると，10歳以下の小児の罹患率よりも70歳以上の高齢者の罹患率のほうが高く，55歳以上になると急激に罹患率が高くなるとされている．

■ 表1　てんかんの病因

特発性	単一遺伝子異常	K⁺チャネル：KCNQ2, KCNQ3
		Na⁺チャネル：SCN1A, SCN1B, SCN2A
		GABA受容体：GABRG2, GABRA1
		nAch受容体：CHRNA4, CHRNB2, CHRNA2
		シナプスタンパク：STXBP1, LGI1, CASK
		脳形成：ARX, CDKL5, PCDH19
	多因子遺伝	
症候性	脳の傷痕	出産時外傷
		頭部外傷
		脳血管障害性
		脳炎・脳症
		海馬硬化症
	脳の形成異常	限局性皮質形成異常
		片側巨脳症
		多小脳回
		結節性異所性灰白質
	脳腫瘍・血管腫	神経節膠腫(ガングリオグリオーマ)
		胚芽異形成性神経上皮腫瘍(DNT)
		海綿状血管腫

罹患率と年齢のU字カーブ：てんかんの有病率(ある時点において集団のなかで疾病に罹患している人の割合)は，人口1,000人当たり4～10人といわれている．これからわかるように，てんかんとはあらゆる年齢層に起こりうる頻度の高い疾患であるといえる．

症状・臨床所見

発作症状

- 1989年のILAEの国際分類によると，てんかん発作は，①全般発作，②部分発作に分かれる．
- 全般発作は，脳全体が一気に過剰興奮して起こる発作で，発作症状としては強直間代発作，強直発作，間代発作，ミオクロニー発作，欠神発作，脱力発作などがある(表2).
- 部分発作は，大脳皮質の一部分(てんかん焦点)から生じた神経の過剰興奮によるてんかん発作であり，てんかん焦点部位の大脳機能に対応する症状が発作として出現し，意識障害のない単純部分発作と，意識障害を伴う複雑部分発作に分かれる．

てんかん発作以外の症状

- てんかん発作以外の症状として重要なのは精神症状で，てんかん患者の20～40%はなんらかの精神科的問題を合併しているといわれている．その背景には心理社会的要因や器質的障害，てんかん発作に関連したもの，抗てんかん薬の影響などさまざまである．
- てんかん患者に多い精神症状としては，気分障害または不安障害で，そのほか，幻覚妄想などの精神病症状を示すこともある．
- 脳炎後てんかんなどの難治のてんかん患者では，高次脳機能障害(記憶障害や言語機能障害，遂行機能障害など)を併発していることも多く，精神科的対応を求められることも珍しくない．

その他

- 厳密にはてんかん発作ではないが，心因性非てんかん性発作(PNES)とよばれる疾患(転換・解離性障害)がてんかん患者に合併することもあるので注意が必要である．
- WHOの分類ではてんかんは「精神と行動の障害(F群)」ではなく「神経系(G群)」に分類されているが，てんかん発作以外にもさまざまな精神科的問題を合併しやすいので，今後もてんかん診療における精神科医の役割は重要である．

■表2　てんかんのおもな症状

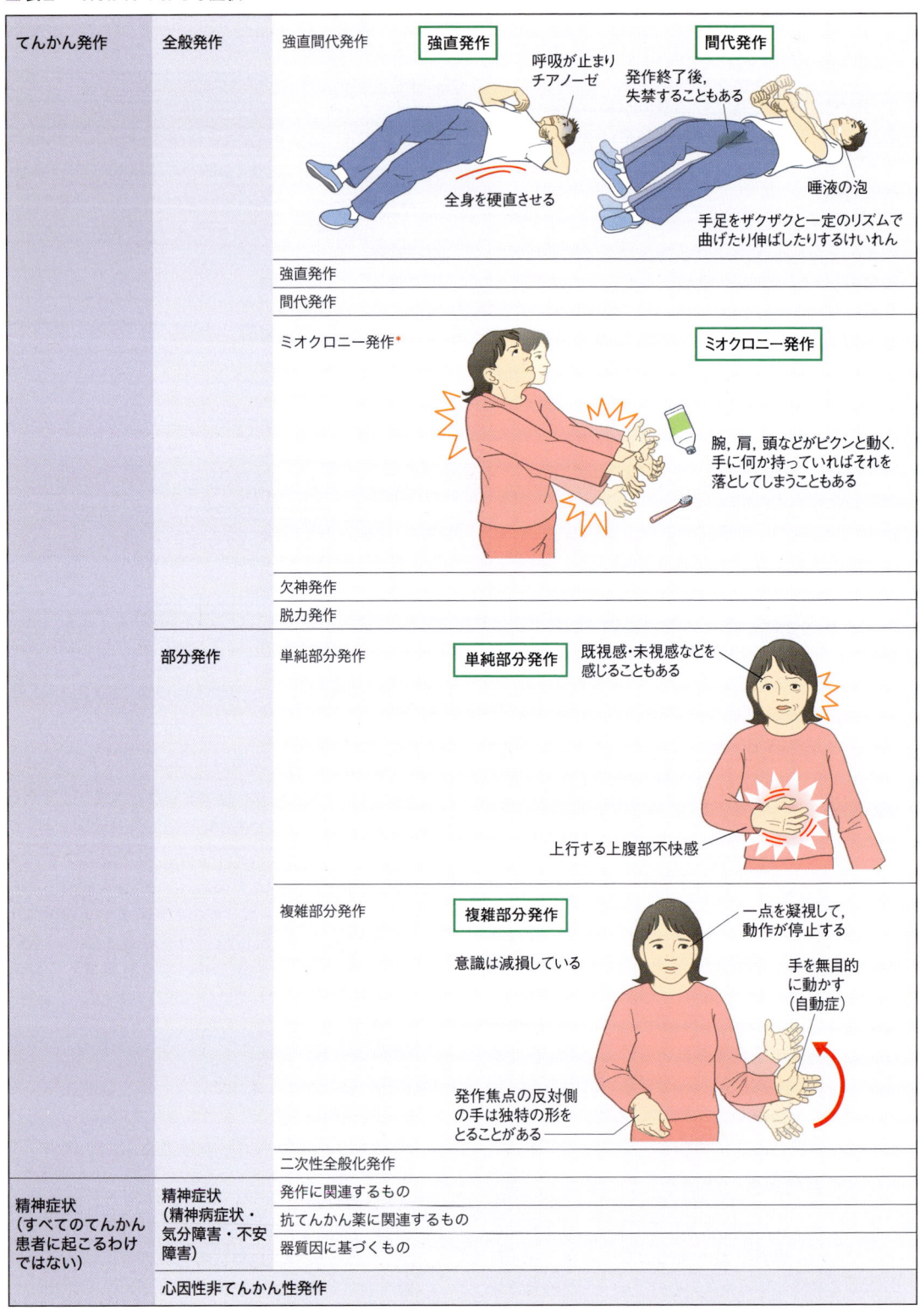

てんかん発作	全般発作	強直間代発作	強直発作：全身を硬直させる／呼吸が止まりチアノーゼ　間代発作：発作終了後、失禁することもある／唾液の泡／手足をザクザクと一定のリズムで曲げたり伸ばしたりするけいれん
		強直発作	
		間代発作	
		ミオクロニー発作*	ミオクロニー発作：腕、肩、頭などがピクンと動く。手に何か持っていればそれを落としてしまうこともある
		欠神発作	
		脱力発作	
	部分発作	単純部分発作	単純部分発作：既視感・未視感などを感じることもある／上行する上腹部不快感
		複雑部分発作	複雑部分発作：意識は減損している／一点を凝視して、動作が停止する／手を無目的に動かす（自動症）／発作焦点の反対側の手は独特の形をとることがある
		二次性全般化発作	
精神症状（すべてのてんかん患者に起こるわけではない）	精神症状（精神病症状・気分障害・不安障害）	発作に関連するもの	
		抗てんかん薬に関連するもの	
		器質因に基づくもの	
	心因性非てんかん性発作		

```
●問診
1）発作に関する問診（患者本人からの情報はもちろん，家族（目撃者）からの情報も重要！）
●発作の起こった場所・時間・状況・誘因など
●発作が始まるときの症状（前兆の有無）
●意識障害の有無（どのあたりまで覚えていて，どこから記憶があるか）
●発作の持続時間
●けいれんの有無，自動症の有無，症状の左右差
●発作後の回復はどうなのか？
●発作がいつ始まったのか？
●最終発作は？
●発作の頻度は？
●発作と睡眠・覚醒の関連は？
2）精神症状に関する問診
3）生育歴・既往症・家族歴の聴取
●神経学的検査
```

```
血液検査・心電図
```

```
生理学的検査
脳波検査（睡眠記録を十分に）
長時間ビデオ脳波同時記録
脳磁図（MEG）
```

```
画像検査
MRI
SPECT（発作時，発作間欠時）
FDG-PET
```

■図1　検査の流れ

検査・診断・分類

問診

- てんかんの検査・診断では問診・脳波・画像検査が必須である．そのなかでも，詳細な問診による発作症状の確認および病歴聴取は最も重要である（図1）．
- 発作の始まりの症状や持続時間，発作症状の左右差や痙攣の有無，発作後の様子，発作の好発する時間や環境などを詳細に本人もしくは家族などの

脳波

目撃者に問診する．
- てんかんのWHOの定義，すなわち大脳神経細胞の過剰な興奮を考えれば，てんかん診療において脳波が不可欠なのはいうまでもない（図2, 3）．
- てんかん発作なのか否かが，脳波だけではわからないような症例には，数日間にわたって記録を続ける．長時間ビデオ脳波測定が必要になってくるが，これが実施できるのは限られた施設だけであ

画像検査

ることが現状である．
- てんかんに関連する画像検査としては，CTやMRIおよびFDG-PET（図4），脳血流SPECTなどの核医学検査がある．
- CTの最大の長所は，撮影時間の短さ，簡便さにある．夜間帯や救急時に初発の痙攣発作があったときの初期評価，および患者がてんかん発作を起こして転倒し頭部を受傷したときのスクリーニングとして有用である．しかしCTはMRIに比べて空間分解能の低さが問題となり，CTだけではてんかんの画像精査としては不十分である．
- 一方，MRIではCTでは明らかでなかった微小な病変の描出も可能である．しかし，撮影時間が長くかかることや，モーション・アーチファクトに弱いなどの弱点がある．そのため，MRI撮影にあたっては，患者の協力が得られないような状況下では鎮静が必要になることがある．

> 本人は発作による意識障害や健忘症状があるため，詳細なことは目撃者から聴取する．その際には発作の症状を真似てもらったりする．スマートフォンなどで発作症状を動画撮影している場合は非常に診断に役に立つ．

> てんかん性異常波は睡眠状態のほうが記録されやすいので，患者が脳波検査中に眠れるような配慮（前日の睡眠を制限する，ペントバルビタールカルシウムなどの睡眠薬を投与する）が重要である．

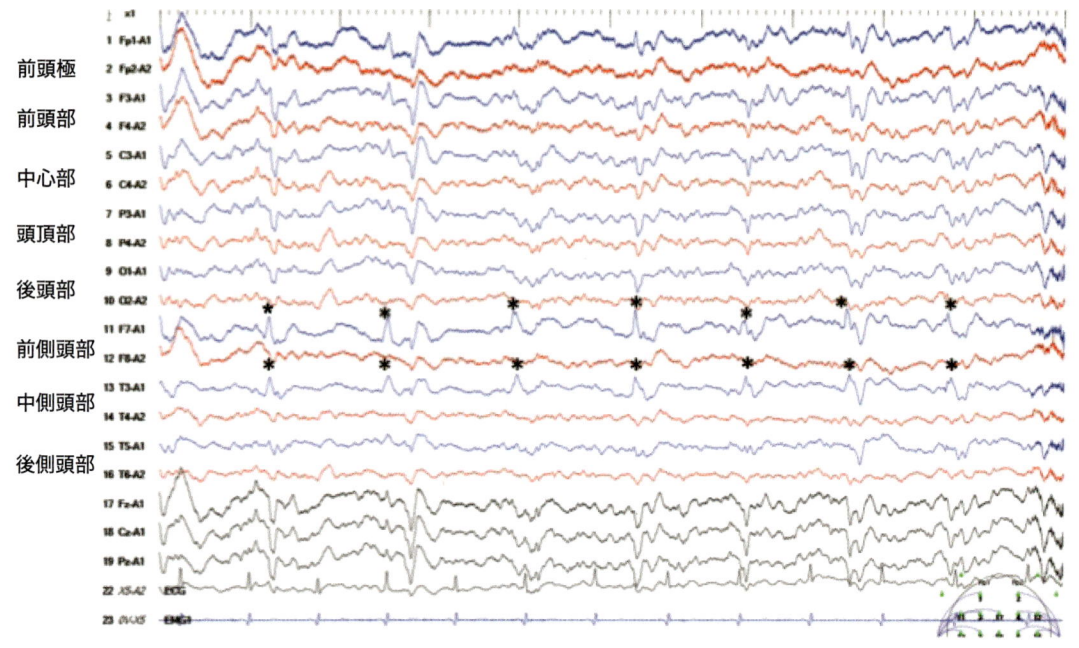

■図2 発作間欠時の脳波所見（基準電極誘導）
左前側頭部（F7）および左中側頭部（T3）に棘〜鋭波（＊）が頻発している．

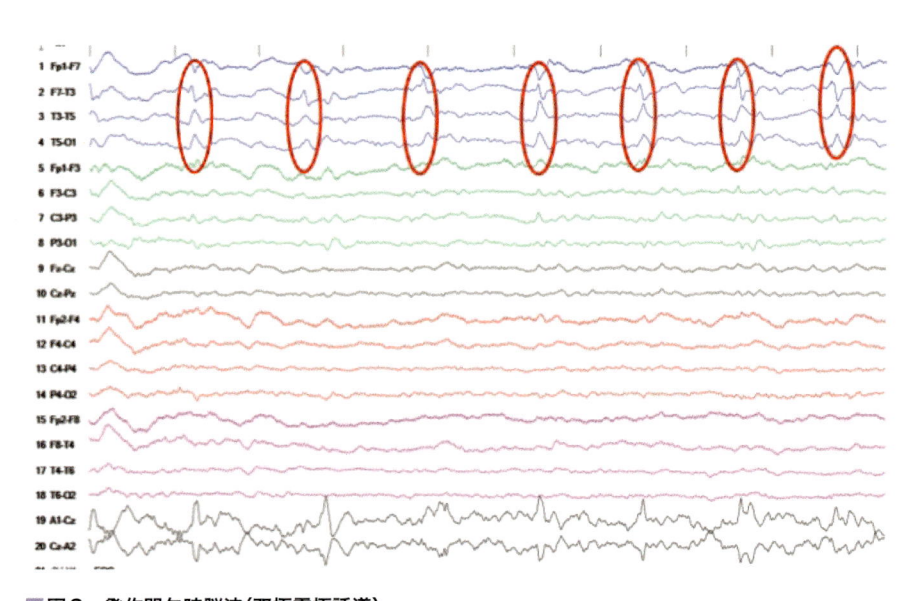

■図3 発作間欠時脳波（双極電極誘導）
発作間欠時の脳波所見を双極電極誘導に変えてみると，左前側頭部（F7）−左中側頭部（T3）でphase reversal（位相逆転）しているのが明確になり，左側頭部に発作間欠時てんかん性異常脳波があるのがよくわかる．

- PETやSPECTなどの核医学的診断，機能的診断は，脳全体を非侵襲的に観察できる優れた焦点検索法である．
- てんかん焦点は神経細胞の脱落やグリオーシスを原因とする糖代謝の低下がみられるため，FDG-PETはてんかん焦点の検索において有用である．
- FDGが脳内に取り込まれ代謝を受けるまでには20〜30分かかるため，その間に発作が起きた場合は画像の解釈が困難になる．そのため，注射後の安静時間の観察は重要である．
- 脳血流SPECTは発作間欠期の焦点の検出能力はFDG-PETよりも劣るものの，トレーサーが数十秒程度で脳に到達するため，発作時脳血流SPECTは有用性が高い．
- 最近では発作時と発作間欠期のSPECT像の減算を行い，さらに統計学的に優位な血流増加部位のみを患者脳MRI上に表示するSISCOM*が実用化している．

> てんかんの精査の場合，通常の器質病変スクリーニングの撮影条件では十分な評価ができないことがある．そのため，事前に放射線科医に臨床情報（発症年齢や焦点が疑われる部位）を提供するのが重要である．

> 抗てんかん薬の血中濃度をモニタリングすること，肝機能障害や血球減少，低ナトリウム血症などの副作用が起こっていないかなどを調べる目的で，定期的に血液検査を施行することも忘れてはいけない．

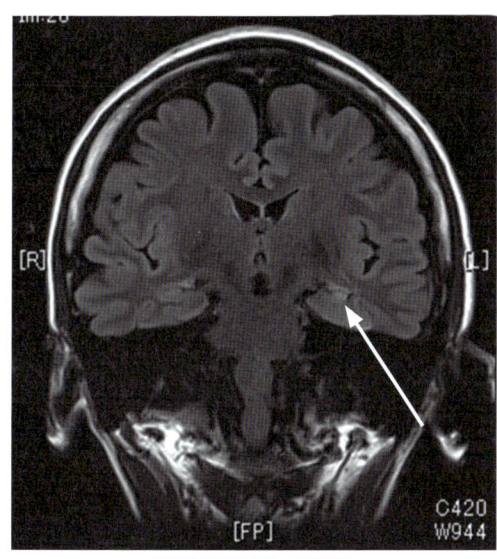

頭部MRI（FLAIR：冠状断）　　　　FDG-PET（冠状断）

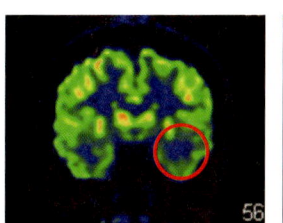

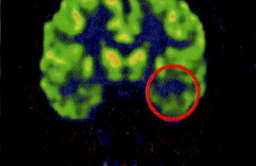

■ 図4　頭部MRIとFDG-PET
左海馬（矢印）は萎縮し，層構造も乱れ高信号を呈している．海馬硬化症が疑われる画像所見である．
発作間欠時に撮影したFDG-PETでは，同部位の集積低下（赤丸）がみられる．

分類

- 1989年のILAEの国際分類によると，てんかんは全般発作と部分発作（局在関連発作）という発作型の分類と，特発性と症候性という病因の分類を掛け合わせて4つに分類される．
- すなわち，特発性局在関連てんかん，特発性全般てんかん，症候性局在関連てんかん，症候性全般てんかんに分かれる．それぞれ選択する抗てんかん薬や予後・経過などが違っている．
- この分類は，「初診からそれほど時間が経たないうちに可能な限り妥当な治療戦略を臨床医がもつ

■ 表3　てんかん発作型と病因によるてんかんの分類法

てんかん		発作型	
		全般発作（全般性）	部分発作（局在関連性）
病因	特発性	特発性全般てんかん	特発性局在関連てんかん
	症候性（潜因性も含む）	症候性全般てんかん	症候性局在関連てんかん

ための道具」として，今日でも臨床の現場では大いに役立っている．

治療

- てんかん患者に精神症状が出現したときには，まず最初に，精神症状がてんかん発作と関係するものかどうかを確認する．
- てんかん発作に関連するものだったら，発作抑制を目的とした抗てんかん薬の治療を強化すればよい．
- 次に抗てんかん薬の副作用で精神症状が起きていないのかを検討する．
- 発作や抗てんかん薬との関連性の少ない精神症状に関しては，必要に応じて抗精神病薬や抗うつ薬の追加を検討する．このときには発作閾値を下げないような薬剤の選択が望ましい．

薬物療法

- てんかん治療の基本は薬物療法で発作の軽減・抑制を図ることである．
- 発作型に応じた薬物療法を試みる．部分発作ではカルバマゼピン，全般発作ではバルプロ酸が第一選択薬として推奨される（図5）．
- 抗てんかん薬での治療は単剤療法から始めるが，数種類の単剤療法を試みてもなお発作が抑制できないときには，多剤併用療法を考慮する．そのときには抗てんかん薬の相互作用に配慮すると同時に，異なる薬理プロフィールをもつ薬の併用を考慮するなど，合理的な多剤併用療法が望ましい．

抗てんかん薬のフローチャート

部分発作 / 全般発作

第一選択薬
- カルバマゼピン
- バルプロ酸

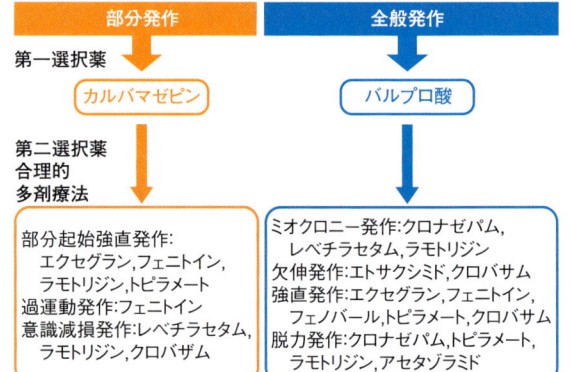

第二選択薬
合理的多剤療法

部分起始強直発作：エクセグラン，フェニトイン，ラモトリジン，トピラメート
過運動発作：フェニトイン
意識減損発作：レベチラセタム，ラモトリジン，クロバザム

ミオクロニー発作：クロナゼパム，レベチラセタム，ラモトリジン
欠伸発作：エトサクシミド，クロバザム
強直発作：エクセグラン，フェニトイン，フェノバール，トピラメート，クロバザム
脱力発作：クロナゼパム，トピラメート，ラモトリジン，アセタゾラミド

図5　抗てんかん薬のフローチャート

手術療法

- 発作が難治な場合には外科手術を考慮する．特に海馬硬化症を伴う内側側頭葉てんかんの手術成績は良好で，約80％の症例で発作が消失するとされる．
- 内側側頭葉てんかんは学童期に治療が開始されることが多い．薬物治療を開始後は発作がいったん寛解することもあるので手術時期の判断が難しい．しかし，再発すると難治に経過しやすく，思春期を過ぎると進学あるいは就労の問題も出てくるので，診断が確実ならば早期の手術を積極的に考えたほうがよい．
- 根治手術とは異なるが2010年から日本でも保険適用となっている迷走神経刺激療法（VNS）は（図6），てんかん分類，てんかん発作分類，年齢などに制限なく，薬剤抵抗性てんかん発作に対して幅広い適応を有し，発作減少率は50％程度といわれている．

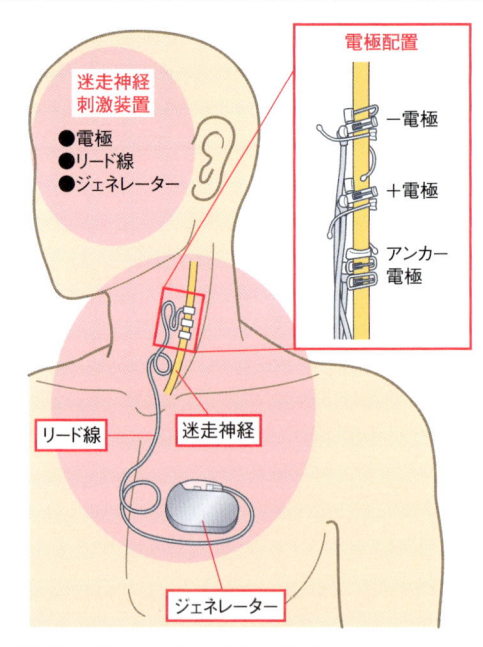

迷走神経刺激装置
- 電極
- リード線
- ジェネレーター

電極配置
- －電極
- ＋電極
- アンカー電極

リード線　迷走神経　ジェネレーター

図6　迷走神経刺激療法（VNS）

補助療法

- 薬物療法や手術療法以外の補助療法としては食事療法の一種であるケトン食療法*や心理療法の一種であるバイオフィードバック療法が試みられることもある.

- 第一選択薬で十分な効果が得られなかった場合などは, 日本てんかん学会, 日本神経学会などの薬物療法のガイドラインを参考に薬剤調整するとよい.

- ゾニサミド, トピラマート, ラモトリギン, レベチラセタムなどは, 精神症状の副作用を出すことがあるので注意が必要である.

予後

- 新生児期の重篤な脳障害を伴うてんかんは, 発達不良や合併症の問題もあり生命予後は不良である. また, 一部の進行性ミオクローヌスてんかんなどは, 症状が進行するため生命予後も不良とはいえる.

- しかし, これらのてんかんは全体からみると少数であり, 大部分のてんかんに関しては発作コントロールが十分になされていれば生命予後はおおむね良好といえる.

- てんかんは内服加療で約70％が寛解に至り, 外科手術（図7）などの追加で最終的には8割弱の患者は発作が抑制される.

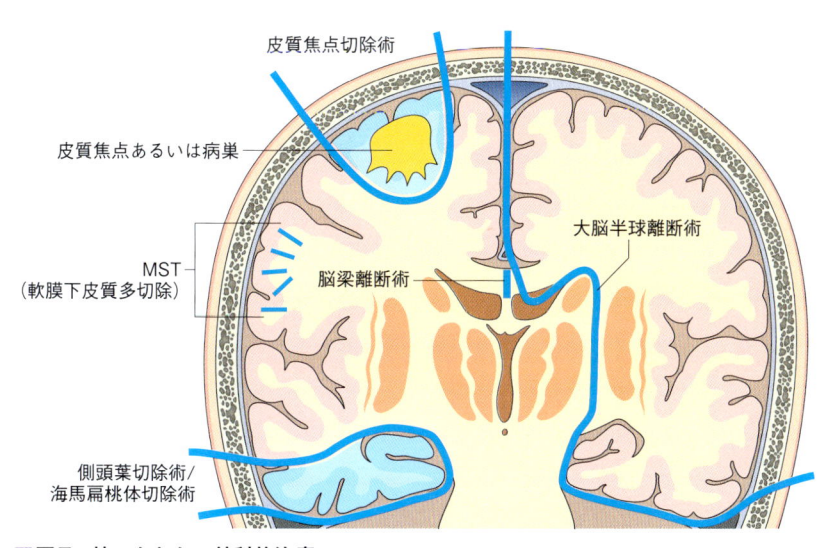

■図7 抗てんかんの外科的治療

（落合慈之監：脳神経疾患ビジュアルブック. p.268, 学研メディカル秀潤社, 2009）

世界保健機関（WHO）：World Health Organization ｜ 国際てんかん連盟（ILAE）：International League Against Epilepsy ｜ 胚芽異形成性神経上皮腫瘍（DNT）：dysembryoplastic neuroepithelial tumor ｜ 心因性非てんかん性発作（PNES）：psychogenic non epileptic seizure ｜ 迷走神経刺激療法（VNS）：vagus nerve stimulation ｜ SISCOM：Subtraction Ictal SPECT COregistration to MRI

症候性精神障害

症候性精神障害：総論

F069　symptomatic psychosis

症候性精神障害とは

- 症候性精神障害とは，身体状況に関連した精神疾患を指す．
- 従来，精神病は外因，内因，心因（および環境因）の3つに大別されてきた（図1）．
- 精神症状を見た場合，まず行うべきは外因の鑑別である．
- 外因は大きく3つにわけられる．
・感染，炎症，内分泌障害など身体疾患や妊娠などの全身状態に関連した症候性精神障害
・認知症，外傷や脳出血など脳実質の障害に関連した器質性精神障害
・アルコールやその他の物質の使用や乱用などに伴う中毒性精神障害
　ただし，**各疾患の病態解明が進みつつある今日，単純には分類しきれない側面はある．**

- 本項では外因のうち症候性精神障害を現在の医療現場に照らし合わせ，内科疾患に伴う精神症状，腫瘍に関連した精神症状，母子保健と精神疾患，臓器移植関連の精神障害，せん妄，身体疾患を治療する薬剤による精神症状，化学物質中毒による精神症状，にわけて記述する．後者2症状は定義からすれば症候性にはあたらないが，臨床上は鑑別が困難であるため合わせて記載することとした．
- 精神症状を見た際，まずは意識障害の鑑別を行うことが重要であるが，全身状態の不安定さに伴う意識の変動が見分けづらいことも少なくない．日内変動や身体状況の推移をみながら，経過に応じた判断をする必要がある．

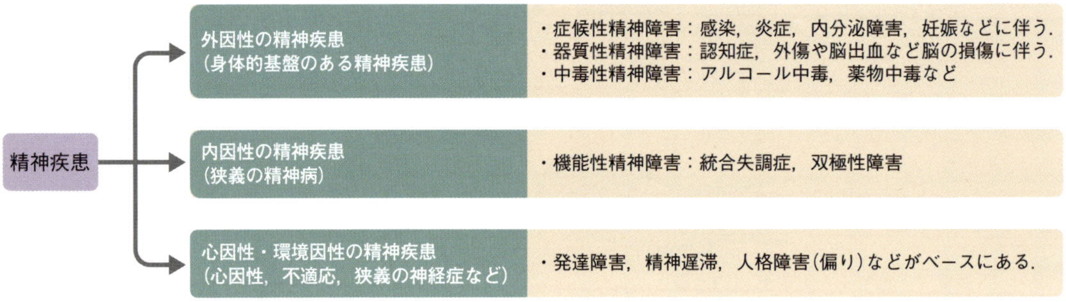

精神疾患
- 外因性の精神疾患（身体的基盤のある精神疾患）
  ・症候性精神障害：感染，炎症，内分泌障害，妊娠などに伴う．
  ・器質性精神障害：認知症，外傷や脳出血など脳の損傷に伴う．
  ・中毒性精神障害：アルコール中毒，薬物中毒など
- 内因性の精神疾患（狭義の精神病）
  ・機能性精神障害：統合失調症，双極性障害
- 心因性・環境因性の精神疾患（心因性，不適応，狭義の神経症など）
  ・発達障害，精神遅滞，人格障害（偏り）などがベースにある．

■図1　古典的な精神疾患の捉え方

用語解説

傍腫瘍性脳炎
腫瘍の発見や神経症状の出現に先立ち精神症状が出現することがあり，自己抗体が関与すると言われている．

抗NMDA（N-methyl-D-aspartate）受容体抗体脳炎
卵巣奇形腫に伴う傍腫瘍性辺縁系脳炎が有名であるが，男性例や腫瘍を伴わない例なども報告されている．

橋本脳症
甲状腺機能が正常であるにもかかわらず精神神経症状をきたすと言われている．抗甲状腺抗体による自己免疫的機序が関連していると言われている．

ライソゾーム病
先天代謝異常で多くは小児期に発症するが，成人になって発症する一部のものでは，精神症状が先行することがある．

22q.11.2欠失症候群
特異な顔貌，口蓋裂・鼻咽腔閉鎖不全，先天性心疾患，副甲状腺の低形成や欠損による低カルシウム血症，胸腺低形成や欠損による免疫不全などを特徴とする．精神遅滞，自閉性障害や統合失調症などの併存が知られている．

精神症状を呈する際のチェックポイント

- 全身状態を問診や診察，検査を通して系統的に把握し，精神症状を位置づけることが大切である．
- 精神症状を呈する際のチェックポイントを図2に示す．

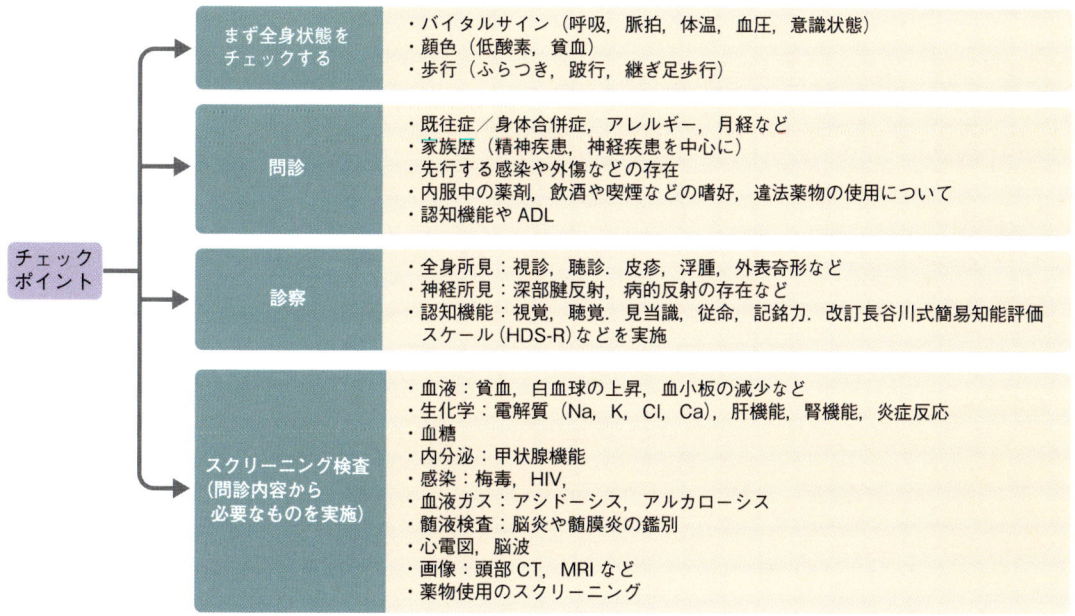

チェックポイント		
	まず全身状態をチェックする	・バイタルサイン（呼吸，脈拍，体温，血圧，意識状態） ・顔色（低酸素，貧血） ・歩行（ふらつき，跛行，継ぎ足歩行）
	問診	・既往症／身体合併症，アレルギー，月経など ・家族歴（精神疾患，神経疾患を中心に） ・先行する感染や外傷などの存在 ・内服中の薬剤，飲酒や喫煙などの嗜好，違法薬物の使用について ・認知機能やADL
	診察	・全身所見：視診，聴診．皮疹，浮腫，外表奇形など ・神経所見：深部腱反射，病的反射の存在など ・認知機能：視覚，聴覚．見当識，従命，記銘力．改訂長谷川式簡易知能評価スケール（HDS-R）などを実施
	スクリーニング検査 （問診内容から 必要なものを実施）	・血液：貧血，白血球の上昇，血小板の減少など ・生化学：電解質（Na，K，Cl，Ca），肝機能，腎機能，炎症反応 ・血糖 ・内分泌：甲状腺機能 ・感染：梅毒，HIV， ・血液ガス：アシドーシス，アルカローシス ・髄液検査：脳炎や髄膜炎の鑑別 ・心電図，脳波 ・画像：頭部CT，MRIなど ・薬物使用のスクリーニング

■図2　精神症状を呈する際のチェックポイント

精神病症状を見た時に鑑別すべきポイント

- まずは全身を系統的に評価して鑑別診断を行うことが重要である．
- 精神病症状を見た時に鑑別すべきポイントを図3に示す．

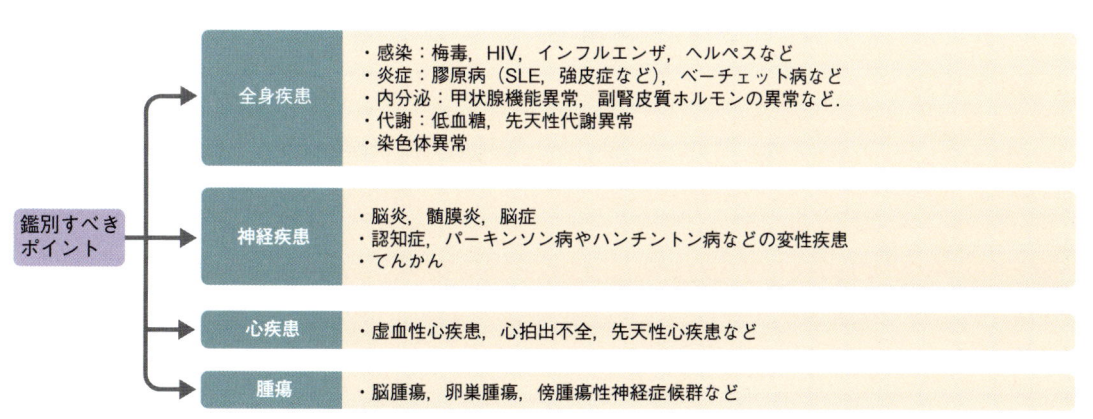

鑑別すべきポイント		
	全身疾患	・感染：梅毒，HIV，インフルエンザ，ヘルペスなど ・炎症：膠原病（SLE，強皮症など），ベーチェット病など ・内分泌：甲状腺機能異常，副腎皮質ホルモンの異常など． ・代謝：低血糖，先天性代謝異常 ・染色体異常
	神経疾患	・脳炎，髄膜炎，脳症 ・認知症，パーキンソン病やハンチントン病などの変性疾患 ・てんかん
	心疾患	・虚血性心疾患，心拍出不全，先天性心疾患など
	腫瘍	・脳腫瘍，卵巣腫瘍，傍腫瘍性神経症候群など

■図3　精神病症状を見た時に鑑別すべきポイント

頻度は多くないが，傍腫瘍性脳炎*，抗NMDA受容体抗体脳炎*，橋本脳症*，ライソゾーム病*，22q.11.2欠乏症候群*を念頭に置く必要がある．

日常生活動作（ADL）：activities of daily living ｜ 改訂長谷川式簡易知能評価スケール（HDS-R）：revised Hasegawa dementia scale ｜ 全身性エリテマトーデス（SLE）：systemic lupus erythematosus

症候性精神障害

内科疾患に伴う精神症状

症状概念
原疾患を問わず，共通の精神症状が現れる．急性期ないし亜急性期には，意識障害を中心に不安，抑うつ，興奮，幻覚妄想，せん妄，けいれん発作などの症状が見られる．意識障害が回復すると健忘症候群と過敏情動性衰弱状態が出現する．

Summary Map

誘因・原因
- 患者本人が持つ精神症状発現リスク（脆弱性）に応じた症状を呈する．
- 原疾患を問わず，共通の精神症状が現れる．

症状・臨床所見
- 急性期ないし亜急性期には，意識障害を中心に不安，抑うつ，興奮，幻覚妄想，せん妄，けいれん発作などが見られる．
- 意識障害の回復後は，健忘症候群，過敏情動性衰弱状態が出現．

予後・経過
- 通常は原疾患の改善とともに精神症状は完全に回復するが，重症の場合には認知障害や欠陥状態など，非可逆的な脳器質性障害が発生．
- 意識障害がほぼ消失，慢性期に至る中間期の症状を通過症候群と呼ぶ．

用語解説

健忘症候群
新しい情報を獲得したり保持することの障害で，他の認知機能が比較的保たれている状態

過敏情動性衰弱状態
外界からの刺激に対して過敏である状態

誘因・原因

個体や疾患の特異性

- 患者本人が持つ精神症状発現リスク（脆弱性）に応じた症状を呈する．
- 原疾患を問わず，共通の精神症状が現れる．
- 気分障害圏のリスクのある人では，抑うつ状態や躁状態等を呈しやすく，統合失調症圏の既往やリスクのある人では，幻覚妄想状態を呈することが多い．
- 神経梅毒は，知能の障害，感情の障害，人格障害を呈するが，患者本人が持つ素質，元来の性格，環境的な諸条件に応じて，さまざまな辺縁症状が出現する
- 疾患特異性のあるものの代表は甲状腺機能異常である．甲状腺機能亢進症では躁状態が出現することが多く，甲状腺機能低下症ではうつ状態を呈することが多い．

症状・臨床所見

- 急性期ないし亜急性期には，意識障害を中心に不安，抑うつ，興奮，幻覚妄想，せん妄，けいれん発作などが見られる．
- 意識障害が回復すると健忘症候群と過敏情動性衰弱状態が出現する．

予後・経過

- 通常は原疾患の改善とともに精神症状は完全に回復するが，重症の場合には認知障害や欠陥状態など，非可逆的な脳器質性障害が発生する．
- 意識障害がほぼ消失し，慢性期の固定した状態に至る中間期の症状を通過症候群と呼ぶ．

内科疾患に伴う精神症状への対応

- 精神症状を伴う主な内科疾患を図1に示す．
- 原疾患に対する治療を優先する．原疾患の改善とともに精神症状も回復することが多い．
- 原疾患とともに精神症状を長期的に評価していく必要がある．
- 精神状態が治療アドヒアランスの低下を招き，致命的な経過につながることがある．
- いったん症状が改善した際に，長期経過や再発の可能性について，十分に説明する．
- 精神症状に対しては，対症的に薬物療法および電気痙攣療法などの治療を行う．
- 甲状腺機能亢進症に伴って誘発された双極性障害などでは，原疾患の改善後にも精神症状が寛解と増悪を繰り返すことがある．

分類	内科疾患	よく見られる精神症状
内分泌疾患	甲状腺機能亢進症	躁状態
	甲状腺機能低下症	うつ状態
	副甲状腺機能亢進症	自発性低下，無力感，抑うつ等
	副甲状腺機能低下症	情動不安定，抑うつ等
	副腎皮質機能亢進症	抑うつ，多幸，興奮等
	副腎皮質機能低下症	多幸，抑うつ，気分易変性等
	褐色細胞腫	不安
	性腺機能低下症	意欲低下，抑うつ，心気傾向等
	成長ホルモン分泌異常	易刺激性，興奮，抑うつ等
代謝性疾患	肝性脳症	錯乱，もうろう状態，昏睡等
	ウィルソン病	情動不安定，けいれん発作等
	尿毒症性脳症	無気力，昏睡等
	高血糖症	不機嫌，神経過敏，抑うつ，傾眠等
	低血糖症	せん妄，昏睡等
	急性間欠性ポルフィリン症	易刺激性，せん妄等
	ペラグラ	不眠，抑うつ，せん妄，認知症等
	ウェルニッケ脳症	抑うつ，集中力低下等
	ビタミンB12欠乏症	無関心，抑うつ，不機嫌等
	電解質(Na,Ca,Mg,P)異常	意識障害
	敗血症	せん妄，意識障害等
全身感染症	インフルエンザ脳症	常言動，意識障害等
	HIV感染症	せん妄，不安，抑うつ等
	神経梅毒	認知症，抑うつ，幻覚妄想等
免疫疾患	単純ヘルペス脳炎	幻覚，人格変化，記憶障害等
	髄膜炎	意識障害等
	プリオン病	認知症，情動不安定，幻覚，昏睡等
中枢神経感染症	全身性エリテマトーデス	抑うつ，不眠，錯乱等
	神経ベーチェット病	不安，人格変化，認知症等

■図1　精神症状を伴う主な内科疾患

症候性精神障害

腫瘍に関連した精神症状

症状概念
現在のがん*治療は，本人への告知を前提としているため，患者は心理的負担の中で不安や抑うつを経験する．精神状態は，治療アドヒアランス，入院期間，QOL，予後に影響を与える．

Summary Map

誘因・原因	● 現在は，本人への告知を前提としたがん治療が行われている．
症状 臨床所見	● がん患者の精神症状は，原疾患や治療の影響と区別することが難しい． ● 睡眠障害，食思不振，体重減少，意欲低下，などがみられる．
予後・経過	● 精神状態は治療アドヒアランス，入院期間，QOL，予後に影響を与える．

用語解説

がん
腫瘍は悪性度や由来組織により名称が異なるが，悪性腫瘍全体を「がん」と表記することが多い．

がんに合併する精神症状

- 年齢や性別を問わず，入院患者の30〜40％になんらかの気分障害が発生する．
- 抑うつは20％，不安は10％程度に見られ，適応障害は20〜25％で併存が多い[1]．
- せん妄は入院がん患者の40％程度に見られ，終末期には80％を超える[2]．

精神症状のマネジメント

- がん患者の精神症状は，原疾患や治療の影響と区別することが難しい．
- 抑うつや不安は終末期であっても治療可能と言われている．
- 薬物療法だけでなく本人・家族に対する心理・社会的アプローチが必要となる．

アセスメントの手順

症状

- 睡眠障害，食思不振，体重減少，意欲低下，など

身体要因
- ・鑑別：甲状腺機能障害，貧血，脳転移，腫瘍随伴症候群，など
- ・全身状態の評価：疼痛，身体機能の障害，栄養障害，代謝障害，臓器不全，など
- 治療の影響：放射線治療，ステロイド，インターフェロン，抗がん薬，など
- 心理・社会的因子：将来や治療に対する不安，経済状況，家族の心配，など

がんの病期に応じて注意すべき精神症状

- がんの病期に関連して発生する精神症状を図1にあげる．

抑うつと自殺
- がん患者においてうつ病は15％程度に見られ，一般人口の2倍以上の出現率である．
- がん患者の自殺危険率は一般人口の2倍前後と言われ，がん診断直後の危険性が高い．
- 自殺のリスクファクターとしては，痛み，遠隔転移，疲労，性別（男性），高齢等があげられる．

がん患者に見られる不安の医学的原因
- 身体状況：痛み，呼吸困難，低血糖，代謝障害，脳炎
- 薬物：ステロイド，制吐薬など．オピオイド，抗不安薬の退薬症状
- がん治療：化学療法，放射線療法

がん関連疲労
- 身体症状：痛み，貧血，栄養障害，ホルモン異常
- 免疫反応，サイトカイン放出
- 薬物：オピオイド，鎮静薬
- がん治療：化学療法，放射線治療
- 精神症状：不眠，抑うつ

終末期せん妄
- 死亡前数日における多因子によるせん妄
- 多臓器不全が進行し，改善を見込むことはできない．
- 原因治療よりも症状コントロールが主となる．
- 家族もまた不安と苦痛を感じており，対処法があるなどの情報提供が必要である．

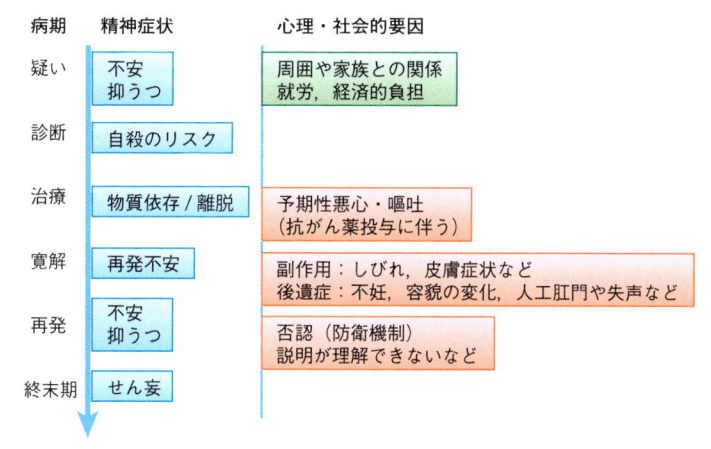

病期	精神症状	心理・社会的要因
疑い	不安／抑うつ	周囲や家族との関係 就労，経済的負担
診断	自殺のリスク	
治療	物質依存／離脱	予期性悪心・嘔吐（抗がん薬投与に伴う）
寛解	再発不安	副作用：しびれ，皮膚症状など 後遺症：不妊，容貌の変化，人工肛門や失声など
再発	不安／抑うつ	否認（防衛機制）説明が理解できないなど
終末期	せん妄	

■図1　がんの病期に関連して発生する精神症状

終末期ケア

- 死にゆく患者の中には，死について語りたいと思う者もいるが，家族や医療スタッフはこのような会話を持つことに消極的なことがある．終末期についての意見交換は，死期間近にQOLを損なうような侵襲的な治療を減らし，残される介護者の抑うつのリスクを減らすことと関連している．

がん患者と家族に必要と考えられる心理・社会的サポート

- 診断前の疑いの時期から支援が必要とされており，多職種チームで対応するのが望ましい．
- 心理教育：本人や家族に対して疾患の経過や治療に対する情報提供を行い，ともに対処を考える．
- 就労に関する支援：治療のための休業に関する手続き，寛解後の再就職の支援など．
- 社会資源の利用：高額療養費制度や確定申告における高額医療申請，生命保険の手続き等の説明
- 家族支援：感情表出できる場の保証，介護に関する手続き，他の家族への対応，など．

期待される情報提供内容

- 疾患に関する書籍やホームページ，地域にあるサバイバーや家族の会などの自助グループやサポートグループ，セカンドオピニオン，代替療法，など．

症候性精神障害

母子保健と精神疾患

疾患概念
母親の精神状態は胎児や子どもの発達に大きな影響を及ぼすため，メンタルヘルス支援は妊娠前からはじまる．全例に対してリスクを評価して，モニタリングを行う．

周産期のメンタルヘルス〜基本的介入

- 周産期のメンタルヘルス支援は，3段階に分けて考える(**表1**)．

表1　周産期のメンタルヘルス

一次予防(早期発見)	リスク評価，起こりうる精神的変化に関する情報提供
二次予防(早期介入)	精神状態のモニタリング，支援についての情報提供
三次予防(再発予防)	精神疾患を有する女性の妊娠・出産・子育て支援

精神科的リスクの評価

- 精神科既往歴，現病歴，家族歴だけでなく，妊娠に至る経緯，育児支援者の存在，パートナーとの関係，妊娠女性の原家族体験，過去の妊娠や子育て状況，経済状態などの心理・社会的要因に注目する．

不妊とメンタルヘルス

- 生殖医療の進歩に伴い，さまざまな不妊治療を長期間続ける人が増えてきた．
- 治療の経過で不安や抑うつなどの心理的な反応を呈することがある．
- 無事妊娠・出産したにもかかわらず，その後抑うつ的となる場合があることを心に留めておく必要がある．
・パートナーや家族との関係性も含め，不妊治療に至った心理的背景の他に，治療自体の身体的苦痛，経済的負担，仕事など社会生活への影響についてアセスメントを行い，必要な支援につなげる必要がある．

周産期に見られる主な精神疾患

産褥精神病

- 産後2〜3週間が産褥精神病の好発時期である．
- 症状の変動を伴うまとまりのない行動，幻覚，意識障害を呈す錯乱状態となることが多い．
- 産褥期は自殺のリスクが高く，乳児の安全を確保するためにも細心の注意を払う必要がある．
・産褥精神病の多くは双極性障害であり，精神科救急での入院を要する．
・身体状況や家庭での生活を把握し，入院治療の必要性をアセスメントする．

産褥精神病の危険因子

- 過去の妊娠における精神病症状の既往
- 双極性障害の既往
- 産褥精神病の家族歴

産後うつ病

- 女性における感情障害の発生ピークは25〜44歳であり，出産年齢と重なる．
- 産後3か月はうつ病の好発時期と言われている．
- 発症率は10％程度で，国による大きな差はないと言われている．
・行政が実施している乳児家庭全戸訪問事業において，エジンバラ産後うつ病自己質問票(EPDS)によるスクリーニングが行われているが，その運用方法や二次評価，地域支援体制との連携には地域差があり，引き続きの課題となっている．
・産後うつ病は双極性障害の危険因子と言われており，薬物療法の際に注意を要する．

マタニティ・ブルーズ（maternity blues）

- 産褥初期に一過性に見られる生理的変化.
- 涙もろさ，抑うつ気分，不安，集中困難，困惑，睡眠障害といった精神症状と頭痛，疲労感等の身体症状が見られる.
- 分娩直後ではなく産後2～4日頃に発生し，数日で自然に回復することが多い.
- 欧米では50％以上の報告が多いが，日本では25～30％前後に見られる.
・経過観察で十分であり，通常薬物療法は必要ない.
・母親教室などで「産褥期に起こりうる生理変化」としてあらかじめ説明しておくことで，本人や家族の不安を軽減することができる.

精神疾患と妊娠・出産

- リカバリー概念の浸透に伴い，精神疾患を抱えながら挙児を希望する女性に日常的に遭遇するようになった．一方で，妊娠や出産に伴う病状悪化のリスク，向精神薬が胎児や乳児に与える影響，安全な養育環境を維持するための支援体制づくりなどの課題があり，万全を期したサポートが望まれる．

支援のポイント

- 精神疾患を有する女性の妊娠・出産は，計画的に行われことが望ましい．
- 挙児希望や妊娠，授乳のため向精神薬の内服を中断する患者は少なくない．
- 向精神薬の使用よりも，精神疾患の治療中断による病状悪化が胎児や子どもに悪影響を及ぼすことがある．
- 場合によっては電気けいれん療法の実施も検討する．
・妊娠可能性のある患者とは，挙児希望に関して平素より話し合っておく．
・妊娠・出産だけではなく，子どもの発育環境を意識して精神科治療を行う．

向精神薬の影響

- 催奇形性のみを過剰に心配する人が多いが，胎児毒性や離脱症状にも注意する．
- 処方内容の継続，変更，減量，中止の選択肢がある．
- コンセンサスが十分得られていない情報が多いため，その都度アップデートして本人や家族と相談し，危険性と有益性を勘案して方針を決める．
- 薬の他にもマイナスの影響を（アルコールや喫煙等の物質，病状悪化，心理的ストレス）及ぼすものがあることをしっかり伝える．
- 向精神薬の影響を妊娠初期，妊娠中後期，出産前後，授乳の4期に分けて考える（図1）．

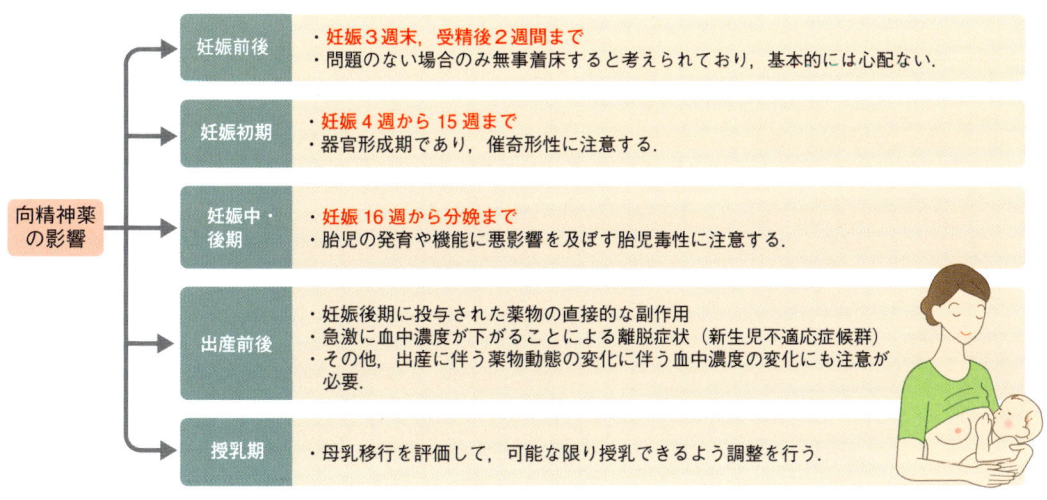

向精神薬の影響

- **妊娠前後**
  ・妊娠3週末，受精後2週間まで
  ・問題のない場合のみ無事着床すると考えられており，基本的には心配ない．

- **妊娠初期**
  ・妊娠4週から15週まで
  ・器官形成期であり，催奇形性に注意する．

- **妊娠中・後期**
  ・妊娠16週から分娩まで
  ・胎児の発育や機能に悪影響を及ぼす胎児毒性に注意する．

- **出産前後**
  ・妊娠後期に投与された薬物の直接的な副作用
  ・急激に血中濃度が下がることによる離脱症状（新生児不適応症候群）
  ・その他，出産に伴う薬物動態の変化に伴う血中濃度の変化にも注意が必要．

- **授乳期**
  ・母乳移行を評価して，可能な限り授乳できるよう調整を行う．

■ 図1　向精神薬の影響

妊娠授乳期における薬物療法のポイント

- アドヒアランス維持のため十分な話し合いを行う.
- 授乳の可能性を積極的に探求する.
- 抗精神病薬は単剤で最小有効量を使用する.
  ➡ 本邦ではハロペリドールが妊娠禁忌となっているため注意する.
- リチウムは心奇形の報告があり妊娠中は禁忌. 出産後内服する場合は授乳中止.
- 抗うつ薬は中等症以上のうつ病では原則継続する.
  ➡ SSRIを使用する場合には, 出生後の離脱症候群に注意する.
- 抗てんかん薬は可能な限り安全性の高いものに切り替え, 困難な場合は減量して最小有効量を使用する.
  ➡ ラモトリギンを使用する際には分娩前後の血中濃度変化に注意する.
- 抗不安薬や睡眠薬は原則頓用処方として可能な限り使用を控える.

付記

母子関係と養育において発生する諸問題への対応

特定妊婦（児童福祉法平成21年4月改正施行）
- 出産後の養育について出生前から支援を行うことが特に必要と認められる妊婦. 精神疾患, 心理的問題, 知的な課題, アルコールや物質（処方薬を含む）の乱用等を有する妊婦など. 養育訪問事業や要保護児童地域対策協議会による支援の対象となる.
  ➡ 子育て支援の観点から, 心理支援, ホームヘルパーなど社会資源の活用を積極的に行う.
  ➡ 児童福祉法に基づくケース会議に主治医として出席を要請されたら応諾する.

> **●キーワード**
>
> **胎児虐待**
> 妊婦およびそのパートナーによって行われる, 胎児の健康に対し潜在的に有害であるとわかっている行為の偶発的な実行；身体的攻撃, 化学的攻撃（アルコール, ニコチン, 薬物など）

エジンバラ産後うつ病自己質問票(EPDS)：Edinburgh Postnatal Depression Scale

症候性精神障害

臓器移植関連の精神障害

疾患概念
臓器移植に際しては，登録時にレシピエント及び生体ドナーの精神科的評価を行うほか，術後せん妄や精神症状の管理，本人や家族のメンタルサポートなど，精神科が関与することが増えてきている．

現状

- 1997年の臓器移植法制定により，日本でも本格的に臓器移植が実施されるようになった．
- 日本では年間300例程度の臓器移植が行われている．半数程度が腎臓移植，次いで肝臓移植，心臓移植，肺移植と続く．移植希望登録者数は13,000人程度，うち腎臓が13,000弱，肝臓が400弱，心臓が300弱，肺が200強となっている[1]．
- 移植数の増加に伴い，術前評価，周術期，回復期，移植後のそれぞれの段階で，移植チームに精神科が加わって関与することが増えてきた．

一般的事項

精神症状

- 長期間にわたる移植待機，臓器提供にまつわる決断，移植後の経過などで患者や家族には多大なる心理的負担がかかる．
- 移植前の臓器不全やその治療，そして移植治療によって精神症状がひき起こされることもある．

移植前

- 臓器不全に対して細やかな評価と全身状態に応じた対応が必要となる．

腎臓

- 腎排泄の薬剤使用に関しては原則禁忌，やむを得ない場合はモニタリング下で慎重使用．
- 血中アルブミンの低下による血中薬物濃度の上昇にも注意をする必要がある．

心不全

- サードスペースへの水分貯留により薬剤分布が増え，薬物代謝やクリアランスが低下．
- 腎排泄の薬剤より肝排泄の薬剤のほうが影響を受ける．

肝臓

- 代謝能力の減少に伴い薬剤の減量が必要となる．
- 肝不全により肝性脳症となると，睡眠障害，見当識障害，せん妄などが見られ，認知症や精神症状を疑われることがある．
- 血中アンモニア，脳波所見，臨床経過等を参考に鑑別を行う．

移植前の精神科的評価

ドナー評価

- 日本において生体移植は親族間で行われている．
- 中立的な第三者として，精神科医等が実施する．
- 自発性，意思決定能力，治療および合併症に対する十分な理解を確認し，臓器提供後も心身の健康を維持で

きると評価される必要がある．
- 家族の理解や関係性の評価を踏まえ，サポート体制を確認する．
- 精神科診断は除外基準ではないが，臓器提供による症状悪化の可能性を評価する．
- 術後も精神科的支援が提供できることに関して情報提供を行う．

レシピエント評価

- 第三者の立場で意思決定能力，治療および合併症に関する十分な理解を確認する．
- 精神科診断の既往，現在の精神症状の有無を確認し，移植後の精神状態を予見する．
- 社会サポートの強さ，治療アドヒアランスも行動評価の上で重要である．
- 飲酒や禁煙などの生活習慣に対する意識も確認する．

完全な禁忌

- 物質乱用の存在，自殺念慮の持続．
- 身体症状に関する虚偽の訴え．
- ミュンヒハウゼン症候群：自傷行為などにより病気を作り出したり，虚偽の訴えが持続するような場合は，移植に関する治療を安全に行うことができないため．
- 意思決定能力や治療アドヒアランスに影響を与える精神病状態や躁状態の持続．
- 精神科治療の必要性に対する同意能力の欠如．
- 持続する治療アドヒアランス不良．

周術期および術後回復期の注意点

- せん妄や他の二次的精神症状のコントロールを行う．
- 免疫抑制薬に関連した精神症状に注意する．
- CYP3A4などで見られる薬物相互作用への注意を払う．

移植後の留意点

- 臓器移植は，患者の生命予後を著しく改善させる可能性がある治療であるが，精神疾患を含めた合併症によりQOLが低下することのないよう，移植後も精神状態，家族関係に対する長期のフォロー体制が必要である．
- 免疫抑制薬の神経毒性や肝移植後の再飲酒，心移植後の喫煙などにも注意を払う必要がある．

症候性精神障害

せん妄

疾患概念
全身状態の影響で起きる脳の機能不全である．急激に発症し，変動する注意障害を主体とした病像を示す．時に遷延して入院期間や生命予後に影響を及ぼす．

せん妄の診断ステップ（図1）

- せん妄の診断ステップは以下のとおり．
①急激な発症と症状の変動
②注意の障害
③思考の混乱または意識の障害

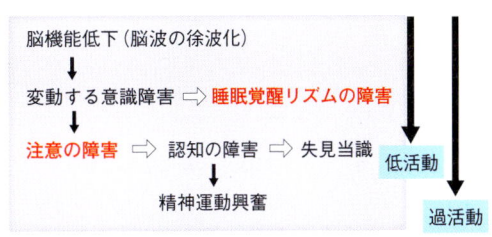

■図1 せん妄の症状を一元的に理解する

脳機能低下（脳波の徐波化）
↓
変動する意識障害 ⇒ 睡眠覚醒リズムの障害
↓
注意の障害 ⇒ 認知の障害 ⇒ 失見当識 ／ 低活動
↓
精神運動興奮 ／ 過活動

注意障害と睡眠覚醒リズムの障害はほぼ必発

せん妄の鑑別

- 高齢者に多い精神疾患，3つのDからせん妄を鑑別する要素を表1に示す．

■表1 せん妄の鑑別～3つのD

	せん妄 Delirium	認知症 Dementia	抑うつ Depression
発症	急性	慢性	亜急性
経過	変動	進行	さまざま
可変性	通常	少ない	寛解
見当識	障害	後期では障害	正常
注意力	障害	後期では障害	障害
記憶	障害	障害	正常
幻覚	通常幻視	幻視／幻聴	幻聴
妄想	一時的／断片的	比較的固定	気分に一致

（Levenson JL ed.: Delirium, Edited by Levenson JL: The American Psychiatric Publishing Textbook of Psychosomatic Medicine, 2nd Edition. American Psychiatric Publishing, p.71-114, 2011）

せん妄のメカニズム（図2）

- せん妄リスクの存在（準備因子）
- 環境による助長（誘発／促進因子）
- 引き金となる身体状況（直接因子）
・ハイリスク患者の軽度の直接因子は治療可能
・軽度のリスクで重度の直接因子は治療困難

脳機能低下が成立する条件

- 出血，炎症，腫瘍など，脳自体の問題によるもの．
- 低血圧，低酸素，貧血，低血糖など脳のエネルギー不足によるもの．
- 肝腎障害，薬剤，炎症，内分泌，代謝など，脳に行く血液が良くない場合．

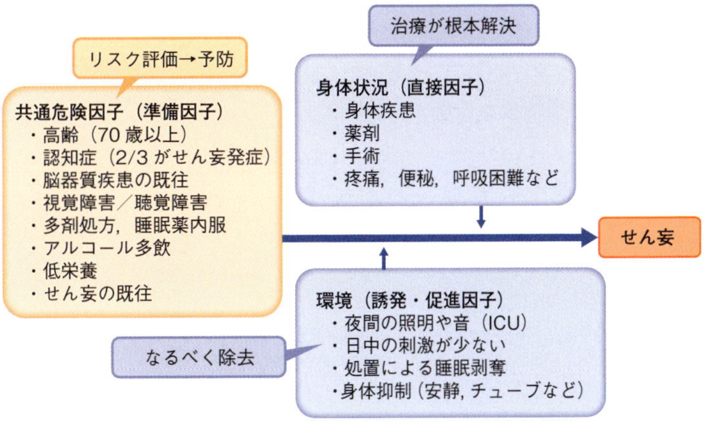

■図2 せん妄の機序と対策

【リスク評価→予防】
共通危険因子（準備因子）
・高齢（70歳以上）
・認知症（2/3がせん妄発症）
・脳器質疾患の既往
・視覚障害／聴覚障害
・多剤処方，睡眠薬内服
・アルコール多飲
・低栄養
・せん妄の既往

【治療が根本解決】
身体状況（直接因子）
・身体疾患
・薬剤
・手術
・疼痛，便秘，呼吸困難など

【なるべく除去】
環境（誘発・促進因子）
・夜間の照明や音（ICU）
・日中の刺激が少ない
・処置による睡眠剥奪
・身体抑制（安静，チューブなど）

→ せん妄

せん妄を引き起こす代表的なもの(図3)

- せん妄を引き起こす代表的なものを以下にあげる．
  - 薬物，アルコールなどの物質によるもの．
  - 手術，やけどなど外傷によるもの．
  - 身体疾患：中枢神経と全身

身体
＜中枢神経＞
・脳血管障害（梗塞，出血）
・脳腫瘍，脳転移
・脳炎
＜全身＞
・電解質異常（低 Na，高 Ca）
・貧血（出血，慢性炎症）
・感染，炎症（肺炎，敗血症）
・肝性脳症
・尿毒症
・心不全，心筋梗塞，不整脈
・自己免疫疾患（SLE など）
・内分泌（甲状腺，副腎）
・代謝（低血糖，ビタミン欠乏など）
・腫瘍随伴症候群
・栄養障害（摂食障害，悪液質）
・手術
・やけど

物質
＜治療薬＞
・鎮痛薬（麻薬／非麻薬）
・ステロイド
・免疫抑制薬，抗がん薬
・インターフェロン
・ドーパミン作動薬
・抗コリン薬
・抗ヒスタミン薬（胃潰瘍薬など）
・GABA 受容体作動薬（睡眠薬など）

＜中毒＞
・アルコール（離脱せん妄）

治療薬 ⇄ せん妄

■図3　主なせん妄の原因

せん妄が発生した際の身体チェック

- バイタルサイン：体温，血圧，脈拍，酸素飽和度
- 採血①：貧血，電解質，肝機能，腎機能，血糖，炎症反応
- 採血②：甲状腺，アンモニア，ビタミンB_1/B_{12}，葉酸
- 胸部X線：肺炎
- 頭部CT/MRI：脳梗塞，脳出血，脳炎，脳転移
- 血液ガス，心電図，脳波
- 高齢者では脱水，感染，薬剤が多い．

せん妄のマネジメント

- あらかじめリスクを同定する．
- ハイリスクには，環境調整や薬剤整理などによる予防．
- 見当識や注意力の確認など，モニタリングを行う．
- 必要時の薬物調整などによる早期介入を行う．

環境調整のポイント

- せん妄の環境調整を図4にあげる．ポイントは以下のとおり．
  - 見当識が戻るような工夫
  - 日中活動ができるように促す
  - 治療（点滴など）を最小限にする

- メガネや補聴器
- 時計，カレンダー
- テレビ，ラジオ，新聞
- 昼は明るく夜は暗く
- 点滴などの管は最小限
- 早期離床
- 日中活動
- 家族の面会（家族への説明）

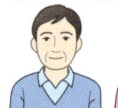

■図4　せん妄の環境調整

ケアのポイント

- バイタルサイン測定，水分出納量，酸素化
- 睡眠の中断をできるだけ避ける．
- 看護ステーション近くの部屋にする．
- ベッドを低めにする．柵を活用する．
- せん妄患者同士を相部屋にすることを避ける．
- 不要の部屋移動を避ける．
- 担当スタッフの継続性を可能な範囲で調整
- 頻回の見当識確認
- 必要時の身体拘束

せん妄の薬物療法（図5）

- 原因除去，環境調整で好転しない場合に行う．
- 副作用に注意し，長期使用はできるだけ避ける．

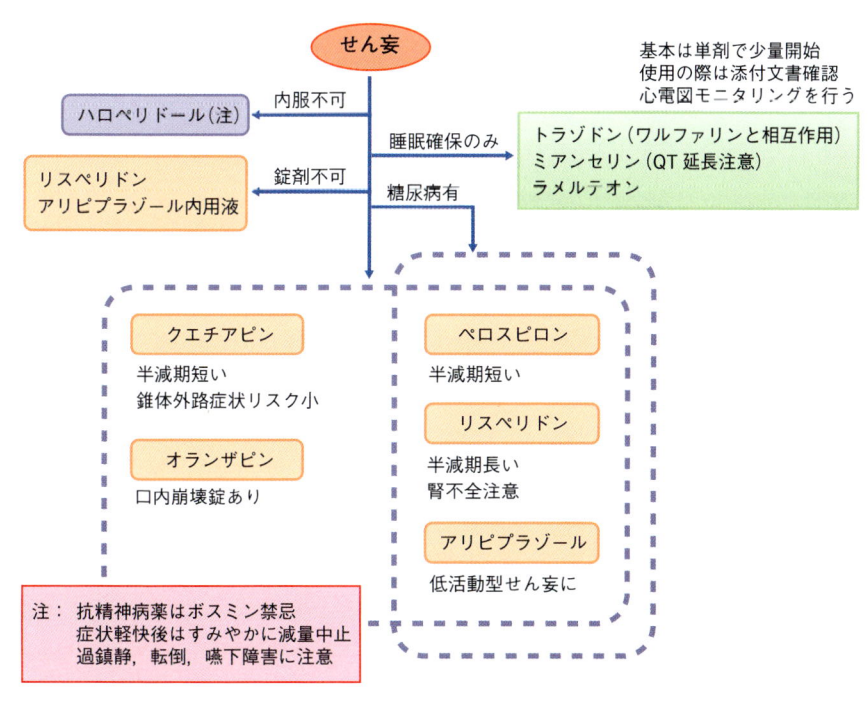

```
                          せん妄
                            │
   ┌────────────┬───────────┼───────────┐
内服不可      睡眠確保のみ  錠剤不可   糖尿病有

ハロペリドール（注）

リスペリドン
アリピプラゾール内用液

                基本は単剤で少量開始
                使用の際は添付文書確認
                心電図モニタリングを行う

                トラゾドン（ワルファリンと相互作用）
                ミアンセリン（QT延長注意）
                ラメルテオン

クエチアピン
 半減期短い
 錐体外路症状リスク小

ペロスピロン
 半減期短い

リスペリドン
 半減期長い
 腎不全注意

オランザピン
 口内崩壊錠あり

アリピプラゾール
 低活動型せん妄に

注：抗精神病薬はボスミン禁忌
　　症状軽快後はすみやかに減量中止
　　過鎮静，転倒，嚥下障害に注意
```

■図5　薬物療法の例

- せん妄を見たら以下の点を行う．
  ・まずはリスクを確認する．
  ・可能な限り環境調整を行う．
  ・必要最小限の薬物療法を行う．

Supplement

救急医療における興奮やせん妄に対する対応

対応の概念

- 身体的救急医療の現場では，生命の危機に瀕して，本人や家族の怒り，悲しみ，恐怖，諦め，そして喜びなどの感情が交錯する．
- 興奮やせん妄といった精神症状が生じることも多く，適切な評価と対応が必要となる．

ポイント

- 一般的な医療面接と身体診察を，いつも以上に丁寧に行う．
- 相手の「感情」に対して共感的な対応を心がけ，特に「怒り」に対して真摯に対応する．
- 意識レベルは「バイタル」サインであることを常に忘れず，身体疾患を絶対に見逃さない．

想定すべき病態

- 興奮やせん妄により想定すべき病態を図1にあげる．

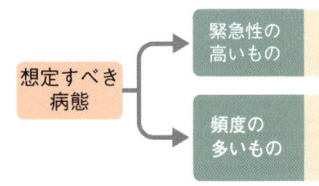

想定すべき病態	緊急性の高いもの	・敗血症，血糖値異常，脳炎，せん妄，悪性症候群，甲状腺クリーゼ，中枢神経ループス
	頻度の多いもの	・敗血症，血糖値異常，急性薬物中毒，ステロイド精神病などの医原性疾患，せん妄，精神疾患の急性期（幻覚妄想状態，緊張病状態，躁状態，不安焦燥の強いうつ状態），怒りの感情（正常心理）

■図1　想定すべき病態

救急外来における初期対応

- 全身検索のための詳細な病歴聴取と診察が必要である．
- 意識障害（脳の機能不全）をきたす病態が背景に存在する可能性を考える．
- 興奮が強く検査が不可能な場合には，やむを得ず本人または家族等の同意を得て鎮静のうえで検査を行う．この場合，（全身状態の指標としての）意識レベルの評価や本人からの病歴聴取が一時的に不能となることに留意し，呼吸管理や経過観察のためのベッド状況等を考慮し安全に行う．

対話に際しての留意点

- 危機的な状況で生じる「通常の怒り」（正常心理）に対して共感的で誠実に対応する．
- 相手の感情面に配慮し，相手が喋り終わるまで待つなど，意識して丁寧な対応をする．
- 恫喝，脅迫，暴力などで危険を感じた場合には，すぐに人手を集め，必要な場合には迷わず警察に連絡し，応援を要請する．
- あくまで自分は患者を助けるために存在していることを説明し，最善策を一緒に模索する．

救急医療における興奮・せん妄に対する対応

● 救急医療における興奮・せん妄に対する対応のフローチャートを図2に示す．

Disposition（治療方針の決定）

● 救急医療の現場では，入院の要否など，その場で治療方針を決断する必要がある．
● 原因となる身体疾患が診断された場合→当該科にコンサルテーション（必要に応じて精神科コンサルテーション）
● 意識障害の検索を行ったうえで，精神疾患が疑われる場合→精神科コンサルテーション（または外来に紹介）

注意点・ピットフォール

● 救急医療の現場での診療のポイントは，とにかく器質的疾患を見逃さないことである．以下の場合は器質的疾患が潜在する可能性が高い
①バイタルサイン異常
②見当識障害
③意識レベル低下
④精神疾患の既往がない
⑤45歳以上で初発
・迷ったら，精神科医に興奮やせん妄の対応方法や鑑別疾患の意見を求める．
● 自殺のリスクを含めて身体生命の安全が保護されたならば，多くの精神疾患の治療は一刻一秒を争うものではなく，精神科医の診察を待つことができる．

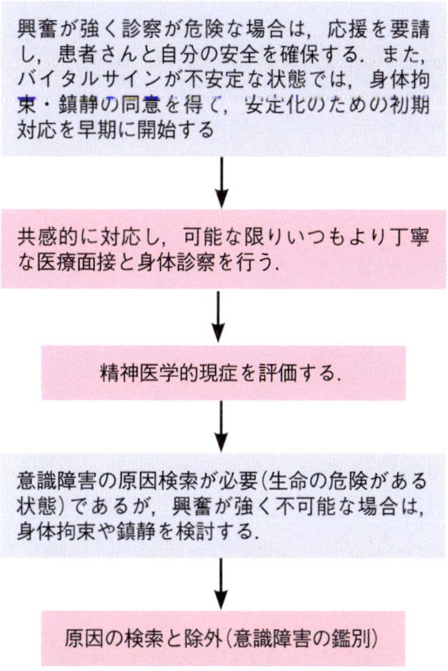

興奮が強く診察が危険な場合は，応援を要請し，患者さんと自分の安全を確保する．また，バイタルサインが不安定な状態では，身体拘束・鎮静の同意を得て，安定化のための初期対応を早期に開始する

↓

共感的に対応し，可能な限りいつもより丁寧な医療面接と身体診察を行う．

↓

精神医学的現症を評価する．

↓

意識障害の原因検索が必要（生命の危険がある状態）であるが，興奮が強く不可能な場合は，身体拘束や鎮静を検討する．

↓

原因の検索と除外（意識障害の鑑別）

■図2 救急医療における興奮・せん妄に対する対応のフローチャート

症候性精神障害

身体疾患を治療する薬剤による精神症状

疾患概念
身体疾患を治療する薬剤により精神疾患類似の精神症状を引き起こすことがある．精神症状をみたてるときには，背後にある薬剤の影響を考慮する必要がある．

薬剤性精神障害の診断

- まずは可能性を疑う．
- 薬剤の開始，中止，用量の変更と精神症状の出現，消失，増悪，改善が時間的に対応しているかどうかを見極める．
- 減量や変薬が可能なものは調整を行い，血中濃度が測定可能なものについては中毒域に達していないか調べる．
- 薬剤の代謝能（肝機能，腎機能）や，併用薬の影響で薬剤の感受性が高まっていないかを検討することも必要である．

精神症状を呈しやすい薬剤

- 精神疾患を呈しやすい薬剤を表1にあげる．

表1　精神症状を呈しやすい薬剤

- 副腎皮質ステロイド薬
- 経口避妊薬
- 甲状腺ホルモン
- インターフェロン
- パーキンソン病治療薬（ドパミン作動薬，抗コリン薬）
- オピオイド
- 抗悪性腫瘍薬
- 循環器系薬（抗不整脈薬，降圧薬等）
- 向精神薬
  （抗精神病薬，抗うつ薬，抗不安薬，睡眠薬，抗てんかん薬）
- 抗ヒスタミン薬（潰瘍治療薬を含む）
- 鎮痛薬
- 抗菌薬
- 鎮咳薬

薬剤による精神症状に対する対応

- 精神疾患の既往がある場合には，身体疾患の治療薬を選択する際に，精神症状を引き起こしにくい薬剤選択を行う．
- 副腎皮質ステロイド薬やインターフェロンなど，精神症状を引き起こしやすい薬の使用にあたっては，事前に精神症状の出現可能性や，出現したときの対応について話し合っておく（副腎皮質ステロイド薬，インターフェロンについては次項を参照）．
- 身体疾患の治療のため，どうしても必要な薬剤に関しては，安易に中止せず，向精神薬による対症療法的な治療を行いながら，身体-精神双方の視点から総合的に治療方針を決定する．
- 必要に応じて他科連携，多職種連携を行い，柔軟に方針を決定することが重要である．

ステロイド精神病

- 副腎皮質ステロイド（corticosteroid）薬の投与に伴い気分障害（抑うつ症状や躁症状），精神病症状（幻覚や妄想等），せん妄などの精神症状を呈することがある．
- 原疾患の治療が継続困難になることもあるため，慎重な対応が必要である

発症

- 発症頻度は報告によってまちまちである．
- 躁状態などの派手な症状を呈することもある一方で，軽度のうつ状態など軽症例も多く存在する．

用量依存性

- ステロイドの用量が多ければ多いほど，発症リスクが高まる．
- PSL換算で40mg/日以上の投与を発症リスクのひとつの目安とする報告がある．
- ステロイドパルス療法を行う際は特に注意を要する．

症状

- 症状は躁症状，抑うつ症状，幻覚妄想，せん妄など多彩である．
- 同じ人に複数の症状や状態像をきたす一方で，もともと持っている精神疾患のリスクによって生じやすい症状が規定される（例えば過去に気分症状をきたしたことがある人は，ステロイド薬投与によって生じる精神症状は気分症状であることが多い）．
- 睡眠障害は頻発し，QOLを低下させるため，適切な対応が望ましい．
- 高用量投与では躁状態になりやすく，低用量長期投与では抑うつ状態になりやすい．
- 長期投与により認知機能障害もきたす．

ハイリスク群

- 女性
- 高齢者
- 精神疾患の既往（特に気分障害）
- 精神疾患の家族歴
- 違法薬物やアルコール依存症などの物質乱用歴
- SLE，天疱瘡など

治療

- ステロイドの減量・中止
- ただし，原疾患の治療のために最低限必要な量は投与することが必要である（精神症状のために必要な身体的治療が受けられないことを避ける）．
- 薬物療法
- 抗精神病薬や気分安定薬を中心に，症状や状態像に応じて薬物療法を行う．特に不眠や不安などの症状を呈し始めた段階で早期にステロイド薬による副作用であることに気づき，対応することで重症化を防ぐことが必要である．

インターフェロンによる精神症状

- C型肝炎の治療をはじめ，インターフェロンを投与する際に，さまざまな精神症状を起こしうるという認識を持つことがまずは肝心である．
- 一方で，精神疾患を有しているからという理由でインターフェロン療法の絶対的禁忌ではないため，専門家の支援によりインターフェロン療法を受けることが可能であることも知っておく必要がある．

症状と発症時期

- 不眠，不安焦燥感，抑うつ症状，躁症状，精神病症状，意識障害，せん妄など，さまざまな症状を呈する．
- インターフェロン投与後1週間より起きる可能性があるが，典型的には1か月以降に顕著になることが多く，インターフェロン導入が軌道にのってきた頃に問題となる．

ハイリスク群

- 現在の精神疾患
- 精神疾患の既往
- 精神疾患の家族歴
- 脳器質性疾患（脳腫瘍，脳梗塞など）の既往
- 脳波異常（てんかんなど）の既往
- 女性
- 高齢者

対応

- インターフェロン療法を開始する前に，精神状態を評価し，精神科的な問題（不眠など）や上記のハイリスク群においては，精神科医との併診のうえで治療を行う．
- インターフェロン療法の開始前にできる限り精神状態が安定していることが望ましく，特に気分が正常範囲内であることが大切である．
- 精神症状，状態像に応じて適切な薬物療法を行う．
- 具体的な計画性を持った希死念慮が生じた場合にはインターフェロン療法をいったん中止し，精神科的な治療を優先する．
- 統合失調症，気分障害，物質乱用などを持つ場合，従来は治療を避けられる傾向があったが，適切な精神科的支援によってインターフェロン療法を完遂できることがわかってきているため，精神疾患を持つからという理由のみで自動的に治療対象から除外すべきではない．

症候性精神障害

化学物質中毒に伴う精神症状

症状概念

- 化学物質の長期曝露や中毒は，公害や職業病，自殺企図などにつながる．
- 中枢神経系に障害を与える物質による中毒性精神障害は，一般症状として急性期には意識障害，慢性期には認知症と人格変化を起こすほか，各化学物質に特有の症状も加わる．
- 化学物質による中毒症状は，それぞれの物質による曝露量，時間によって経過が異なる．中枢神経系への影響が大きくなるほど，予後は悪い．
- 全身状態を考慮しながら，向精神薬による対症療法を行う．

中枢神経系に影響を与える化学物質

- 中枢神経系に影響を与える化学物質を表1にあげる．
- 対象となる化学物質が多いため，ここでは臨床的に多く経験されるガス中毒である，一酸化炭素中毒について記す．

■表1　中枢神経系に影響を与える化学物質

水銀，カドミニウム，クロム，ヒ素，鉛，セレン，マンガン，スズ，シアン化化合物，PCB（ポリ塩化ビフェニール），農薬（有機リン剤，有機塩素剤），一酸化炭素，硫化水素，等

一酸化炭素中毒

- 一酸化炭素（CO）は，炭素の不完全燃焼によって発生する無色・無臭のガスである．
- 鉱山や炭鉱などでの爆発事故，工場でのガス漏れなどの事故，天然ガス，都市ガス，瞬間湯沸かし器などの不完全燃焼，自動車の排気ガスなどによる事故や自殺企図，練炭や木炭の不完全燃焼などが原因で起こる．
- 無色・無臭であるために発見や現場からの避難が遅れ，重篤化することがある．
- 原因不明の頭痛，意識障害，失神などの原因であることもあり，鑑別にあげ，症状の発症時の環境を問診することが大切である．
- 血中一酸化炭素はヘモグロビンとの親和性が酸素の200〜300倍あり，O_2ヘモグロビンがCOヘモグロビンに置換され，大脳などの組織に無酸素症が起こり，脳障害が惹起される．

症状

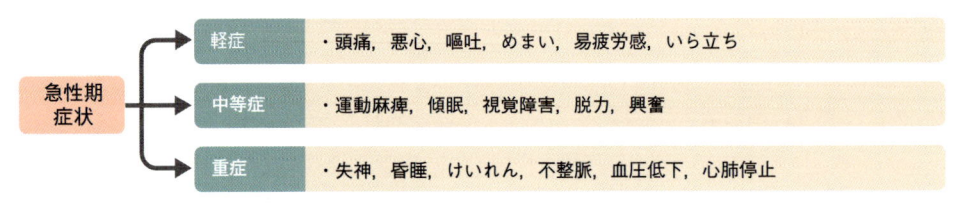

- 急性期症状（図1）
・化学物質による精神症状の急性期症状を図1に示す．
- 遅発性脳症（間歇型一酸化炭素中毒）
・意識障害を伴う一酸化炭素中毒の約3割程度に発症しうる．
・急性期症状から回復した後，数日から数週間の無症状の潜伏期間を経て，意欲低下，注意障害，見当識障害，記憶障害，異常行動，パーキンソニズム，不随意運動，意識障害などの精神神経症状が急速に出現し，日ごとに悪化する．失外套症候群に至ることもある．

急性期症状	軽症	・頭痛，悪心，嘔吐，めまい，易疲労感，いら立ち
	中等症	・運動麻痺，傾眠，視覚障害，脱力，興奮
	重症	・失神，昏睡，けいれん，不整脈，血圧低下，心肺停止

■図1　化学物質による精神症状の急性期症状

画像所見

- 急性期には脳浮腫が起こるが，大脳白質の広範なびまん性脱髄の後，両側の淡蒼球の壊死をきたす（図2）．

治療

- 一酸化炭素中毒治療の全体像を図3に示す．
- 軽症例ではリザーバーマスクを用いた100%酸素吸入を行い，COHb濃度が5%以下となるのを確認する．
- 意識障害を伴う中等症以上の症例では，体内のCOガスを迅速に排出するため，高気圧酸素（HBO）療法の施行を検討する必要がある．

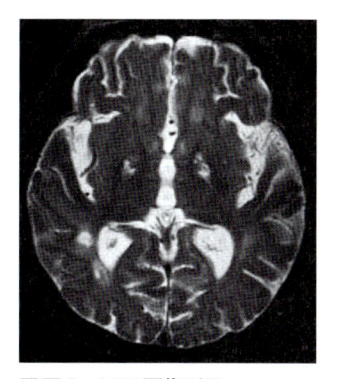

図2　MRI画像所見
（写真提供：三重大学医学部神経内科．伊井裕一郎氏，内藤寛氏）

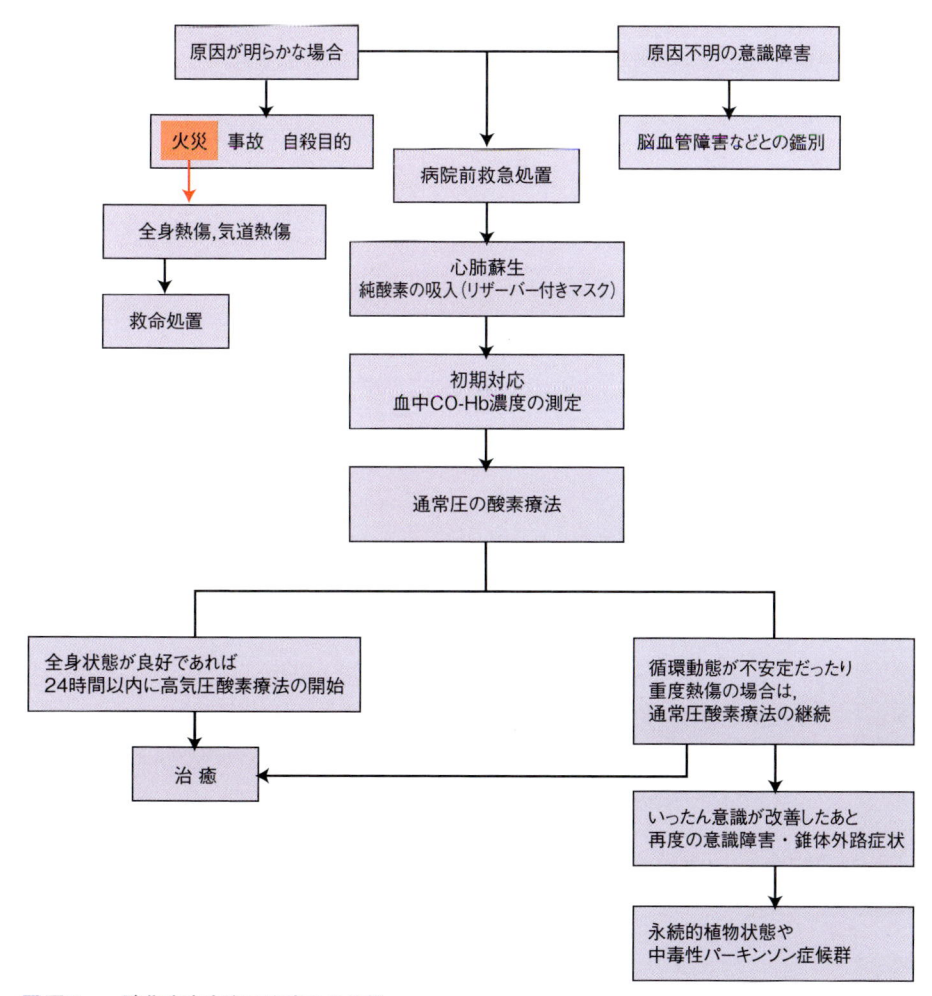

図3　一酸化炭素中毒の治療の全体像
（吉沢和朗：一酸化炭素中毒．脳神経疾患ビジュアルブック（落合慈之監）．p.216．学研メディカル秀潤社，2009．）

高気圧酸素（HBO）： hyperbaric oxygen

精神作用物質使用による精神障害および行動の障害

アルコール依存症

F102　alcoholism

疾患概念

アルコール依存症は飲酒のコントロールを失い，本人もしくは周囲が社会的・経済的・身体的・心理的不利益を大きく被っている状態である．急性期には対症療法を行い，離脱症状を脱した後には動機づけ面接法などを用いて心理社会的治療を導入する．断酒会やマック（MAC）*などの集団療法への参加を促し，回復を目指す．

Summary Map

誘因・原因
- 男性に多く，壮年期から高齢期に多い．
- 遺伝要因も考えられるが，大酒家の家に育ったなどの環境因子も大きい．

症状・臨床所見
- アルコール依存症は飲酒のコントロールを失った状態で，最終的には終日酩酊している状態になる．
- 飲酒を理由にした社会的問題がみられる．
- 常に酒を探しまわる強迫的飲酒欲求が起こる．
- 依存症は「家族病」ともいわれ，家族は多くの場合，飲酒を意図せずに支援していることが多く，共依存関係に陥り，家族関係の改善が必要になることが多い．

検査・診断・分類
- 飲酒歴と生活状況を聴取する問診により診断が可能である．
- アルコール依存に至るまでにはまず乱用があり，そして飲酒による急性中毒に至る．
- 依存に基づく乱用が続けば慢性中毒に至り，アルコール精神病とよばれる幻覚・妄想・幻聴や迫害妄想，嫉妬妄想がみられ，さらに進んで社会機能の低下をきたし，人格の変化もみられる．
- アルコール依存症判別の簡便な指標としてCAGEがある．

治療
- 急性期の治療
  ・入院が望ましい．
  ・治療導入期には離脱症状の予防のため，ジアゼパムを経口内服する．
  ・離脱症状として焦燥，不安，抑うつ気分，易刺激性や振戦せん妄がみられた場合には，対症的に抗不安薬や睡眠薬，抗精神病薬を用いる．
- 心理社会的アプローチ
  ・介入の方法としては動機づけ面接法がある．
  ・動機づけ面接法により治療が導入された後には，断酒会やマック（MAC）のような施設での集団療法につなげていく．
  ・家族は都道府県の精神保健福祉センターや地域の保健師への相談，市区町村の役所で健康相談を受けるなどの手段が一般的である．
- さらに依存症家族の会に参加し，参加者で情報を共有し，共依存から脱し，本人および家族の回復を促すよう努めることが望ましい．

予後・経過
- 依存症治癒はなく，回復を目指す．
- 「常に自分は飲酒に対して誘惑されている」という自覚をもちながら，家族や断酒会での仲間とともに，回復した状態を維持することが必要である．

●用語解説

マック（MAC）

アルコール依存症者のリハビリテーション・センター．1978年にアルコール依存症から回復したカトリックのアメリカ人神父が東京に設立したことが始まりである．現在は全国に存在するNPO法人である．利用者は通所もしくは入所し，多くの場合利用期間は8か月程度である．アルコール依存症の回復者によって運営されており，就労を目指すなど，社会復帰の拠点として利用される[10]．

誘因・原因

- 男性に多く，壮年期から高齢期に多い．家系に大酒家が多いことが多く，遺伝要因も考えられるが，大酒家の家では飲酒の習慣が身につくことも予想され，環境因子も大きい．
- 養育環境では家庭の不和（親の虐待など）がしばしばみられる．
- 背景として職場での不適応がみられることも多い．職業としては酒を入手しやすい業種に従事している場合が多く，酒類販売店や飲食業，宿泊施設などがある．
- 地域性もあり，娯楽の少ない離島や豪雪地帯，飲酒の文化が強い地域に罹患者が多い[1]．

症状・臨床所見

- アルコール依存症は飲酒のコントロールを失った状態で，朝から飲酒するなどの日中の飲酒がみられやすく，最終的には終日酩酊している状態になる．この状態を連続飲酒という．
- 飲酒を理由にした社会的問題がみられ，仕事や人間関係でのトラブルが多発し，暴力や暴言により，警察の介入が必要になる事例もある．
- 飲酒に対する渇望があり，常に酒を探しまわる．これを強迫的飲酒欲求という．
- 多くの場合，本人も問題を認識しており，自責の念を抱き，断酒を誓うが成功せずにさらに自責感を強めるという負の連鎖に陥る．
- 症状が進めば，家族，職業，財産を失い，社会的に孤立する，いわゆる「底つき体験」に至る．
- 依存症は「家族病」ともいわれ，家族は多くの場合，本人の行動に過剰に反応したり，巻き込まれたりしており，飲酒を意図せずに支援していることが多い．この状態を共依存とよび，家族関係の改善が必要になることが多い（表1）．飲酒に関与せず，「温かく，しかし毅然とした態度で見守る」必要がある．

■表1 共依存の症例

【例①】	【例②】	【例③】
飲酒後に深夜に帰宅した夫が，玄関で嘔吐物にまみれて寝ているところを発見した妻が，衣類を脱がせ，シャワーを浴びせ，玄関を掃除し，寝間着に着替えさせて布団に寝かせる．すると夫は翌朝気持ちよく起床し，また同じことを繰り返す．	飲酒により，毎回周囲との暴力事件を起こし，警察の介入となり，毎度家族が身柄を引き取り，相手に謝罪し，問題事例となることを回避しようと努力する．	飲酒のための小遣いを家族にせびり，応じなければ暴力に至るため，仕方なく小遣いを渡している．
治療のためにはそのまま放置し，自らの問題を自覚させる必要がある．	本人は問題を自覚せず，家族が代わりに事後処理を繰り返すことで問題を繰り返している例である．家族が処理せず，本人が不利益を被ることで問題を自覚するよう促すべきである．	暴力に対しては警察の介入を求めて，問題をより社会化する．それにより事態の深刻さを本人が自覚する必要がある．

離脱症状

- 飲酒中断後，アルコール離脱症状として1〜3日目に頭痛，嘔気，嘔吐，不眠，発汗，手指振戦のような自律神経症状がみられ，「自律神経症状の嵐」とよばれる．
- 同時に不機嫌，焦燥，不安，抑うつ気分，易刺激性，けいれん発作がみられることもある．
- さらに進めば，せん妄状態となり，アルコール離脱せん妄とよばれる．幻視がみられることが多く，小動物幻視やこびと幻視が生じる（表3）．
- アルコール離脱後数か月間は遷延性離脱症状として，不機嫌，焦燥，不安，抑うつ気分，易刺激性がみられやすい（図1）．

■ 表2　身体症状

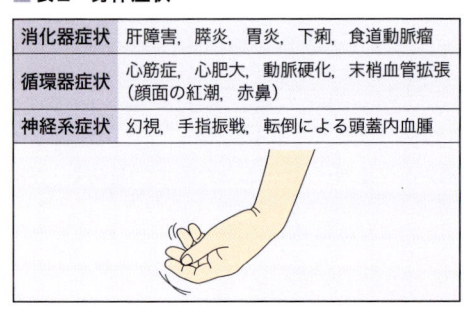

消化器症状	肝障害，膵炎，胃炎，下痢，食道動脈瘤
循環器症状	心筋症，心肥大，動脈硬化，末梢血管拡張（顔面の紅潮，赤鼻）
神経系症状	幻視，手指振戦，転倒による頭蓋内血腫

■ 表3　アルコール離脱症状

臨床像	早期/小離脱	後期/大離脱または振戦せん妄
症状または徴候	軽い焦燥 不安 不穏 振戦 食欲不振 不眠	過度の興奮（話し方，精神運動，自律神経） 失見当識 意識障害 感覚・知覚障害
飲酒停止後発現までの時間	0〜48時間	24〜150時間
症状のピーク	24〜36時間	72〜96時間
重症度	軽度	生命の危険
発作	あり，6〜48時間	なし

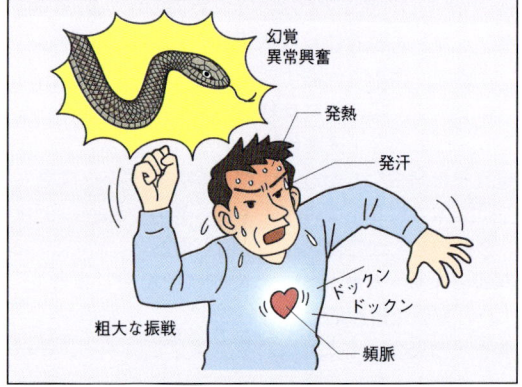

（今道裕之：アルコール離脱症状．臨床精神医学講座第8巻薬物・アルコール関連障害（松下正明総編），p.161．中山書店，1999より改変引用）
（Naranjo CA, et al: Clinical assesment and pharmacotherapy of the alcohol withdrawal syndrome. Recent Developments in Alcoholism, vol 4, Galanter M (ed), p.265-281, 1986）

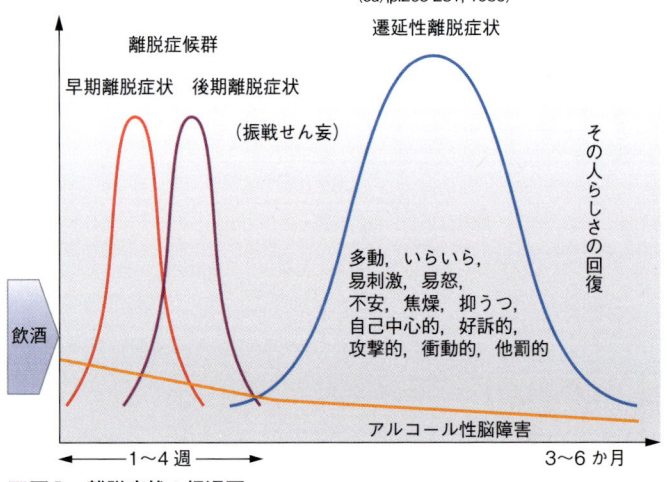

■ 図1　離脱症状の経過図
（小宮山徳太郎：アルコール依存症．今日の精神疾患治療指針（樋口輝彦ほか編），医学書院，p.605，2012を改変）

検査・診断・分類

診断

- 飲酒歴と生活状況を聴取する問診により診断が可能である．
- アルコール依存症を簡便に判別する指標としての質問項目がある（4つの項目のうち，2項目以上あ

てはまればアルコール依存症の可能性が高いとされる).4つの質問がそれぞれ,①減酒(Cut down)の必要性,②他者からの批判への煩わしさ(Annoyed),③飲酒への罪悪感(Guilty),④朝からの迎え酒(Eye-opener)について尋ねており,それぞれの頭文字をとってCAGEとよばれる[3](表3).

分類

- アルコール依存症とは飲酒のコントロールを失い,本人もしくは周囲が社会的・経済的・身体的・心理的不利益を大きく被っている状態である.
- アルコール依存に至るまでにはまず乱用があり,社会的に許容される程度を逸脱した飲酒状況を経過する.そして飲酒により急性中毒に至る.いわゆる"酔った状態"にあたる.依存の存在にかかわらず,誰でも飲酒により至る状態であり,アルコールの種類や量にもよるが,通常は数時間から数日で覚めることが多い(図2).
- 依存に基づいて乱用が続けば慢性中毒に至り,アルコール精神病とよばれる.脳に器質的異常をき

■ 図2 アルコール乱用・依存・中毒の関係
(近藤千春:薬物使用障害からの回復—ダルクでの観察—.精神科治療学 28(増刊号):255-258,2013を改変)

たした状態で幻覚妄想状態を呈し,幻聴や迫害妄想,嫉妬妄想がみられる.さらに進めば社会機能の低下をきたすようになる.人格の変化もみられる(図3).

■ 表3 アルコール依存症判別指標のための質問項目(CAGE)

| ①飲酒量を減らさなければいけないと感じたことがありますか. |
| ②他人があなたの飲酒を非難するので気にさわったことがありますか. |
| ③自分の飲酒について悪いとか申し訳ないと感じたことがありますか. |
| ④神経を落ち着かせたり,二日酔いを治すために,「迎え酒」をしたことがありますか. |

(独立行政法人国立病院機構久里浜医療センター:CAGE,2010. http://www.kurihama-med.jp/alcohol/cage.html(2015年7月24日検索)より引用)

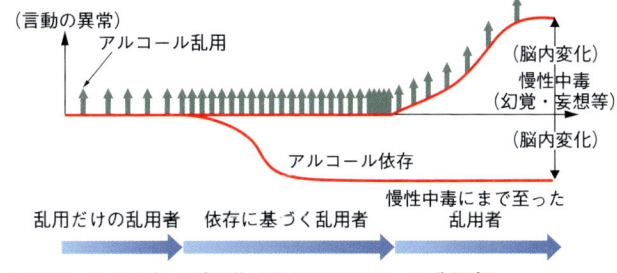

■ 図3 3つのタイプに分けられるアルコール乱用者
(近藤千春:薬物使用障害からの回復—ダルクでの観察—.精神科治療学 28(増刊号):255-258,2013を改変)

治療

急性期の治療

- 飲酒の習慣は生活環境により強化されている場合がほとんどであり,治療の導入は外来通院では困難で,入院が望ましい.
- 治療導入期には離脱症状の予防のため,抗不安薬のジアゼパムを15mg/日程度でおよそ1週間,経口内服する.
- 多くの患者で脱水やビタミン類の欠乏に陥っていることが多く,点滴によりこれらを補う.1日1回の点滴で500mLの溶解液にビタミン剤を混注したものを1時間程度で滴下し,およそ1週間継続する.
- 離脱症状として焦燥,不安,抑うつ気分,易刺激性や振戦せん妄がみられた場合には,対症的に抗不安薬や睡眠薬,抗精神病薬を用いる.
- 治療の導入と同時に抗酒薬を用いることもある.抗酒薬は飲酒欲求を抑える薬ではなく,アルコールの代謝酵素であるアセトアルデヒド脱水素酵素を阻害して,アセトアルデヒドの血中濃度を高め,飲酒時に不快な反応を起こす薬である.つまり,アルコールへの嫌悪反応を利用して断酒を継続することを目的としている[6].

心理社会的アプローチ

- 以前は「底つき体験」に至るまでは治療の導入は難しいとされていた。「底つき体験」に至ると自らが依存症に対して無力で，独力では抗いようがないことを認め，治療の必要性を認める段階になるという考え方である．
- しかしながら「底つき体験」を待てば，底に至るまでに多くの社会的・経済的・身体的・心理的不利益を被るようになり，場合によっては死に至ることもある．そのため，現在は「底つき」を待つことなく，それ以前の段階で介入することが望ましいとされている（図4）．
- 介入の方法としては動機づけ面接法があり，これは依存症者それぞれの治療動機のレベルに合わせて，共感的な対話を通じて動機を強化し，行動変容を促すという技法である．
- 断酒を個人で継続することは通常難しく，動機づけ面接法により治療が導入された後には，断酒会やマック（MAC）のような施設での集団療法につなげていく．認知行動療法による治療も有効である．
- 断酒会とはアルコール依存症からの回復者により運営されている自助会である．定期的に当事者もしくはその家族がミーティングを行い，自己の依存症に関する体験談を共有する会である．20名程度で開催されることが多く，1回数時間である．体験談を「言いっぱなし，聴きっぱなし」とするとされ，体験談は守秘される．自らの経験を話し，他者の経験を聴くことで自己洞察が生まれ，一体感が生じる．この「自覚」と「一体感」を軸に回復を目指していく[7]．
- 日本の専門医療機関でよくあげられる断酒の目標として「断酒3原則」がある．①受診の継続，②自助グループへの参加，③抗酒薬の服用である[8]．
- 近年抗酒薬の服用は推奨する施設としない施設がある．抗酒薬の治療効果に関する報告が比較的少ないことによるものと推察されるが，抗酒薬を毎日飲む習慣そのものが，治療しているという自覚を生み，治療の動機を促進する効果は大きい．
- 家族は問題を家族のなかだけではなく，広く社会と共有する必要がある．都道府県の精神保健福祉センターや地域の保健師への相談，市区町村の役所で健康相談を受けるなどの手段が一般的である．
- さらに依存症家族の会に参加し，参加者で情報を共有し，共依存から脱し，本人および家族の回復を促すよう努めることが望ましい．

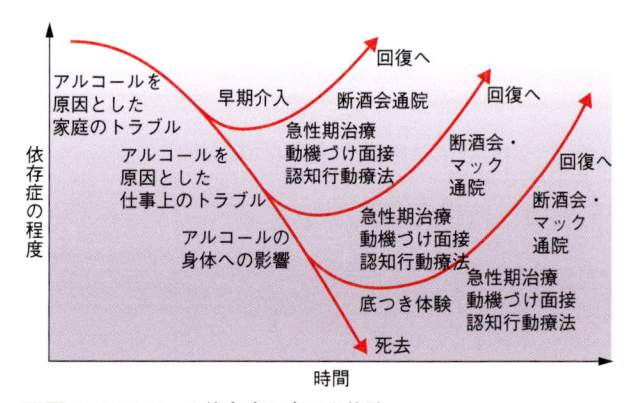

■ 図4 アルコール依存症の底つき体験

予後・経過

- 依存症には治癒はないとされる．飲酒を再開してしまうことを「スリップ」とよび，一度でも飲酒すると再び元の問題に至ることになる．
- 「常に自分は飲酒に対して誘惑されている」という自覚をもちながら，自らの人生を着実に歩んでいく「回復」が目標とされ，家族や断酒会での仲間とともに，回復した状態を維持することが必要である（図5）．

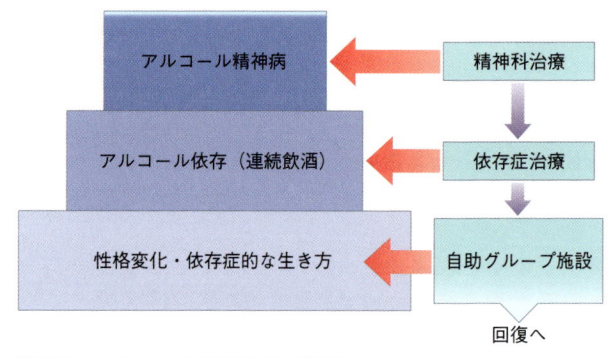

■ 図5 アルコール関連障害の治療
（梅野　充：依存症患者の現状と治療の実際．烏山総合支所平成25年度精神保健勉強会，2012を改変）

マック（MAC）Maryknoll Alcohol Center　│　CAGE（Cut down, Annoyed, Guilty, Eye-opener）

精神作用物質使用による精神障害および行動の障害

アルコール以外の精神作用物質依存

F11〜19　drug addiction

疾患概念

薬物依存症は覚せい剤，大麻，シンナー，処方薬などの乱用の繰り返しを経て，その使用を自らコントロールできなくなり，それなしには生きていけない状態に陥ることをいう．近年，わが国では危険ドラッグの乱用が若年層を中心に流行しており，新たな問題として取り上げられている．乱用後の急性期には対症療法を行い，急性期を脱した後には動機づけ面接法などを用いて心理社会的治療を導入する．NA*やダルク*などの集団療法への参加を促し，回復を目指す．

Summary Map

誘因・原因
- 薬物依存症は脳内の薬物依存メカニズムにおいて重要な系である**報酬系に異常をきたした状態**である．

症状・臨床所見
- 薬物依存に至るまでにまずは**乱用**があり，そして**急性中毒**に至る．
- **依存**は乱用の繰り返しの結果，薬物の使用を自らコントロールできなくなっている状態である．
- 依存による乱用が続けば**慢性中毒**に至る．脳に器質的異常をきたした状態と推定され，人格の変化もみられる．

検査・診断・分類
- 覚せい剤依存症
  ・急性中毒として意識障害を伴う興奮状態や錯乱がみられる．薬効が消退するとともに反跳現象が数日間みられる．
  ・覚せい剤精神病に陥る．
- 大麻依存症
  ・中枢神経抑制系の薬物であり，使用後もうろう状態になりやすい．
- 危険ドラッグ依存症
  ・危険ドラッグには吸入用としての植物片である「ハーブ」，液体状の「リキッド・アロマ」，粉末状の「フレグランス・パウダー」があり，これらの化学構造には大麻や覚せい剤に似た作用をもつ中枢神経興奮物質がある．
- 有機溶剤（シンナー）依存症
  ・慢性中毒により社会機能が著しく低下し，幻覚妄想状態を呈する．
- 処方薬依存症
  ・医療用としての薬剤を乱用し，依存に至っているものを指す．
  ・乱用される薬剤はベンゾジアゼピン系薬やリン酸コデインなどの鎮咳薬が多い．

治療
- 急性中毒は補水や栄養療法を行い，必要に応じて抗精神病薬や睡眠薬を使用する．
- 介入としては**動機づけ面接法**がある．
- 動機づけ面接法の後，専門医療機関での**デイケア**や**NA***，**ダルク***のような施設での集団療法につなげていく．
- 家族が本人の薬物の使用を意図せずに支援していることが多い．この状態を**共依存**と呼び，家族関係の改善が必要になることがある．
- 家族は都道府県の精神保健福祉センターや地域の保健師への相談，市区町村の役所で健康相談を受ける．さらに**依存症家族の会**に参加し，共依存から脱することが望ましい．

予後・経過
- 依存症に治癒はなく，**回復**を目指す．薬物の使用を再開してしまうことを「スリップ」とよぶ．家族やNAでの仲間とともに回復した状態を維持することが必要である．

用語解説

NA
薬物依存症者本人の自助グループ．定期的にミーティングを行い，自己の依存症に関する体験談を共有している．自らの経験を話し，他者の経験を聴くことで自己洞察が生まれ，一体感が生じる．この「自覚」と「一体感」を軸に回復を目指していく．

ダルク
1986年東京・東日暮里に薬物依存症者の回復を目指す施設として設立され，現在は全国に40か所以上開設されている．1日2回のミーティングが基本とされており，利用者は通所もしくは入所し，施設にもよるが通常数十人の規模でリハビリテーションが行われている．薬物依存症の回復者によって運営されており，就労を目指すなど，社会復帰の拠点として利用される[1]．

誘因・原因

- 薬物依存症は脳内の報酬系（図1）に異常をきたした状態である．主に中脳の腹側被蓋野から側坐核へ投射する脳内報酬系の異常で，ドーパミンの作動経路にあたる．この報酬系はA10神経系とよばれ，薬物依存メカニズムにおいて重要な神経系である．
- 養育環境では家庭の不和（親の虐待など）がしばしばみられる．

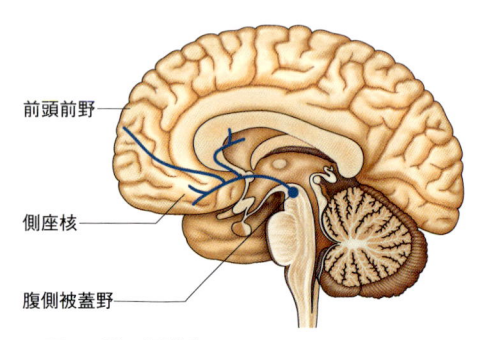

■図1　脳の報酬系
（精神医学講座担当者会議：精神作用物質使用による精神および行動の障害．専門医をめざす人の精神医学，第2版．p306, 医学書院，2004）

症状・臨床所見

- 薬物依存に至るまでにまずは乱用があり，社会的に許容されない逸脱した使用を指す．そして薬物の乱用により急性中毒に至る（図2, 3）．いわゆる"酔った状態"にあたる．依存の存在にかかわらず，誰でも使用により至る状態であり，薬物の種類や量にもよるが，通常は数時間から数日で覚めることが多い．
- 依存は乱用の繰り返しの結果，薬物の使用を自らコントロールできなくなり，それなしには生きていけない状態に陥っている状態である（図4）．
- 依存に基づいて乱用が続けば「慢性中毒」に至る．脳に器質的異常をきたした状態と推定されており，幻覚妄想状態を呈し，社会機能の低下をきたすようになる．人格の変化もみられる．

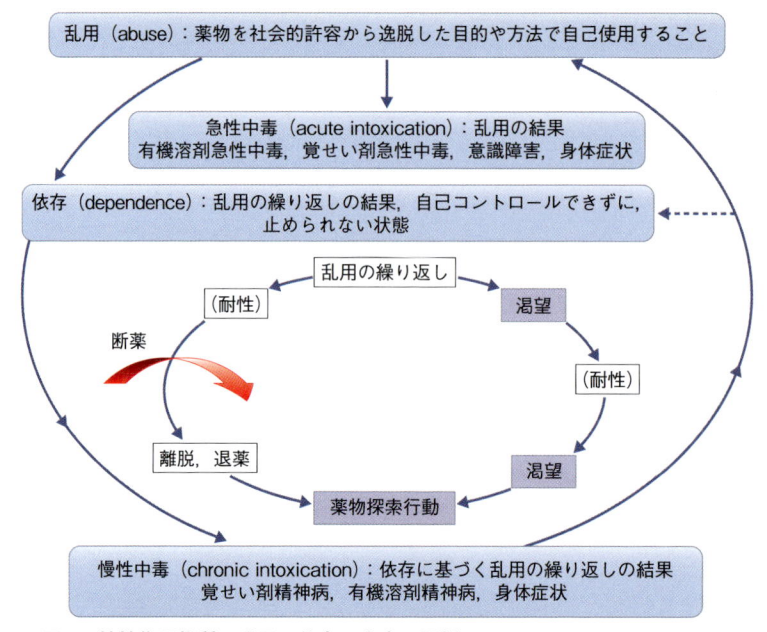

■図2　精神作用物質の乱用・依存・中毒の関係
（近藤千春：薬物使用障害からの回復―ダルクでの観察―．精神科治療学 28（増刊号）：255-258, 2013を改変）

■図3　3つのタイプに分けられる薬物乱用者
(近藤千春：薬物使用障害からの回復―ダルクでの観察―．精神科治療学 28(増刊号)：255-258, 2013を改変)

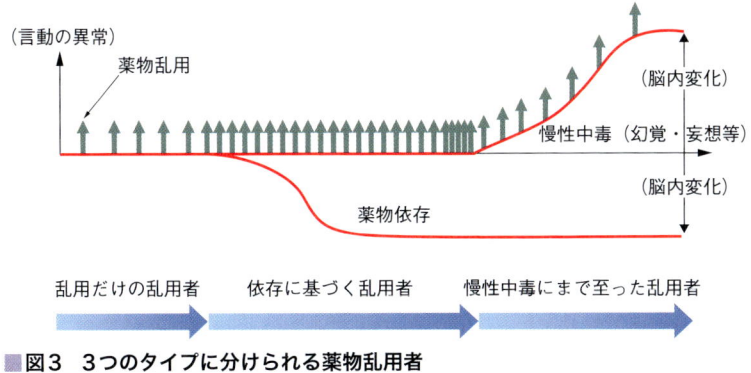

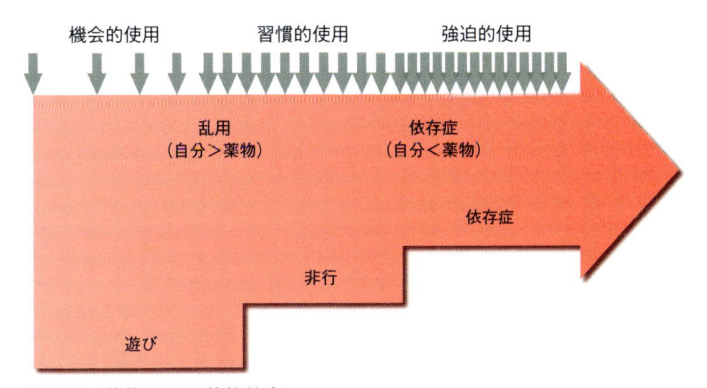

■図4　薬物乱用と薬物依存
(梅野　充：依存症患者の現状と治療の実際．烏山総合支所平成25年度精神保健勉強会, 2012を改変)

検査・診断・分類

● 依存性のある薬物は「中枢神経系興奮薬」と「中枢神経系抑制薬」に大きく分けられる（表1）．

■表1　依存性薬物の分類

1. 中枢神経系興奮薬
   ① 覚せい剤（アンフェタミン，メタンフェタミンなど）
   ② コカイン
   ③ 幻覚薬（LSD，メスカリンなど）
   ④ その他（ニコチン，カフェインなど）
2. 中枢神経系抑制薬
   ① 有機溶剤（シンナー，エーテルなど）
   ② 抗不安薬，抗痙攣薬・睡眠薬（バルビツール酸誘導体，ベンゾジアゼピン誘導体など）
   ③ アルコール
   ④ オピオイド系薬物・アヘンアルカロイド系・合成麻薬性鎮痛薬（モルヒネ，ヘロイン，ペチジンなど），拮抗性鎮痛薬（ペンタゾシン，ブプレノルフィンなど）
   ⑤ 大麻（マリファナなど）

(精神医学講座担当者会議．精神作用物質使用による精神および行動の障害．専門医をめざす人の精神医学，第2版．p306, 医学書院, 2004)

覚せい剤依存症

- わが国はほかの先進国と比較して，覚せい剤の乱用が多くみられる状況にある．覚せい剤は暴力団などの組織を中心に流通が形成されていることが多く，乱用者も暴力団とつながりがある者が多い傾向にあり，大都市圏を中心に乱用がみられる．
- 覚せい剤は中枢神経興奮系の薬物である．急性中毒として意識障害を伴う興奮状態や錯乱がみられ，使用下での犯罪行為が多々みられる．性行為の際の快感を助長する目的で使用されることもある．薬効が消退するとともに反跳現象として，疲労，抑うつ気分，脱力，嗜眠，過食などが数日間みられる．
- 多くの場合，静脈注射により乱用されており，注射器の使い回しによる肝炎やHIVの感染症の罹患が問題となることがある．
- 慢性中毒により覚せい剤精神病に至ると，「警察に追われている」「組織に命を狙われている」というような被害妄想や，幻聴を訴えるようになり，抗精神病薬の内服が必要になることが多い（表2）．一度覚せい剤精神病を発症すると，治療により症状が消退したとしても少量の覚せい剤の再使用で容易に幻覚妄想状態を呈しやすくなる（再燃）．さらに進めば薬物以外の疲労や飲酒などの誘因でも容易に再燃するようになり，最終的には心理的ストレスなどで再燃するようになり，これを自然再燃という．さらに進行すると症状が固定し，生涯にわたって抗精神病薬の服用が不可欠になることもある（図5）．

■表2　覚せい剤精神病の再燃と増悪の要因

①覚せい剤の再使用
②飲酒，有機溶剤，大麻使用などほかの依存性薬物の使用
③治療薬としての抗精神病薬の急激な減量や中断
④夜間不眠，夜間労働，昼夜逆転の生活
⑤極度の身体疲労
⑥心理的ストレス

（小沼杏坪：覚せい剤依存症の治療，専門医のための精神科臨床リュミエール26依存症・衝動制御障害の治療（福井顕二編）．p.103，中山書店，2011より引用）

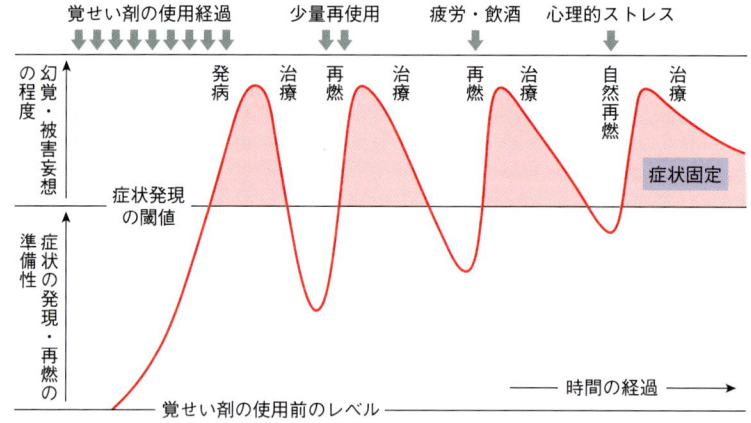

■図5　覚せい剤精神病の発病と再燃の模式図
（小沼杏坪：覚せい剤依存症の治療，専門医のための精神科臨床リュミエール26依存症・衝動制御障害の治療（福井顕二編）．p.103，中山書店，2011より引用）

大麻依存症

- いわゆる「クラブドラッグ」ともいわれ，大都市圏を中心に乱用されている．大麻の植物片をアルミホイルなどで包み，先端に火を付け，葉巻のようにして吸引する．煙は特有の甘い匂いがする．
- 中枢神経抑制系の薬物であり，使用後もうろう状態になりやすい．

危険ドラッグ依存症

- 危険ドラッグはわが国では2004年ごろより乱用が始まり，その多くは，これまでの覚せい剤と同様に暴力団の資金源として近隣国からその原材料が輸入され，国内において製品加工されている．
- 危険ドラッグには吸入用としての植物片である「ハーブ」，液体状の「リキッド・アロマ」（以下，

リキッド），粉末状の「フレグランス・パウダー」（以下，パウダー）がある．これらのうちハーブはなんらかの植物片に幻覚作用のある合成成分を添加して製造されている．
- これらハーブ，リキッド，パウダーに含まれる合成成分（化学構造）には，大麻に似た作用をもつ合成カンナビノイドや，覚せい剤に似た作用をもつ合成カチノン類といった中枢神経興奮物質が認められる．
- ハーブはアルミホイルに包み，先端に火をつけて葉巻のように吸入する．またパウダーは粉末を煙草の先端につけて吸入し，リキッドは薬液をカプセルに詰め，経肛門的に体内に吸収する．
- 近年，わが国において危険ドラッグ使用下での事件が相次ぎ，自動車運転による事故や殺人事件など凄惨な事件が頻発している．厚生労働省はその化学構造式を分析し，取り締まりを続けているが，類似の構造式への変更が相次いで行われ，規制が追いつかない現状がある．

有機溶剤（シンナー）依存症

- 工業用として流通していることから比較的容易に乱用者の手に渡り，若年者を中心に乱用される．液剤をビニール袋に入れ，揮発させた気体を吸入することにより乱用される．
- 長期乱用者は吸入により歯牙が黒く変色していることが多い．慢性中毒により社会機能が著しく低下し，幻覚妄想状態を呈する．

処方薬依存症

- 医療用としての薬剤を乱用し，依存に至っているものを指す．流通経路の関係から，医療従事者にも比較的多くみられる．
- 乱用される薬剤はベンゾジアゼピン系薬やリン酸コデインなどの鎮咳薬が多い（図6）．医療用製品であり，違法薬物でないため本人の治療意欲が生じにくく，治療の導入が比較的難しい．

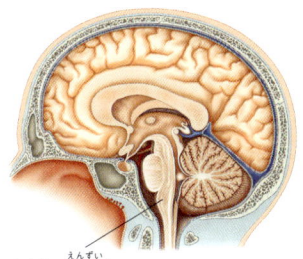

錠剤（20mg）と散剤（原末，100mg/g）は麻薬であり，「麻薬向精神薬取締法」の規制を受けた特別の管理が必要である．

咳中枢（延髄）

■図6　リン酸コデインの作用部位と注意点

治療

- 急性中毒は経口もしくは経静脈的に補水や栄養療法を行い，必要に応じて抗精神病薬や睡眠薬を使用する．
- 慢性中毒の症状には抗精神病薬の服用が必要になることが多く，さらに社会機能の低下に応じた社会支援を行う．

心理社会的アプローチ

- 以前は「底つき体験」に至るまでは治療の導入は難しいとされていた（図7）．「底つき体験」に至ると自らが依存症に対して無力で，独力では抗いようがないことを認め，治療の必要性を認める段階になるという考え方である．
- しかしながら「底つき体験」を待てば，そこに至るまでに多くの社会的・経済的・身体的・心理的不利益を被るようになり，場合によっては死に至ることもあり，現在は「底つき」を待つことなく，それ以前の段階で介入することが望ましいとされている．
- 介入の方法としては動機づけ面接法があり，これは依存症者それぞれの治療動機のレベルに合わせて，共感的な対話を通じて動機を強化し，行動変容を促すという技法である．
- 薬物を断った状態を個人で継続することは通常難しく，動機づけ面接法により治療が導入された後には，専門医療機関でのデイケアやNA，ダルクのような施設での集団療法につなげていく．認知行動療法による治療も有効である．

- 依存症は「家族病」ともいわれ，家族が本人の行動に過剰に反応したり，巻き込まれたりしており，薬物の使用を意図せずに支援していることが多い．この状態を共依存と呼び，家族関係の改善が必要になることがある．薬物の使用に関与せず，「温かく，しかし毅然とした態度で見守る」必要がある．
- 家族は問題を家族のなかだけではなく，広く社会と共有する必要がある．都道府県の精神保健福祉センターや地域の保健師への相談，市区町村の役所で健康相談を受けるなどの手段が一般的である．
- さらに依存症家族の会に参加し，参加者で情報を共有し，共依存から脱し，本人および家族の回復を促すよう努めることが望ましい．

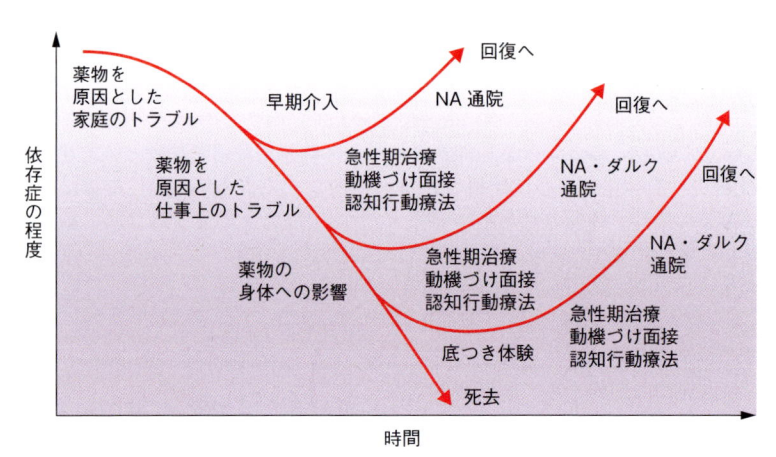

■図7　薬物依存症の底つき体験

予後・経過

- 依存症には治癒はないとされる．薬物の使用を再開してしまうことを「スリップ」とよび，一度でも使用すると再び元の問題に至ることになる．
- 「常に自分は薬物に対して誘惑されている」という自覚をもちながら，自らの人生を着実に歩んでいく「回復」が目標とされ，家族やNA，ダルクでの仲間とともに回復した状態を維持することが必要である（図8）．

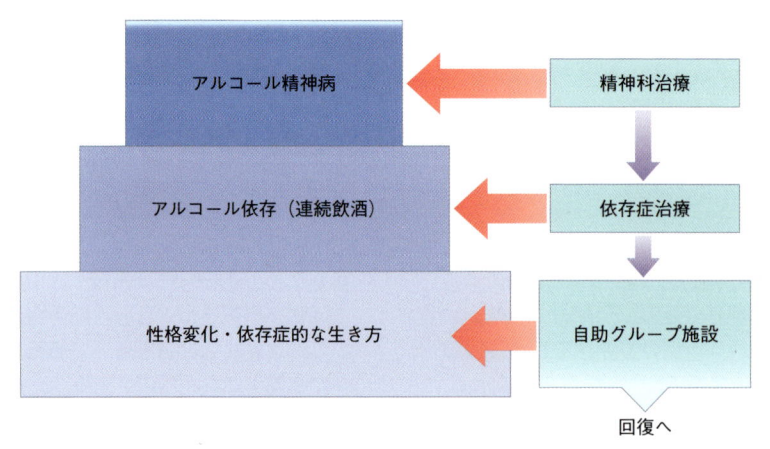

■図8　精神作用物質関連障害の治療
（梅野　充：依存症患者の現状と治療の実際．烏山総合支所平成25年度精神保健勉強会，2012を改変）

NA：Narcotics Anonymous　｜　ダルク（DARC）Drug Addiction Rehabilitation Center

気分障害

うつ病

F32　depression, melancholia

疾患概念
うつ病とは，食欲の低下（あるいは亢進），不眠（あるいは過眠），精神運動制止（あるいは焦燥），易疲労感（気力の減退），無価値感，罪責感，思考力・集中力の低下，死についての反復思考などを呈する精神疾患・気分障害の一種で，躁うつ病（双極性障害）と区別するために，単極性うつ病ともよばれる．

Summary Map

誘因・原因
- うつ病の原因は完全には解明されていない．遺伝的素因のある人に，心的ストレスや身体要因が加わり発症するとされる．
- 外因性うつ病，内因性うつ病，心因性うつ病がある．
- うつ病の病前性格として，メランコリー親和型気質がよく知られる．

症状・臨床所見
- うつ病の基本症状は，「抑うつ気分」と「興味・喜びの喪失」で，どちらの症状もみられない場合は典型的なうつ病としない．
- その他の症状としては，食欲の低下（あるいは亢進），不眠（あるいは過眠），精神運動制止（あるいは焦燥），易疲労感（気力の減退），無価値感，罪責感，思考力・集中力の低下などがある．
- うつ病においても幻覚・妄想といった精神病症状を伴う場合があり，妄想では，「微小妄想」が代表的である．

検査・診断・分類
- 生化学，画像検査などでうつ病の診断を確定することはできない．
- 国際的な診断基準にはICD-10，DSM-5*がある．
- 光トポグラフィ検査（NIRS）が，（単極性）うつ病，双極性障害，統合失調症の鑑別診断の補助となる．
- 古典的な分類：外因性うつ病，内因性うつ病，心因性うつ病．
- うつ病の客観的評価尺度：ハミルトンうつ病評価尺度（HAMD），モンゴメリ・アスベルグうつ病評価尺度（MADRS），ベックうつ病自己評価尺度（BDI）などがある．

治療
- うつ病の治療は「休養」「薬物療法」「精神療法」を行う．
- 外因が認められる場合は原因疾患の治療．
- 精神療法：「笠原の7か条」が有用．
- 薬物療法：抗うつ薬を十分な量，期間内服することが基本．
- 選択的セロトニン再取り込み阻害薬（SSRI）などの新規抗うつ薬は，副作用は少ないが，消化器症状が現れやすい．
- 軽症例：支持的精神療法と心理教育を行った後，必要に応じ新規抗うつ薬の処方や認知行動療法の施行．
- 中等症・重症：三環系抗うつ薬の使用や非定型抗精神病薬などの併用による抗うつ薬の効果増強療法．
- 精神病症状が存在する場合，抗精神病薬の併用が必要．
- 緊張病症状を伴ううつ病の場合は，ベンゾジアゼピンの経口または非経口投与，修正型電気けいれん療法を行う．
- 抗うつ薬の使用時は，24歳以下の若年患者に対する自殺関連行動の増加，アクチベーション症候群，中断症候群にとくに注意．
- うつ病治療の初期にはベンゾジアゼピン系抗不安薬の使用が有効だが，常用量依存に注意し漫然と継続しない．

予後・経過
- うつ病の生涯有病率は5～15%で，女性は男性の約2倍多い．
- うつ病は未治療に経過した場合，6～12か月で6～7割が改善．
- 薬物療法で治療した場合は約3か月で改善．初発のうつ病患者の50～60%が再発．うつ病全体で2%が自殺既遂．
- 再発性のうつ病の10～15%が経過中に躁病・軽躁病エピソードを呈し，双極性障害に診断が変更される．

用語解説
DSM-5
大うつ病エピソードに関する表4（p.168）の内容はDSM-IVと変更はない．気分変調性障害はDSM-IVでは大うつ病エピソードが存在しないことが条件であったが，DSM-5ではpersistent depressive disorderに統合され，大うつ病エピソードの存在を問わなくなった．

疾患の発症様式と時間経過

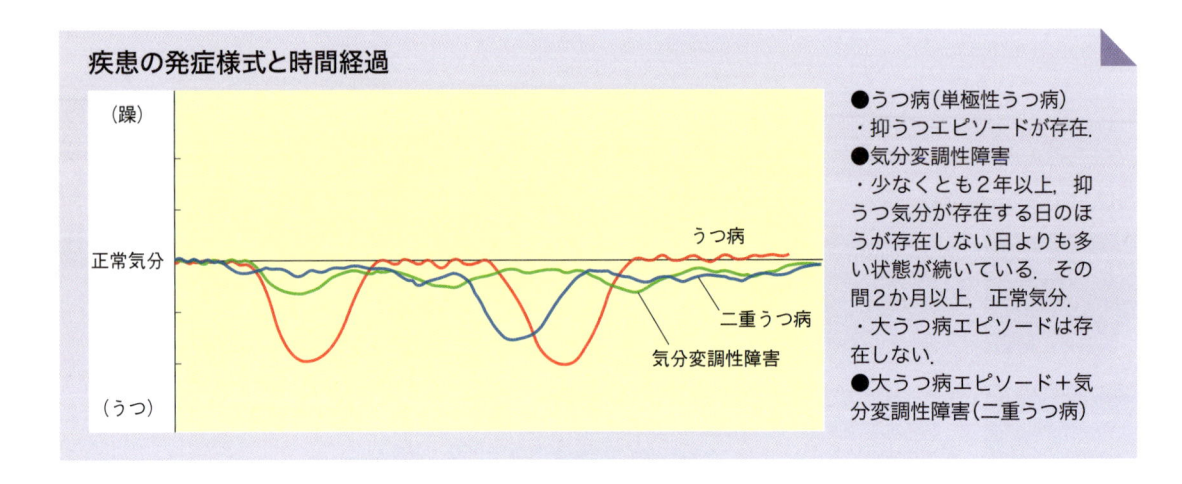

（躁）
正常気分
うつ病
二重うつ病
気分変調性障害
（うつ）

- うつ病（単極性うつ病）
  ・抑うつエピソードが存在．
- 気分変調性障害
  ・少なくとも2年以上，抑うつ気分が存在する日のほうが存在しない日よりも多い状態が続いている．その間2か月以上，正常気分．
  ・大うつ病エピソードは存在しない．
- 大うつ病エピソード＋気分変調性障害（二重うつ病）

誘因・原因

- うつ病の原因は完全には解明されていない．
- もともとの遺伝的素因（体質・脆弱性）のある人に，心因（心的ストレス）や身体要因（加齢や妊娠などの身体的変化）が加わることで発症すると考えられている（**図1**）．
- 「外因性うつ病」は一般身体疾患，薬物など物質の影響で二次的にうつ病の症状が現れる場合をいう（**表1**）．
- うつ病の典型とされてきた「内因性うつ病」は，心因の関与が少ないとされる．
- 「心因性うつ病」は家族との死別など，過度の心理的負担が原因となって発症する．
- うつ病の病前性格として，フーベルトゥス・テレンバッハ（H. Tellenbach）が提唱したメランコリー親和型性格（**表2**）がよく知られている．

心因（心的ストレス）
家族や友人との死別
人間関係の破綻
家庭の不和
財産の喪失
就職や退職，結婚や離婚
転勤，引っ越しなど環境の変化

遺伝的素因 → うつ病

身体要因
慢性疲労
甲状腺機能障害
脳血管障害，がん，感染症
月経前や出産後
更年期などホルモンバランスの変化
ステロイドや降圧薬の内服

■ 図1　うつ病の発症要因

■ 表1　外因性うつ病の原因

一般身体疾患	神経変性疾患［パーキンソン（Parkinson）病，ハンチントン（Huntington）病など］ 脳腫瘍，側頭葉てんかん，脳血管障害，感染症（脳炎，HIV感染，梅毒） 内分泌・代謝疾患（甲状腺機能低下症など），電解質異常
物質	ステロイドホルモン，降圧薬，インターフェロン，H_2遮断薬，アンフェタミン，コカイン，アルコールなどの乱用

■ 表2　メランコリー親和型性格（Tellenbach, 1961年）

- 秩序を重んじる
- 他人に気をつかう
- 頼まれると嫌とは言えない
- 真面目
- 正直
- 仕事熱心
- 過度に良心的・小心
- 消極的・保守的
- 頑固
- わがまま（近親者に）

症状・臨床所見

- 国際診断基準（DSM-5）で定義されているうつ病の基本症状は，「抑うつ気分」と「興味・喜びの喪失」である．どちらの症状もみられない場合は典型的なうつ病とは診断しない．
- DSM-5で定められているその他の症状として，「食欲の低下（あるいは亢進）」「不眠（あるいは過眠）」「精神運動制止（あるいは焦燥）」「易疲労感（気力の減退）」「無価値感，罪責感」「思考力・集中力の低下」「死についての反復思考」がある．

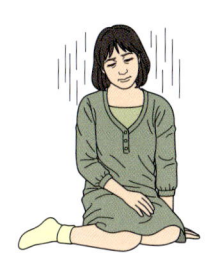

■ 抑うつ気分
「気持ちが落ち込む」
「気が滅入る」
（子どもや青年では易怒的な気分もありうる）

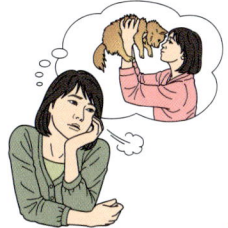

■ 興味・喜びの喪失
「以前は楽しめていたことが楽しくない」
「世の中のことに関心がなくなる」

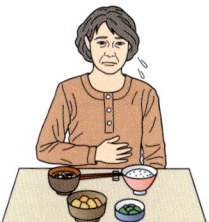

■ 食欲の低下
「おいしくない」
「味がしない」

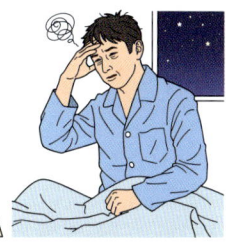

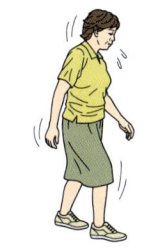

■ 不眠（あるいは過眠）
「寝つけない」
「夜中に何度も起きる」

■ 精神運動制止（あるいは焦燥）
「話すことも動くことも遅くなる」
「他者から見て明らかに落ち着かない」

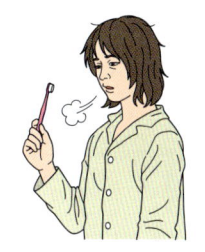

■ 易疲労感（気力の減退）
「歯磨きや入浴がおっくうとなりできない」

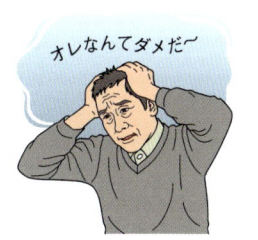

■ 無価値観，罪責感
「自分には価値がない」
「こうなったのもすべて自分のせいだ」

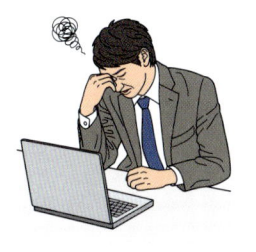

■ 思考力・集中力の低下
「新聞やテレビの内容が頭に入らない」

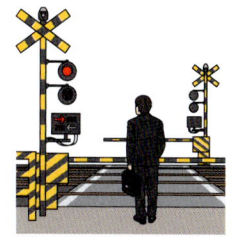

■ 死についての反復思考
希死念慮，自殺企図

- うつ病においても幻覚・妄想といった精神病症状を伴う場合がある．
- うつ病に併発する妄想では，「微小妄想」が代表的である（表3）．
- 国際診断基準には含まれていないが，頭痛，肩こり，腰痛，動悸，めまい，頻尿，下痢，便秘などさまざまな身体症状が現れる．とくに高齢者のうつ病で現れやすい（図2）．

■ 表3　微小妄想

貧困妄想	（実際には経済的問題はないのに）：「お金がないので生活がままならない」
罪業妄想	（実際には罪はないのに）：「重大な罪を犯してしまったので罰を受けなければならない」
心気妄想	（実際には重大な身体疾患はないのに）：「不治の病にかかっている」

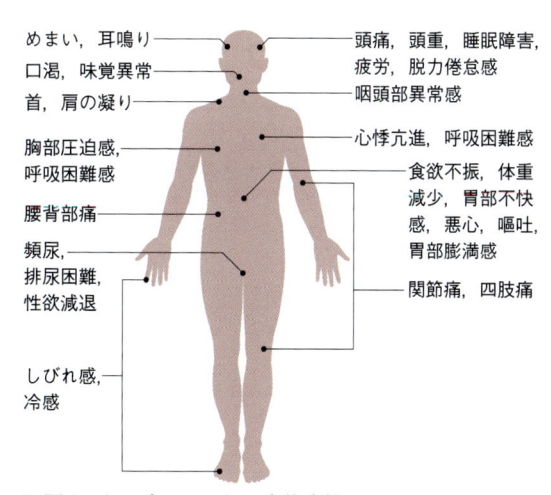

めまい，耳鳴り
口渇，味覚異常
首，肩の凝り
胸部圧迫感，呼吸困難感
腰背部痛
頻尿，排尿困難，性欲減退
しびれ感，冷感

頭痛，頭重，睡眠障害，疲労，脱力倦怠感
咽頭部異常感
心悸亢進，呼吸困難感
食欲不振，体重減少，胃部不快感，悪心，嘔吐，胃部膨満感
関節痛，四肢痛

■ 図2　うつ病にみられる身体症状

検査・診断・分類

- 多くの身体疾患のように検査所見（生化学検査，画像検査など）に基づいてうつ病の診断を確定することはできない．
- 入念な病歴聴取と症状の把握が重要である．
- 広く使われている国際的な診断基準としてWHOのICD-10，米国精神医学会のDSM-5がある．後者は研究にも使われるため，より厳密な診断基準が設定されている．
- 落ち込んだ気分の状態が大うつ病性障害の診断基準を満たせばうつ病の可能性を，満たさなければ気分変調性障害その他の可能性を考える．
- 気分変調性障害はDSM-5では「持続性抑うつ障害」の項目と統合された．ICD-10では気分変調症として存在．

■ 表4　うつ病（大うつ病性障害）と持続性抑うつ障害（気分変調症）のDSM-5診断基準（抜粋）

大うつ病性障害	持続性抑うつ障害（気分変調症）
必須症状（1つ以上）と以下の症状を併せて，5つ以上が，少なくとも2週間続き，病前の機能からの低下がある． **必須症状** 　抑うつ気分 　興味・喜びの喪失 **その他の症状** 　食欲の低下（あるいは亢進） 　不眠（あるいは過眠） 　精神運動制止（あるいは焦燥） 　易疲労感（気力の減退） 　無価値感，罪責感 　思考力，集中力の低下 　死についての反復思考	抑うつ気分がほとんど1日中存在し，それがない日よりもある日のほうが多く，その人自身の言明または他者の観察によって示され，少なくとも2年以上続いている． 抑うつの間，以下の2つ以上の症状がある． 　食欲の低下（あるいは亢進） 　不眠（あるいは過眠） 　自尊心の低下 　集中力の低下または決断困難 　絶望感

光トポグラフィ検査（NIRS）

- 近赤外光を照射，測定し，脳組織中のヘモグロビン濃度の経時的な変化を測定する方法（図3）．
- うつ症状を呈する，（単極性）うつ病，双極性障害，統合失調症の鑑別診断の補助となる．

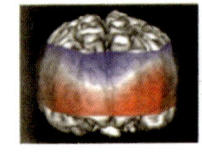

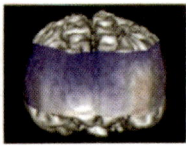

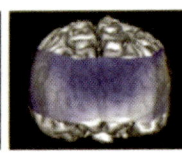

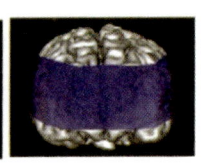

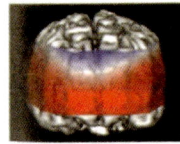

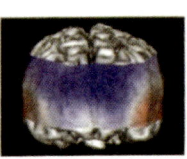

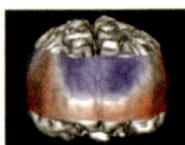

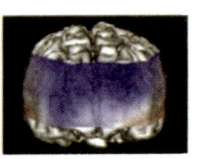

■ 図3　各群のNIRS信号のトポグラフィ表示
（提供：心の健康に光トポグラフィー検査を応用する会）

病因別分類

- 古典的な分類では病因別に外因性うつ病，内因性うつ病，心因性うつ病に分けられる（表5）．
- ICD-10，DSM-5では病因については言及されておらず，内因性，心因性の区別はない．
- 診断の際は外因性，内因性，心因性の順に評価を行う．

■ 表5　うつ病の病因別分類

外因性うつ病	一般身体疾患，薬物など物質の影響でうつ病エピソードが発症している状態で，厳密な意味ではうつ病とは異なる．
内因性うつ病	外因の認められないうつ病．心因の関与も薄いとされる．特徴として，心因性より深刻さがある，症状に日内変動がある（気分の落ち込みは午前中に強く，夕方に持ち直すことが多い），不眠は早朝覚醒，自責的，無気力，治療意欲が失われている，抗うつ薬が著効する，などがあげられる．
心因性うつ病	外因を認めない，心的ストレスの関与が大きいうつ病．特徴として，症状に日内変動がない，不眠は入眠困難，熟眠感の欠如，他罰的，精神的に未熟な人が多い，治療意欲は高い，抗うつ薬が効きにくいことがある，などがあげられる．

＊内因性と心因性をはっきり見分けることは困難．

産後うつ病

- 産後1〜3か月に多く発症するうつ病．
- 日本での出現頻度は3％程度で初産婦に多い．
- 育児に関する悩みや母親としての役目を果たせていないという罪悪感が特徴．
- 正常反応であるマタニティ・ブルー（産後3日ごろから始まる，涙もろさを主とした軽度の情動変動）とは異なる．

季節性うつ病

- 特定の季節に発症するうつ病．秋から冬にかけて発症し，春夏の季節には寛解するというケースが多い．
- 過眠，過食など非定型の特徴をもつことも多い．

非定型うつ病

- 従来の典型的なうつ病（内因性）とはかなり異なる症状を呈するうつ病．
- 非定型の特徴を診断するDSM-5診断基準を**表6**に示す．

表6　非定型の特徴（DSM-5）

A	気分の反応性（現実の，または可能性のある楽しい出来事に反応して気分が明るくなる）
B	次の特徴のうち2つ（またはそれ以上） ①有意の体重増加または食欲の増加 ②過眠 ③鉛様の麻痺（手や足の重い，鉛のような感覚） ④長期にわたる，対人関係の拒絶に敏感であるという様式（気分障害のエピソードの間だけに限らない）で，著しい社会的または職業的障害を引き起こしている
C	同一エピソードの間にメランコリー型の特徴を伴うもの，または緊張病性の特徴を伴うものの基準を満たさない

（American Psychiatric Association：日本精神神経学会日本語版用語集，髙橋三郎ほか監訳：DSM-5精神疾患の診断・統計マニュアル．p.184，医学書院，2014）

仮面うつ病

- うつ病を発症しているが，さまざまな（うつ病による）身体症状が前面に現れ，気分の変調が隠れてしまっている状態をいう．
- 老年期の患者の場合は，認知症，器質性疾患の有無をチェックする必要がある．

うつ病の評価

- うつ病の客観的評価尺度についてはハミルトン（Hamilton）うつ病評価尺度（HAMD）が有名で，世界中で広く使用されている（**表7**）．
- ほかにも，モンゴメリ・アスベルグ（Montgomery-Asberg）うつ病評価尺度（MADRS），ベック（Beck）うつ病自己評価尺度（BDI）などがある．

> 「新型（現代型）うつ病」とよばれるものについては，医学的知見が統一されておらず，マスコミ用語の側面も多々あるため，本書では取り上げずにおく．

表7　ハミルトンうつ病評価尺度（HAMD）の評価項目

1. 抑うつ気分
2. 罪業
3. 自殺
4. 入眠障害
5. 熟眠障害
6. 早朝睡眠障害
7. 仕事と興味
8. 精神運動抑制
9. 激越
10. 精神的不安
11. 身体的不安（不安感に伴う生理学的発症）
12. 消化器系の身体症状
13. 一般的な身体症状
14. 性欲減退
15. 心気症
16. 実質的な体重変化
17. 病識欠如
18. 日内変動
19. 現実感喪失
20. 妄想症状
21. 強迫症状

治療

- うつ病の治療は「休養」「薬物療法」「精神療法」を3本の柱として行う（図4）．
- 外因が認められる場合はその原因となっている身体疾患などの治療を行う．
- うつ病の精神療法については，限られた時間の中でも行える小精神療法「笠原の7か条」（表8）が有用である．

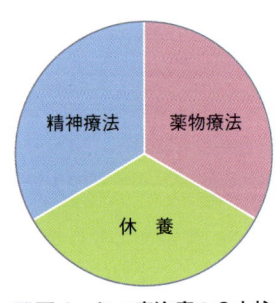

■図4　うつ病治療の3本柱

■表8　うつ病の小精神療法に関する「笠原の7か条」

①うつ病は病気であり，単に怠けではないことを認識してもらう
②できる限り休養をとることが必要
③抗うつ薬を十分量，十分な期間投与し，欠かさず服用するよう指導する
④治療にはおよそ3か月かかることを告げる
⑤一進一退があることを納得してもらう
⑥自殺しないように誓約してもらう
⑦治療が終了するまで人生における重大な決定は延期する

薬物療法

- うつ病に関与する脳ホルモンとその働きを図5に示す．抗うつ薬はセロトニンやノルアドレナリンといった神経伝達物質の濃度を増加させることでうつ状態を改善させる（表9）．
- 薬物療法は抗うつ薬を十分な量，十分な期間内服することが基本となる．三環系抗うつ薬は，抗うつ効果は強いが，口渇，便秘，排尿障害，起立性低血圧，心血管系に対する毒性などさまざまな副作用が強く出やすい．
- 選択的セロトニン再取り込み阻害薬（SSRI）などの新規抗うつ薬は，それらの副作用は少ないが，嘔気や嘔吐などの消化器症状は現れやすい．
- 日本うつ病学会の治療ガイドラインでは，軽症例においては，患者背景，病態の理解に努め，支持的精神療法と心理教育を行った後，必要に応じて新規抗うつ薬の処方や認知行動療法の施行が推奨されている．
- 中等症・重症で入院が必要となるときなどは，新規抗うつ薬の効果が薄い場合もあり，三環系抗うつ薬の使用や非定型抗精神病薬などの併用による抗うつ薬の効果増強療法が行われる．
- 自殺企図が切迫している症例，抗うつ薬で難治な症例では修正型電気けいれん療法（modified ECT）の施行を検討する．
- 精神病症状が存在する場合は，抗うつ薬のみでは不十分で，抗精神病薬の併用が必要となる場合が多い．
- 緊張病症状（興奮と昏迷を繰り返す）を伴ううつ病の場合は，ベンゾジアゼピンの経口または非経口投与，修正型電気けいれん療法を行う．

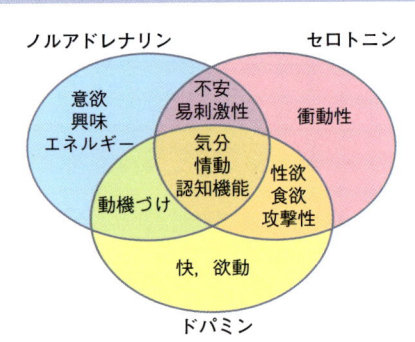

■図5　うつ病に関与する脳ホルモンとその働き

■表9　抗うつ薬の種類

〈旧世代抗うつ薬〉
・三環系抗うつ薬：イミプラミン，クロミプラミンなど
・四環系抗うつ薬：マプロチリン，ミアンセリンなど

〈新規抗うつ薬〉
・選択的セロトニン再取り込み阻害薬（SSRI）：フルボキサミン，パロキセチン，セルトラリン，エスシタロプラム
・セロトニン・ノルアドレナリン再取り込み阻害薬（SNRI）：ミルナシプラン，デュロキセチン
・ノルアドレナリン作動性・特異的セロトニン作動性抗うつ薬（NaSSA）：ミルタザピン

- 抗うつ薬を使用する場合は，24歳以下の若年患者に対する自殺関連行動の増加，アクチベーション症候群（不安，焦燥，パニック発作，不眠，衝動性，アカシジア*，軽躁など），中断症候群（急激な中断で嘔気，めまい，不安，不眠，頭痛など）にとくに注意する．
- 抗うつ薬内服により，セロトニンレベルが中毒域に達し，下痢・発汗・振戦などの身体症状と不安・焦燥・見当識障害などの精神症状が生じることがあり，「セロトニン症候群」とよばれる（表10）．とくに選択的セロトニン再取り込み阻害薬（SSRI）で起こりやすい．
- 抗うつ薬の有効性が現れるまで数日かかる場合があるため，うつ病治療の初期には不安や不眠を対象としたベンゾジアゼピン系抗不安薬の使用が有効である．常用量依存に注意し漫然と継続しないことを心がける．

■表10 セロトニン症候群

セロトニン症候群は，症状の悪化に伴って，上から下の症状へと順に変化する．

順に変化
下痢
発汗
振戦
運動失調
ミオクローヌス
腱反射の亢進
失見当識
強い震え
固縮
高体温
せん妄
昏睡
てんかん重積発作
心血管系の虚脱
死

（Sadock BJほか，井上令一ほか監訳：カプラン臨床精神医学テキスト 第2版 DSM-IV-TR診断基準の臨床への展開．p.1183，メディカル・サイエンス・インターナショナル，2004より改変）

●用語解説

アカシジア（akathisia）
抗精神病薬による副作用として出現し，静座不能症ともいわれ，そわそわして，じっとしていられない，静止していられない，歩き回らずにはいられないなどの他覚的な症状から，単に落ち着かないといった自覚的な症状もある．

経頭蓋磁気刺激療法（TMS）

- 特殊な刺激コイルを用いて，頭の外側から頭皮や頭蓋骨を通して磁気刺激を脳に与え，脳内の神経細胞を刺激することで抗うつ作用をもたらす治療法（図6）．
- 麻酔の必要はなく電気けいれん療法よりも安全で簡便に行えるという利点があるが，有効性の確立については今後の研究を待つ必要がある．

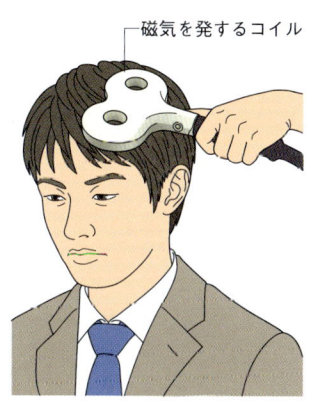

■図6 経頭蓋磁気刺激療法

高照度光療法

- 季節性うつ病に有効とされている治療法.
- 部屋の明るさの数倍〜数十倍(1,500〜10,000ルクス)の光を毎日1〜2時間浴びることで生体リズムをリセットさせる(図7).

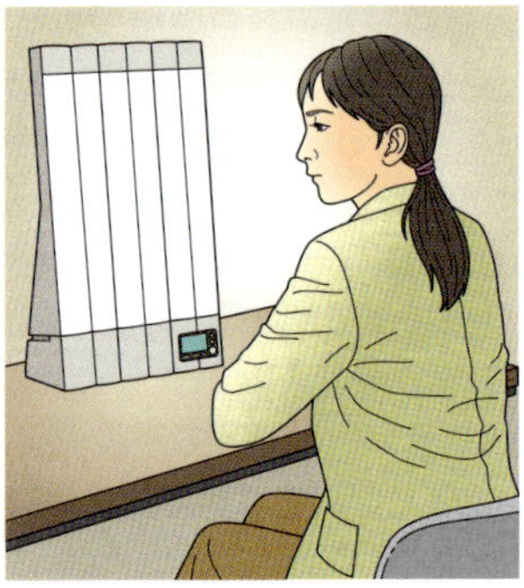

■図7　高照度光療法

認知行動療法

- うつ病患者がもつ偏った認知(ものの考え方,捉え方)をバランスのとれたものに変えていくことで気分の改善を図る心理療法.
- 個人でも集団でも行われている.
- ほかにうつ病に有効な心理療法として対人関係療法がある.

■表11　認知行動療法のイメージ

出来事：メールの返事がない
気分：悲しい(70％),不安(50％)
認知：嫌われてるのかな……
➡適応思考：相手に事情があったのかも,自分も忙しいときは返さないときがある
➡気分：悲しい(50％),不安(30％)

予後・経過

- うつ病(DSM-Ⅳ診断)の生涯有病率は5〜15％.女性は男性の約2倍多い.
- うつ病は未治療に経過した場合,6〜12か月で6〜7割が改善すると考えられている.
- 薬物療法で治療した場合は約3か月で改善することが多い.
- 2〜3割の患者は治療を施しても慢性的に経過する.
- 初発のうつ病患者の50〜60％が再発する.症状改善後の半年間は再発率が高い.
- 再発回数が増えるほど,より再発しやすくなり,病相の期間も長くなる
- 長期予後
  ・1回のみの病相を呈した後,寛解 …………………… 20％
  ・慢性化し休職や自殺などの不幸な転機をたどる … 20％
  ・再発を繰り返す ……………………………………… 60％
- うつ病全体で2％が自殺既遂となる.また自殺者の1/3がうつ病であったと推定される.
- 再発性のうつ病の10〜15％が経過中に躁病・軽躁病エピソードを呈し,双極性障害に診断が変更される.

精神障害の診断・統計マニュアル(DSM)：Diagnostic and Statistical Manual of Mental Disorders ｜ 光トポグラフィ検査(NIRS)：near-infrared spectroscopy ｜ ハミルトンうつ病評価尺度(HAMD)：Hamilton Depression Rating Scale ｜ モンゴメリ・アスベルグうつ病評価尺度(MADRS)：Montgomery-Asberg Depression Rating Scale ｜ ベックうつ病自己評価尺度(BDI)：Beck Depression Inventory ｜ 選択的セロトニン再取り込み阻害薬(SSRI)：selective serotonin reuptake inhibitor ｜ セロトニン・ノルアドレナリン再取り込み阻害薬(SNRI)：serotonin and norepinephrine reuptake inhibitors ｜ ノルアドレナリン作動性・特異的セロトニン作動性抗うつ薬(NaSSA)：noradrenergic and specific serotonergic antidepressant ｜ 修正型電気けいれん療法(modified ECT)：modified electroconvulsive therapy ｜ 経頭蓋磁気刺激療法(TMS)：transcranial magnetic stimulation

気分障害

双極性障害

F31　bipolar disorder

疾患概念
双極性障害は，著しく気分が高揚する躁病エピソードと，意欲が低下し憂うつになる抑うつエピソードの両病相（エピソード）を繰り返す精神疾患．躁うつ病，双極性感情障害ともいう．双極性障害の区分は，躁状態を伴う双極Ⅰ型障害と，軽躁状態を伴う双極Ⅱ型障害，気分循環性障害，のほか，DSM-5から物質・医薬品誘発性，他の医学的疾患による，他の特定される，特定不能の双極性障害および関連障害が加わった．

Summary Map

誘因・原因
- 双極性障害の原因は完全には解明されていない．
- 遺伝的素因のある人に，心的ストレスや身体要因が加わり発症すると考えられている．
- 再発を繰り返していると，次第にストレスがないのに再発する．
- 双極性障害の病前性格として，執着気質や循環気質．

症状 臨床所見
- 躁状態（または軽躁状態）とうつ状態を繰り返す疾患．
- 双極性障害の症状には，躁（軽躁）状態の症状，うつ状態の症状，混合状態の症状がある．
- 躁（軽躁）状態の基本の症状は高揚気分，または，イライラして怒りっぽいこと．
- うつ状態での微小妄想に対し，躁状態では誇大妄想*（発明妄想*，血統妄想*）が特徴的である．
- 混合状態は，うつ状態の症状と（軽）躁状態の症状が混在する状態．

検査・診断 分類
- 多くの身体疾患のように生化学検査，画像検査などに基づいて双極性障害の診断を確定することはできない．
- 広く使われている国際的な診断基準にはICD-10，DSM-5がある．
- 躁病エピソードと軽躁病エピソードとの最も重要な違いは，躁症状により著しい社会的または職業的な機能低下を引き起こしているか否かである．
- 軽躁病エピソード，抑うつエピソードを満たさない軽い躁うつが2年以上続いている場合，気分循環性障害と診断される．
- 1年間に4回以上の病相を繰り返す場合を，急速交代型（ラピッドサイクラー）とよぶ．
- うつ病と診断されて治療され，なかなか治らない患者が実は双極性障害であったことも多い．
- うつ状態：ハミルトンうつ病評価尺度（HAMD）．
- 躁状態：ヤング躁病評価尺度（YMRS）．

治療
- 気分安定薬による薬物療法が基本．
- 双極性障害の治療の3本柱は，躁病エピソードの治療，抑うつエピソードの治療，維持療法である．
- 双極性障害での抗うつ薬の使用は，躁転や病相の頻発化を起こしうるため，推奨されない．
- 維持療法の治療
・双極性障害は再発を繰り返すことが多いため，安定期においても再発予防療法（維持療法）を行うことが重要である．
・薬物療法と併用し，心理教育，対人関係療法，社会リズム療法，家族療法，認知行動療法といった心理社会的治療が推奨される．
・再発を繰り返すと病気への脆弱性が増し，再発リスクが高まり，エピソードの頻度が上がり，持続期間は長くなる．

予後・経過
- 双極性障害において，躁病・軽躁病エピソードや抑うつエピソードが一度だけで終わることはなく，一生の間エピソードを何度も繰り返すことがほとんどである．
- 双極Ⅰ型障害の人は一生の約3分の1を，双極Ⅱ型障害の人は一生の約半分の期間をうつ状態で過ごすといわれている．

用語解説

誇大妄想
自分の能力や境遇を実際よりも過大に評価して，自分が他人よりはるかに優れていると思い込む．

発明妄想
「非常に素晴らしい発明をしたのに評価されないんです（実際は発明していない）」と真剣に思ったり，訴えたりする．

血統妄想
「自分は高貴な生まれなのに不遇です（実際は普通の家庭出身）」と真剣に思ったり，訴えたりする．

疾患の発症様式と時間経過

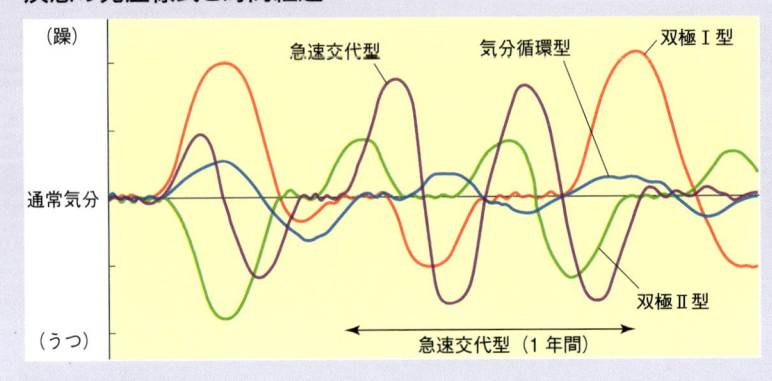

- ●双極Ⅰ型障害
  - ・躁病エピソードが少なくとも1回は存在する．
  - ・抑うつエピソードは診断に必須ではないが，存在することが多い．
- ●双極Ⅱ型障害
  - ・軽躁病エピソードが少なくとも1回存在する．
  - ・過去，躁病エピソードがない．
  - ・抑うつエピソードが少なくとも1回存在することが必要．
- ●気分循環性障害
  - ・少なくとも2年以上の間に，軽躁症状を伴うが，軽躁病エピソードの基準を満たさない多数の期間と，抑うつ症状を伴うが，抑うつエピソードの基準は満たさない多数の期間が存在する．その間半分以上軽躁および抑うつを伴う期間がある．また，その間2か月以上，症状がなかった期間がない．抑うつエピソード，躁病エピソード，または軽躁病エピソードの基準を満たしたことがない．
- ●急速交代型（ラピッドサイクラー＜rapid cycler＞）
  - ・1年間の間に少なくとも4回の抑うつ，躁病，軽躁病エピソードの基準を満たす気分エピソードがある．
  - ・双極Ⅰ型障害，双極Ⅱ型障害のいずれにも適用できる．

誘因・原因

- ●双極性障害の原因は完全には解明されていない．
- ●もともとの遺伝的素因（体質・脆弱性）のある人に，心因（心的ストレス）や身体要因（加齢や妊娠などの身体的変化）が加わることで発症すると考えられている．
- ●初発時はストレスがきっかけとなることが多いが，再発を繰り返していると，次第にストレスがないのに再発するようになる．
- ●双極性障害の病前性格として，下田光造が提唱した執着気質（表1）や，クレッチマー（E. Kretschmer）が提唱した循環気質（表2）がよく知られている．

■ 表1　執着気質
（下田光造，1950年）

- ・仕事熱心，凝り性，徹底的，正直，几帳面，強い正義感や責任感，ごまかしやずぼらができない
- ・人から堅実な人，模範生と評価される
- ・発明発見に適した性格
- ・ほかの義務責任，自己の権利に向かうと厄介な紛争者，狂信者，熱狂者となる

■ 表2　循環気質
（Kretschmer，1921年）

- ・人付き合いがよい
- ・気立てがよい
- ・親切
- ・朗らか
- ・ユーモアに富む
- ・元気
- ・激しやすい
- ・もの静か
- ・落ち着きがある
- ・苦労性

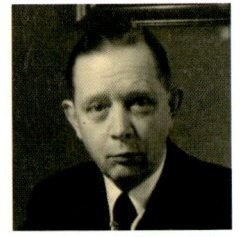

Kretschmer，1888〜1964

症状・臨床所見

- ●双極性障害は躁状態（または軽躁状態）とうつ状態を繰り返す疾患である．
- ●双極性障害の症状には「躁（軽躁）状態の症状」，「うつ状態の症状」，「混合状態の症状」がある．
- ●うつ状態の症状についてはうつ病の症状と同様である（p.167参照）．
- ●躁（軽躁）状態の基本の症状は「高揚気分」，または「イライラして怒りっぽい」の2つである．ほかの症状には，「自尊心の肥大」「睡眠欲求の減少」「多弁」「観念奔逸」「注意散漫」「目標志向性の活動の増加」「困った結果になる可能性が高い快楽的活動への熱中」の7症状がある．症状の程度や継続期間の違いにより，躁状態または軽躁状態と診断される．

気分障害 双極性障害

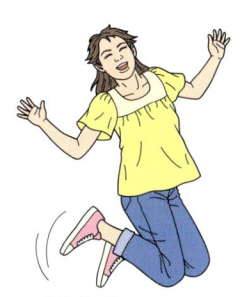

■高揚気分
ハイテンション

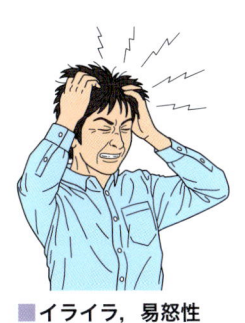

■イライラ, 易怒性
些細なことでイラついて怒鳴ったりする

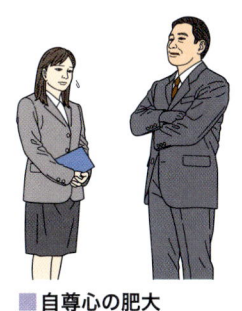

■自尊心の肥大
自分が偉くなったように感じる

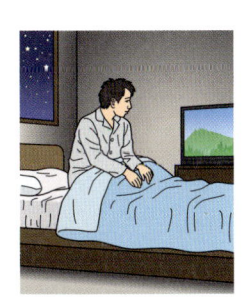

■睡眠欲求の減少
眠らなくても平気

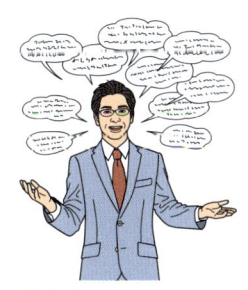

■多弁
猛烈な勢いで話し続ける
＊話をしたい，という気持ちに強く動かされている（会話心迫）

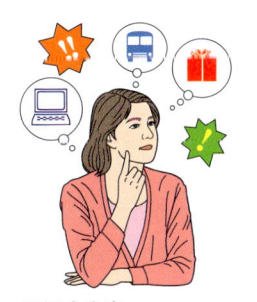

■観念奔逸
考えが次々と浮かんで思考がまとまらない

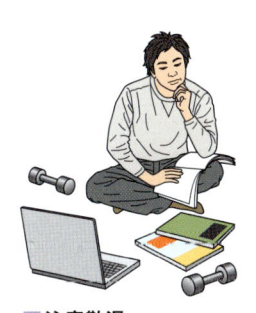

■注意散漫
1つのことに集中できない
さまざまなことに関心を示すが，持続しない

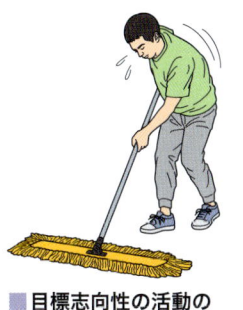

■目標志向性の活動の増加
活動レベルが上昇し，非常に行動的になる
疲れを自覚できず，消耗しても活動をやめない

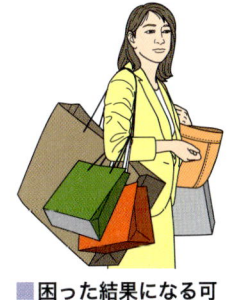

■困った結果になる可能性が高い快楽的活動への熱中
制御のきかない浪費，車のスピード運転

●精神病症状（表3）
・躁状態においても幻覚・妄想がみられる場合がある．
・うつ状態での微小妄想に対し，躁状態では誇大妄想*（発明妄想*，血統妄想*）が特徴的である．また，被害妄想もよくみられ，不機嫌さや易怒性を助長する．

●混合性は，躁病エピソード，または軽躁病エピソードと，抑うつエピソードを同時に満たすもの．

■表3　躁状態とうつ状態の症状比較

	感情			意欲(行動)	思考		身体面
	気分	自我感情	身体感情		形式面	内容面	
躁状態	爽快 易刺激 易怒	高揚 自信過剰	健康感	多弁・多動(外出・訪問) 行為心迫 浪費 性的逸脱 精神運動興奮	観念奔逸	誇大妄想 (発明構想, 血統妄想)	衰弱 体重減少 不眠(早朝覚醒) 性欲亢進
うつ状態	憂うつ 悲哀感 淋しさ 不安 焦燥 日内変動	低下 劣等感 悲観的 絶望	不調 不健康感	制止 寡言, 寡動 興味関心の低下 昏迷 徘徊, まとわりつき 人嫌い 自殺 日内変動	思考抑制 仮性認知症	微小妄想 (罪業, 心気, 貧困, 虚無) 取り越し苦労 懺悔 自責	不眠(早朝覚醒) 頭痛, 頭重 食欲低下 やせ 口渇, 便秘 性欲減退 月経不順 発汗 しびれ, 痛み

検査・診断・分類

- 多くの身体疾患のように検査所見(生化学検査,画像検査など)に基づいて双極性障害の診断を確定することはできない.
- 広く使われている国際的な診断基準としてWHOのICD-10, 米国精神医学会のDSM-5がある. DSM-5ではより厳密な診断基準が設定されている.
- 躁病エピソードと軽躁病エピソードとの最も重要な違い(表4)は, 躁症状により著しい社会的または職業的な機能低下を引き起こしているか否かである.
- 双極性障害は, 必ずしも高揚した気分を伴うわけではない. イライラした気分が主体の躁病エピソードもあることに注意する.
- DSM-5の診断基準では, 躁病エピソードを1回でも確認できれば, 双極Ⅰ型障害と診断される. 軽躁病エピソード, 抑うつエピソード(表5)の有無は問わない.
- DSM-5の診断基準では, 躁病エピソードが過去に1回も存在せず, 軽躁病エピソードが少なくとも1回存在し, かつ抑うつエピソードの経験がある場合に, 双極Ⅱ型障害と診断される.
- 混合性の特徴(p.177「DSM-5について」参照)は, DSM-5の診断基準では,「躁病エピソードまたは軽躁病エピソードの基準を完全に満たし, 現在または直近のエピソード期間の大半において, 顕著な不快気分または抑うつ気分, 興味や喜びの減退, 精神運動性の制止, 易疲労感または気力減退, 無価値感または罪責感, 死についての反復思想のうち少なくとも3つ以上が存在する.」と規定されている.
- 2年以上の期間, 軽躁病エピソードの基準を満たさない軽躁症状と抑うつエピソードの基準を満たさない抑うつ症状が期間の半分以上存在し, 症状のない期間が2か月以上存在しない場合, 気分循環性障害と診断される
- 1年間に4回以上の病相(躁病かうつ病かは問わない)を繰り返す場合を, 急速交代型(ラピッドサイクラー)とよぶ.

■表4　軽躁病エピソード(軽躁状態)のDSM-5診断基準(概要)

A. 気分が異常かつ持続的に高揚, 開放的または易怒的となる. 加えて, 異常にかつ持続的に亢進した活動または活力のある, 普段とは異なる期間が少なくとも4日間, ほぼ毎日, 1日の大半において持続する.
B. 気分が障害され, かつ活動または活力が亢進した期間中, 以下の症状のうち3つ(またはそれ以上)(気分が易怒性のみの場合は4つ)が持続しており, 普段の行動とは明らかに異なった変化を示しており, それらは有意の差をもつほどに示されている.
(1) 自尊心の肥大, または誇大.
(2) 睡眠欲求の減少(睡眠時間が短くても平気である)
(3) 普段よりも多弁であるか, しゃべり続けようとする切迫感
(4) 観念奔逸, またはいくつもの考えが競い合っているという主観的体験
(5) 注意散漫
(6) 目標志向性の活動の増加, または精神運動性の焦燥
(7) 困った結果になる可能性が高い快楽的活動への熱中(高価な買い物, 性的無分別など)

＊躁病エピソードの診断基準(DSM-5)(概要)
上記の症状が7日以上ほぼ毎日, 1日の大半において持続し, 症状の程度において, 家庭・学業・仕事などに明らかな支障をきたした場合, または入院が必要となった場合, 精神病症状が認められた場合は躁病エピソード(躁状態)となる.

(American Psychiatric Association, 日本精神神経学会日本語版用語監, 高橋三郎ほか監：DSM-5精神疾患の診断・統計マニュアル, p.124, 医学書院, 2014)

■表5　抑うつエピソードの診断基準(DSM-5)

・以下の症状のうち，少なくとも1つがある
　(1) 抑うつ気分
　(2) 興味または喜びの喪失
・さらに，以下の症状を併せて，合計で5つ以上が認められる
　(3) 食欲の低下(あるいは亢進)
　(4) 不眠(あるいは過眠)
　(5) 精神運動制止(あるいは焦燥)
　(6) 易疲労感(気力の減退)
　(7) 無価値感・罪責感
　(8) 思考力・集中力の低下
　(9) 死についての反復思考

＊上記の症状がほぼ1日中，ほとんど毎日，2週間以上続き，病前の機能からの低下がある．

■表6　双極性障害の特徴

● 抑うつエピソードに関する特徴
　・若年発症(25歳以下)
　・抑うつエピソードの回数が多く，かつ1回のエピソードが短い(3か月未満)
　・非定型(過眠，過食，気分反応性，鉛様麻痺，拒絶過敏性)の特徴
　・精神病性の特徴
　・産後の発症
● 治療抵抗性(3剤以上の抗うつ薬を試しても効果不十分)
● 抗うつ薬誘発性の躁病または軽躁病エピソード
● 双極性障害の家族歴
● 発揚気質(気分エピソードの最中以外で)
● 診察場面にて，きれいに化粧をしていたり，服装やアクセサリーなどがおしゃれである
● 生活歴では，企業家，芸能人など創造性が必要で，失敗するリスクもあるが，成功したときの報酬が大きい職業についていたことが多い

- 双極Ⅱ型障害は，双極Ⅰ型障害の軽症版というわけではない．双極Ⅱ型のほうがⅠ型に比べてコントロールが難しいため病相が再発しやすく，急速交代型のリスクも高い．
- うつ病として治療され，なかなか治らない患者が，実際は双極性障害であったことも多い．明らかな軽躁エピソードが確認できない場合でも，双極性の特徴(表6)が認められる場合は，双極性障害を疑ってみる必要がある．入念な病歴や家族歴の聴取と症状の把握が重要である．
- うつ状態の客観的評価尺度についてはうつ病と同様に，ハミルトン(Hamilton)うつ病評価尺度(HAMD)がよく用いられている．
- 躁状態の客観的評価尺度には，ヤング(Young)躁病評価尺度(YMRS)（表7）がある．
- 光トポグラフィ(図1)は，うつ症状を呈している双極性障害と単極性うつ病との鑑別に，補助診断として有効である．

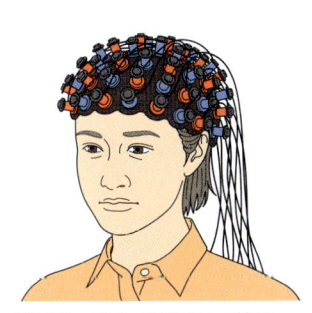

■図1　光トポグラフィ検査

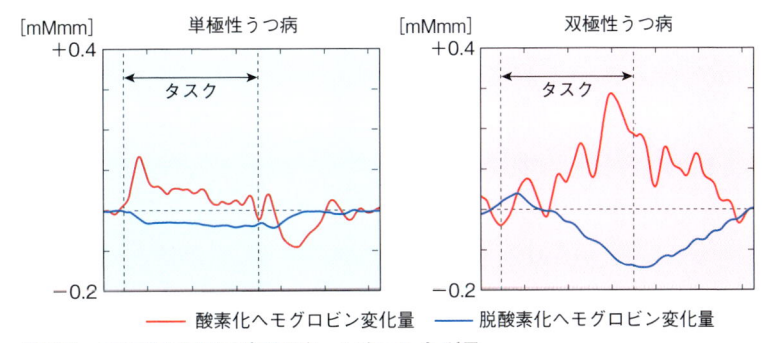

■図2　典型的なNIRS波形パターンを示した所見

単極性うつ病では，タスク中の賦活は小さく，また，タスク開始に伴う速やかな賦活がある．一方，双極性うつ病では，タスク開始後，緩やかに増加し，タスク終了前後に賦活のピークに達し，その後，緩やかに減少する傾向を示す．
(提供：東京大学 西村幸香氏)

DSM-5について

・DSM-Ⅳにおいては，うつ病と双極性障害の2つともが，気分障害という1つのカテゴリーに分類されていたが，DSM-5では，各々が別のカテゴリーとして分けられるようになった．
・DSM-5では混合性エピソードという概念がなくなり，躁病エピソード，抑うつエピソードに，「混合性」の特定用語をつけるようになった．DSM-Ⅳの混合性エピソードの基準は非常に厳しく，合致する症例めったになかったため，DSM-5での改訂は実情に則したものといえる．

■表7　ヤング躁病評価尺度(YMRS)(項目1～11の合計点)

評価項目	重症度
1. 気分高揚	0　1　2　3　4
2. 活動の量的―質的増加	0　1　2　3　4
3. 性的関心	0　1　2　3　4
4. 睡眠	0　1　2　3　4
5. 易怒性	0　2　4　6　8
6. 会話(速度と量)	0　2　4　6　8
7. 言語―思考障害	0　1　2　3　4
8. 思考内容	0　2　4　6　8
9. 破壊的―攻撃的行動	0　2　4　6　8
10. 身なり	0　1　2　3　4
11. 病識	0　1　2　3　4

治療

- 躁病相，うつ病相の治療に効果があり，かつ再発予防効果もある気分安定薬（mood stabilizer）による薬物療法が基本である．
- 双極性障害の治療の3本柱（図3）は，躁病エピソードの治療，抑うつエピソードの治療，維持療法であり，日本うつ病学会の治療ガイドラインでは，それぞれにおいて推奨される治療があげられている．

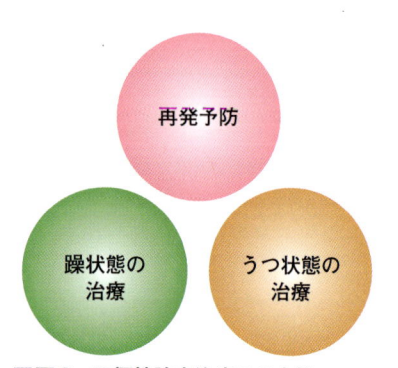

■図3　双極性障害治療の3本柱

躁病エピソードの治療

- 躁病エピソードは，抑うつエピソードに比べて急速に悪化することが多いため，外来治療では対応できず，入院が必要になることがしばしばある．
- 最も推奨される薬物療法は，リチウムであるが，即効性は期待できないため，躁状態が中等度以上の場合は，鎮静作用のある非定型抗精神病薬（オランザピン，アリピプラゾール，クエチアピン，リスペリドン）を最初から併用することが多い．
- 双極性障害による死亡率は，リチウム治療により有意に低下するとされている．
- 次に推奨される治療は，気分安定薬（バルプロ酸，カルバマゼピン），非定型抗精神病薬，およびそれらの併用である．電気けいれん療法（ECT）を考慮する場合もある．
- 気分安定薬は血中濃度を定期的に測定し，血中濃度が治療域内にあることを確認しながら用いる（表8）．とくにリチウムは中毒症状が重篤であるため，注意を要する．

■表8　目標血中濃度

	躁病治療	病相予防（維持療法）
リチウム	0.4～1.2mEq/L	0.3～0.8 mEq/L
バルプロ酸	50～125μg/mL	40～100μg/mL
カルバマゼピン	4～12μg/mL	2～10μg/mL

抑うつエピソードの治療

- ガイドラインにて推奨されている治療は，リチウム，ラモトリギンといった気分安定薬，クエチアピン，オランザピンといった抗精神病薬による薬物療法である．
- 電気けいれん療法も推奨されうる．
- 双極性障害の抑うつエピソードに対する抗うつ薬の使用は，躁転や病相の頻発化を起こしうるため，推奨されない．どうしても使う場合は，気分安定薬を併用し，慎重に使用する（表9）．
- ラモトリギンは，スティーブンス・ジョンソン（Stevens-Johnson）症候群（SJS）*などの重篤な皮膚障害が現れることがあるので，少量から開始し，緩徐に漸増する．

■表9　気分安定薬とその副作用

リチウム	・胃腸症状（悪心・嘔吐，下痢），口渇，多尿，手指振戦 ・甲状腺機能低下症 ・リチウム中毒（血中濃度2.0mEq/L以上でけいれんや意識障害，2.5 mEq/L以上で永続的な神経障害が生じる） ・心血管系の催奇形性（Ebstein奇形）があるため妊婦への投与は避ける
バルプロ酸	・リチウムやカルバマゼピンに比して副作用が少ない ・胃腸症状，肝トランスアミナーゼの上昇，眠気 ・高アンモニア血症 ・二分脊椎のリスクがあるため妊婦への投与は避ける
カルバマゼピン	・眠気，ふらつき，倦怠感，一過性白血球減少，スティーブンス・ジョンソン症候群
ラモトリギン	・スティーブンス・ジョンソン症候群，皮膚粘膜症候群，中毒性表皮壊死症などの重傷の湿疹

●用語解説

スティーブンス・ジョンソン症候群（SJS）
皮膚や粘膜の過敏症で，皮膚粘膜眼症候群ともいう．発熱，咽頭痛などの風邪症状に似た状態で発症し，進行すると皮膚や粘膜などに紅斑，水疱，びらんが出現し，高熱や悪心を伴う．

維持療法の治療

- 双極性障害は再発を繰り返すことが多いため，躁状態，うつ状態が寛解した安定期においても再発予防療法（維持療法）を行うことが重要である．
- 維持療法の基本は薬物療法であるが，薬物療法の長期継続には心理教育が重要である．
- 最も推奨される薬物療法はリチウム，次に推奨される薬物療法はラモトリギン，カルバマゼピンといった気分安定薬，オランザピン，クエチアピン，アリピプラゾールといった抗精神病薬によるものである．
- 薬物療法と併用し，心理教育（個人やグループで行われる．疾患に対する知識を得て，疾患を受け入れる態度を培う．再発の初期兆候に気づき，早めの受診を促すことで再発予防につながる．），対人関係療法，社会リズム療法（睡眠などの生活リズムを客観的に捉え，修正していく方法．），家族療法，認知行動療法といった心理社会的治療が推奨されている．

予後・経過

- 双極性障害は単極性うつ病よりも発症年齢は若く，30歳以前が多く，50歳を超えることはまずない．
- 初発のエピソードは，躁状態，うつ状態のどちらもありうるが，うつ状態で受診した場合はうつ病と診断されてしまうことも多い．
- エピソードの持続期間は個人間では差があるが，個人のなかではある程度一定している．
- 躁病エピソードは通常突然始まり，2～3日で症状が急速に悪化する．2～3週間から数か月続き，一般に抑うつエピソードよりも短く，不意に終わる．多くの場合，躁病エピソードの前後に抑うつエピソードがみられる．
- 混合エピソード（DSM-Ⅳ）は躁病エピソードや抑うつエピソードの後に出現し，2～3週間から数か月続き，無症状期か，抑うつエピソードに移行する．混合エピソードが抑うつエピソードに移行することはまずない．
- 軽躁病エピソードは突然始まり，1～2日で症状が急速に悪化する．通常2～3週間から数か月続くが，通常抑うつエピソードより短く突然終わる．軽躁エピソードがみられた人の5～15%に躁病エピソードが起こるといわれている．
- 抑うつエピソードは数日間から数週間の経過で進行する．双極性障害の抑うつエピソードは単極性うつ病のそれに比べて期間が短い（長くて3か月程度）ことが多いが，未治療だと6か月以上続くこともあるが，その後寛解し通常の状態に戻ることが多いといわれている．
- 再発を繰り返すと病気の脆弱性が増し，再発リスクが高まり，エピソードの頻度が上がり，持続期間は長くなる．
- 急速交代型は，1年に4回以上のエピソードがみられ，双極性障害の10～15%に起こるといわれている．
- 双極性障害において，躁病・軽躁病エピソードや抑うつエピソードが一度だけで終わることはめったになく，一生の間エピソードを何度も繰り返すことがほとんどである．
- 双極Ⅰ型障害の人は一生の約3分の1を，双極Ⅱ型障害の人は一生の約半分の期間をうつ状態で過ごすといわれている．
- 軽躁病エピソードは社会的な障害がないため，本人の病識が不十分だと「活気に満ちて頭の回転も速い好調な時期」と捉えられてしまい，怠薬につながる．軽躁病エピソードの後にはうつ状態となることが多いため，心理教育を行い，服薬を遵守させることが必要である．

ハミルトンうつ病評価尺度（HAMD）：Hamilton Depression Rating Scale ｜ ヤング躁病評価尺度（YMRS）：Young Mania Rating Scale ｜ 電気けいれん療法（ECT）：electroconvulsive therapy ｜ スティーブンス・ジョンソン症候群（SJS）：Stevens Johnson syndrome

統合失調症

F20　schizophrenia

疾患概念
統合失調症は双極性障害(躁うつ病)と並んで内因精神病とよばれ,「主として思春期に発病し,特徴的な思考障害,自我障害,感情障害,人格障害などを主徴とし,多くは慢性に経過する原因不明の精神病」である.

Summary Map

誘因・原因
- 統合失調症は脳神経の疾患であり,神経伝達物質のバランスの異常が背景にあると考えられる.
- 遺伝的に有している疾患への脆弱性や,社会生活における過剰なストレスを契機に神経伝達物質のバランスが崩れ,精神的,身体的にさまざまな不調を呈すると考えられる.

病態
- 特徴的な思考障害,自我障害,感情障害,人格障害などを主徴とする.

症状・臨床所見
- 人口の約1%に発病し,男女差はなく,思春期に多く発症するが,30〜40歳代になってからの発症もある.
- 症状は「陽性症状」「陰性症状」「認知機能障害」が指摘されている.

検査・診断・分類
- 診断は主として陽性症状・陰性症状などによって定められ,いまだ客観的な身体症状や検査所見は発見されていない.
- 診断補助となりうる画像検査〔MRI,近赤外線スペクトロスコピー法(NIRS)〕などが開発されつつある.
- クレペリン*,ブロイラー*,シュナイダー*らにより特異的な精神症状として取り上げられ,分類されている.

治療
- 本人の回復過程や目標によってさまざまな治療法(薬物療法,精神療法,リハビリテーション)を組み合わせて行う.
- 統合失調症の治療に用いられる薬を,「抗精神病薬」とよぶ.抗精神病薬には,①陽性症状(幻覚や妄想)を改善する,②混乱や興奮を軽減する,③陰性症状の改善を目指す,という3つの作用がある.また再発を予防するという効果もある.
- その他,抗不安薬,気分安定薬,睡眠導入剤などを用いることもある.
- 薬物療法以外には,精神療法(個人精神療法,集団精神療法),認知行動療法,修正型電気けいれん療法(modified ECT),リハビリテーションなど.

予後
- 20〜30%の患者が治癒し,40〜50%の患者で中等度の症状が持続するが,一応の社会復帰は可能な水準まで回復する.20〜30%の患者で治療困難で生活水準に重大な荒廃をきたす重篤な症状が続く.

● 用語解説

エミール・クレペリン (Emil Kraepelin)
1856〜1926年.ドイツの精神科医.精神病をスキゾフレニア(統合失調症)と双極性障害に分類し,近代精神医学の基礎を築いた.

オイゲン・ブロイラー (Eugen Bleuler)
1857〜1939年.スイスの精神科医.クレペリンの提唱した早発性痴呆の疾患概念,スキゾフレニア(統合失調症)という用語を創設した.代表的著書は『精神医学書』(切替辰哉訳).

カート・シュナイダー (Kurt Schneider)
1887〜1967年.ドイツの精神医学者.臨床精神病理学の代表者.精神症状論を詳述した『医師のための精神医学講義』(1933年)は有名.

疾患の発症様式と時間経過

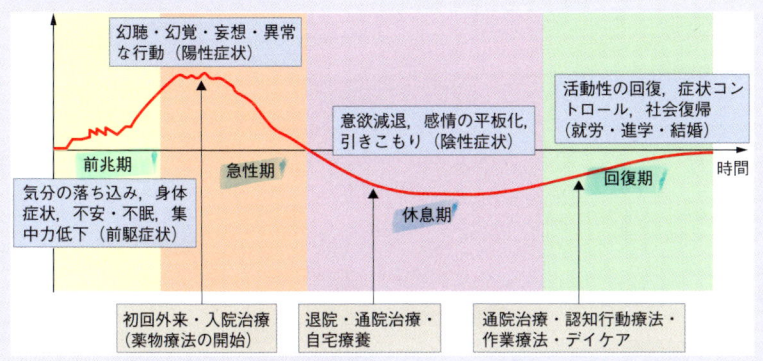

```
前兆期 → 急性期 → 休息期 → 回復期
```

- 前兆期：気分の落ち込み，身体症状，不安・不眠，集中力低下（前駆症状）
- 急性期：幻聴・幻覚・妄想・異常な行動（陽性症状）
- 休息期：意欲減退，感情の平板化，引きこもり（陰性症状）
- 回復期：活動性の回復，症状コントロール，社会復帰（就労・進学・結婚）

治療の流れ：
- 初回外来・入院治療（薬物療法の開始）
- 退院・通院治療・自宅療養
- 通院治療・認知行動療法・作業療法・デイケア

● 陽性症状（幻覚・妄想・自我障害）や陰性症状（感情鈍麻，意欲低下）が出現しながら，慢性の経過をたどる．
● 前兆期，急性期，休息期，回復期に合わせて，症状が出現したり消退したりする．
● 前兆期：初期症状＝悪化のサイン（再発の前触れ）
・神経が過敏になった状態でさまざまな微弱な症状が出現する．「眠れない」「些細な物音に敏感（聴覚過敏）」「焦り」「気持ちの変わりやすさ」「イライラ」「集中力がない」「食欲不振」「漫然とした不安」「活動的でおさえがきかない」「体の不調を訴える」「能率が落ちる」「仕事や学校を休む」など．
● 急性期：急性期症状＝陽性症状が多い
・「実際に聞こえない人の声や音が聞こえる（幻聴）」「疑い深さ」「不眠」「実際にありえないことを信じる（妄想）」「誰かと喋っているような独り言を言う」「独り笑い（空笑）」「混乱」「興奮」「昏迷（まったく反応しない状態）」など，強い症状が出現している状態．
・本人は極度の不安や恐怖感に襲われ，自分が病気だとは考えることができず，不可解な行動をとることもある．
● 休息期～回復期：慢性期症状＝陰性症状が多い
・「活動性の低下」「やる気が低下（意欲低下）」「閉じこもり」「感情の平板化」「対人関係の障害」「論理的思考の障害」など，元気がなく，人嫌いになり，家の中に引きこもるようになる．
・なかなか良くならず焦りが出てくる時期にもあたる．統合失調症の3/4は生活障害（生活のしにくさ）が残り，デイケアなどのリハビリテーションが必要になる．年単位の時間を必要としながら緩やかに回復していく．

誘因・原因

統合失調症という名前

- スキゾフレニア（schizophrenia）という病気は従来「精神分裂病」という和訳をあてられていた．しかし「精神」が「分裂」するという言葉のもつ恐ろしげな響きや，いわゆる「多重人格」（解離性同一性障害）と誤解されるなど，精神疾患に対する理解を妨げ，むしろ精神疾患に対する偏見や差別を助長する原因となっていた．
- そのため医療関係者は精神疾患をもつ当事者や家族に対しても病名告知をためらって，曖昧な説明にとどまらざるをえないことも多かった．病名告知率は20％程度にとどまり，結果当事者も明確な方針をもって治療を受けることが少なかった．
- 1993年に財団法人全国精神障害者家族会連合会（全家連）は日本精神神経学会（学会）に対して，「精神分裂病」という病名は，当事者および家族に不利益を招くことが多いため適当な病名への変更を求めた．
- 学会は「精神分裂病の呼称を検討する委員会」を立ち上げ，病名変更の是非の検討や新病名として適当な選択肢を学会員に求めた．学術的な妥当性および当事者・家族に病気の説明を行うときに理解がしやすいものとして「統合失調症」が浮上した．
- これら一連の動きは全家連と学会での討議を経て，2002年8月の総会で正式に「精神分裂病」から「統合失調症」に病名変更するという形で結実する．
- その後，「統合失調症」という名称の使用が進み，現在では若年世代において「統合失調症」と「精神分裂病」が同じものを指すことを知らない，あるいは「精神分裂病」という呼称をそもそも聞いたことがない者が半数以上を占める時代になった．
- 確かに，病名の変更がただちに精神疾患に対する偏見や差別の解消につながるものではないが，当事者・家族の治療上の利益を最優先にして，医療関係者と当事者，当事者家族が連携して病名変更というムーブメントを達成したことは，日本の精神医療のあり方，方向性を規定する出来事である．

誘因・原因

- 統合失調症は脳神経の疾患であり，ドーパミン，セロトニン，グルタミン酸などの神経伝達物質のバランスの異常が背景にあると考えられる．
- 同時に，遺伝的に有している疾患への脆弱性や，社会生活における過剰なストレスを契機に神経伝達物質のバランスが崩れると，情報がうまく伝わらなくなり，精神的，身体的にさまざまな不調を呈すると考えられている．これを「ストレス－脆弱性－対処技能モデル」（図1）とよぶ．

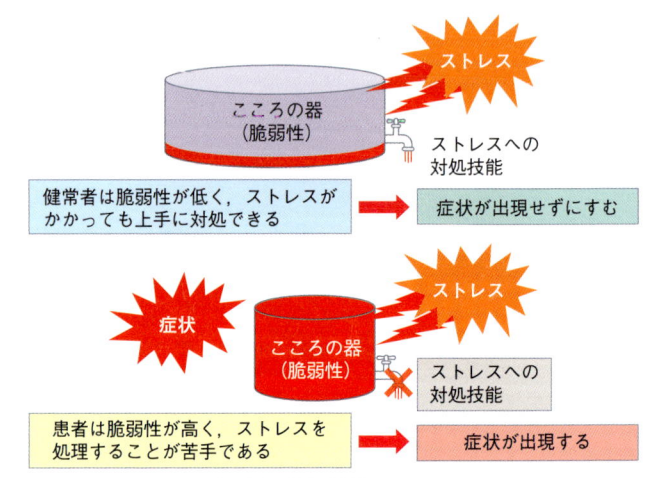

■ 図1　ストレス－脆弱性－対処技能モデル

症状・臨床所見

- 統合失調症は人口の約1％が発病する．男女差はなく思春期に多く発症するが，ときに30～40歳代になってから発症することもある．
- 統合失調症の症状は「陽性症状」，「陰性症状」が知られている．ICD-10およびDSM-5の診断基準のなかにも取り入れられている．
- それらに加えて最近では生活機能障害の観点から「認知機能障害」の重要性も指摘されている．

陽性症状

- 幻聴：悪口や自分の行動を実況中継する声などが聞こえる．本人にとっては「真実」であり，恐怖感や不安感を与えるため，「本当の声ではない」と言われても受け入れがたい．
- 被害妄想：「誰かから狙われている，監視されている」，「FBIが私を尾行している」
- 考想伝播：「自分の考えが知られてしまっている，他人の考えが読み取れる」
- 滅裂思考：「頭の中が混乱しやすくて，考えがまとまらない」
- 症状の改善に抗精神病薬が効果的であるが，症状が軽度に持続することもある．

陰性症状

- 意欲低下：やる気が出ない，何事もおっくうで面倒くさくなるが，怠けているわけではない．
- 注意の低下：注意力が落ち，集中力が続かない．
- 自閉的な生活：1日中寝てばかりで，外に出かける気力がなくなる．身だしなみもだらしなくなる．
- 年単位の治療によってゆっくりと回復していく．
- 症状の改善に有効な抗精神病薬が開発され始めた．
- デイケアなどの心理社会的なリハビリテーションが有効である．

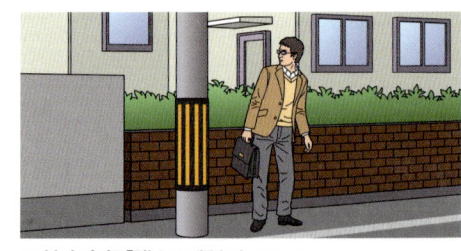

■ 被害妄想「誰かに狙われている」

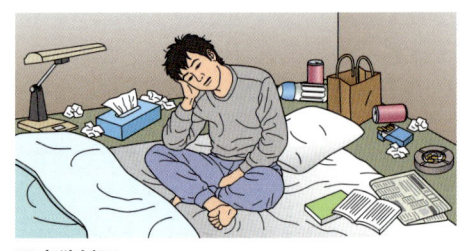

■ 意欲低下

認知機能障害

- 言語性記憶の障害：人から言われたことがすぐに頭に入らない．
- 注意の障害：同じ仕事を短い時間しか続けられない．
- 実行機能の障害：何から手をつけていいかわからない，優先順位がつけられない，計画が立てられない，自分で工夫して，適当なやり方を見つけられない，融通がきかない，臨機応変にできない．
- 仕事や対人関係など社会生活上のしづらさにつながる障害である．

症状と脳基盤の関係

- 統合失調症の陽性症状・陰性症状・認知機能障害は，前頭葉・側頭葉の機能障害であると考えられている（図2）．

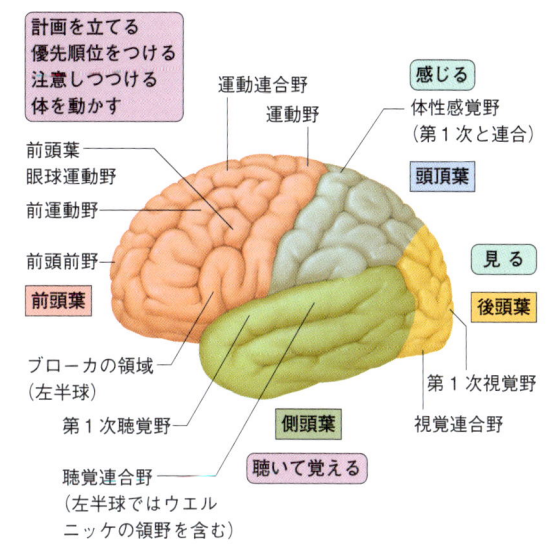

■ 図2　症状と脳基盤の関係
統合失調症は，認知機能（＝脳機能）の障害，特に前頭葉・側頭葉の機能障害である．

検査・診断・分類

- 統合失調症の診断は主として陽性症状・陰性症状などによって定められ，いまだ客観的な身体症状や検査所見は発見されていない．しかしながら診断補助となりうる画像検査などは開発されつつある．
- 磁気共鳴画像（MRI：図3）
・放射線を利用せず磁気を用いたMRI法は安全性が高く，また脳神経領域で灰白質と白質を識別できる長所がある．
・統合失調症患者と健常者の灰白質体積を比較した研究では，統合失調症患者において前頭葉・側頭葉の灰白質の体積減少が知られている．
・特定の部位の体積に着目することで両群を識別できる可能性が示唆されている[1]．
- 近赤外線スペクトロスコピー法（NIRS）
・近赤外線スペクトロスコピー法では，脳活動に伴う大脳皮質内のヘモグロビン濃度の変化を頭皮上から安全に計測することが可能である（図4）．
・これを用いることで神経心理課題を行っているときの脳活動のパターンを推測することができ，そのパターンを元にして疾患診断の補助とする可能性が示唆されている[2]．

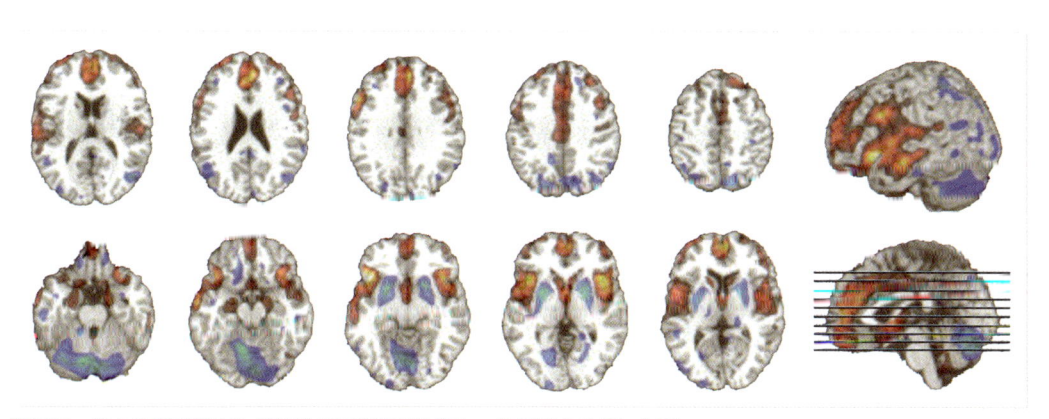

■ 図3　統合失調症患者と健常者の灰白質を比較し，体積減少を示した図
赤：健常者が統合失調症患者より体積が多い部位
青：統合失調症患者が健常者より体積が多い部位

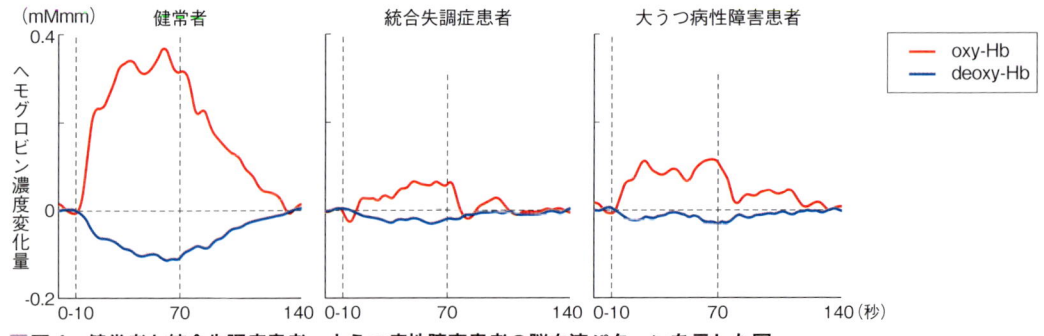

■図4　健常者と統合失調症患者，大うつ病性障害患者の脳血流パターンを示した図

診断

- 統合失調症は双極性障害（躁うつ病）と並んで内因精神病とよばれてきた．「主として思春期に発病し，特徴的な思考障害，自我障害，感情障害，人格障害などを主徴とし，多くは慢性に経過する原因不明の精神病」である．
- クレペリン（E. Kraepelin）*は縦断的経過に着目し，「思春期に発病して次第に進行し末期状態に達する精神病」を「早発痴呆」とよんだが，これは統合失調症の中核群に近いものである．
- 一方で，ブロイラー（E. Bleuler）*は横断的経過に着目し，「連合弛緩，感情鈍麻，自閉性，両価性」の4つの症状を呈するものを統合失調症とよんだ．
- さらにシュナイダー（K. Schneider）*は，統合失調症に特異的な精神症状として「シュナイダーの一級症状」（表1）を提唱し，これらの症状が認められ身体疾患など外的な要因が除外できる場合には統合失調症と診断できるとし，その後の診断基

■表1　シュナイダーの一級症状

(1) 考想化声
(2) 話しかけと応答の形式の幻聴
(3) 自己の行為に随伴して口出しする形の幻聴
(4) 身体への影響体験
(5) 思考奪取やその他思考領域での影響体験
(6) 考想伝播
(7) 妄想知覚
(8) 感情や衝動や意志の領域に現れるその他のさせられ体験・影響体験

■表3　DSM-5（DSM）

A．特徴的症状：以下のうち2つ（またはそれ以上），おのおのは1か月の期間（治療が成功した場合はより短い）ほとんどいつも存在する．これらのうち少なくとも1つは(1)か(2)か(3)である． (1) 妄想 (2) 幻覚 (3) まとまりのない会話（例：頻繁な脱線または滅裂） (4) ひどく解体した，または緊張病性の行動 (5) 陰性症状，すなわち感情の平板化，思考の貧困，または意欲の欠如
B．エピソードの持続期間は，1か月以上5か月未満である．回復を待たずに診断を下す場合，「暫定」としておくべきである．
C．統合失調症感情障害と「抑うつ障害または双極性障害，精神病性の特徴を伴う」は，以下のいずれかの項目に該当する場合に除外される． (1) 症状の活動期に抑うつエピソードまたは躁病エピソードが生じていない，または (2) 気分エピソードが症状の活動期に生じたのであれば，その期間は活動期と残遺期をあわせた期間の半分に満たない期間であった．
D．その障害は，物質（例：乱用薬物，医薬品）または他の医学的疾患の生理学的作用によるものではない．

（American Psychiatric Association，日本精神神経学会日本語版用語監，髙橋三郎ほか監訳：DSM-5精神疾患の診断・統計マニュアル．p.99，医学書院，2014）

■表2　ICD-10の統合失調症診断基準（ICD-10）

①考想化声，考想吹入または思考奪取，考想伝播
②他者に支配される，影響される，あるいは抵抗できないという妄想で，身体や四肢の運動，特定の思考，行動や感覚に関連づけられているもの，および妄想知覚
③患者の行動に対して絶えず注釈を加えたり，仲間たちの間で患者のことを話題にする形式の幻聴，あるいは身体のある部分から発せられる幻声
④宗教的・政治的な身分や超人的な力や能力といった，文化的に不適切で実現不可能な事柄についての持続的な妄想（たとえば天候をコントロールできるとか，別世界の宇宙人と交信しているといったもの）
⑤持続的な幻覚が感情的内容をもたない浮動性あるいは部分的な妄想や支配観念に伴って継続的に（数週～数か月）現れる
⑥思考の流れに途絶や挿入があり，その結果まとまりのない話し方をしたり，言語新作が見られたりする
⑦興奮，常同姿勢，蠟屈症，拒絶症，緘黙，昏迷などの緊張病性行動
⑧著しい無気力，会話の貧困，情動的反応の鈍麻や不適切さのような，社会的引きこもりや社会的能力の低下をもたらす陰性症状
⑨関心喪失，目的欠如，無為，自分のことだけに没頭する態度，社会的引きこもりなど，個人的行動の質的変化
●診断のための標準的な必要条件は以下のとおり． 1．上記の①～④のうち，明らかな症状が少なくとも1つ（十分に明らかでないときは2つ以上） 2．あるいは⑤～⑨のうち少なくとも2つ以上が，1か月以上にわたりほとんどの期間，明らかに存在していること．

（世界保健機構，融 道男ほか監訳：ICD-10精神および行動の障害—臨床診断と診断ガイドライン—．p.98-99，医学書院，1993）

準に大きな影響を与えた．
- 現在では世界保健機関が提唱するICD-10（**表2**）あるいはアメリカ精神医学会が提唱するDSM-5（**表3**）とよばれる操作的診断基準を用いることが一般的であるが，いずれも「シュナイダーの一級症状」をはじめとする診断時点での精神症状（横断的側面）と，時間経過のなかでの症状の持続（縦断的経過）に着目していることが特徴である．

治療

- 日本においては，統合失調症患者は精神科病棟に入院して治療を受けることが少なくない．
- 人口あたりの病床数も多く（**図5**），また平均在院日数（**図6**）も短縮してきたとはいえ依然高止まりしており，長期入院から社会的入院につながり，結果として社会復帰を著しく遅らせるあるいは社会復帰不能にする結果となった．
- これらの反省から，急性期治療のための入院が終了次第速やかに自宅復帰を促す，また長期在院患者を対象に退院促進が図られ，生活の場を社会に移しながら外来中心の精神医療へと転換していくことが図られている．
- 実際の治療場面では，本人の回復過程や目標によってさまざまな治療法（薬物療法，精神療法，リハビリテーション）を組み合わせて行う．

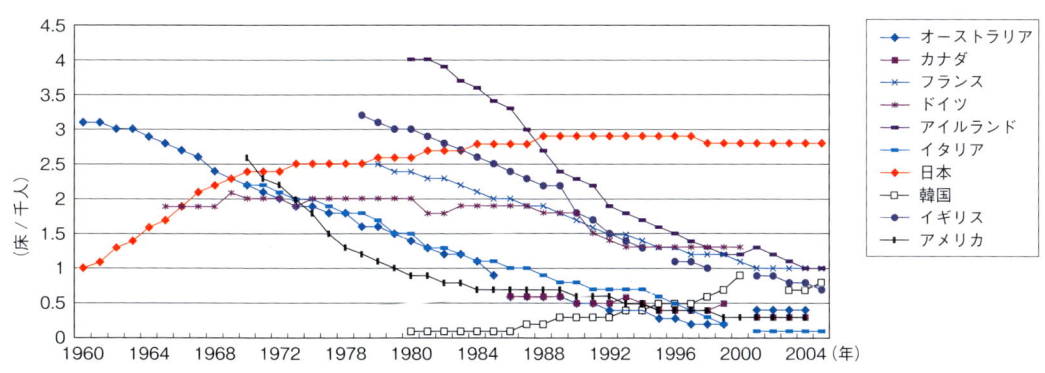

■図5　人口1,000人あたり精神病床数の諸外国との比較
（OECD Health Data 2002＜1999年以前のデータ＞，OECD Health Data 2007＜2000年以降のデータ＞より引用）

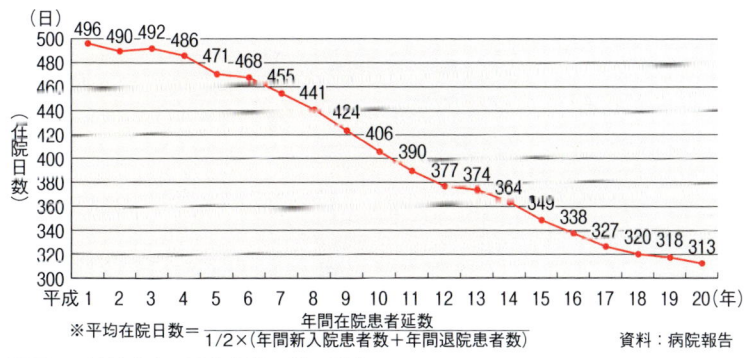

※平均在院日数＝年間在院患者延数／{1/2×(年間新入院患者数＋年間退院患者数)}

資料：病院報告

■図6　精神病床の平均在院日数の推移

薬物療法(表4)

- 統合失調症の治療に用いられる薬を,「抗精神病薬」とよぶ.
- 抗精神病薬には,①陽性症状(幻覚や妄想)を改善する,②混乱や興奮を軽減する,③陰性症状の改善を目指す,という3つの作用がある.また再発を予防するという効果もある.
- 長期に服用することが多いため,さまざまな剤形が開発されている.
  - 水薬:吸収が早く,即効性が期待できる.
  - ザイディス錠(OD錠):口の中で溶け,水無しで飲める.
  - 粉薬:細かい量の調整ができる.オブラートを使う場合もある.
  - 注射:筋肉注射,静脈注射,持効性注射(1回で効果が数週間持続)がある.
- その他,抗不安薬,気分安定薬,睡眠導入剤などを用いることもある.

表4 薬物療法

【定型抗精神病薬】精神病症状の改善に強い作用 幻覚や妄想を抑える:ハロペリドール,ブロムペリドール,フルフェナジン 混乱や興奮を抑える:クロルプロマジン,レボメプロマジン,プロペリシアジン,ゾテピン,スルトプリド
【非定型抗精神病薬】副作用が少なめ,認知機能改善に効果が期待 リスペリドン,オランザピン,クエチアピン,ペロスピロン,ブロナンセリン,アリピプラゾール,クロザピン
*副作用としては以下のようなものがある. ①抗精神病薬に特徴的な副作用(錐体外路症状) ・アカシジア:そわそわしてじっと座っていられない. ・パーキンソン症状:体がこわばる,震える,よだれが出る. ・ジスキネジア:口が勝手に動いてしまう. ・ジストニア:筋肉の一部がこわばる. ②代謝に影響する副作用 ・糖尿病,高血圧,体重増加 ③薬の効果に随伴する副作用 ・眠気,だるさ,口の渇き,便秘⇒薬の種類や量を調節することで軽減できる ④ホルモンへの影響 ・無月経,乳汁分泌,性欲低下⇒薬の種類や量を調節することで軽減できることがある ④悪性症候群(*ごくまれ) ・高熱(39℃以上),筋肉の硬直,意識障害が出る⇒特効薬を用いた速やかな治療で改善する

精神療法

- 個人精神療法(いわゆるカウンセリング)では,治療者と1対1の言いたいことが言える信頼関係のなかで,会話をとおして症状や精神的な安定を図る.
- 集団精神療法では,援助者を含めた治療的な集団のなかで,患者同士のコミュニケーションや,集団のもつ力によって,患者1人1人がその人らしく生活できるような考え方や振る舞い,一般社会での適応力や自信を身に付けることを目指す.
- 近年では統合失調症に特徴的な認知機能障害に焦点をあてたメタ認知トレーニングなどに代表される認知行動療法も盛んに行われている.

修正型電気けいれん療法(modified ECT)

- 難治性や薬剤抵抗性の場合,全身麻酔下に修正型電気けいれん療法を行うこともある.急性期や緊張病型の場合にはとくに効果を表す.

リハビリテーション

- 統合失調症のリハビリテーションにあたって根本となるのは世界保健機関の作成した国際生活機能分類(ICF)による生活機能構造モデルである(図7).当事者の健康状態は,単に生命レベルの問題(身体的な疾患を有するかどうか)ではなく,生活や人生,さらには当事者を取り巻くさまざまな背景因子の影響を受けることが明示されている.

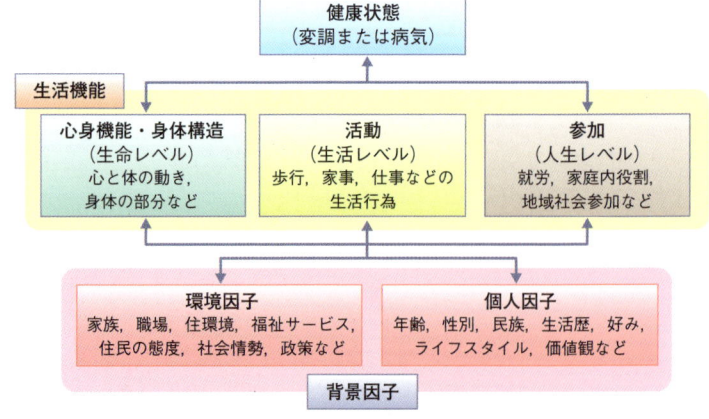

図7 国際生活機能分類(ICF)による生活機能構造モデル

- 日本においても，従来の精神医療モデルは精神科医による診断と治療方針に則り，疾患の治療や社会復帰を目指す「医療モデル」が一般的であったが，近年は当事者視点に立つことを中心として，生活しやすさを取り戻すために当事者を取り巻く生活環境の整備を目指す「生活モデル」に変わりつつある（表5）[5]．
- 本人が目指す目標に対し，サポートとなるリハビリテーションを組み合わせて生活の改善を目指す（表6）．日常生活から，就労，就学，結婚などさまざまなことが支援の対象となる．
- リハビリテーションの種類としては，生活指導，生活技能訓練（SST），作業療法，デイケア，心理教育，就労移行施設，就労継続などがあげられる（表7）．
- また，リハビリや医療で利用できる社会資源としては，自立支援医療制度，障害年金，精神障害者保健福祉手帳制度，グループホーム・ケアホーム，ホームヘルプサービス，地域活動支援センター，就労移行施設，就労継続支援施設，障害者就労支援センター，障害者就業・生活支援センター，障害者職業センター，ハローワーク（公共職業安定所）などがあげられる（表8）．

表5 医療モデルと生活モデルの比較

	社会復帰活動（医療モデル）	生活支援活動（生活モデル）
主体	援助者	生活者
責任性	健康管理をする側	本人の自己決定による
かかわり	規則正しい生活へと援助	本人の主体性のうながし
とらえ方	疾患・症状を中心に	生活のしづらさとして
関係性	治療・援助関係	ともに歩む・支え手として
問題性	個人の病理・問題性に重点	環境・生活を整えることに重点
取り組み	教育的・訓練的	相互援助・補完

表6 精神科リハビリテーションのポイント

①始めるタイミング	急性期が過ぎた回復直後からリハビリテーションは行える．ただし当事者本人の気づきと動機が重要である．
②本人の目標を大切に	現実味の低い目標であっても，本人の意欲を育てることに有効である．「一流会社の正社員になりたい」と言ったら，「フルタイム働ける体力をつけるためにデイケアに通おう」「入社試験を受けるために，挨拶を大きな声でしよう」と身近な目標につなげる．
③継続は力なり	リハビリテーションは苦労を伴うため，継続するには本人が希望と自信をもつことが重要である．
④本人のペースで	周囲が先回りせずに，本人がやりたいことを自分の力で乗り越えるようにサポートする．
⑤家族が支援者の一員となる	医療者だけでなく家族も重要な支援者である．

表7 リハビリテーションの種類

生活指導	回復直後や長期の入院のために身の回りのこと（入浴，洗顔，洗濯，食事など）が苦手になっている場合に行う
生活技能訓練（SST）	日常生活や対人場面で困ることを，実際の場面を想定して事前に練習し，対処する力（スキル）を身につけるトレーニング
作業療法	身体や手先を動かすことで，症状や精神面での安定，日常生活能力や職業能力，社会生活での適応能力を身に付ける治療法．具体的な作業の内容は趣味にまつわるもの（手芸，陶芸，絵画活動など）から皆で1つのものを作り上げるもの（農業，料理など）まで多岐にわたる
デイケア	対人交流や集団参加に自信がもてない場合に利用する．多くの病院やクリニック，保健所などで行われている．就労，就学を目標にする通過型，再発予防を目的とした居場所型がある
心理教育	就労のための準備をする．事務作業，軽作業，喫茶，清掃など，さまざまな訓練内容がある
就労移行施設，就労継続支援施設	家族または本人と支援者が，病気や治療についての情報を共有したり，日常生活を行ううえでの対処の方法を工夫するための話し合いをするプログラム
セルフヘルプグループ	同じ悩みや問題を抱えた人々が集まり，互いに気持ちを話したり経験から困っていることを解決するよう話し合ったりすることで，それぞれの回復を図る治療グループ．参加者同士の支え合いの力（ピアサポート）が発揮される場である

■ 表8　リハビリや医療で利用できる社会資源（2015年7月現在）

自立支援医療制度	基本的に医療機関の利用料の自己負担が通常の3割から1割になる
障害年金	身体や精神に障害がある人が受給できる（対象になる障害は，統合失調症，躁うつ病，非定型精神病，てんかん，器質性精神病，精神発達遅滞）
精神障害者保健福祉手帳制度	各種の福祉的支援を受けるうえで所持が必要．各市町村により提供されるサービスは異なる．障害者枠での就労の際には，企業の障害者雇用率に算定されるため取得していると有利になる
グループホーム・ケアホーム	地域で共同生活を営む住居において，日常生活の支援を行う．グループホームは，一人暮らしを目標に相談や家事指導の支援を受けられる．ケアホームは，入浴，排泄または食事の介護，調理，洗濯または掃除などの家事，生活などに関する相談または助言，関係機関との連絡などの支援を提供する
ホームヘルプサービス	ヘルパーが自宅を訪問し，日常の生活支援（炊事・掃除・洗濯・買い物など）や介助などを行い，在宅生活を援助するサービス
地域活動支援センター	日常生活（住居，就労，食事）の支援，電話・訪問相談，地域交流活動などが行われる Ⅰ型：物づくりなどの活動や社会交流とあわせて相談支援事業も行う Ⅱ型：就労が難しい人に対し，機能訓練や社会適応訓練を行う Ⅲ型：小規模作業所で行われる
就労移行施設	一般企業などへの就労を希望する人に，一定期間，就労に必要な知識および能力の向上のために必要な訓練を行う．事業所内や企業において，作業や実習を実施し，適性に合った職場探しや就労後の職場定着のための支援を行う．これらを通じて，一般就労に必要な知識・能力を養い，適性に合った職場に就労・定着を図る
就労継続支援施設	仕事をとおして，仲間づくり，社会適応能力の改善を図る場で，地域で精神障害者を支える中心的な場となっている．軽作業や自主製品作りなど作業中心のところや，弁当，クッキー，パン作り，喫茶店など，さまざまな作業所があり，就労援助，給食サービス，SST，家族会など，幅広い活動を行っている．賃金は施設によって異なるが，雇用型（A型）施設では，最低賃金が保証される
障害者就労支援センター	市区町村で障害者就労支援事業を行う施設．障害者の就労支援と生活支援を一体的に行うことで，一般就労の機会拡大を図り，地域で働くことを支援する
障害者就業・生活支援センター	「障害者の雇用の促進等に関する法律」に基づいて設置されており，就業および就業に伴う日常生活支援を行う．
障害者職業センター	各都道府県に1か所ある．職業相談，評価，指導や，職業準備訓練，ジョブコーチによる職場適応支援などを行う．障害者就業・生活支援センター，障害者雇用支援センターも同様の機能を担う
ハローワーク（公共職業安定所）	専門援助第2部門（障害のある方の専門窓口）を利用できる．精神障害者職業相談員が配置されている所が増えており，求人活動の相談や事業所との連絡調整をしてくれる

予後

- 予後については，20〜30％の患者が治癒し，40〜50％の患者で中等度の症状が持続するが，一応の社会復帰は可能な水準まで回復する．20〜30％の患者で治療困難で生活水準に重大な荒廃をきたす重篤な症状が続くとされる[6]．
- 社会的な予後良好・不良に関与する因子は，発病年齢・病型・病前適応・家族歴・陽性／陰性症状の割合などがあげられる[7]（表9）．

■ 表9　予後予測因子

	良好な予後	不良な予後
発病年齢	高い	低い
発症経過	急性	潜行性
病前の社会的適応	良	不良
婚姻	既婚	未婚／離婚
家族歴	気分障害	統合失調症
社会的支援	良	不良
気分障害の合併	有	無
症状の主体	陽性症状	陰性症状

近赤外線スペクトロスコピー法（NIRS）：near-infrared spectroscopy　｜　修正型電気けいれん療法（modified ECT）：modified electroconvulsive therapy　｜　生活技能訓練（SST）：Social Skills Training　｜　国際生活機能分類（ICF）：International Classification of Functioning Disability and Health

統合失調症

妄想性障害

F22.0 | Delusional Disorder

疾患概念
妄想性障害は，統合失調症とも統合失調型障害とも家族内相関があることが知られており[1]，現在の診断体系では統合失調症スペクトラムや精神病性障害を包含する考え方が優勢である．一方，古典的にはパラノイアと診断されてきた病態を継承した概念で，パラノイアは元来，非統合失調症性の妄想性精神病を指し，統合失調症と対立する概念であった．

Summary Map

原因・病態
- 統合失調症の他の症状を有さずに妄想が存在する．奇異ではない，後をつけられる，毒を盛られるなど，正常でも起こりうる状況に関係していることが多い．
- アルコール依存に伴う性的不能から配偶者の不貞を勘ぐる（嫉妬妄想）や独居の高齢者が孤立と不安から周囲に対して被害的となる（接触欠損パラノイド）など，不安・脅威・抑うつなど，感情要因の影響も大きいと考えられる．

症状
- 被愛妄想（恋愛妄想），誇大妄想（発見妄想や血統妄想など），嫉妬妄想（オセロ（Othelo）症候群*），被害妄想（図1）（追跡妄想，被毒妄想，注察妄想，もの盗られ妄想，共同体被害妄想など）のほか，身体に関する妄想として自己臭妄想，皮膚寄生虫妄想（エクボム（Ekbom）症候群），口腔セネストパチー*（図2）などがある．

診断・分類
- DSM-5では「統合失調症スペクトラム障害および他の精神病性障害群」に含まれ，妄想が1か月以上持続する点以外は，除外診断により定義される．
- ICD-10では「持続性妄想性障害」に分類され，「妄想が最も顕著な，あるいは唯一の臨床的特徴」であり，少なくとも3か月持続する個人的なものと定義される．

治療
- 考えを妄想と断じることなく，また安易に同調することも慎む．妄想の真実性については判断を保留して，有意義な社会生活が阻害されている現状を取り上げ，患者と協同して具体的対処法を考える．
- 被害型では，好訴妄想を伴う被害型や，配偶者に不貞妄想を抱く嫉妬型などの場合，他害行為にいたるおそれもある．他害行為のおそれが切迫している場合には措置入院による強制入院が必要になる場合がある．
- 身体型は，妄想主題となっている身体部位に該当する診療科（皮膚科，泌尿器科，女性外科，口腔外科など）には受診を繰り返すため，当該診療科で事例化することが多い

用語解説

オセロ（Othelo）症候群
恋愛妄想を主体とする対人関係の障害．『相手が自分を好きという妄想』ではなく『配偶者・恋人に対する病的な嫉妬妄想』を抱くところに特徴がある．

口腔セネストパチー
身体的疾患が認められないのにもかかわらず身体感覚の異常を奇妙に執拗に訴える状態をセネストパチーといい，口腔内の異常感を執拗に訴える状態（図2）．

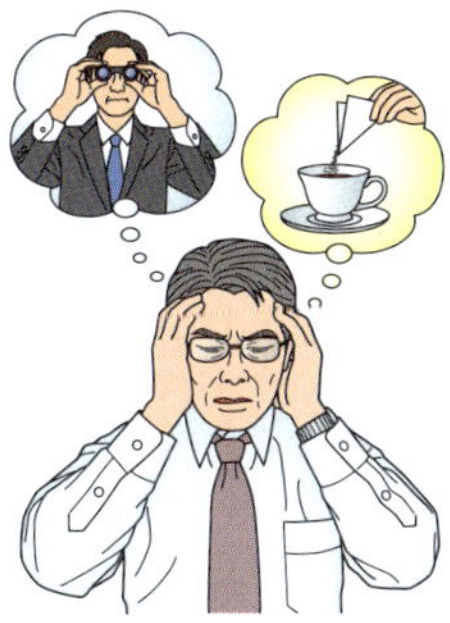

■図1 被害妄想

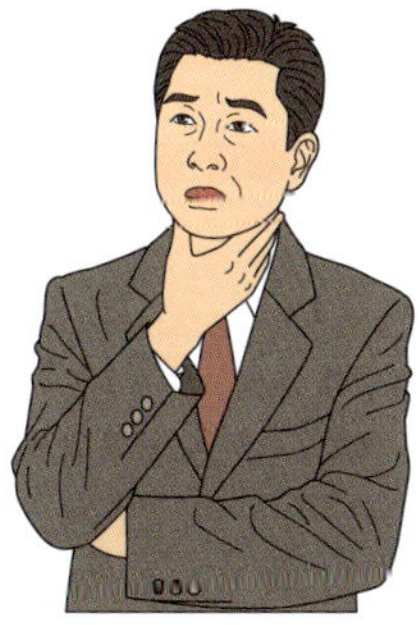

■図2 口腔セネストパチー

原因

- 統合失調症の経過では，屈曲点に始まる了解できない不連続な病的過程が想定される．パラノイア（妄想性障害）においては，妄想が人生経験と絡み合って連続的に生成，発展して，揺るぎない妄想体系の構築にいたると想定される[2]．

- たとえば，アルコール依存に伴う性的不能から配偶者の不貞を勘ぐる（嫉妬妄想）ようになったり，独居の高齢者が孤立と不安から周囲に対して被害的となる（接触欠損パラノイド）など，妄想形成にいたる力動的視点が提唱されてきた．

臨床経過グラフ

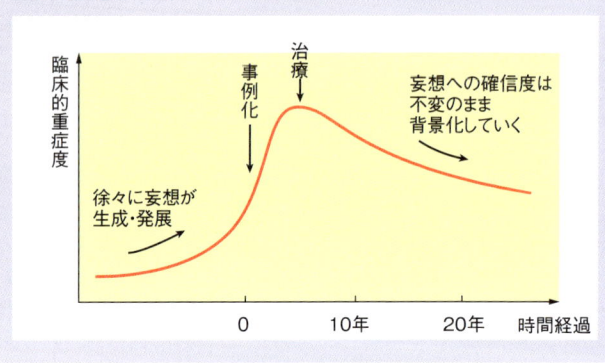

発症は統合失調症より遅く，中年期が多い
初発から数年後に約20％が統合失調症に移行
（被害型に移行例が多い）
思春期発症：思春期妄想症など，統合失調症前
　　　　　　駆期の可能性も．
高齢発症：遅発性パラフレニーなど，認知症前
　　　　　駆期の可能性も．

- 近年の認知心理学理論[3)]によれば，妄想形成には「結論への飛躍」という特徴的な推論バイアスが関係するほか，不安・脅威・抑うつなど，感情要因の影響も大きいと考えられている．

症状

- 「妄想性障害」の診断名が示すとおり，主症状は妄想である．
- 妄想とは，「相反する証拠があっても変わることのない固定した信念」（DSM-5）[1)]である．通常は単一の妄想主題があって，その他の症状は目立たないことが多い．
- 妄想主題としては，被愛妄想（恋愛妄想），誇大妄想（発見妄想や血統妄想など），嫉妬妄想（オセロ（Othelo）症候群），被害妄想（図1）（追跡妄想，被毒妄想，注察妄想，もの盗られ妄想，共同体被害妄想など）のほか，身体に関する妄想として自己臭妄想，皮膚寄生虫妄想（エクボム（Ekbom）症候群），口腔セネストパチー（図2）などがある．
- 幻覚は妄想主題に関連してみられることはあるが，目立たないことも多い．

診断・分類

- DSM-5では「統合失調症スペクトラム障害および他の精神病性障害群」に含まれる．
  妄想が1か月以上持続する点以外は，除外診断により定義される（表1）．
- 下位分類は妄想主題に基づいてなされる（表2）．
- ICD-10では持続性妄想性障害に分類される．「妄想が最も顕著な，あるいは唯一の臨床的特徴」であり，少なくとも3か月持続する個人的なものと定義される[4)]．

表1　妄想性障害の診断基準（DSM-5）

A. 妄想が1か月以上持続すること
B. 統合失調症の基準を満たさない（幻覚，滅裂言動，陰性症状などが持続性にみられない．ただし妄想主題に関連する幻覚はあってもよい）
C. 妄想の影響を除けば，機能障害や奇異な行動は目立たない
D. 躁病エピソード，抑うつエピソードが除外される
E. 物質や身体疾患の影響，醜形恐怖症や強迫症など他の精神疾患が除外される

（American Psychiatric Association：日本精神神経学会日本語版用語監，髙橋三郎ほか監訳：DSM-5 精神疾患の診断・統計マニュアル．p.90．医学書院，2014）

表2　妄想性障害の下位分類

被愛型	ある人物が自分に恋愛感情をもっているという確信
誇大型	発見妄想や血統妄想など，卓越した才能・地位をもっているという確信
嫉妬型	自分の配偶者が不貞をはたらいているという確信（オセロ症候群）
被害型	見張られている，毒を盛られている（図1），不当に中傷されている，嫌がらせを受けているなど，誰かの意図によって被害をこうむっているという確信
身体型	なんらかの身体的異常があるという確信（例，自己臭妄想，皮膚寄生虫妄想など）
混合型	複数の妄想主題があり，いずれも優勢でない場合

鑑別診断

- 定義から持続性妄想を呈する以外は除外診断であるため，統合失調症，躁病・抑うつエピソード，妄想を伴う強迫症・醜形恐怖症，他の医学的疾患，物質・医薬品使用について，順次除外していくことになる．猜疑性パーソナリティ障害は妄想を呈さない点で異なる．統合失調症との鑑別ポイントを表3，妄想の原因となる医学的疾患を表4にあげる．

■ 表3　統合失調症の鑑別ポイント

	妄想性障害	統合失調症
妄想形成の体験様式	推定から証明を経て確信にいたる「やはりそうだった」	証明不要の絶対的確信「自分にはわかっている」
経過の連続性	人生経験と絡み合って徐々に発展[2]	了解できない病的過程
妄想と現実の関係	妄想は現実世界そのもの	妄想世界と現実世界の二重化
症候学	原則として単一症候性	多症候性
生活機能	比較的保たれる	高度に障害

■ 表4　妄想を呈しうる医学的疾患

中枢性神経感染症	梅毒，HIV感染症など
神経変性疾患	パーキンソン病，アルツハイマー病，前頭側頭型認知症など
脳血管障害	脳梗塞，脳出血
新生物	中枢神経系腫瘍，腫瘍随伴症候群など
自己免疫疾患	全身性エリテマトーデスなど
内分泌疾患	甲状腺機能障害，副甲状腺機能障害，アジソン病など
代謝栄養疾患	肝性脳症，高カルシウム血症，ビタミンB1欠乏など
物質使用障害	アルコール，覚醒剤，コカイン，大麻など
医薬品誘発性	ステロイド，抗パーキンソン薬，抗うつ薬，抗てんかん薬など

（MGH総合病院精神医学マニュアルを参考に作成）

治療

- 精神科診察は往々にして周囲から無理やり連れてこられて始まる．この場合，まず不当に扱われて怒っている患者の気持ちに理解を示すことが第一歩である．相手の考えを妄想と断じれば治療関係はすぐに途切れてしまう．また安易に同調することも慎まなければならない．妄想の真実性については判断を保留して，有意義な社会生活が阻害されている現状を取り上げて，協同して具体的対処法を考えていく．多職種による支援が有効な場合もある．
- 被害型では，自分は迫害を受けている被害者であって，介入すべきは迫害者のほうであると主張する場合も多い．その場合も不眠や不安を伴っていることは多く，これらに対する対症療法を糸口にできるかもしれない．
- ・好訴妄想を伴う被害型（加害的被害者）や，配偶者に不貞妄想を抱く嫉妬型の場合，他害行為にいたるおそれもある．他害行為のおそれが切迫している場合には措置入院による強制入院が必要になる場合がある．
- 身体型は，精神科治療には消極的だが，妄想主題となっている身体部位に該当する診療科（皮膚科，泌尿器科，女性外科，口腔外科など）には受診を繰り返すため，当該診療科で事例化することが多い．
- 妄想性障害に対する認知行動療法は一定の効果を期待できるが，統合失調症に対する認知行動療法（CBTp）のようには標準化されておらず，個別の創意工夫によって進められる[5]．面接や行動実験をとおして妄想の確信度を低減していくアプローチである．
- 薬物療法は中程度の効果を有するが，十分に改善しないことも多い．一般に治療動機が低いため，アドヒアランスは不良で，副作用への忍容性も低い．
- 稀に，薬物療法によく反応する場合がある．稀な病態のためにエビデンスが乏しい領域であるが，最近の総説[6]では，抗精神病薬（リスペリドン0.5～2mg，オランザピン20mg，アリピプラゾール3～10mgなど）のほか，抗うつ薬（パロキセチン，セルトラリンなど）が奏効した例も報告されている．電気けいれん療法（ECT），漢方が奏効した症例報告もある．

予後と経過

- 有病率が，一般人口の0.03～0.18％という稀な疾患[7]であり，長期的な経過は十分明らかにされていない．妄想型統合失調症に比べて就労率や生活自立度が高く，服用なしでも生活機能が比較的保たれるために，実態がつかみきれないのが実情である．多くの人で妄想への確信は不変のまま背景化する一方，10年以内に2割程度で統合失調症に進展したとの報告もある[7]．高齢者では認知症に進展する可能性もある．

認知行動療法（CBTp）：cognitive behavioral therapy for psychosis
電気けいれん療法（ECT）：electro-convulsive therapy

神経症性障害

不安と不安障害

F40, F41 | anxiety and anxiety disorders

疾患概念
不安は危険な状況や恐怖状況にあるときに生じる自然な生理的反応である．不安障害は，過剰な不安のために起こる障害で，大きく，特定の恐怖症，社交不安障害，パニック障害などがある．

Summary Map

誘因・原因
- 不安：**危険な状況や恐怖状況にあるときに生じる**
- 不安障害：**過剰な不安のために起こる**
- 特定の恐怖症：遺伝的体質的素因と，環境ストレス因子との間の相互作用によって生じる
- 社交不安障害：双生児研究より遺伝の要因が示唆され，聴衆を前にスピーチを行うなどの特殊な状況下での脳血流量は健常者に比し増加
- パニック障害：遺伝率は約40％と遺伝的要因もあるが，高濃度の二酸化炭素吸入によってパニック発作が誘発できることから，生理学的な基盤の脆弱性も示唆されている

症状 臨床所見 診断
- 不安：**頭痛や発汗，息苦しさ，動悸などの自律神経症状**を伴う
- 不安障害：女性と男性の生涯有病率の比率は2：1で，とくに思春期・青年期に発症
- 特定の恐怖症：特定の状況や対象に対して著しい不安や恐怖を感じ，通常は恐怖刺激を回避する
- 社交不安障害：他人からの注目を浴びるような社会的状況下で，自分のことが低く評価されてしまうのではないかといった不安が強い
- パニック障害：予期しないパニック発作が頻繁に起こるが，その主要な症状には動悸，胸痛，窒息感，めまい，非現実感などがある

治療
- 特定の恐怖症：行動療法と薬物療法
- 社交不安障害：精神療法と薬物療法
- パニック障害：精神療法と薬物療法

用語解説

パブロフの古典的条件反射
イワン・ペトローヴィチ・パブロフ(Ivan Petrovich Pavlov, 1849-1936年)が提唱した学習の一形態．ある刺激によって刺激間に連合が起こり反応が変容すること．パブロフ型条件づけともよばれる．

オペラント条件づけ理論
パブロフの古典的条件づけに対する道具的条件づけで，自発的な行動に対し一定の報奨を与えることで，特定の行動を起こさせる学習の一種．試行錯誤学習理論ともいう．

森田療法
森田正馬(1874-1938年)により1919年に独自に開発された神経質に対する精神心理療法．

γ-アミノ酪酸(GABA)
人は恐怖や不安を感じると脳内にノルアドレナリンという血管収縮物質を分泌する．このノルアドレナリンが過剰分泌されると，ノルアドレナリン抑制物質であるセロトニンが分泌される．このセロトニンだけでは抑制しきれないときGABAが登場する．GABAは，脳や脊髄に多く含まれ，血圧を下げて高血圧を改善する効果がある．

不安と不安障害

誘因・原因

- 不安は危険な状況や恐怖状況にあるときに生じる自然な生理的反応である．
- 不安障害は，過剰な不安のために「臨床的に意味のある苦痛，または，社会的，学業的，職業的，またはほかの重要な領域における機能の障害を引き起こしている」（DSM-5）障害である．

症状・臨床所見・診断

- 不安の症状とは，頭痛や発汗，息苦しさ，動悸，胃部不快感，焦燥感などの自律神経症状を伴う（図1）．
- 不安障害は米国の調査（National Comorbidity Survey Replication）では，4人に1人が1つ以上の不安障害の診断基準に合致し，17.7％の年間有病率であることが報告されている[2]．
- 女性と男性の生涯有病率の比率は2：1となっている．わが国でも，同様の男女比率であり，なんらかの不安障害の生涯有病率は9.2％，年間有病率は5.5％と報告されている[3]．
- 不安障害はとくに思春期・青年期に発症することが多いが，それぞれ好発する発症年齢が異なる（図2）．
- 特定の恐怖症や分離不安障害は10歳までの発症が多く，全般性不安障害やパニック障害は10代後半にかけて頻度が増える．広場恐怖，社交不安障害は年齢とともに増加する傾向がみられる．

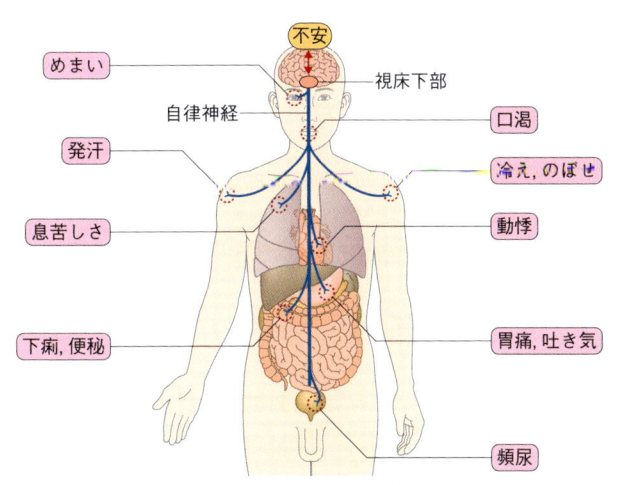

■図1　不安とともに出現する自律神経症状

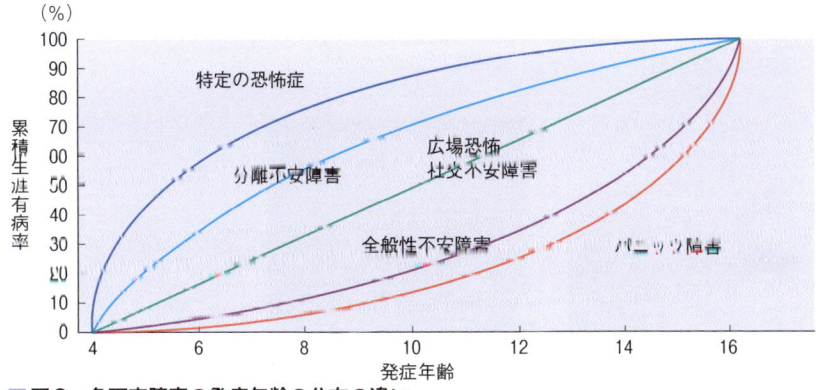

■図2　各不安障害の発症年齢の分布の違い

（Kessler RC et al: Lifetime co-morbidity of DSM-IV disorders in the US National Comorbidity Survey Replication Adolescent Supplement (NCS-A). Psychol Med 42(9): 1997-2010, 2012 をもとに作成）

不安障害の発症年齢とほかの精神疾患の併存率

■ 表1　不安障害の発症年齢と併存障害

発症年齢						
		26.1%	56.3%	72.9%	58.3%	なんらかの気分障害(19.5%)
					69.0%	
		36.7%	34.1% Trivedi et al (2006)	48.3% Trivedi et al (2006)	33.4%	大うつ病 (13.2%)
					33.5% Trivedi et al(2006)	
25歳前後		66.6%	22.0%	36.2%	広場恐怖を伴うパニック障害(1.1%)	13.9%
				23.8%	全パニック障害(5.1%)	3.1%
		35.9%	23.3%	全般的不安障害(4.1%)	58.3%	15.0%
					23.8%	
10歳前後		40.6%	社会不安障害(5.0%)	28.0%	70.5%	12.8%
					23.1%	
	特定の恐怖症(9.4%)	38.1%	36.3%	62.6%	20.4%	
					33.2%	
なんらかの不安障害(16.2%)			54.1%	58.1%	99.4%	41.4%
					53.2%	
	Conway et al (2006)	Stinson et al (2007)	Vesga-Lopes et al(2008), Grant et al(2005B)	Grant et al (2005A)	Grant et al (2006)	Hasin et al (2005)

- 不安障害はほかの不安障害や気分障害との併存率が高い（**表1**）．
- 不安障害に気分障害（うつ病）が併存すると，治療抵抗性がみられ重症になりやすく，難治化しやすい．

左から各不安障害を平均的な発症年代順に並べ，それぞれの障害（縦軸）について，ほかの障害との併存率を示した．全般性不安障害患者の場合，なんらかの気分障害を併存する率は72.9%と高率である．各疾患の括弧内は一般人口における生涯有病率で，各疾患の縦軸の数値は，横軸の疾患の併存率．
（貝谷久宣：特集 不安の病理と治療の今日的展開：「不安と抑うつ」再考．臨床精神医学，39(4)：403-409, 2010. を改変）

特定の恐怖症

誘因・原因

- 恐怖症は，遺伝的体質的素因と，環境からのストレス因子との間の相互作用によって生じる．しかし，現在，明らかな遺伝的要因については知られていない．
- 恐怖症を獲得する情動条件づけには，直接経験によるものと代理学習によるものなど複数の経路が考えられる．これらは中立的な刺激と不安を引き起こす刺激を交互に与えることで不安反応が作られるというパブロフの古典的条件反射*と，不安は苦痛を伴う情動を回避することで強化されるというオペラント条件づけ理論*によっても説明がつく．

症状・臨床所見・診断

- 患者は特定の状況や対象に対して著しい不安や恐怖を感じ，通常は恐怖刺激を回避する．DSM-5では，動物型，自然環境型，血液・注射・外傷型，状況型，その他に分けられる（**図3**）．
- 好発年齢については2峰性を示す．動物型，自然環境型，血液・注射・外傷型は小児期に，状況型は成人早期にピークがみられる．

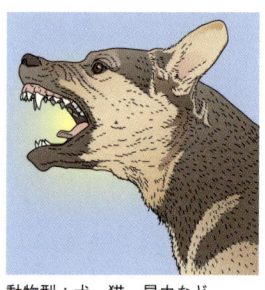

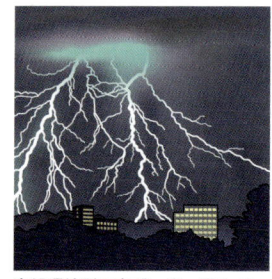

動物型：犬，猫，昆虫など　　自然環境型：高所，嵐，雷など 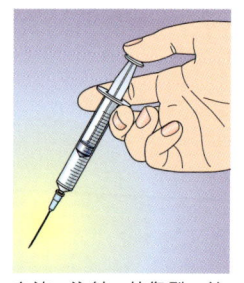　　血液・注射・外傷型：針，侵襲的な医学処置など 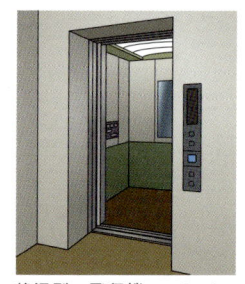　　状況型：飛行機，エレベーターなど

■ 図3　不安や恐怖を感じる対象や状況

治療

行動療法

- 通常の治療法として暴露療法(エクスポージャー)がある．恐怖刺激に対して，徐々に暴露を繰り返し，脱感作させる手法である．
- これは，恐怖刺激に対して「恐ろしい結果は実際には起こらない」ということを学習する過程となる．
- これにはフラッディング(flooding)法，モデリング法，系統的脱感作法，現実脱感作法などの手法がある(表2)．

■表2 特定の恐怖症に用いられる行動療法

手法	内容
フラッディング(flooding)法	恐怖刺激に対して最も脅威を感じるような形で暴露され，その暴露は不安が完全に消失するまで継続される．
モデリング法	治療者は患者の目の前で恐怖対象に近づき触れる様子をみせながら，患者自身が刺激対象に触れることをを促す．
系統的脱感作法	恐怖刺激のイメージによって生じる不安に対し，リラクセーション(漸進的筋弛緩法)などの拮抗反応を用いながら，刺激を低強度から高強度刺激まで漸進的に暴露していく．
現実脱感作法	直接的な恐怖刺激の低強度から高強度までの階層順に生じる不安を徐々に慣らしていく．

薬物療法

- 第一選択とすべき薬剤はない．
- 併存する抑うつやパニック発作がある場合のみ選択的セロトニン再取り込み阻害薬(SSRI)を使用する．
- ベンゾジアゼピン系抗不安薬は短期的には不安や回避行動の低減が期待できるが，薬物＝安心という条件づけが生じることもあるため，長期の投薬には注意が必要である．

社交不安障害

疾患概念：スピーチなどの対人的な場面で，不安や恐怖を多大に感じてしまい，動悸・震え・吐き気・赤面・発汗などの身体症状が強く発現する障害．緊張や不安が強すぎるため，対人場面を次第に避けるようになり，日常生活に影響を及ぼす．

誘因・原因

- 遺伝要因については，二卵性双生児よりも一卵性双生児のほうが一致率が高く，遺伝の要因が強いことが報告されている[4]．
- 聴衆を前にしてスピーチを行ったときの脳血流量をPETで測定した結果，社交不安障害患者では健常者に比較してスピーチ時の扁桃体の局所血流量の増加が認められた(図4)．

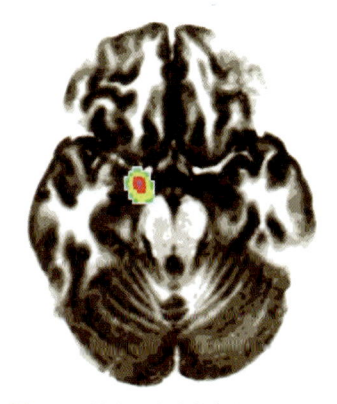

■図4 社交不安障害患者のPET
スピーチ時に左の扁桃体の脳血流量が過剰に増加している．
(Tillfors M et al: Cerebral blood flow in subjects with social phobia during stressful speaking tasks: a PET study. Am J Psychiatry 158(8): 1220-1226, 2001)

症状・臨床所見

- 7～8歳ごろより発症し，発症のピークは思春期である．
- わが国の疫学調査では生涯有病率は1.4％と報告されている．性差は女性のほうがやや多いが，外来受診する割合は男性のほうが多い．
- 他人からの注目を浴びるような社会的な状況（社会的交流，人に見られる，他人の前でなにかする）で，自分のことが低く評価されてしまうのではないかと不安が強くなりやすい．ほかにも動悸や赤面，手の震えなどの身体症状が出現する（図5）．

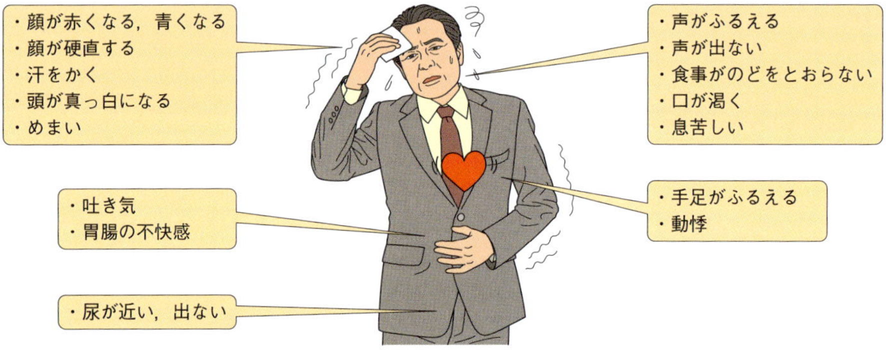

・顔が赤くなる，青くなる
・顔が硬直する
・汗をかく
・頭が真っ白になる
・めまい

・吐き気
・胃腸の不快感

・尿が近い，出ない

・声がふるえる
・声が出ない
・食事がのどをとおらない
・口が渇く
・息苦しい

・手足がふるえる
・動悸

■図5 社交不安障害に伴う身体症状

診断・分類

- 重症度評価としては，Liebowitz Social Anxiety Scale（L-SAS，日本語版）（表3）などが用いられる．各項目について，どれだけ恐怖や不安を感じるか，どれだけ回避するかの程度をそれぞれ0～3の4段階で評価し，その合計点（0～144点）で評価する．
- 併存障害が多く，50～80％に少なくとも1つの精神障害がみられる．併存障害としては，大うつ病性障害，物質使用障害，ほかの不安障害などが多く，併存率はそれぞれ20～40％である．

■表3 Liebowitz Social Anxiety Scale（L-SAS）にあげられる代表的な症状

パフォーマンス（苦手な行為）	対人交渉（社交場面）
1. 人前で電話をかける 2. 小人数のグループ活動に参加する 3. 公共の場所で食事する 4. 人と一緒に公共の場所でお酒（飲み物）を飲む 6. 観衆の前で何か行為をしたり話をする 8. 人に姿を見られながら仕事（勉強）する 9. 人に見られながら字を書く 13. 公衆トイレで用を足す 14. ほかの人たちが着席して待っている部屋に入って行く 16. 会議で意見をいう 17. 試験を受ける 20. 仲間の前で報告をする 21. 誰かを誘おうとする	5. 権威ある人と話をする 7. パーティに行く 10. よく知らない人に電話する 11. よく知らない人たちと話し合う 12. まったく初対面の人と会う 15. 人々の注目を浴びる 18. あまり知らない人に不賛成であると言う 19. あまり知らない人と目を合わせる 22. 店に物を返品する 23. パーティを主催する 24. 強引なセールスマンの誘いに抵抗する

治療

精神療法

- これまでわが国で対人恐怖に対する治療方法として用いられてきた森田療法*や，認知行動療法が主流である．
- 認知行動療法ではClarkとWellsの認知行動モデル（図6）[6]が知られており，このモデルに沿って，非適応的な認知や回避行動を修正していくようにす

る．認知行動療法上の技法として，心理教育，認知再構成法，段階的暴露，行動実験など，またほかにもリラクセーション，自律訓練法，エクスポージャー法などが用いられる．

薬物療法

- これまでに高力価のベンゾジアゼピン系抗不安薬が主に使用されていた時期もあったが，長期服用により耐性や依存性が生じやすく，患者によっては抗不安薬を安全回避行動の手段として用いる場合があるため，使用は最小限とすることが望ましい．
- 現在は，SSRIが第一選択薬である．わが国ではフルボキサミンマレイン酸塩，パロキセチン塩酸塩水和物が保険適応を取得している．

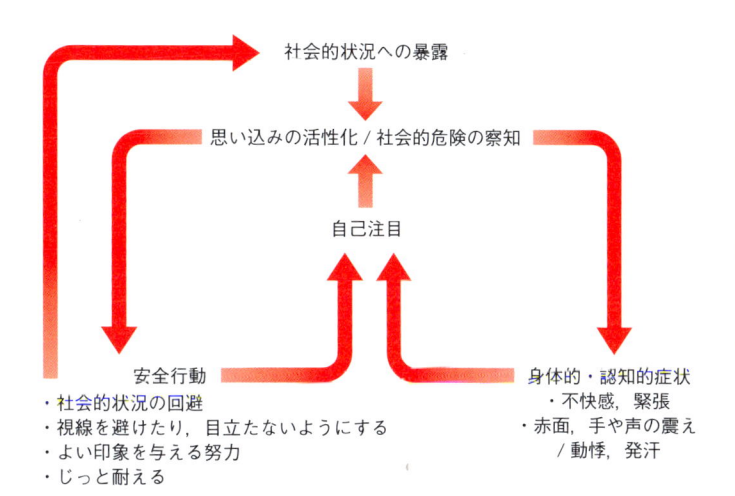

■図6 社交不安障害の認知行動モデル（Clark and Wells, 1995）

社会的状況への暴露 → 思い込みの活性化／社会的危険の察知 → 自己注目 → 安全行動／身体的・認知的症状

- 安全行動
  - 社会的状況の回避
  - 視線を避けたり，目立たないようにする
  - よい印象を与える努力
  - じっと耐える
- 身体的・認知的症状
  - 不快感，緊張
  - 赤面，手や声の震え／動悸，発汗

パニック障害

疾患概念：パニック障害は，突然起こる激しい動悸や発汗，頻脈，震え，息苦しさ，胸部不快感，めまい感などの体の異常とともに，このままでは死んでしまうというような強い不安感に襲われる疾患．

誘因・原因

- 遺伝的要因として，パニック障害患者の第一度親族の発症リスクは健常対照群の5～7倍と高く，家族集積性が示されている．双生児研究の結果からは，遺伝率は約40％と報告されている．
- 脳内神経伝達物質である，セロトニン，ノルアドレナリン，γ-アミノ酪酸（GABA）*，コレシストキニンなどの関与が報告されている．
- ほかにも，高濃度の二酸化炭素吸入によってパニック発作が誘発できることから，生理学的な基盤の脆弱性も示唆されている．

症状・臨床所見

- 生涯有病率は1.5～3.5％であり，性差は女性が男性の2～3倍高い．発症年齢は男女ともに20歳代前半に多く，女性では40～50歳代にも小さなピークがみられ，2峰性を示す．
- 数分以内にピークに達する予期しないパニック発作が頻繁に起こるが，その主要な症状には動悸，胸痛，窒息感，めまい，非現実感などがある（表4）．発作が頻発すると，「また発作が起きるのではないか」という予期不安や発作が生じるような行動の回避が生じる．

■表4 パニック発作の症状（DSM-5）

①動悸，心悸亢進，または心拍数の増加
②発汗
③身震いまたは震え
④息切れ感または息苦しさ
⑤窒息感
⑥胸痛または胸部不快感
⑦嘔気または腹部の不快感
⑧めまい感，ふらつく感じ，頭が軽くなる感じ，または気が遠くなる感じ
⑨冷感または熱感
⑩異常感覚（感覚麻痺またはうずき感）
⑪現実感消失（現実でない感じ），または離人症状（自分自身から離れている）
⑫コントロールを失うことに対する，または気が狂うことに対する恐怖
⑬死ぬことに対する恐怖

（American Psychiatric Association，日本精神神経学会日本語版用語監，髙橋三郎ほか監訳：DSM-5精神疾患の診断・統計マニュアル．p.206，医学書院，2014）

検査・診断・分類

- パニック障害に特異的な検査所見はないが，身体疾患や薬物・薬剤因によるものを除外するために心電図検査や血液検査などの必要な諸検査を行う必要がある（図7）．
- 頻回に生じるパニック発作によって，1人になることや公共の場に出かけることへの恐怖や不安（広場恐怖）が生じることが多い（図8）．
- パニック障害に広場恐怖が併存する割合は50～60％前後である．
- パニック障害と広場恐怖は，ICD-10ではこれまで独立した障害であると認識されてきた．DSM-5においてはDSM-Ⅳまでの認識から修正が加えられ，広場恐怖はパニック障害とは別の診断分類として独立したコードが付されるようになった．

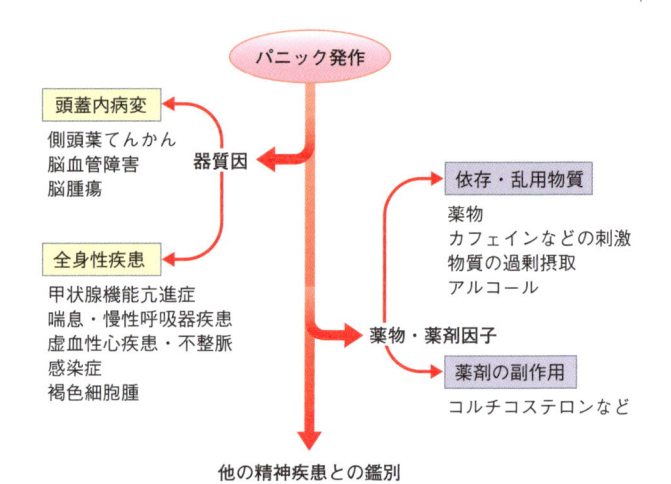

パニック発作

器質因
- 頭蓋内病変
  - 側頭葉てんかん
  - 脳血管障害
  - 脳腫瘍
- 全身性疾患
  - 甲状腺機能亢進症
  - 喘息・慢性呼吸器疾患
  - 虚血性心疾患・不整脈
  - 感染症
  - 褐色細胞腫

薬物・薬剤因子
- 依存・乱用物質
  - 薬物
  - カフェインなどの刺激物質の過剰摂取
  - アルコール
- 薬剤の副作用
  - コルチコステロンなど

他の精神疾患との鑑別

■図7　パニック障害との鑑別が必要な身体疾患と薬物・薬剤因子

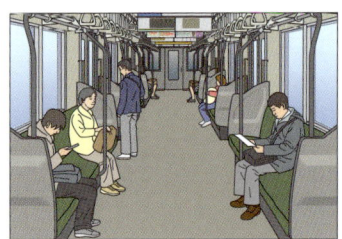

公共交通機関（バス，電車，飛行機）　　広い場所（市場，橋） 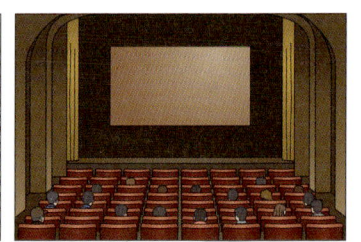　　閉ざされた場所（デパート，映画館）

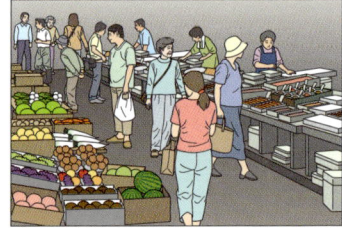

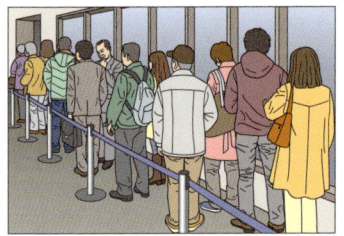

列に並ぶ・混雑　　1人で外出する

■図8　広場恐怖が生じる状況

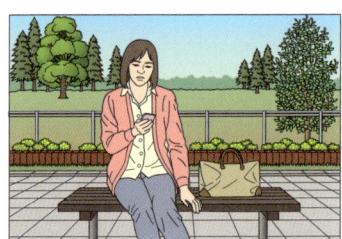

治療

薬物療法

- SSRIが第一選択となっている．ベンゾジアゼピン系抗不安薬は依存や乱用，そのものの副作用，中止後の急速な再発などの不利な点が多いため，最小限の使用にとどめ，抗うつ薬の効果が表れる1か月程度を目安として，漸減中止もしくは頓服での使用を目指す．
- 薬物療法が奏効した場合は，少なくとも1年は継続し，その後に漸減中止していく．しかし，服薬中止後2年以内に30％程度は再発するデータもあるため，経過には注意する．

精神療法

- 心理教育によって，患者および家族に疾患について十分に説明を行い，理解が進むようにする．認知行動療法では，破局的認知とよばれる特徴的な認知の歪み（図9）を修正する，リラクセーション法で不安時に対処できる方法を身につける，暴露療法によって不安場面に徐々にならしていく，などの方法が有効である．

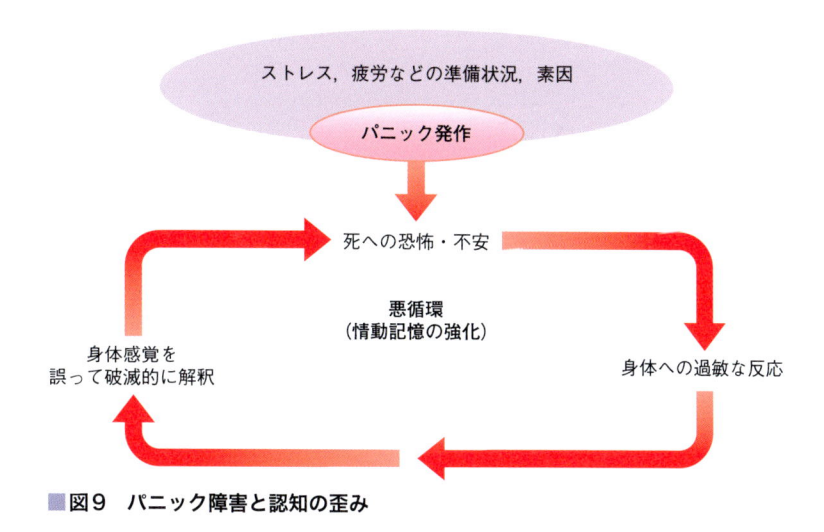

■図9 パニック障害と認知の歪み

経過・予後

- 初期にはパニック発作が頻発し，やがて予期不安と広場恐怖が症状の中心となる．症状が長期化すると抑うつ症状が併存しやすい．また自殺のリスクが高まるなど，併存症はパニック障害の予後不良因子となる（図10）．
- 治療後は約70％以上が中等度の改善を示すが，10％程度は不変あるいは悪化することがあり，症状が安定しても服薬を完全に止められないことも少なくない．

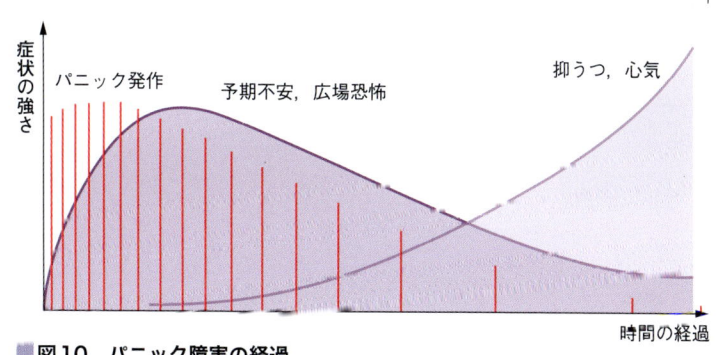

■図10 パニック障害の経過
（竹内龍雄：パニックディスオーダーはどのような経過をとるのか，パニックディスオーダー（上島国利編），p.61．国際医書出版，1995）

精神障害の診断・統計マニュアル（DSM）：Diagnostic and Statistical Manual of Mental Disorders ｜ 選択的セロトニン再取り込み阻害薬（SSRI）：selective serotonin reuptake inhibitor

神経症性障害

強迫性障害

F429　obsessive-compulsive disorder : OCD

疾患概念
本人の意思とは無関係に繰り返し湧き起こり，除去できない不快なイメージ・考えを，強迫観念といい，強迫観念に伴う不安を和らげるために行われる行動を強迫行為という．これら強迫観念または強迫行為により，日常生活が妨げられることを強迫性障害という．

Summary Map

誘因・原因
- 発症の誘因として生活上の大きな変化が存在することもある．
- 脳画像の研究からは，セロトニン神経の機能不全が原因として想定されている．

病態
- 強迫観念または強迫行為により，日常生活が妨げられる．

症状 臨床所見
- 強迫観念・強迫行為は日常生活のあらゆる場面で登場する．
- 強迫観念・強迫行為に対しては，一般的には本人（子供以外）は不合理性・過剰性を認識しており，自分の強迫行為に家族を巻き込むこともある．
- 強迫性障害の患者にはうつ病の併存が高く，生涯有病率は6～7割にも上るため，うつ病の治療も必要となる．
- また子どもはとくに背景に自閉症スペクトラムがある場合が多く，その区別は難しいが，物の溜め込みは自閉症と関連が強いといわれている．
- また，チック*やトゥレット（Tourette）症候群*との合併も多い．

検査・診断 分類
- 病歴を問診し，強迫観念や強迫行為が確認できれば，強迫性障害と診断できる．
- 若年の患者に対しては自閉症スペクトラムの確認のためにも，発達歴を問診する．

治療
- 薬物療法には選択的セロトニン再取り込み阻害薬（SSRI）が主に用いられる．
- 自閉症スペクトラムが背景にある場合には，リスペリドンなどの抗精神病薬の併用は有効である．
- 認知行動療法としては曝露反応妨害法が行われる．

用語解説

チック
チックとは一種の癖のようなもので，突発的で，不規則な，体の一部の動きで，身体因と心因が相互に関係し合い起こり，乳幼児期から学童期にかけ，心と体の成長・発達の過程で多くの子どもにみられる．

トゥレット（Tourette）症候群
チックという神経精神疾患のうち，多様性の運動チックと1つ以上の音声チックが小児期に発症し，軽快・増悪を繰り返しながら慢性に経過する．

誘因・原因

- 本人の意思とは無関係に繰り返し湧き起こり，除去できない不快なイメージ・考えを，強迫観念という．
- 強迫観念に伴う不安を和らげるために行われる行動を強迫行為という．
- 強迫観念または強迫行為により，日常生活が妨げられることを強迫性障害という．
- 発症の誘因として生活上の大きな変化が存在することもある．
- 脳画像の研究からは，セロトニン神経の機能不全が原因として想定されている．

症状・臨床所見

- 強迫観念・強迫行為の例を以下に列挙する．
  - 不潔への恐怖から，手洗いやシャワーを繰り返す．つり革など公共物に触れられなくなる．
  - 車で歩行者を故意にはねるイメージに悩まされ，運転を取りやめる．
  - 対称性にこだわり，必要がないものまで時間をかけて左右対称に並べる．
  - 家の鍵をかけたか火の元を閉めたか心配になり，何度も家に戻って確認する．
  - 物の回数や数を数え，4や9を避けようとする．
  - 風呂に入るときには，必ず左足から入るようにする．
  - いつか使うかもしれないと，物を捨てられずにため込むようになる．
- 強迫観念・強迫行為に対しては，一般的には本人は不合理性・過剰性を認識している．
- 子どもの場合には認識できていないこともある．不潔なものを恐れるあまり自室から出られなくなり，何か月も入浴できずかえって不潔になる，など矛盾した結果を招くことも多い．
- 自分の強迫行為に家族を巻き込むこともある．
- 強迫性障害の患者にはうつ病の併存が高く，生涯有病率は6～7割にも上るため，うつ病の治療も必要となる．
- また子どもはとくに背景に自閉症スペクトラムがある場合が多く，強迫行為と自閉症のこだわり行動を区別することは難しい．
- 物のため込みは自閉症と関連が強いといわれている．
- また，チック*やトゥレット症候群*との合併も多い．

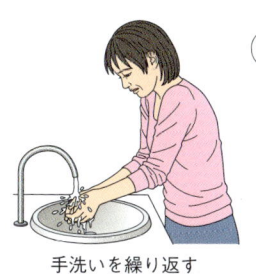

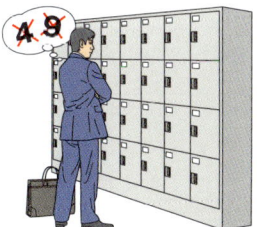

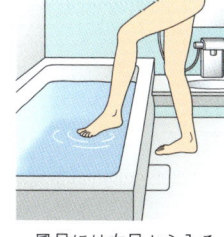

強迫性障害の例:
- 手洗いを繰り返す
- 4や9を避ける
- 風呂には左足から入る
- 対称性にこだわる
- 何度も家に戻って確認
- つり革に触れない
- 車で歩行者をはねるイメージ
- 物をため込む

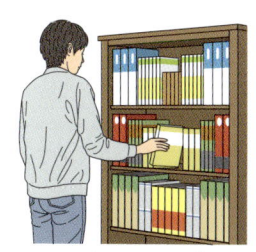

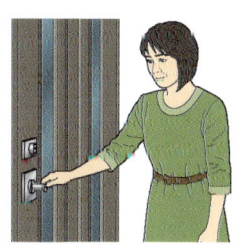

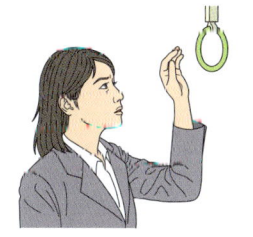

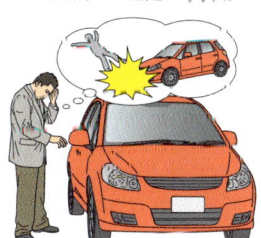

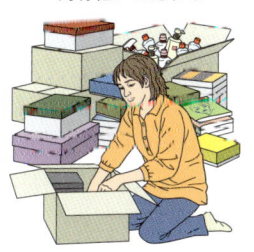

検査・診断・分類

- 病歴を問診し、強迫観念や強迫行為が確認できれば、強迫性障害と診断できる.
- 若年の患者に対しては自閉症スペクトラムの確認のためにも、発達歴を問診する.

■ 精神障害の診断・統計マニュアル(DSM)-5の強迫性障害の診断基準

A. 強迫観念、強迫行為の両方またはいずれかの存在を認める.
- 強迫観念は以下の(1)、(2)によって定義される.
  (1) 反復し持続する思考、衝動、イメージのいずれかで、それらは障害が生じている間に、邪魔で侵入的なものとして体験され、大半の人にとって著しい不安や苦痛の原因となる.
  (2) 患者は、この思考、衝動、イメージを何かほかの思考または行為によって無視、抑制または中和しようと試みる.
- 強迫行為は(1)、(2)によって定義される.
  (1) 反復行動(例:手を洗う、順番に並べる、確認する)、または心のなかの行為(例:祈る、数を数える、声を出さずに言葉を繰り返す)があり、それらは強迫観念に反応して、もしくは厳密に適用しなくてはならない規則に従って行うよう駆り立てられている感じがする.
  (2) その行動や心のなかの行為は、苦痛を防ぐ、もしくは減らす、または何か恐ろしい出来事や状況を避けることを目的としている. しかし、この行動や心のなかの行為は、消去や防御をねらったものとしては、現実的な手段として筋が通っていない、もしくは明らかに過剰である.
(注意) 子供はこれらの行為や心のなかの行為の目的について、理解していない場合がある.

B. 強迫観念または強迫行為により、著しい苦痛があるか、時間の浪費がある(1日1時間以上かかる)か、通常の生活習慣、職業(または学業)での業務、普通の社会活動や人間関係への無視できない妨げがある.

C. 強迫症状が物質(例:乱用薬物、投薬、あるいはほかの治療)の生理的作用によるものではない.

D. 障害が、ほかの精神障害(例:①全般性不安障害における過剰な心配、②身体醜形障害における外見へのとらわれ、③溜め込み障害における手放すことや廃棄の困難、④抜毛癖<hair-pulling disorder>で髪を引き抜く行為、⑤excoriation<skin-picking>disorderにおける皮膚をつまむ行為、⑥常同運動障害における常同行為、⑦摂食障害における儀式的な食行動、⑧物質関連および嗜癖障害における物質やギャンブルへのとらわれ、⑨疾病不安障害における病気にかかることへのとらわれ、⑩paraphilic disordersにおける性的な衝動や空想、⑪破壊的、衝動制御、そして行為の障害における衝動、⑫大うつ病性障害における罪悪感の反芻、⑬統合失調スペクトラムやほかの精神病性障害における侵入的な思考や妄想的なとらわれ、⑭自閉スペクトラム障害における反復的な行動パターン)でよりよく説明できない.

● 該当すれば特定せよ.
- よい、または明白な病識を伴うもの(with good or fair insight):その人が、強迫性障害による信念が確実にまたはおそらく事実ではない、あるいは本当かもしれないし、嘘かもしれないと認識している.
- 病識が乏しいもの(with poor insight):その人が、強迫性障害による信念がおそらく本当だろう考えているもの.
- 病識を欠く/妄想的信念をもつもの(with absent insight/delusional beliefs):その人が完全に、強迫性障害による信念が正しいと確信しているもの.

● 該当すれば特定せよ:
- チックに関連する(Tic-related):その人が現在か過去にチック障害の病歴がある.
- DSM-IVでは不安障害の章で扱われていたが、DSM-5では1つの章として新設された強迫性とその関連の障害の章で扱われる.
- DSM-IVでは基準のなかに病識を問う項目があったが、DSM-5では基準とはせず病識が存在しているか欠いているかが特定用語として扱われる.

(American Psychiatric Association, 日本精神神経学会日本語版用語監, 髙橋三郎ほか監訳:DSM-5精神疾患の診断・統計マニュアル. p.235, 医学書院, 2014)

治療

- 薬物療法には選択的セロトニン再取り込み阻害薬(SSRI)が主に用いられる. ときにうつ病の薬物治療の上限を超えた投与量を必要とする.
- 自閉症スペクトラムが背景にある場合には、リスペリドンなどの抗精神病薬の併用は有効である. 自閉症のこだわり行動への対処は、専門書籍に譲る.
- 認知行動療法としては曝露反応妨害法が行われる. これまで恐れて回避していたことに直面化し、不安をやわらげるための強迫行為をしないようにする(反応妨害法)、繰り返し練習する.

精神障害の診断・統計マニュアル(DSM):Diagnostic and Statistical Manual of Mental Disorders | Y-BOCS:Yale-Brown Obsessive Compulsive Scale | 選択的セロトニン再取り込み阻害薬(SSRI):selective serotonin reuptake inhibitor

神経症性障害

解離性障害

疾患概念
従来は「自己」として統合されている意識，記憶，同一性，周囲の知覚などが喪失し，生活面でのさまざまな支障をきたしている状態を指したが，現在は運動機能や感覚の喪失，けいれんといった身体的症状も含め，より広い概念となっている．

F44　dissociative disorder

Summary Map

誘因・原因
- 解離とは「通常は統合されている意識，記憶，同一性，周囲の知覚などの機能の喪失」を意味する
- 運動機能や感覚の喪失，けいれんなどの身体的症状も解離症状として含める
- トラウマ的な出来事，解決しがたい人間関係の問題などの心因性の要因から生じる

症状・診断
- 有病率は1〜5％で，平均年齢は20〜30歳で，女性が80〜90％と多い
- 診断には，症状を説明する身体疾患がないこと，時期的に障害と関連した心理的原因が存在すること，解離状態といわれる症状を示すことが必要となる

分類
- 解離状態には大きく解離性同一性障害，解離性健忘，解離性遁走，離人感・現実感喪失症の4つの種類がある
- 不快な感情が身体症状に置き換わったものを転換症状といい，大きく解離性の運動障害，解離性けいれん，解離性知覚麻痺および感覚脱失などがある

治療
- 精神療法と症状そのものに効果的な薬物は存在しないが薬物療法もある

経過・予後
- 解離状態は数週間ないし数か月後には寛解する傾向がある
- 精神科治療を受ける以前に1〜2年以上持続する症状の場合は，治療抵抗性となることが多い

●用語解説

☆**ガンザー(Ganser)症候群**
解離性障害の1つで，的はずれな応答をしたり，幼児返りのような態度を示したり，見当識に問題があったりと非論理的な行動や言動を行ってしまう症状．

非定形抗精神病薬
従来型（第一世代）の抗精神病薬を定型抗精神病薬とよび，副作用の少ない新世代（第二世代）の抗精神病薬を非定型抗精神病薬とよんで区別する．定型抗精神病薬は陽性症状（幻覚・妄想など）に著効するが副作用が大きく，非定型抗精神病薬は陽性症状にも陰性症状（やる気が出ない）にも効果がある．

誘因・原因

- 解離とは「通常は統合されている意識，記憶，同一性，周囲の知覚などの機能の喪失」を意味する．
- 従来は「ヒステリー」とよばれてきたが，「ヒステリー」という言葉は，さまざまな意味をもつため，可能な限り使用を避けることが望ましい．
- DSM-5では，解離性障害と転換性障害が別のカテゴリーに分類（解離性障害群と身体症状および関連症群）されているのに対し，ICD-10では「解離性（転換性）障害」として，運動機能や感覚の喪失，けいれんなどの身体的症状も解離症状として含め，解離はより広い概念となっている（表1）．
- 解離性障害はトラウマ的な出来事，解決しがたい人間関係の問題などの心因性の要因から生じる．とくに虐待の既往が高頻度にみられることが報告されている．
- 米国の報告では，解離性障害の約70％に性的虐待や身体的虐待の既往があるとされるが，実際の虐待の既往が事実かは確認されていない．

■ 表1 DSM-5とICD-10との違い

DSM-5	ICD-10
解離症群［解離性障害群］ 300.14：解離性同一性症［解離性同一性障害］ 300.12：解離性健忘 300.13：解離性遁走を伴う 300.6：離人感・現実感喪失症 300.15：ほかの特定される解離症 300.15：特定不能の解離症 身体症状症および関連症群 300.82：身体症状症 300.7：病気不安症 300.11：変換症（機能性神経症症）［転換性障害］ 特定せよ：脱力または麻痺を伴う 　　　　　異常運動を伴う 　　　　　嚥下症状を伴う 　　　　　発話症状を伴う 　　　　　発作またはけいれんを伴う 　　　　　知覚麻痺または感覚脱失を伴う 　　　　　特別な感覚を伴う 　　　　　混合症状を伴う	F44：解離性（転換性）障害 F44.0：解離性健忘 F44.1：解離性遁走（フーグ） F44.2：解離性昏迷 F44.3：トランスおよび憑依障害 F44.4：解離性運動障害 F44.5：解離性けいれん F44.6：解離性知覚麻痺および感覚脱失 F44.7：混合性解離性（転換性）障害 F44.8：ほかの解離性（転換性）障害* F44.80：ガンザー（Ganser）症候群* F44.81：多重人格障害 F44.9：解離性（転換性）障害，特定不能のもの F45：身体表現性障害

DSM-5の病名は日本精神神経学会精神科病名検討連絡会作成「DSM-5病名・用語翻訳ガイドライン（案）」を使用．

症状・診断

- 有病率は1～5％と報告されている．患者の平均年齢は20～30歳であり，性別としては80～90％が女性である．
- 診断にあたっては，
  ①症状を説明する身体疾患がないこと
  ②時期的に明らかにストレスとなる出来事や対人関係上の障害と関連した心理的原因が存在すること
  ③解離状態といわれる症状を示すこと
  が必要である．

分類

- 解離状態には大きく4つの種類がある（表2）．
  ①解離性同一性障害（多重人格性障害）：1人の人物のなかに2つ以上の別の人格が現れることを特徴とする．
  ②解離性健忘：外傷体験に関連した情報を思い出せない状態で，通常の物忘れ，薬物摂取，一般身体疾患では説明できない．
  ③解離性遁走：家や職場から突然，不意に立ち去ってしまうことであり，過去の出来事を想起することができない．
  ④離人感・現実感喪失症：体や心から引き離される感覚が繰り返し，あるいは絶え間なく起こることが特徴である．
- 解決できない問題や葛藤により生じた不快な感情が身体症状に置き換わったものを転換症状といい，器質的原因が認められない．
- 転換症状の代表的なものとしては，
  ①解離性の運動障害（失立失歩，失声，運動失調や麻痺など）
  ②解離性けいれん（心因性非てんかん性発作）
  ③解離性知覚麻痺（無感覚）
  ④感覚脱失（心因性の聴覚喪失や視覚障害など）
  などの感覚障害が挙げられる．
- こうした症状を認める場合は，常に器質性疾患の可能性にも留意しておく必要がある．

■表2　解離性障害の分類(DSM-5)

分類	解離性健忘	離人感・現実感喪失症
特徴	重要な個人的情報を想起できない．健忘は通常，外傷的出来事や強いストレスのあった出来事と関連している．こうした健忘症状は通常の物忘れ，薬物摂取，一般身体疾患では説明できない．	自身の心的過程あるいは身体から隔離し，まるで外部の観察者であるような感じが持続的に，または反復してみられる．現実感喪失では，夢の中にいるような非現実的で分離された体験が生じる．しかし，現実検討は保たれている．

分類	解離性同一性障害	解離性遁走	転換性障害
特徴	2つ以上の明らかな人格状態が認められ，それらが反復して行動を支配する．解離性健忘を伴う．	家族や職場から突然または予期せずに放浪し，自信の過去を想起できない．自信の同一性の混乱あるいは新たな同一性を呈する．放浪の期間は数時間～数か月と幅広い．	失立失歩や運動麻痺などの神経症状を呈する．随意運動または感覚機能についての説明不能な症状であることが多い．心理的因子が関連する．

治療

精神療法

- 解離症状自体は病的なものであるが，適応的な側面もある．たとえば，解離性健忘を患者のストレス状況を変えないままに取り除くことは危険でもある(表3)．
- 治療者は症状が軽快するのに多少の時間がかかることを覚悟しておく必要がある．過去の心的外傷体験をすぐに聞かないとしても，頭に入れておく必要はある．患者や家族には，焦らずに良くなるのを待つのが大事であることを，繰り返し伝えることが必要である．

■表3　解離症状に対する精神療法上の注意点

①安全な環境と安心感の獲得
②有害となる刺激を取り除く
③人格の統合や心的外傷への直面化を焦らない
④幻想(空想)の肥大化と没入傾向の指摘
⑤支持的に接し，生活一般について具体的に助言する
⑥病気と治療についてわかりやすく明確に説明する
⑦自己評価の低下を防ぎ，常に回復の希望がもてるように支える
⑧破壊的行動や自傷行為などについては行動制限を設ける
⑨家族，友人(恋人)，学校精神保健担当者との連携をはかる
⑩言語化困難な状態であるため，患者にさまざまな表現を促す

(柴山雅俊：解離性障害．精神科研修ノート，永井良三総監修．p.349-352, 診断と治療社, 2011.より引用)

薬物療法

- 症状そのものに効果的な薬物は存在しない．解離症状や転換症状に焦点を合わせるのではなく，患者の状態に焦点を合わせて治療を行う．
- たとえば，不安や抑うつが目立つ場合は，抗うつ薬に少量の非定型抗精神病薬を加えたり，制限を設けながら抗不安薬を使用するなどである．

経過・予後

- 解離状態は数週間ないし数か月後には寛解する傾向がある．
- トラウマ的な突然の出来事が誘因の場合は症状の改善が急であることもあるが，継続する対人関係トラブルや解決不能な問題の場合は，慢性的に持続する場合もある．
- 精神科治療を受ける以前に1～2年以上持続する症状の場合は，治療抵抗性となることが多い．

精神障害の診断・統計マニュアル(DSM)：Diagnostic and Statistical Manual of Mental Disorders

ストレス反応および適応障害

身体表現性障害

F45　Somatoform disorder

疾患概念

患者は，身体的疾患を示唆するような症状，例えば疼痛などを自覚するが，診察や検査でもその症状に見合うような所見が得られず，医師から異常なしと診断される．しかし，患者は安心するどころか，ますます執拗に原因検索を求めるようになり，その症状の深刻さに不釣り合いな過度の不安が持続し，労力を費やしてしまう．

Summary Map

誘因・原因
- はっきりとした原因は不明である．
- 遺伝的な要素が強い一方で，環境的因子の影響も大きい．
- 有病率は，女性のほうが男性より高い．

病態
- 疼痛などの身体的異常の自覚，病的なとらわれ，疾病恐怖，他者への訴え，身体的に異常なしとの診断を受けるが納得せず孤立感を深める，といった要素を含む．
- 背景に，患者の人生における不安が隠されている場合が多い．

症状 臨床所見
- 身体の異常を自覚するが，内容は個々人によりさまざまである．この症状により著しい苦痛や社会的・職業的に支障をきたす．
- 自覚症状以外に有意な所見に乏しい．

検査・診断・分類
- 検査で自覚症状に見合う異常が見出せない．
- 自覚症状や日常生活状況をもとにDSM-5の診断基準に則って診断する．
- 身体症状症・病気不安症・転換性障害に分類される．

治療
- 薬物療法と，精神療法などの非薬物療法に大別できる．
- 薬物反応性には乏しいが，疼痛性障害に関しては比較的，抗うつ薬に効果が認められることがある．
- 不安や自律神経症状を伴っていることが多く，抗不安薬も使ってみる価値はある．ただし，依存性や濫用が生じやすいので注意が必要である．
- 精神療法では，身体的症状だけを扱うのではなく，患者が持っている心理的構えとでも言うべきものに向け，時には生活背景に隠れた不安なども扱う．
- 認知行動療法も行われる．

誘因・原因

- 原因は不明である．遺伝的な要素が強い一方で，環境的因子の影響も大きい．仮説としては，心理・社会的要因によるものと，生物学的要因によるものに分けられる．
- まず前者について，精神分析的解釈によれば，本能的な衝動を抑圧することによって，そのエネルギーが自分自身に転換されるために症状をきたすと考えられている．また，社会的・文化的要因も影響を及ぼしているとされ，疾病利得でも悪化や遷延が見られることから，対人関係上の問題や行動学的な要因も影響しているとされる．否定的感情（神経症的特質）のパーソナリティ特性は危険要因の1つである．
- 後者については，神経心理学的には注意と認知の障害であると考えられている．また疼痛性障害では，下降性痛覚抑制系の異常によるものという説もある．

症状・臨床所見

- 患者はまず心身の不調を自覚する．
- 不調の内容は千差万別で，頭痛・胸痛・関節痛などの疼痛や，胃腸症状，月経不順，失声・複視などの偽神経学的症状などさまざまであり，これらにより著しい苦痛や社会的・職業的に支障をきたす．ストレスなどの心理的要因により悪化を認める．
- 患者は医療機関を受診し，身体的に問題ないとの診断を受けるが，重篤な病気にかかっているという観念は払拭されず，かえって医師の見解と自分の苦痛とのずれに苛立ち，孤立感を深める．自分が適切な治療を受けていないと信じ，さまざまな検査を受けることを希望し，ドクターショッピングをするなど病歴が長くなりがちで，精神科医に紹介されることに強く抵抗することがある．

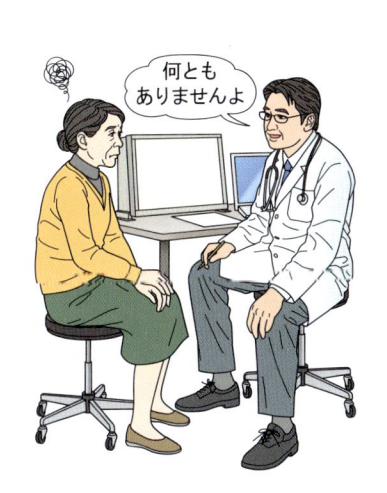

検査・診断・分類

- 検査でもその症状に見合うだけの異常を見出せないのが特徴である．
- DSM-5では身体症状症および関連症群というカテゴリーを構成し，身体症状症・病気不安症・転換性障害に分類される．診断基準は表1・3のとおり．
- 一般的に，身体症状が顕在化した人は，プライマリーケア医療など精神科以外を受診することが多く，診断基準はこれらの医療現場で特に有用となる．

■表1　身体症状症の診断基準（DSM-5）

A. 1つまたはそれ以上の，苦痛を伴う，または日常生活に意味のある混乱を引き起こす身体症状．
B. 身体症状，またはそれに伴う健康への懸念に関連した過度な思考，感情，または行動で，以下のうち少なくとも1つによって顕在化する．
　(1) 自分の症状の深刻さについての不釣り合いかつ持続する思考
　(2) 健康または症状についての持続する強い不安
　(3) これらの症状または健康への懸念に費やされる過度の時間と労力
C. 身体症状はどれひとつとして持続的に存在していないかもしれないが，症状のある状態は持続している（典型的には6か月以上）．

※診断基準に該当した人のうち，身体症状が主に痛みである人については，「疼痛が主症状のもの（従来の疼痛性障害）」として下位分類する．
（American Psychiatric Association，日本精神神経学会日本語版用語監，髙橋三郎ほか監：DSM-5精神疾患の診断・統計マニュアル，p.307，医学書院，2014）

■ 表2　病気不安症の診断基準(DSM-5)

A. 重い病気である，または病気にかかりつつあるというとらわれ．
B. 身体症状は存在しない，または存在してもごく軽度である．他の医学的疾患が存在する，または発症する危険が高い場合は，とらわれは明らかに過度であるか不釣り合いなものである．
C. 健康に対する強い不安が存在し，かつ健康状態について容易に恐怖を感じる．
D. その人は過度の健康関連行動を行う，または不適切な回避を示す．
E. 病気についてのとらわれは少なくとも6か月は存在するが，恐怖している特定の病気は，その間変化するかもしれない．
F. その病気に関連したとらわれは，身体症状症，パニック症，全般不安症，醜形恐怖症，強迫症，または「妄想性障害，身体型」などの他の精神疾患ではうまく説明できない．

(American Psychiatric Association，日本精神神経学会日本語版用語監，髙橋三郎ほか監：DSM-5精神疾患の診断・統計マニュアル, p.311, 医学書院, 2014)

■ 表3　転換性障害の診断基準(DSM-5)

A. 1つまたはそれ以上の随意運動，または感覚機能の変化の症状．
B. その症状と，認められる神経疾患または医学的疾患とが適合しないことを裏づける臨床的所見がある．
C. その症状または欠損は，他の医学的疾患や精神疾患ではうまく説明されない．
D. その症状または欠損は，臨床的に意味のある苦痛，または社会的，職業的，または他の重要な領域における機能の障害を引き起こしている，または医学的な評価が必要である．

(American Psychiatric Association，日本精神神経学会日本語版用語監，髙橋三郎ほか監：DSM-5精神疾患の診断・統計マニュアル, p.314, 医学書院, 2014)

治療

● 主に以下の3つがある．

①薬物療法

・薬物反応性に乏しいが，その中で比較的，疼痛性障害に関しては三環系やSSRIなどの抗うつ薬に効果が認められる障害である．
・また，全般的に身体表現性障害では不安や自律神経症状を伴っていることが多いので，抗不安薬も使ってみる価値はある．
・ただし，身体各部位のさまざまな違和感を訴えることが多いので，それにいちいち対応していると果てしのない多剤併用に陥る可能性があり，特に抗不安薬では依存性や濫用が生じやすいので注意が必要である．

②精神療法

・治療は症状に対してではなく，患者が持っている心理的構えとでも言うべきものに向ける．発病は多かれ少なかれ，患者の自己評価が傷つけられるような体験と時期的に一致していることが多い．
・治療の初期には，その自己評価を傷つけないよう注意しながら，患者の訴えを尊重し，受容と共感することから始める．症状があることは認めつつ，そのうえでその症状にそれほどとらわれなくてもよいと思えるような境地を導く．
・患者の症状へのとらわれの背景には不安が隠されていることが多い．精神療法では治療関係を通して安心感の基盤となる確実さを指し示していく．

③認知行動療法

・無害な身体的症状の誤判断に基づく誤った信念ととらえ，再解釈を促して，より脅威的ではない原因によるものであると考えるように導く．
・具体的には，病名の告知と保証，症状に固執しないこと，ストレス要因との関連，コーピングの会得などを扱う．

ストレス反応および適応障害

急性ストレス反応

F43　acute stress reaction

疾患概念
災害，犯罪被害など，命にかかわるような深刻な出来事，あるいは性的暴力などを体験または目撃したことが契機となり生じる急性一過性の精神障害である．さまざまな特徴的な精神症状が出現し，その結果として著しい苦痛や生活上の支障をきたし，社会活動の遂行が困難となり，周囲から孤立することとなる．女性に多く，通常1か月以内にこうした症状は消失し回復していくが，PTSDへ移行する人もいる．

Summary Map

誘因・原因
- 危うく死ぬまたは重症を負う，またはそれを目撃したといったトラウマ体験*が契機となる．
- 震災などの自然災害，傷害犯罪，性犯罪，事故，戦争被害などがトラウマ体験にあたる．
- 他の精神疾患と異なり，明らかな原因の存在が規定されている．
- ICD-10とDSM-5ではその概念が大きく異なる．

症状・臨床所見
- 同じような出来事に遭遇したとしても発症する人と発症しない人がいる．
- 代表的な精神症状として侵入症状，気分の陰性変化，回避症状，覚醒症状などがある．
- DSM-5では，トラウマ体験から4週間以内に精神症状が現れると規定されている．
- 他の精神疾患を合併していることが多い．

検査・診断・分類
- 血液や画像などの検査に基づいて診断することはできない．
- 診断はDSM-5やICD-10の診断に基づいて行われるが，それぞれの概念は大きく異なる（表1）．
- DSM-5の診断では症状の持続が3日～1か月のもので，それ以上持続するものはPTSDの診断となる．
- 男性よりも女性に多い
- 自動車事故では13～21%に対して暴行，強姦，銃乱射などは20～50%と有病率が高い．

治療
- 安全で安心できる環境の確保を行っていく．特に災害被害に対してはサイコロジカル・ファーストエイド（SFA）を行っていく．
- 二次受傷に注意を払いつつ，本人同意のもと必要な生理的検査や処置を行っていく．
- 精神療法として，トラウマ焦点化認知行動療法がPTSDの二次予防にも有効である．
- 現在デブリーフィングの効果は否定されている．

予後・経過
- トラウマ体験直後にさまざまな症状を認めることはあるが，通常数日以内におさまることが多い．
- それ以降も症状が続くこともあるが，自然回復が期待できる．
- 1か月を過ぎても症状改善せずPTSDへ進展することもある．
- 社会的，対人的，職業的領域の著明な機能障害が認められる．

用語解説

トラウマ体験
心身的に不快をもたらすものをストレスと呼ぶが，それがきわめて強い心理的な衝撃を与える体験の場合，その体験が過ぎ去った後もその記憶が心に残り，その時と同じ恐怖や不快感をもたらすような精神的影響を与え続けることがある．こうしてもたらされた精神的後遺症を心理的なトラウマ（外傷）と呼び，そうした体験をトラウマ体験と呼ぶ．

サイコロジカル・ファーストエイド（psychological first aid：PFA，心理的応急処置）
災害やテロの直後に被災者，または被害者に対して行うことのできる効果の知られた心理的支援の方法のことである．トラウマ体験によって引き起こされる初期の苦痛を軽減し，安全，安心を確保し，自尊心，希望などをもたせ，短期・長期的な適応機能と対処行動を促進することを目的としている．

表1　DSM-5とICDの診断基準の比較

	DSM-5	ICD
トラウマ	実際にまたは危うく死ぬ，重症を負う，性的暴力を受ける出来事	例外的に強いストレス因の衝撃
発症	4週間以内に発症	曝露後数分以内に発症
持続	曝露後2日から4週間	24～48時間後に軽減し始め，通常3日後の最小限となる

誘因・原因

- 実際にまたは危うく死ぬ，重症を負う，性的暴力を受けるといった出来事への曝露．つまり，ほとんど誰にとってもきわめて強い心理的衝撃と苦痛をもたらすような，日常では見られないトラウマ体験が誘因となる．
- 震災などの自然災害，傷害犯罪，性犯罪，事故，戦争被害などがトラウマ体験にあたる．
- 他の精神疾患と異なり，トラウマ体験となった出来事との因果関係を明瞭に認めている疾患である．
- ICD-10とDSM-5ではその概念が大きく異なっており，ICD-10では，トラウマ体験だけではなく，ライフイベントによる反応が含まれる．
- 一方で，DSM-5では職場でのパワーハラスメント，モラルハラスメントなどの主観的な体験はトラウマ体験には含まれない．

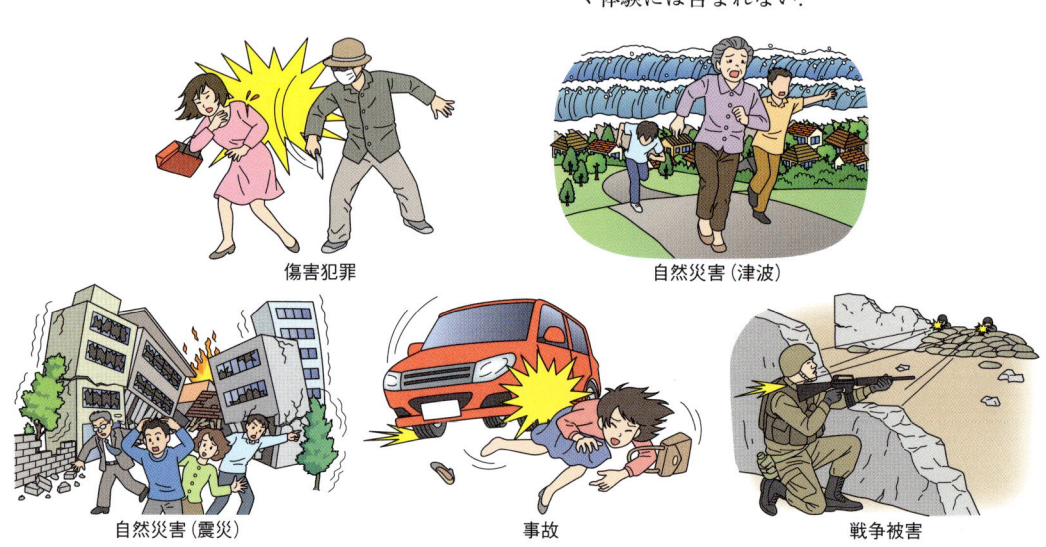

傷害犯罪

自然災害（津波）

自然災害（震災）

事故

戦争被害

症状・臨床所見

- トラウマ体験を受けるとその結果として，正常反応としての感情の変化として不安や抑うつ，苦痛が出現する．原因となる体験が消失すれば不安や苦痛も消失し，いずれ忘却するが，人によっては幻覚のような現実感を伴ってその記憶が想起され，苦痛を再体験することになる．また，トラウマ体験の衝撃を和らげるための心理的な調節機能が働き，意識的な対処行動をとるだけでなく，無意識下に心理的防衛機制が働く．一般的には適切な対処行動をとることができる一方で，急性一過性に病的な対処行動となってあらわれてしまうことがある．
- 急性ストレス反応（ASD）の精神症状として侵入症状（再体験），気分の陰性変化，解離症状，回避症状，覚醒症状などがある．
- DSM-5では，トラウマ体験から4週間以内に精神症状が現れると規定されている．
- 精神症状だけでなく，対人関係の変化（生活範囲の制限，社会との信頼の喪失）などを伴い，社会的，職業的な機能の障害を引き起こす．
- うつ病，パニック障害，アルコール依存など他の精神疾患を合併していることが多い．

侵入症状

- トラウマ体験の反復的，不随意的，および侵入的で苦痛な記憶（何度もその当時の苦痛な記憶が呼び覚まされる）．
- トラウマ体験に関連している，反復的で苦痛な夢を見る．
- トラウマ体験が意図しないのに再び起こっているように感じる．またはそのように行動する（フラッシュバック・再体験）．
- 車のバックファイヤー音をきっかけに銃声を思い出す，住宅火災の際に強烈な熱を知覚する，刺されると確信したときの恐怖を体験するなど．
- トラウマ体験の側面を象徴するまたはそれに類似する内的，外的なきっかけに反応して起こる，強

烈なまたは遷延する心理的苦痛または顕著な生理的反応（パニック発作）．

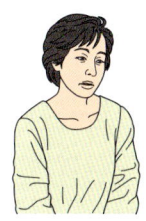

気分の陰性変化

- 陽性の情動を体験することの持続的な不能（幸福，満足，愛情を感じることができない）．

解離症状

- 周囲または自分自身が変容した感覚（他者の視点から自分を見ている，ぼーとしている，時間の流れが遅い）
- 心的外傷的出来事の重要な側面の想起不能（解離性健忘）

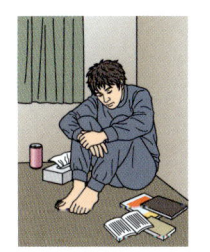

回避症状

- トラウマ体験についての，または密接に関連する苦痛な記憶，思考，または感情を回避しようとする努力（意識的あるいは無意識的に避ける）
- 心的外傷的出来事についての，または密接に関連する苦痛な記憶，思考または感情を呼び起こすことに結びつくもの（人，場所，会話，行動，物，状況）を回避しようとする努力

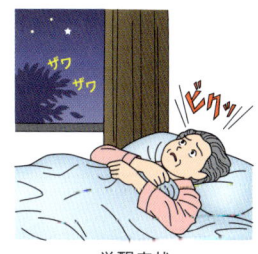

覚醒症状

- 不眠やイライラ，強い不安（些細なことでびくくする），怒り緊張
- 睡眠障害．
- 人や物に対する言語的または肉体的な攻撃性で通常示される苛立たしさと激しい怒り．
- 過度の警戒心．
- 集中困難．
- 過剰の驚愕反応．

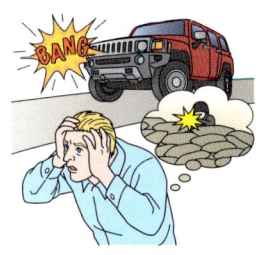

侵入症状
トラウマ体験がしつこくよみがえる．また，そうした記憶は悪夢となって現れる時もある．そしてそうした記憶がよみがえった時に同時に精神的な苦痛やさまざまな身体症状が生じる．

気分の陰性変化
トラウマ体験を思い出すことができなかったり，必要以上に自分を責めたり，他人を責めたりする．また楽しみや興味を失ってしまうことがある．

解離症状

回避症状
トラウマ体験を思い出すような場所や人などの事柄や機会を避けようとしたり，なるべく考えないようにしてしまう．

覚醒症状
極端にいらいらして自暴自棄になったり，過剰に警戒してしまう．また些細なことでびくびくし，眠れなくなる．

用語解説

心理的防衛機制

心理的防衛機制とは，不快な感情，気持ち，体験を弱めたり，避けることによって，心理的に安定した状態を保つために発生する心理的な作用であり，通常は無意識のうちに発生する．
・防衛機制自体は，誰にも生じる正常な心理的作用だが，それが病的な不適応症状などとして表面化されることがある．代表的なものに置き換え，反動形成，抑圧，退行，解離などがある．

用語解説

ASD

本疾患のDSMでの疾患名，急性ストレス障害（acute stress disorder）の略称．本項では，ICD-10の疾患名「急性ストレス反応（acute stress reaction）」を使用しているが，一般にはASDの略語を使用することが多いため，本項文中では，ASDを使用している．

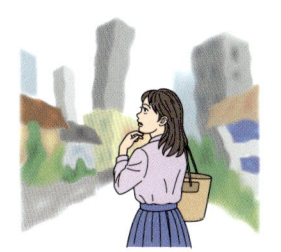

離人感：自分の精神機能や身体から遊離し，あたかも外部の傍観者であるかのように感じる体験（夢の中にいるような感じ，自己または身体の非現実感や時間が進むのが遅い感覚）

現実感喪失：周囲が非現実に感じられる体験（周りの世界が非現実的で夢のようじ，ぼんやりし，またはゆがんでいるように体験される）

検査・診断・分類

- 他の精神疾患と同様に血液や画像などの検査に基づいて診断することはできない．
- 診断はDSM-5（表2）やICD-10の診断に基づいて行われるが，それぞれの概念は大きく異なる．ICD-10ではASDを一過性の重篤なストレス反応ととらえ，ストレス体験後の急性反応のマネージメントを目的としている．そのため症状は一般的に48時間以内に改善し，自然経過が見込まれるため症状の持続は想定されていない．一方DSM-5ではPTSDの早期発見，早期治療を目的として

- 定義されている．
- DSM-5の診断では症状の持続が3日〜1か月のもので，それ以上持続するものはPTSDの診断となるが，ICD-10では2，3日で症状が鎮静化するとされている．
- DSM-5の診断では，トラウマ体験とまではいかないストレス因が引き金となっている症状が出現している場合には適応障害の診断になる．
- なおDSM-5ではASDにおける解離の存在はDSM-Ⅳとは異なり，必ずしも必要条件ではない．解離の存在がPTSDへの予測因子でないと見直された．
- 男性よりも女性に多いが，暴行，強姦の被害者に女性が多いことが原因と考えられる．
- 外傷的出来事の多くて20％しか診断されないが，自動車事故では13〜21％に対して暴行，強姦，銃乱射などは20〜50％と有病率が高い．

■表2　DSM-5による診断基準

A. 実際にまたは危うく死ぬ，重症を負う，性的暴力を受ける出来事への，以下のいずれか1つ（またはそれ以上）の形による曝露
　(1) 心的外傷的出来事を直接体験する．
　(2) 他人に起こった出来事を目撃する．
　(3) 近親者または親しい友人に起こった出来事を耳にする．
　(4) 心的外傷的出来事の強い不快感を抱く細部に繰り返しまたは極端に曝露される体験をする．
B. 心的外傷的出来事の後に発現または悪化している，侵入症状，陰性気分，解離症状，回避症状，覚醒症状の5領域の症状のうち9つの存在
C. 障害（診断B）の持続は心的外傷への曝露後に3日〜1か月
D. その障害は臨床的に意味のある苦痛，または社会的，職業的，または重要な領域における昨日の障害を引き起こしている．
E. その障害は，物質または他の医学的疾患の生理的作用によるものではなく，短期精神病性障害ではうまく説明されない．

(American Psychiatric Association, 日本精神神経学会日本語版用語監，高橋三郎ほか監：DSM-5精神疾患の診断・統計マニュアル，医学書院，p.278-279．2014を抜粋して作成)

治療

- 自然災害，性的暴力，交通事故などトラウマ体験により対応は異なるが，トラウマ体験直後から患者はさまざまな症状とともに強い苦痛を持つ．そのためにまず第一に必要なことは，安全で安心できる環境の確保を行っていくことである．こうした適切なケアを行うために，サイコロジカル・ファーストエイド（PFA）を行っていくことが優先される．
- 患者の気持ちを再び害することのないよう医学的ケアも同時に行っていく必要がある．二次受傷に注意を払いつつ，本人同意のもと必要な身体的検査や処置を行っていく．
- 精神療法として，トラウマ焦点化認知行動療法がPTSDの二次予防にも有効であるとの報告がある．
- 薬物による治療は推奨されていないが，症状が重度の場合には症状に応じた薬物療法を行うことがある．
- 以前，心理デブリーフィングという治療法が行われていたが，現在ではその効果は否定されており，むしろ症状悪化につながると考えらえている．
- DSMの診断基準はPTSDの早期発見のためのものであり，早期介入が治療の大きな手助けとなる．

予後・経過

- トラウマ体験直後に症状を認めることはあっても，通常数日以内におさまることが多い．それ以降も症状が続くこともあるが，多くのケースで自然回復が期待できる．
- 1か月を過ぎても症状改善せず慢性化してPTSDへ進展することもある．最終的にPTSDとなる人の約半数がASDを呈している．そのため継続したフォローが必要となる．
- 一方でASDの診断がつかなくてもその後PTSDを発症することがあり，必ずしもASDがPTSDの診断の予測につながらない可能性がある．
- 暴行，強姦の犠牲者では，社会的，対人的，職業的領域の著明な機能障害が認められる．症状の一つである回避行動は，トラウマに関連する多くの状況を避けることで，結果として医療機関の未受診や，重要な約束を実行することの回避や長期欠勤につながる．そのため継続した支援が必要となる．そのため十分な支援が必要となってくる

ストレス反応および適応障害

心的外傷後ストレス障害

F43.1 posttraumatic stress disorder：PTSD

疾患概念

災害，犯罪被害など，命にかかわるような深刻な出来事，あるいは性的暴力などを体験または目撃したことが契機となり生じ，再体験，回避症状，覚醒症状といった特徴的な症状が生じる．その結果として社会活動の遂行が困難となり，周囲から孤立する．うつ病や不安障害の併存が多く，また女性患者が多い．成人の過半数では発症後3か月以内に完全に回復する．

Summary Map

誘因・原因
- 危うく死ぬまたは重症を負う，またはそれを目撃したといったトラウマ体験*が契機となる．
- 震災などの自然災害，傷害犯罪，性犯罪，事故，戦争被害などがトラウマ体験にあたる．
- 他の精神疾患と異なり，明らかな原因の存在が規定されている．
- 症状発症の病態として扁桃体の機能異常，海馬の構造異常，視床下部-下垂体-副腎系の機能異常などが示唆されている．

症状 臨床所見
- 同じような出来事に遭遇したとしても発症する人とそうでない人がいる．
- 代表的な精神症状として侵入症状（再体験），陰性気分，回避症状，覚醒症状などがある．

検査・診断 分類
- 血液や画像などの検査などに基づいて診断することはできない．
- 診断はDSM-5やICD-10の診断に基づいて行われる．
- DSM-5の診断では障害の持続が1か月以上であることが条件となる．
- 男性よりも女性に多い．
- 生涯発症危険率は8.7%である．
- PTSD患者に有意な海馬萎縮が報告されている．
- DSM-5では6歳以下の小児の基準が設けられている

治療
- 一般的な治療として薬物療法，心理療法が存在する．
- 心理デブリーフィングの効果は現在否定されている．
- 心理的療法として，トラウマ焦点化認知行動療法，EMDR等がある．
- 薬物療法として抗うつ薬が使用される．一方中核症状に対しては，ベンゾジアゼピンは効果がない．

予後・経過
- 急性ストレス反応（ASD）からPTSDへ移行することもあるが，一方でASDの診断がつかなくてもその後PTSDを発症することがある．
- PTSDは半数が3か月以内に回復する（自殺のリスクが高いため注意が必要である）．

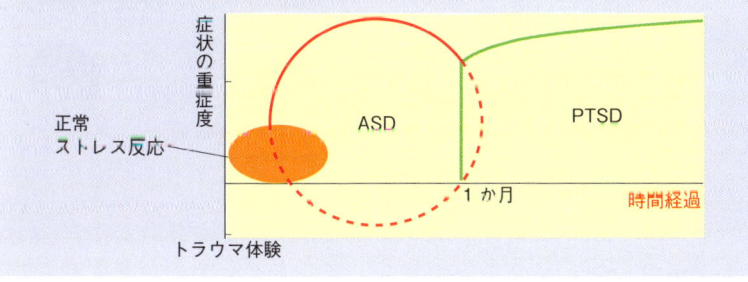

●用語解説

トラウマ体験
実際にまたは危うく死ぬ，重症を負う，性的暴力を受ける出来事，つまり，多くの人にとって強い衝撃をもたらすような，日常では見られない出来事を指している．

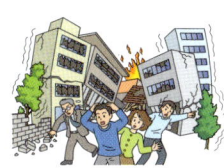

ほとんど誰にでも大きな苦痛を引き起こすような，例外的に著しく驚異を与えたり破局的な性質を持った，ストレス性の出来事あるいは状況（例：自然災害）

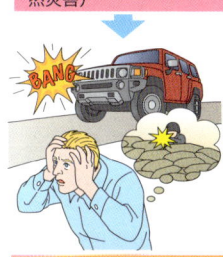

↓

侵入症状，陰性気分，回避症状，覚醒症状の出現（不安症状）（例：フラッシュバック）

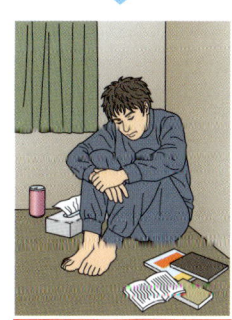

↓

社会的，対人的，または職業的な領域の機能障害が認められる（例：ひきこもり）

図1 PTSD

疾患の発症様式と時間経過

（グラフ：横軸 時間経過，縦軸 症状の重症度．トラウマ体験後，正常ストレス反応を経てASD，1か月以降PTSDへ移行）

誘因・原因

- 実際にまたは危うく死ぬ，重症を負う，性的暴力を受けるような出来事への曝露，つまり多くの人にとって日常では見られない突然の衝撃的な出来事を経験または目撃することによって生じる(図1)．
- 例えば，震災などの自然災害，傷害犯罪，性犯罪，事故，戦争被害など強い恐怖感を伴うものがトラウマ体験にあたる．
- DSM-5では職場でのパワーハラスメント，モラルハラスメントなどはトラウマ体験には含まれない．
- 他の精神疾患と異なり，トラウマ体験となった出来事との因果関係を明瞭に認めている疾患である．
- 症状発症の病態として扁桃体や前頭葉の機能異常，海馬の構造異常，視床下部-下垂体-副腎系の機能異常などが示唆されている(図2)．
- 通常扁桃体の過剰興奮はトラウマ体験を記憶しないように海馬機能を抑制すると考えられているが，トラウマ体験の直後に海馬の働きが抑制されないことで，トラウマ体験が記憶として残ってしまい，結果としてトラウマ体験を繰り返し再体験してしまうこととなると考えられている．

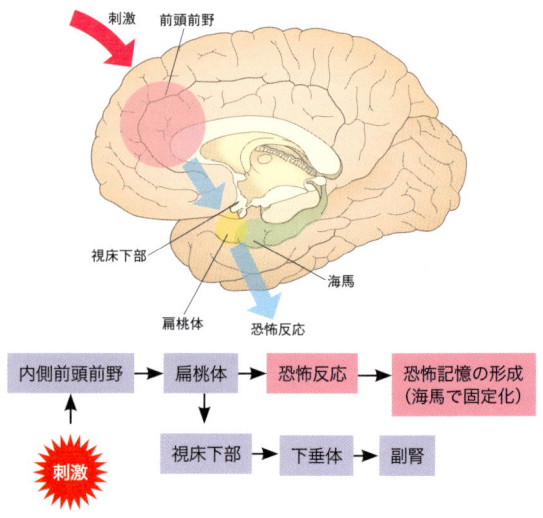

図2 恐怖として知覚

用語解説

扁桃体
ストレス反応機構，特に不安や緊張，恐怖などの情動反応の処理と短期的記憶において主要な役割を持つ．

前頭前野
思考や創造性を担い，高次な情動，動機づけ機能とそれに基づく意思決定も担っており社会的行動などに大きく関係している．海馬から線維連絡を受けている．

症状・臨床所見

- 同じような出来事に遭遇したとしてもPTSDを発症する人とそうでない人がいる．また性格傾向や精神疾患の家族歴などさまざまな要因が発症に影響することなどが多くの研究で示されている．
- 精神症状として侵入症状(再体験)，気分の陰性変化，回避症状，覚醒症状などがある．また解離症状を伴うことがある．
- 精神症状だけでなく，対人関係の変化(生活範囲の制限，社会との信頼の喪失)などを伴い，社会的，職業的な機能の障害を引き起こす．
- うつ病，パニック障害，アルコール依存など他の精神疾患を合併していることが多い．
- PTSDによくみられる症状は以下のとおり，症状の具体的説明は急性ストレス反応(p.210～211)参照．

侵入症状

- トラウマ体験の反復的，不随意的，および侵入的で苦痛な記憶(何度もその当時の苦痛な記憶が呼び覚まされる)．
- トラウマ体験に関連している，反復的で苦痛な夢を見る．
- トラウマ体験が意図しないのに再び起こっているように感じる．またはそのように行動する(フラッシュバック・再体験)．
  ・車のバックファイヤー音をきっかけに銃声を思い出す，住宅火災の際に強烈な熱を知覚する，刺されると確信したときの恐怖を体験するなど．
- トラウマ体験の側面を象徴するまたはそれに類似する内的，外的なきっかけに反応して起こる，強烈なまたは遷延する心理的苦痛または顕著な生理的反応(パニック発作)．

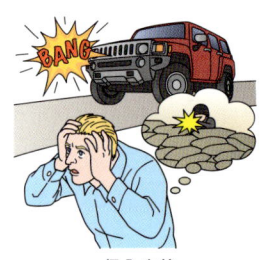

侵入症状

気分の陰性変化

- 陽性の情動を体験することの持続的な不能(幸福，満足，愛情を感じることができない)．

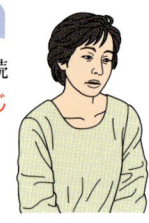

気分の陰性変化

解離症状

- 周囲または自分自身が変容した感覚(他者の視点から自分を見ている,ぼーとしている,時間の流れが遅い).
- 心的外傷的出来事の重要な側面の想起不能(解離性健忘).

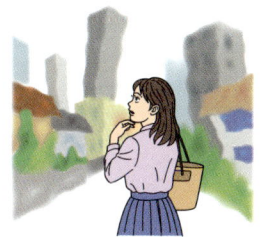

解離症状

回避症状

- トラウマ体験についての,または密接に関連する苦痛な記憶,思考,または感情を回避しようとする努力(意識的あるいは無意識的に避ける).
- 心的外傷的出来事についての,または密接に関連する苦痛な記憶,思考または感情を呼び起こすことに結びつくもの(人,場所,会話,行動,物,状況)を回避しようとする努力.

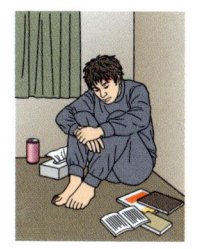

回避症状

覚醒症状

- 不眠やイライラ,強い不安(些細なことでびくくする),怒り緊張.
- 睡眠障害.
- 人や物に対する言語的または肉体的な攻撃性で通常示される苛立たしさと激しい怒り.
- 過度の警戒心.
- 集中困難.
- 過剰の驚愕反応.

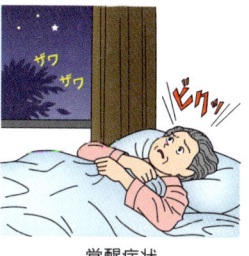

覚醒症状

検査・診断・分類

- 他の精神疾患と同様に,血液や画像などの検査などに基づいて診断することはできない.
- 診断はDSM-5やICD-10の診断に基づいて行われる.
- DSM-5の診断では障害の持続が1か月以上であることが条件となり,持続が3日〜1か月のものはASDの診断となる.
- DSM-5の診断では6歳以下の小児で診断基準が異なってくる.小児の場合,体験への理解,把握の方法が主観的であり,言語の発達も不十分であることから同じ体験をしても症状の現れ方が異なってくる.
- 生涯を通じて男性よりも女性に多い.
- 女性は男性と比べてより長期にわたり心的外傷後ストレス障害を経験する.その一部は強姦およびそのほかの種類の対人暴力といった心的外傷的出来事に曝露される可能性が高いためと考えられる.
- DSM-Ⅳによると生涯発症危険率は8.7%である.最も高い発症率は強姦,戦争における戦闘や捕虜となること,民族的あるいは政治的理由による抑留や虐殺の生存者達にみられる.2005年のアメリカでの調査では生涯有病率は6.8%(男性3.6%,女性9.7%)であった.
- PTSD患者に有意な海馬萎縮が報告されている.
- 海馬萎縮がPTSDの原因なのか結果なのかははっきりしていないが,双生児研究において海馬の体積減少がPTSDにいたる脆弱因子であることが示唆されている(図3).
- トラウマ体験から少なくとも6か月経ってから診断される場合には,遅延顕症型と呼ばれる.

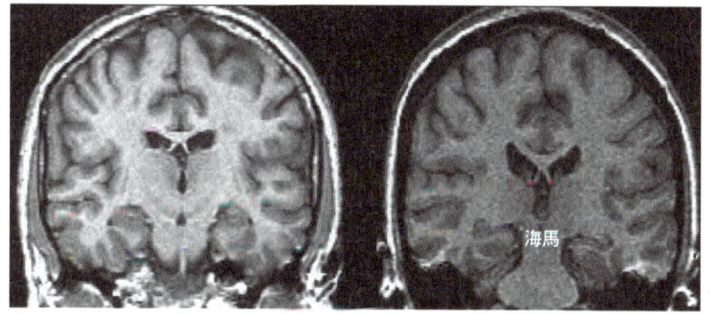

正常　　　　　　PTSD

■図3　PTSDでは海馬萎縮がみられる

治療

- 一般的な治療として薬物療法，心理療法が存在する．
- 以前心理デブリーフィングという治療法が行われていたが，現在ではその効果は否定されており，むしろ症状悪化につながると考えられている．
- 心理の療法として，トラウマ焦点化認知行動療法*，EMDR*等がある．
- 薬物療法として抗うつ薬（SSRI他）が使用される．PTSDの治療薬はわが国では承認されていないが，国内のガイドラインでは抗うつ薬としてパロキセチン，セルトラリンが推奨されている．
- 一方ベンゾジアゼピンは不安やパニック症状等広く使用されているが，再体験，回避，過覚醒等の中核症状に対しては，効果がないとされている．

●用語解説

トラウマ焦点化認知行動療法

持続エクスポージャー療法，認知処理療法，認知療法，心理教育，不安への対処（呼吸法），などが含まれる．多くのガイドラインで薬物を含めたあらゆるPTSD治療の中で唯一十分なエビデンスを持つとされ推奨されている．また，持続エクスポージャー療法は，トラウマとしての恐怖体験の記憶を繰り返し語ることを主体とする治療法であり，恐怖条件づけにおける恐怖記憶消去が生物学的基盤となっていることを想定している．

EMDR（eye movement desensitization and reprocessing）

状態の確認，心理教育の後，治療者が指を左右に動かし，それを追視してもらいトラウマ体験の想起，肯定的な認知の想起，身体感覚の確認を行う．眼球運動で脳を直接的に刺激し，脳が本来もっている情報処理のプロセスを活性化する治療方法である．

予後・経過

- ASDからPTSDへ移行することもあるが，一方でASDの診断がつかなくてもその後PTSDを発症することがある．
- 成人の約半数では発症後3か月以内に回復するが，一方で12か月以上症状が残存する人もいる．自然な回復も期待できる一方でそうでない人も多い．
- 自殺のリスクも高いため注意が必要である．またアルコール依存症となるリスクがあり注意を行っていく．
- PTSDの症状は著しい苦痛を与えるだけでなく，対人関係や社会機能に障害をきたし，社会生活に大きな支障をきたすこととなる．その結果として学業，収入や職業上でも不利な立場に立たされることとなることが示唆されている．
- DSM-5によるPTSDの診断基準を**表1**に記す．

■ 表1　DSM-5による診断基準（抜粋）

A	実際にまたは危うく死ぬ，重症を負う，性的暴力を受ける出来事への曝露
B	侵入症状
C	回避症状
D	認知と気分の陰性変化
E	覚醒症状
F	障害の持続が1か月以上
G	苦痛または社会的，職業的または他の重要な領域における機能の障害を引き起こしている
H	物質（医薬品，アルコールなど）または他の医学的疾患の生理的作用によるものではない

（American Psychiatric Association，日本精神神経学会日本語版用語監，高橋三郎ほか監：DSM-5精神疾患の診断・統計マニュアル，医学書院，p.269-270．2014より抜粋）

EMDR：eye movement desensitization and reprocessing

ストレス反応および適応障害

適応障害

F43.2 Adjustment disorder

疾患概念
ストレス状況に反応して3か月以内に生じる不安・焦燥感・抑うつ症状などにより，日常生活や社会生活において著しい障害が起きている状態をいい，ストレス性障害の一つとされている．外来で精神科治療を受けている患者のうち適応障害が主診断となる患者は5〜20%であるが，病院でのコンサルテーションではしばしば50%にのぼる．自殺企図や自殺既遂のリスクの増加と関連している．

Summary Map

誘因・原因
- はっきりと確認できるストレス因による．
- 単一のできごとでも，複数のストレス因でも，反復するものでも持続するものでも起こりうる．

症状・臨床所見
- 不安，焦燥感，抑うつ状態など情動面と社会的・職業的・生活面などでの機能障害．

検査・診断・分類
- 診断は，うつ病などほかの精神疾患の診断基準を満たしていないこと，あるいはもともとの精神疾患の悪化ではないこと．
- 鑑別疾患は，うつ病，心的外傷後ストレス障害および急性ストレス障害，パーソナリティ障害群，器質性疾患など．

治療
- 休養，環境調整が基本．具体的にはストレス因を除去する，ストレスへの抵抗性・対処能力を高めることが重要．認知行動療法をはじめとしたカウンセリングなども有効．

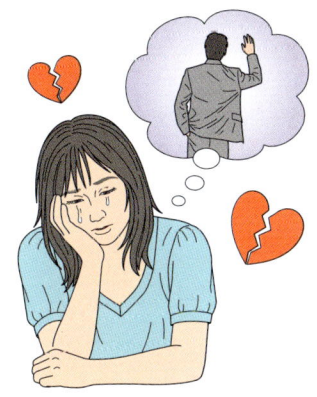

■ 失恋

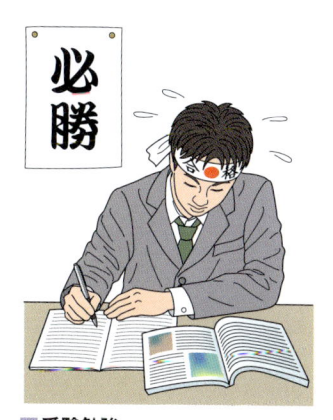

■ 受験勉強

誘因・原因

- はっきりと確認できるストレス因が原因である．
- 単一のできごと（例：失恋）でも複数のストレス因（例：失恋と課題の失敗が立て続けに起こった）でも生じる．
- 反復するもの（例：定期試験）でも，持続するもの（例：受験勉強）でもありうる．自然災害や健康上の問題，結婚・退職などのライフイベントでもありうるため，面接でしっかりと聴取し同定していくことが重要である．

症状・臨床所見

- ストレス因の始まりから3か月以内に症状は出現し，ストレス因またはその結果の終結から6か月以上続くことはない（ただしストレス因が持続する場合は適応障害も持続することもある）．
- 症状としては，①不安・焦燥感・抑うつ症状などの情動面と②社会的・職業的・生活面などでの機能障害がある．診断としては①と②のどちらかあるいは両方が必要である（表1）．

検査・診断・分類

- 適応障害は，うつ病などほかの精神疾患の診断基準を満たさない，あるいはもともとの精神疾患の悪化ではない．仮にうつ病の診断基準を満たしている場合はうつ病という診断が優先される．
- 鑑別疾患としてはうつ病，心的外傷後ストレス障害および急性ストレス障害，パーソナリティ障害群，器質性疾患（ステロイドうつ病，末期がん患者の低活動性せん妄など）がある．
- 正常範囲のストレス反応を過剰診断することもありうる．ストレス因が引き起こした苦痛が通常予測されるもの以上であるか，機能障害を引き起こしている場合にのみ適応障害と診断されるべきである．
- 両方の基準を満たす場合にのみ他の精神疾患との併存は許容される．例えば双極性障害の若年患者が受験に失敗してすぐに悲嘆が強くなり，一日中閉じこもりがちになってしまったものの，1か月でもともとの感情および機能に戻った場合，双極性障害と適応障害が併存していたと考えるべきだろう（図1）．
- 診断基準はDSM-5 [1]によれば，表1のとおりである．なお，前バージョンであるDSM-Ⅳ-TRとは用語の細かな点以外の大きな修正はない．

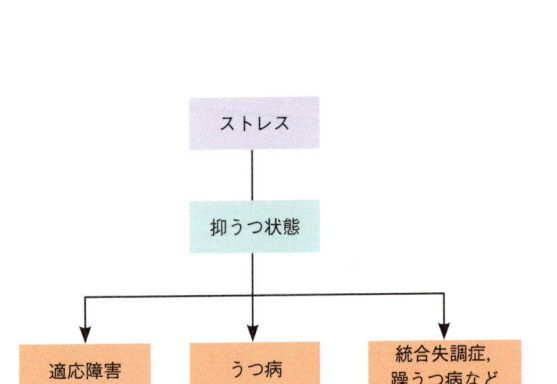

図1　ストレスから発症の流れ
抑うつがあっても診断はいろいろありうる．

表1　DSM-5における適応障害の診断基準（specifierは割愛）

A. はっきりと確認できるストレス因に反応して，そのストレス因のはじまりから3か月以内に情動面あるいは行動面の症状が出現．
B. これらの症状や行動は臨床的に意味のあるもので，それは以下のうち1つまたは両方の証拠がある
　ア）症状の重症度や表現型に影響を与えうる外的文脈や文化的要因を考慮に入れても，そのストレス因に不釣り合いな程度や強度をもつ著しい苦痛．
　イ）社会的，職業的，または他の重要な領域における機能の重大な障害
C. そのストレス関連障害は他の精神疾患の基準を満たしていないし，すでに存在している精神疾患の単なる悪化ではない．
D. その症状は正常の死別反応を示すものではない．
E. そのストレス因，またはその結果がひとたび終結すると，その症状がその後さらに6か月以上持続することはない．

(American Psychiatric Association, 日本精神神経学会日本語版用語監, 髙橋三郎ほか監訳：DSM-5精神疾患の診断・統計マニュアル. p.284-285, 医学書院, 2014)

治療

- 適応障害の治療は①休養，②環境調整が基本となる．具体的にはストレス因を除去するか，ストレスへの抵抗性・対処能力を高めることが重要である．そのため認知行動療法をはじめとしたカウンセリングなども有効である．
- ストレス因に対して現実的に働きかけが可能であれば，時期をみて問題解決へと向かうことが良いことが多い．現実的には変えようがないことがストレス因である場合は，それに対する考え方や構えを適応的にしていくことが症状を改善させる例は多い．一方で時間とともに軽快していくこともある．
- 薬物は不安・不眠などの症状への対症療法として用いられる．

予後

- 心理的にストレス因がなくなるか軽減すると症状は軽快するため，有効な働きかけがあれば一般的には予後は良好である．ストレス因が遷延し，有効な解決策がない場合はうつ病に移行する場合もある．

生理的・身体的要因に関連する障害

摂食障害：神経性やせ症（拒食症）

F500, F508, F509 | eating disorder（ED）：anorexia nervosa（AN）

疾患概念
種々の社会的要因をへて拒食，むちゃ食い，自己誘発性嘔吐，チューイング，下剤乱用といった食行動の異常をきたし，からだの内・外面上に多大な影響を与える疾患．

Summary Map

誘因・原因
- 時代の変遷とともに心因説，身体因説，文化・社会因説などが唱えられてきた．
- 現代では，これらの種々の要因が複雑に相互に関連し合って発症する多元的モデルが最も広く受け入れられている．

病態
- 低体重，著しいやせ，無月経，脱毛，うぶ毛が濃くなる，徐脈，低血圧，骨量減少，骨粗鬆症など．

症状 臨床所見
- 食行動の異常，低体重，著しいやせ，肥満恐怖，ボディーイメージの障害，体重や体型の過剰な影響，無月経，過活動，過剰な運動，脱毛，うぶ毛が濃くなる，徐脈，低血圧，骨量減少，骨粗鬆症など．

検査・診断 分類
- 米国精神医学会の診断基準（DSM-5）の診断基準に照らし合わせ，診断する．

治療
- 薬物療法を含めエビデンスが確立された治療法はない．
- 体重が40kg以上（BMI 15.0以上）に回復するまでは，入院栄養療法，オペラント条件づけ*による入院行動療法を行い，外来で維持できるようになったら，修正版認知行動療法（CBT-E），対人関係療法につなげていくことが多い．

予後・経過
- 神経性やせ症患者の場合，正常となった割合は制限型の拒食症（AN-R）が63%，拒食症・むちゃ食い／排出型（AN-BP）が28%で，死亡は，AN-R 3%，AN-BP 28% であった．

●用語解説

オペラント条件づけ
学習の一種で，ある行動をした結果，環境がどう変化したかを経験することにより，環境に適応するような行動を学ぶこと．米国の心理学者スキナー（B.F. Skinner）が考案した条件づけの手法．

誘因・原因

- 今まで成熟拒否，女性性拒否または家族問題などの心因説，視床下部－下垂体系障害などの脳機能異常による身体因説，ダイエットの流行などの文化・社会因説などが時代の変遷を経て唱えられてきた[1]．

- 現代では，これらの文化・社会的要因，心理的要因，生物学的要因が複雑に相互に関連し合って発症する多元的モデル（multi-dimensional model）が最も広く受け入れられている[1]．

症状・臨床所見

①食行動の異常（拒食，むちゃ食い，自己誘発性嘔吐，チューイング，下剤乱用）
②低体重，著しいやせ（標準体重の85％以下）
③肥満恐怖
④ボディーイメージの障害
⑤自己評価に対する体重や体型の過剰な影響
⑥無月経
⑦過活動，過剰な運動
⑧脱毛，うぶ毛が濃くなる
⑨徐脈，低血圧
⑩骨量減少，骨粗鬆症

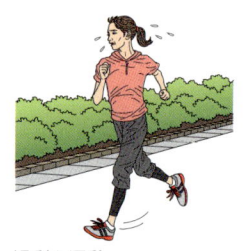

過剰な運動

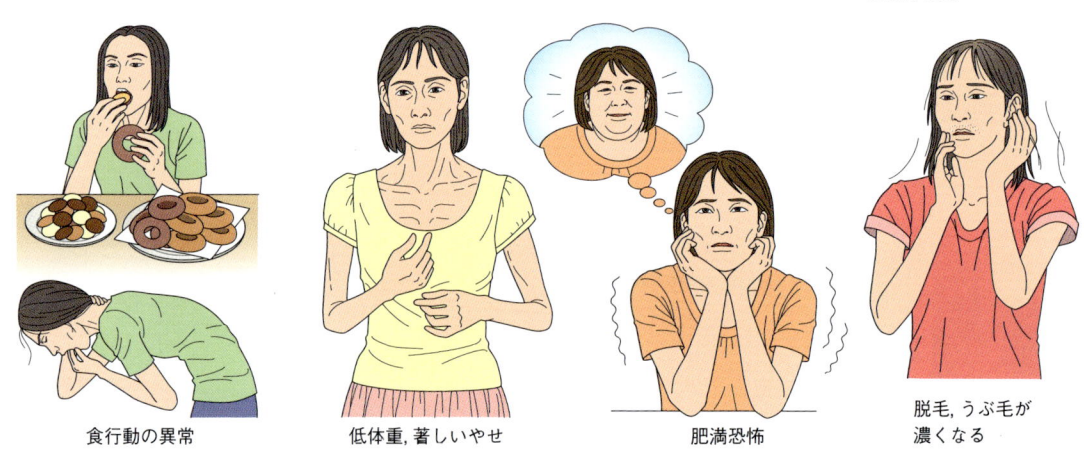

食行動の異常　　低体重,著しいやせ　　肥満恐怖　　脱毛,うぶ毛が濃くなる

検査・診断・分類

- 米国精神医学会の診断基準（DSM-5）[2]の診断基準に照らし合わせ，診断する（表1）．
- DSM-Ⅳ-TRは2013年5月に改訂され，DSM-5が発行されている．改訂後は無月経の項目が削除された．

■ 表1　神経性やせ症の診断基準（DSM-5）

A. 必要量と比べてカロリー摂取を制限し，年齢，性別，成長曲線，身体的健康状態に対する有意に低い体重に至る．**有意に低い体重**とは，正常の下限を下回る体重で，子どもまたは青年の場合は，期待される最低体重を下回ると定義される．

B. 有意に低い体重であるにもかかわらず，体重増加または肥満になることに対する強い恐怖，または体重増加を妨げる持続した行動がある．

C. 自分の体重または体型の体験の仕方における障害，自己評価に対する体重や体型の不相応な影響，または現在の低体重の深刻さに対する認識の持続的欠如

（American Psychiatric Association，日本精神神経学会日本語版用語監，髙橋三郎ほか監訳：DSM-5精神疾患の診断・統計マニュアル，p.332，医学書院，2014）

治療

- 神経性やせ症には，薬物療法を含めエビデンスを確立された治療法がない．
- 実際には，体重が40kg以上（BMI 15.0以上）に回復するまでは，
  ①入院栄養療法（とくに体重30kg未満〈標準体重の55％未満〉の著しい低体重のとき）
  ②オペラント条件づけ*による入院行動療法を繰り返し行い，
  体重40kg以上（BMI 15.0以上）を外来で維持できるようになったら，
  ③摂食障害患者に対する修正版認知行動療法（CBT-E）
  ④対人関係療法
  につなげていくことが多い．

入院治療

入院栄養療法
- 経鼻胃管を挿入して，経管栄養を行うのが一般的．
- 中心静脈カテーテルの場合は，挿入部を意図的に手で触るなどしてカテーテル感染を起こす患者もいるため，原則として経鼻胃管による経管栄養を優先する．
- 一刻も早く栄養状態および体重を回復させる必要がある場合，長期にわたる下剤乱用の影響などで腸閉塞を繰り返している場合などは，中心静脈カテーテルを挿入して中心静脈栄養を行う．
- 飢餓状態から急激に栄養を負荷することで，再栄養症候群(低リン血症から，不整脈，せん妄，突然死といった重篤な結果を引き起こす可能性がある合併症)を起こしてしまうおそれがあるため，予防および適切な治療が重要．
- 肥満恐怖などから，経管栄養や点滴の中身をトイレや流しに捨ててしまうこともあるため，経管栄養中や点滴中に両上肢の身体的拘束が必要となるときもある．

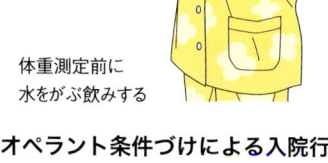

体重測定前に水をがぶ飲みする

オペラント条件づけによる入院行動療法
- 入院の場合は，週1回体重測定を行い，そのときの体重に応じて安静度を決め，体重が増えるに従って行動制限が解除される治療法．入院当初にプログラムを決め，目標体重をクリアーするまで退院できない(表2)．
- 患者本人は頻回の体重測定を希望する場合が多いが，体重測定を週1回以上行うと，体重測定のたびに肥満恐怖が強くなり，治療上マイナスに働く場合が多いため，体重測定は週1回のみとする．

入院治療中にありがちなトラブルとその対処法
- 飢餓状態から急激に栄養を負荷することで，再栄養症候群を起こしてしまう→予防および適切な治療が重要．
- 治療者やスタッフの目を盗んで，過食目的でほかの患者の食事を食べてしまう．
- 過食用の食材を入手するために，医療施設内の売店で万引きをしてしまう→繰り返す場合は，精神科病床への転棟のうえ，隔離処遇が必要となると

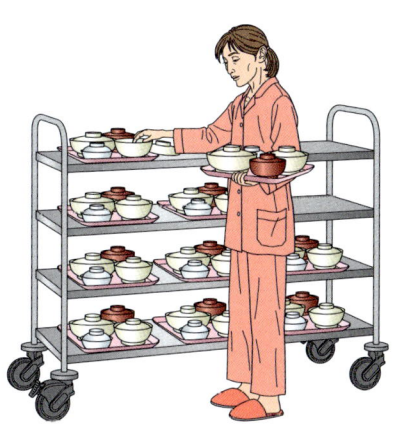

他の患者の食事を食べる

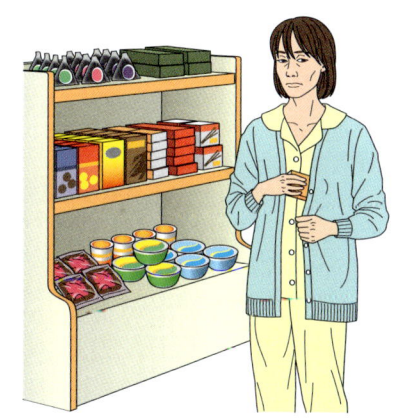

医療施設内の売店で万引き

■表2　神経性やせ症の行動療法プログラム例

体重	安静度	電話	面会	シャワー・洗髪	編み物
32.0kg未満	床上安静	不可	不可	不可	不可
32.0kg～	室内静養	不可	家族のみ	週2回洗髪可	1日1時間まで
32.5kg～	病棟内フリー	家族のみ	家族のみ	週2回シャワー可	1日2時間まで
33.0kg～	院内フリー	家族のみ	家族のみ	フリー	フリー
33.5kg～	外出可	フリー	フリー	フリー	フリー
34.0kg～	外泊可(2週連続で退院)	フリー	フリー	フリー	フリー

- 毎週〇曜日の午前7時30分に体重測定をする．毎回同じ軽装で測定する．体重測定前には，看護師がボディーチェックをする．
- 毎週〇曜日の体重測定時以外の体重測定は禁止．

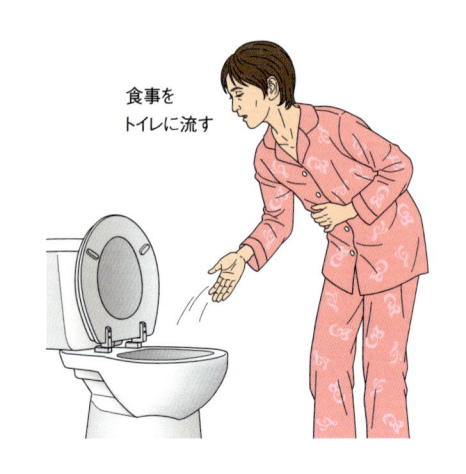

食事を
トイレに流す

きもある．
- 少しでも体重を多く見せかけるために，体重測定前に水をガブ飲みする→起床後，ただちに体重測定を行うなどの工夫が必要．
- 少しでも体重を多く見せかけるために，体重測定時，おもりを服の下に隠して測定する→体重測定前にはボディーチェックを入念に行うこと．
- 食事をゴミ箱に捨てる．トイレや流しに流す→繰り返す場合は，身体的拘束が必要となるときもある．
- 食事量について嘘の報告をする→食事量の評価は，患者本人ではなく，治療者またはスタッフが行うようにする．

再栄養症候群の予防法，治療法
- 飢餓状態が長期間続いていた患者の場合，一気に食事のカロリー量を増やしすぎない．
- 800～1,200kcal/日程度から始めて，血中リン濃度をチェックしながら，200kcal/日くらいずつ，ゆっくり増やしていく．
- 低リン血症は，入院後数日以内に起こることが多く，また1週間程度遷延することが多い．神経性やせ症の入院直後は，頻回の採血での血中リン濃度のチェックが必要．
- 低リン血症が起きた場合，注射のリン製剤には，カリウムが入っているため，注射での補正には限度がある．実際には，経口のリン製剤(リン酸二水素ナトリウム－水和物・無水リン酸水素二ナトリウム配合；ホスリボン®〈リンとして〉1日20～40mg/kg，数回分服)で補正を行う．

外来治療

認知行動療法
- 摂食障害患者に対する認知行動療法は，うつ病患者やパニック障害患者に対する認知行動療法とプログラムが異なる．
- 現在は，フェアバーン(Fairburn)らによる摂食障害患者に対するCBT-Eが行われるのが主流である．
- 通常のCBT-E(神経性過食症に対するCBT-E)については神経性大食症の項目(p.225)を参照．
- 拒食と低体重がある患者に対しては，通常のCBT-Eを施行するだけでは不十分であり，外来用CBT-Eが最も適しているBMI 15.0～17.5の低体重患者では，治療は概して40週にわたり，40セッション(通常のCBT-Eの2倍)かかる[3]．
- 治療の目標は患者自身が体重回復を決意することである[3]．具体的には，現時点での得失表，5年後の観点からの得失表などを作成し，患者の変化への決意を促す(表3)．

■ 表3　現時点での得失表

今のままでいる理由	変わる理由
・自分をコントロールできていて特別と感じさせる ・周囲の人から注目される ・「肥満」にならない ・今のままでいることが得意である ・自分が強く感じられる ・自分の意志の強さを示せる ・今の自分に慣れ親しんでおり，安心 ・言い訳の理由にできる ・生理がなくてよい ・男性に悩まされない ・私が変われば 　－食べるのがやめられない 　－体重が急増する 　－お腹が突き出る 　－大腿部が太る ・私が変われば，人は私のことを以下のように思う 　－弱く，だらしない 　－くじけた 　－太った	・低体重(以下の)影響から解放される 　－いつも食物と食事のことを考える 　－寒がり 　－よく寝られない 　－めまいがする ・健康に感じる ・健康になる(強い骨，強い心臓) ・もっとはっきりと考えられる ・もっと時間がある ・もっとほかのことを考えられる ・強迫性が減り，柔軟で，おおらかになる ・人生の幅が広がる ・幸せに感じ，いろいろなことが楽しめる ・人と外出でき，もっと親しくなれる ・本当の自分を発見できる

〔Fairburn CG(切池信夫監訳)：摂食障害の認知行動療法，p.190，医学書院，2010〕

対人関係療法
- 詳細については神経性大食症 Bulimia nervosa；BN）の項目（p.227）を参照．
- 対人関係療法については，うつ病患者に対するものも，摂食障害患者に対するものも，プログラムは基本的に同じであり，重要な他者との間の対人関係に焦点をあてて治療を行う．
- 摂食障害患者に対する対人関係療法の場合でも，食事や体重に関して扱うことはない．

予後・経過

予後
- 中井らによる転帰調査[4]では，初診後4〜10年経過した神経性やせ症患者の場合，正常となった割合は制限型の神経性やせ症（AN-R）が63％，神経性やせ症・むちゃ食い／排出型（AN-BP）が28％であり，死亡は，AN-R 3％，AN-BP 28％であった．
- 気分障害，不安障害，パーソナリティ障害などの共存（comorbidity）がある場合，自殺企図，自傷行為，引きこもりなどの行動の障害を有した場合に転帰が悪くなった．

経過[5]
- AN-Rで発症し，過食を生じずに経過するタイプ：このタイプの場合，急性経過をとり比較的短期間で回復をして予後もよいもの（図1）と，慢性経過をとる場合とに分かれる．慢性経過をとる場合，発症から数年，さらには10年以上経過しても過食を生じず経過する症例である．そして日常生活はかなり制限されているが，なんとか生活している．
- AN-Rで発症し，AN-BPに移行して経過するタイプ：神経性やせ症のなかで最も多いタイプである．AN-BPに移行して，嘔吐などの排出行動を示し，低体重で慢性に経過する．
- AN-Rで発症し，AN-BPに移行して嘔吐などの排出行動を示すが，体重は正常化して神経性過食症に移行して経過するタイプ：このタイプは長い経過をとることが多い．いわゆる神経性過食症で神経性やせ症の既往歴ありと診断されることになる．
- 神経性過食症で発症し，なんらかのきっかけにより体重低下をきたし，AN-BPに移行して経過するタイプ：このタイプも長い経過をとることが多い．

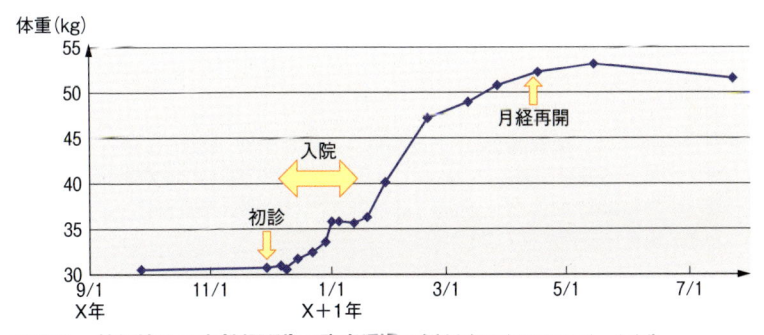

■ 図1 神経性やせ症（制限型）の臨床経過の例（良好な経過をたどった例）
AN-Rで発症し，過食を生じずに経過するタイプの場合，急性経過をとり比較的短期間で回復をして予後もよい．

米国精神医学会の診断基準（DSM-5）：Diagnostic and Statistical Manual of Mental Disorders 5th edition | BMI：body mass index＝体重（kg）/身長（m）^{2} | 修正版認知行動療法（CBT-E）：enhanced cognitive behavior therapy | 神経性過食症（BN）：bulimia nervosa | 神経性やせ症・むちゃ食い/排出型（AN-BP）：anorexia nervosa binge-purging type | 摂食制限型の神経性やせ症（AN-R）：anorexia nervosa restricting type

生理的・身体的要因に関連する障害

摂食障害：神経性大食症

| F502 | bulimia nervosa : BN |

疾患概念
自制不可能な発作的なむちゃ食いを繰り返し、その後、嘔吐、下剤・利尿剤、絶食という食べたものを体から排出しようとする代償行為（排出行動）を病的に行う疾患.

Summary Map

誘因・原因
- 発症要因は身体的因子，心理的因子，社会的因子など各因子が複雑に作用し合って成立するという多元的病因説が有力である.
- 誘因は心理的ストレスによることが多い.

病態
- 低体重ではないため，ときに過剰栄養による脂肪肝や高血糖，脂質異常症を認める.

症状 臨床所見
- 自己誘発性嘔吐があれば唾液腺の腫脹や，唾液腺由来の血清アミラーゼ高値を認めることがある．嘔吐，下剤乱用，利尿剤乱用では，偽性バーター（Bartter）症候群*を呈することがある.
- うつ病，物質依存（アルコール，薬物），パーソナリティ障害を合併することもある.
- 神経性食欲不振症からの移行もある.

検査・診断 分類
- 米国精神医学会の診断基準（DSM-5）が用いられる.

治療
- 原則外来治療だが，食行動是正のため短期入院を利用する場合もある.
- 適正体重を保ち，過食や排出行動などの衝動をコントロールすることを目標とする.
- 治療としては非薬物治療（心理教育，認知行動療法，対人関係療法）が主である.
- 薬物治療では，選択的セロトニン再取り込み阻害薬（SSRI）に過食を抑制する効果があるといわれているが，実際の臨床の場では著しい効果は期待しにくく，併存する精神疾患（うつ病，不安障害）がある場合に使用されることが多い.

予後
- 5〜10年で50%は回復，30%は再発，20%は不変，死亡率0.3%との報告あり.

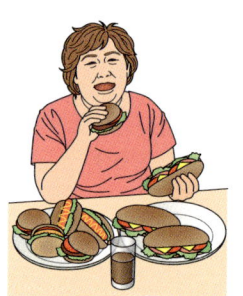

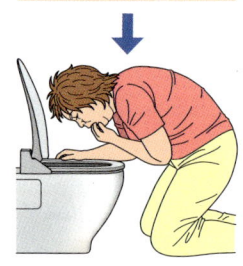

用語解説

偽性バーター（Bartter）症候群
ループ利尿薬の多用により，バーター症候群と同様の低カリウム，アルカローシスが生じる状態.

■ 自己誘発性嘔吐

神経性大食症の時間経過

思春期に発症することが多く，5～10年で50％は回復するが，30％は再発する．慢性に経過し，改善がみられない者もいる．

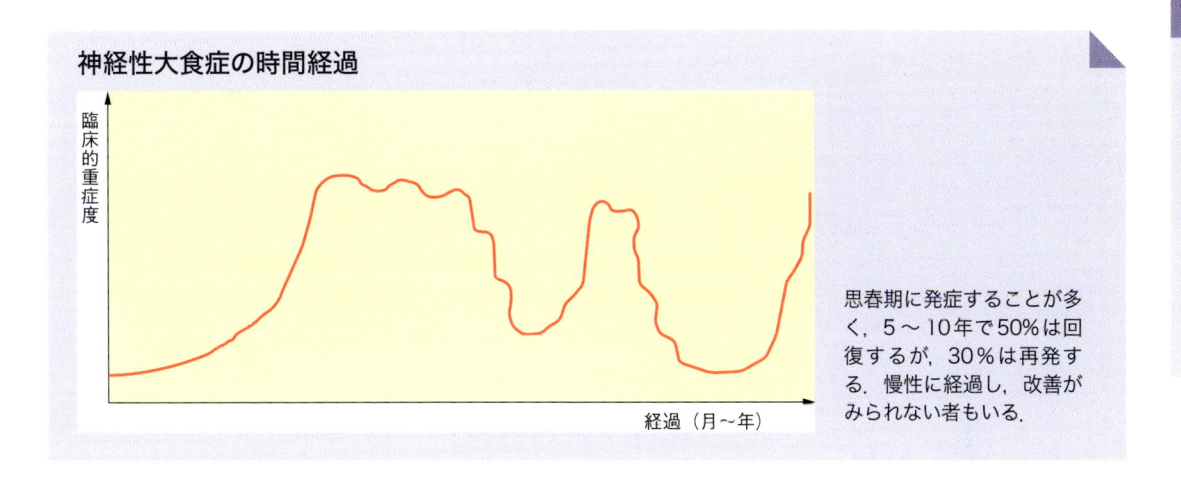

誘因・原因

- 発症要因は一元論的には説明困難で，身体的因子（神経内分泌系の脆弱性），心理的因子（家族病理，自己同一性の葛藤），社会的因子（養育と教育，社会的風潮）など各因子が複雑に作用し合って成立するという多元的病因説が有力である（図1）．
- 誘因は心理的ストレスによることが多い．

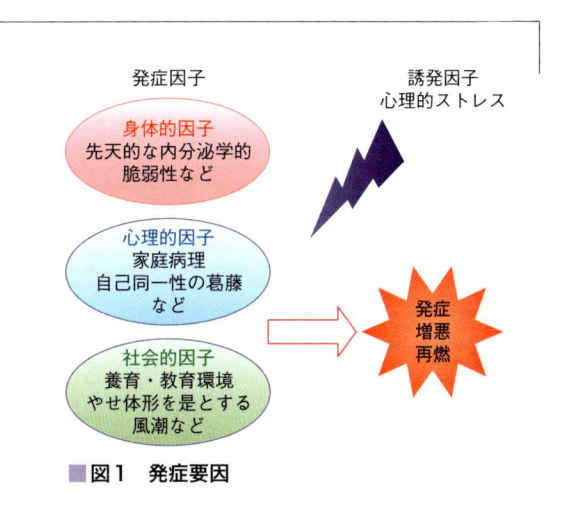

発症因子
- 身体的因子：先天的な内分泌学的脆弱性など
- 心理的因子：家庭病理，自己同一性の葛藤など
- 社会的因子：養育・教育環境，やせ体形を是とする風潮など

誘発因子：心理的ストレス

→ 発症・増悪・再燃

■図1　発症要因

症状・臨床所見

- 低体重ではないため，低栄養による身体症状や検査異常は少ないが，ときに過剰栄養による脂肪肝や高血糖，脂質異常症を認める（表1）．
- 頻回な自己誘発性嘔吐があれば唾液腺の腫脹や，唾液腺由来の血清アミラーゼ高値を認めることがある．嘔吐，下剤乱用，利尿剤乱用では，電解質異常，脱水，腎不全，偽性バーター（Bartter）症候群*を呈することがある．
- うつ病，物質依存（アルコール，薬物），パーソナリティ障害を合併することもある．
- 神経性食欲不振症からの移行もある（図2）．

■表1　神経性大食症の身体所見と検査所見

症状	検査所見
脱力	脱水 低K血症 低Mg血症
便秘	腹部X線検査にて便塊
嘔吐	上部内視鏡検査にて逆流性食道炎の所見 高アミラーゼ血症 脱水 低K血症 低Cl性アルカローシス
下痢（下剤乱用による）	脱水 低K血症 低P血症
歯痛	酸腐蝕 高アミラーゼ血症
月経不順・不妊	女性ホルモン低値

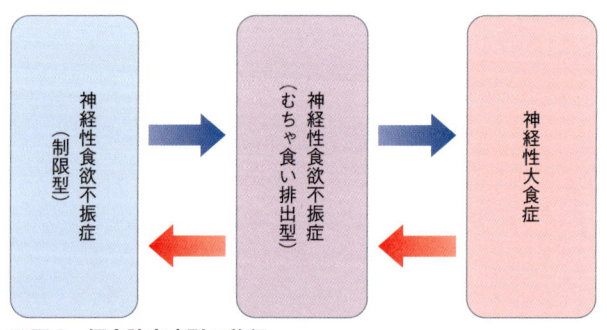

■ 図2　摂食障害病型の移行

（神経性食欲不振症（制限型）→ 神経性食欲不振症（むちゃ食い排出型）→ 神経性大食症）

検査・診断・分類

- 診断基準に照らし合わせ，診断する．
- 診断基準は米国精神医学会の診断基準（DSM-5）が用いられる．
- 米国精神医学会の診断基準（DSM-Ⅳ-TR）は2013年5月に改訂され，DSM-5が発行されている．改訂後は「C.」のむちゃ食いと代償行動の頻度が最低週2回から1回に変更されている．また，下位分類（「排出型：排出行動あり」と「非排出型：排出行動以外の代償行為」）は削除されている（**表2**）．

■ 表2　神経性大食症の診断基準（DSM-5）

A．反復する過食エピソード．過食エピソードは以下の両方によって特徴づけられる． 　(1) ほかとはっきり区別される時間帯に（例：任意の2時間の間のなかで），ほとんどの人が同様の時間内に食べる量よりも明らかに多い食物を食べる 　(2) そのエピソードの間は，食べることを抑制できないという感覚（例：食べるのをやめることができない，または，食べる物の種類や量を抑制できないという感覚）
B．体重の増加を防ぐために不適切な代償行動を繰り返す（例：自己誘発性嘔吐；下剤，利尿剤，浣腸，またはその他の薬剤の誤った使用；絶食；または過剰な運動）
C．過食と不適切な代償行動がともに平均して3か月間にわたって少なくとも週1回は起こっている
D．自己評価が体型および体重の影響を過度に受けている
E．その障害は，神経性やせ症のエピソードの期間にのみ起こるものではない
▶該当すれば特定せよ 　部分寛解：かつて神経性過食症の診断基準をすべて満たしていたが，現在は一定期間，診断基準のすべてではなく一部を満たしている 　完全寛解：かつて神経性過食症の診断基準をすべて満たしていたが，現在は一定期間，診断基準のいずれも満たしていない
▶現在の重症度を特定せよ 　重症度の最も低いものは，不適切な代償行動の頻度に基づいている．そのうえで，ほかの症状および機能の能力低下の程度を反映して，重症度が上がることがある． 　軽度：不適切な代償行動のエピソードが週に平均して1〜3回 　中等度：不適切な代償行動のエピソードが週に平均して4〜7回 　重度：不適切な代償行動のエピソードが週に平均して8〜13回 　最重度：不適切な代償行動のエピソードが週に平均して14回以上

（American Psychiatric Association，日本精神神経学会日本語版用語監，髙橋三郎ほか監訳：DSM-5精神疾患の診断・統計マニュアル，p.338，医学書院，2014）

治療

- 原則外来治療であるが，食行動是正のため短期入院を利用する場合もある．
- 適正体重を保ち，過食や排出行動などの衝動をコントロールすることを目標とする．
- 治療としては非薬物治療（心理教育，認知行動療法，対人関係療法）が主である（**表3**）．

■ 表3　神経性大食症の治療

1) 非薬物治療 　ⅰ) 心理教育 　ⅱ) 認知行動療法 　ⅲ) 対人関係療法 2) 薬物治療 　選択的セロトニン再取り込み阻害薬（SSRI）

非薬物治療

- 心理教育：疾病教育（疾患に関する正確な情報の提供）を行う．
- ・長期間の過食により代謝異常（糖代謝異常，脂質代謝異常）をきたしうる．
- ・嘔吐は電解質異常による不整脈，逆流性食道炎，歯の酸腐蝕をきたしうる．
- ・下剤乱用も電解質異常や脱水を招く．
- ・3食摂取が原則．欠食は次回の過食を招くため，厳禁．
- ・3食適正量を摂取しても体重は増加し続けることはない，など．
- 認知行動療法：食行動を是正（行動療法）しながら，並行して認知の修正を図る（認知療法）．
- ・神経性大食症に対する標準的治療法である．
- ・過食や不適切な排出行動が生じるときの状況・気分・思考を自ら記録してもらい（セルフモニタリング）（表4），それに基づいてゆがんだ認知（例：「少しでも食べれば体重がみるみる増えてしまう」「太っている自分は生きている価値がない」など）の修正をはかる（表5）．
- ・過食しやすい環境（食べ物が身の周りにある，人の目がないなど）や気分の状態（抑うつ・不安・退屈など）に気づき，予防のための改善策を検討する（表6）．
- ・衝動が生じた際，不適切な行動を起こすまでの時間稼ぎをするための対処方法をリストアップしておいて実際に試し，衝動コントロールできるよう訓練を行う．
- ・合併症があればその治療を並行する．
- 対人関係療法：食行動異常を直接扱わず，その症状をストレスマーカーととらえ，症状の維持因子である現在問題となっている対人関係に焦点をあわせる治療法である．
- ・認知行動療法と双璧をなす神経性大食症の治療法である．
- ・ほかの精神療法への動機づけが十分でない場合も適応可能．
- ・対人関係の改善により食行動も改善し，治療後も効果が高まること，併存する気分障害や不安障害にも効果的であることが知られている．
- ・具体的には，問題を表7に示す4領域に落とし込み，1～2つを選択して治療を進める．

■表4　セルフモニタリングの例

状況	気分	思考
友達とトラブルがあった	悲しい	自分が太っているから嫌われた
体重が増えた	落ち込んだ	少し食べただけで体重が際限なく増えていく

■表5　認知の修正

①その思考に根拠はあるか？
②その思考に反する根拠はあるか？
③別の見方はできないか？
④その思考を信じることのメリット，修正することのメリットは？
など

■表6　代替行動リスト

風呂に入る
氷を舐める
友人に電話をする
爪の手入れをする
歯磨きをする
財布を持たないで散歩する
日記を書く
ゲームをする　など

■表7　対人関係の4つの問題領域

①悲哀
②対人関係上の役割をめぐる不和
③役割の変化
④対人関係の欠如

薬物治療

- 選択的セロトニン再取り込み阻害薬（SSRI）に過食を抑制する効果があるといわれているが，実際の臨床の場では著しい効果は期待しにくく，併存する精神疾患（うつ病，不安障害）がある場合に使用されることが多い．

予後[2)]

- 5～10年で50％は回復，30％は再発，20％は不変．
- 死亡率0.3％と報告．

米国精神医学会の診断基準（DSM-Ⅳ-TR）：Diagnostic and Statistical Manual of Mental Disorders Text Revision-Ⅳ　｜　選択的セロトニン再取り込み阻害薬（SSRI）：selective serotonin reuptake inhibitor

生理的・身体的要因に関連する障害

睡眠障害：不眠症

疾患概念
入眠や眠り続けることができない状態が持続し，社会的，職業的，肉体的不調をが出現する疾患．

| G470 | insomnia |

Summary Map

誘因・原因	●不眠症の誘引，原因は環境，身体疾患，精神疾患，内服薬など多岐にわたっており，**患者の訴えを具体的に把握することが重要**である．
病態	●不眠症の発症と悪化には**心理・社会・生物学的な要因**が密接にかかわっている． ●ストレスによる不眠の多くは自然治癒するが，環境要因，不適切な睡眠習慣，生体リズムのミスマッチなどの社会的要因が重なることで不眠症は慢性化する．その背景には交感神経緊張や副腎皮質ホルモンの過剰分泌など生理的変容が介在する．
症状 臨床所見	●**入眠困難，中途覚醒，早朝覚醒，熟眠感の欠如**といった4つの症状に分けられる． ●また，不眠により日中の眠気，集中力低下，倦怠感など精神・身体機能の障害が生じる．
検査・診断 分類	●不眠のタイプ分けを行い，環境因，身体因が存在しないか確認し，特徴的な症状がないか確認しながら診断を進めていく．
治療	●睡眠衛生に関しての指導を行い，環境に問題があるようならば生活指導を行う． ●不眠の原因となる身体疾患があればその治療を行う． ●原因を除去した後にも改善が認められない場合に睡眠薬などの向精神薬の使用を検討する．

●用語解説

レストレスレッグス症候群
別称，むずむず脚症候群．じっとしているときなどに，足や腕などが「むずむずする」「ピクピクする」ような不快感にとらわれ，じっとしていることが困難になる疾患．

誘因・原因

●不眠症の誘引，原因は，生活習慣，環境，服用中の薬剤，身体疾患，精神疾患など多岐にわたっている．

生理性不眠症・原発性不眠症

●日本の一般人口において不眠の訴えをもつものは成人の21.4%とされている．
●典型的には20〜30歳代に始まり，40〜50歳代でピークを示す．性比は女性に多い．
●眠れなかったことに対し身体・睡眠へのこだわり，睡眠に関する誤った知識，誤った睡眠習慣，不眠の影響に関する誤った知識などが不眠恐怖をよび，眠るための過剰な努力がさらに緊張感を生み出す（図1）．

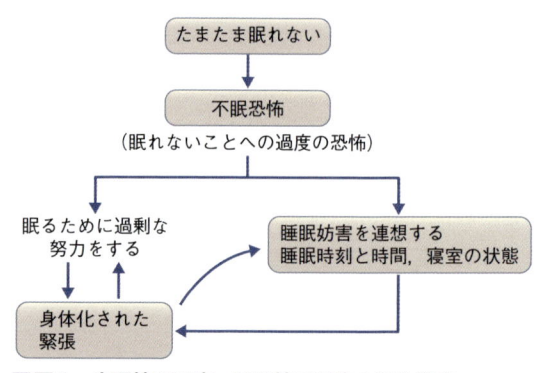

```
たまたま眠れない
    ↓
不眠恐怖
（眠れないことへの過度の恐怖）
    ↓           ↓
眠るために過剰な    睡眠妨害を連想する
努力をする        睡眠時刻と時間，寝室の状態
    ↓           ↑
    身体化された
    緊張
```

■**図1　生理性不眠症・原発性不眠症の発生機序**

薬剤性不眠症

- 常用量の薬剤による副作用として生じる不眠である．
- 睡眠薬の効果が日中に持ち越すことによる過眠や，過眠症状治療のために使用された精神刺激薬による夜間不眠は，使用患者の5〜15%程度でみられる．こうした薬剤による有害事象は発見が困難でなく，対応もしやすい．
- 一方で身体疾患治療に用いる薬剤による睡眠障害は十分に把握されておらず，対症的に睡眠薬を使用されていることが多い．
- 表1に睡眠障害を引き起こす可能性のある薬剤を示す．

■表1　睡眠障害を引き起こす薬剤

抗パーキンソン病薬	レボドパ，セレギリン，ペルゴリド，アマンタジン
降圧薬	プロプラノール，ニフェジピン
ステロイド	プレドニゾロン
気管支拡張薬	テオフィリン
その他	インターフェロン

身体疾患による不眠症

- 呼吸器系，心血管系，消化器系，筋骨格系疾患などの身体疾患により，不眠症状が出現することがある．
- 不眠の原因になると考えられる代表的疾患を表2に示す．

■表2　不眠を起こしうる代表的身体疾患

うっ血性心不全	関節リウマチ
虚血性心疾患	更年期障害
慢性閉塞性肺疾患	脳卒中
気管支喘息	アルツハイマー型認知症
消化性潰瘍	パーキンソン病
逆流性食道炎	脳腫瘍
腎疾患	末梢神経炎

●循環器疾患
- 心不全患者では夜間の呼吸困難感による不眠を生じやすい．
- 睡眠不足は心疾患のリスクとして報告されている．
- 原疾患の治療を優先する．

●慢性閉塞性肺疾患（COPD）
- COPD患者では夜間の咳などで入眠困難や中途覚醒，熟眠感欠如が生じやすい．
- COPD患者の不眠症状は，睡眠薬の使用により悪化するおそれがあるため高用量の睡眠薬の使用は控える．
- メラトニン受容体作動薬や筋弛緩作用の少ない非ベンゾジアゼピン受容体作動薬の少量使用を検討する．

●気管支喘息
- 喘息発作は睡眠前半に生じることは少なく，睡眠後半の不眠を主訴とすることが多い．
- 喘息と関連した覚醒や不眠によって診断される．
- 喘息の治療が優先されるテオフィリンなどのキサンチン系薬剤は，カフェインと同様の覚醒作用を持ち，不眠の原因となることがある．

●消化器疾患
- 逆流性食道炎では胸焼け，息詰まりなどの症状から入眠困難，中途覚醒が生じる．
- 原疾患の治療を優先する．

●腎疾患
- 透析患者ではレストレスレッグス症候群*や周期性四肢運動障害，閉塞性睡眠時無呼吸症候群を合併しやすい．
- レストレスレッグス症候群による不眠では睡眠薬はあまり効果がない．ドパミン作動薬によって著効することがある．

●疼痛を伴う疾患
- 疼痛から不眠が生じ，不眠により睡眠による爽快感，休息感が得られず日中の倦怠感を強め，疼痛閾値を低下させるため疼痛を悪化させやすい．
- 慢性の疼痛患者では鎮痛薬や睡眠導入剤の耐性や依存が出現しやすいため，処方には注意を要する．
- 三環系，選択的セロトニン再取り込み阻害薬などの抗うつ薬，認知行動療法を行う．

●更年期障害による不眠
- 中高年女性では閉経周辺期の女性ホルモン分泌の変動期で不眠症状が出現しやすい．
- ホルモン補充療法により軽快することが多い．

精神疾患による不眠

- 多くの精神疾患の基本的な症状として不眠が現れることがある．

脳器質疾患による不眠

- アルツハイマー型認知症などの神経変性疾患，脳梗塞などの脳血管障害，脳腫瘍，頭部外傷などの脳器質性疾患により，不眠が現れることがある．
- **せん妄に伴う不眠**
  - せん妄とは見当識障害に加えて幻覚，妄想，問題行動などが引き起こされる病態である．広範な火傷，心不全，腎不全，肝不全，呼吸不全，大手術の後に起こりやすい．脳器質疾患を持つ患者や高齢者では常用量の薬剤や高熱などによって容易に引き起こされる．
  - 原因となる身体疾患，薬剤が明確な場合は，原因除去により改善する．
  - 脳器質疾患の患者では，原因がはっきりせず薬剤による治療が必要となる．

- **特定の脳機能の障害による睡眠障害**
  - 脳器質性疾患により生じる特殊な睡眠障害である．
  - レム睡眠行動障害：レム睡眠中は全身の骨格筋の緊張は低下しているため夢で見たことを行動に移すことはないが，何らかの原因で筋緊張の抑制が解除されて実際の身体の動きとして出現してしまう．パーキンソン病，進行性核上性麻痺などの変性疾患が原因であることが多い．
  - 睡眠時無呼吸症候群：睡眠中の無呼吸が頻回に生じることで不眠，日中の過眠が生じる．

症状・臨床所見

■ 表3　生理性不眠症・原発性不眠症の症状

入眠障害	就寝後，入眠するまで時間がかかり，寝つきが悪い．入眠に30分から1時間以上かかり本人がそれを苦痛と感じている場合に判断される．
中途覚醒	いったん入眠した後，翌朝起床するまでに何度も目が覚める．
早朝覚醒	通常の起床時刻の2時間以上前に覚醒してしまい，その後再入眠できない．
熟眠障害	睡眠時間は十分であるにもかかわらず，深く眠った感覚が得られない．

- 表3における全ての型の不眠が生じるが，なかでも入眠障害が多い．
- これらの症状に加えて日中の眠気，集中力の低下などの精神運動機能の障害が認められる．

検査・診断・分類

- 睡眠障害を適切に治療するためには，患者の睡眠に対する訴えから症状を把握し，鑑別診断，検査を経て治療方針を決定する．
- 患者の訴えを具体的に把握することが重要である．
- 睡眠障害国際分類第2版による不眠症の診断基準は，表4のとおりである．

■ 表4　不眠症の診断基準

A．入眠困難，睡眠維持困難(中途覚醒)，早朝覚醒，慢性的に回復性または睡眠の質の悪さの訴えがある
小児では睡眠困難がしばしば養育者から報告され，就寝時のぐずりや一人で眠れないなどのこともある
B．上記の睡眠困難は，睡眠にとり適切な状況，環境にかかわらずしばしば生ずる
C．患者は夜間睡眠困難と関連した日中機能障害を以下の少なくとも1つの形で報告する
1）疲労感，不快感　2）注意力，集中力，記憶力の低下　3）日中の眠気
4）社会的，職業的機能低下，または学業低下　5）気分の障害またはいらいら感
6）動機づけ，活動性，積極性の減弱　7）仕事のミスや運転中の事故のおこしやすさ
8）睡眠不足による緊張，頭痛，胃消化器症状　9）睡眠についての心配，悩み　など

症状からの鑑別

- 不眠のタイプを分ける(図2).

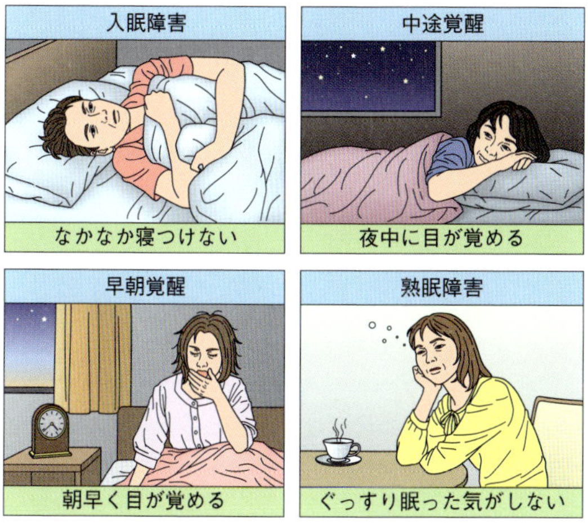

図2 不眠のタイプ
- 入眠障害：なかなか寝つけない
- 中途覚醒：夜中に目が覚める
- 早朝覚醒：朝早く目が覚める
- 熟眠障害：ぐっすり眠った気がしない

- 就床時間，起床時間の確認，日中の運動，昼寝，カフェイン摂取，喫煙，飲酒習慣，服用中の薬物の確認を行い，生活習慣や病棟の睡眠環境に問題がないかどうかを確かめる．
- 身体疾患の治療のために内服している薬剤の副作用として不眠が生じることがあるので注意が必要である．
- かゆみ，痛みがあると不眠が生じる．アトピー性皮膚炎では夜間の痒みによる不眠が問題となる．頻尿が不眠の原因となるので前立腺肥大症などの泌尿器科疾患の鑑別も重要である．
- このような背景を確認したのちに各種の睡眠障害の鑑別を行う．

精神生理性不眠症

- 睡眠障害国際分類第2版による診断基準を表5に示す．

表5 精神生理性不眠症の診断基準

A 患者の症状は不眠症の基準をみたす
B 不眠は最低1か月持続している
C 以下の1つ以上の項目により患者の条件づけられた睡眠困難とあるいはベット上での過度の覚醒が証明される
 1) 睡眠に関する過度の不安
 2) 望まれる時刻の入眠や計画的な仮眠の際の入眠は困難であるが，単純な作業中など眠りを意図しない際は入眠困難を認めない
 3) 自宅以外のほうが入眠は容易である
 4) 眠りを妨げる思考を止めることが出来ないことによる覚醒
 5) 身体的な緊張によってリラックスできずに入眠できない
D 患者の睡眠の障害はほかの睡眠障害では説明できない

(米国睡眠医学会，日本睡眠学会診断分類委員会訳：精神生理性不眠症，p.7, 医学書院, 2010)

- 精神生理性不眠症の診断を行う場合は，以下の不眠との鑑別を行う．

・逆説性不眠症
　客観的には正常な睡眠が取れているにもかかわらず，自己の睡眠に関する主観的評価と客観的評価とが一致せずに強い不眠を訴える場合．

・不適切な睡眠衛生による不眠
　不規則な睡眠習慣，入眠前のコーヒー，紅茶の摂取，多量飲酒，少なすぎる運動量による不眠．

・精神疾患による不眠
　うつ病，躁病，統合．失調症などの精神疾患に付随するもの．

治療

精神生理性不眠症

- 睡眠に関する教育指導，精神療法，認知行動療法などの非薬物療法，薬物療法がある．
- 患者は睡眠に関する正確な知識を持たず，不眠の弊害を拡大解釈し過度に恐れていることが多いので，正確な知識を得られるよう教育する必要がある．
- 厚生労働省「睡眠障害対処の12の指針」に準じ，正しい睡眠衛生を指導する（表6）．

表6 睡眠障害対処12の指針

1. 睡眠時間は人それぞれ，日中の眠気で困らなければ十分
2. 刺激物を避け，眠る前には自分なりのリラックス法
3. 眠たくなってから床に就く，就床時刻にこだわりすぎない
4. 同じ時刻に毎日起床
5. 光の利用でよい睡眠
6. 規則正しい3度の食事，規則的な運動習慣
7. 昼寝をするなら，15時前の20から30分
8. 眠りが浅いときは，むしろ積極的に遅寝・早起きに
9. 睡眠中の激しいイビキ・呼吸停止や足のぴくつき・むずむず感は要注意
10. 十分眠っても日中の眠気が強いときは専門医に
11. 睡眠薬代わりの寝酒は不眠のもと
12. 睡眠薬は医師の指示で正しく使えば安全

■表7　刺激制御法

1. 眠くなったときのみに床につきなさい．
2. 寝床を睡眠とセックス以外の目的に使わない．寝床で本を読んだり，テレビを見たり，食べたりしない．
3. 眠れなければ寝室を出て別の部屋に行く，本当に眠くなるまでそこにとどまり，それから寝室に戻りなさい．もしすぐに眠くならなければ再び寝室から出なさい．この目的は，寝室から不眠を連想する悪循環を止め，容易ですみやかな入眠と寝室を関連付けることである．
4. もしまだ眠れないなら，夜通し3を繰り返しなさい．
5. いかに眠れなくても，目覚まし時計をセットして毎朝同じ時刻に起きなさい．起床時刻を一定にすることは体に一定の睡眠覚醒リズムを身に着けるのが役立つ．
6. 日中，昼寝はしない．

■表8　ベンゾジアゼピン系睡眠薬

超短時間作用型	ゾピクロン，ゾルピデム，トリアゾラム
短時間作用型	ブロチゾラム，ロルメタゼパム
中時間作用型	フルニトラゼパム，ニトラゼパム，エスタゾラム
長時間作用型	クアゼパム，フルラゼパム

●精神生理性不眠症に対する非薬物療法
・神経症圏の患者の場合は，不眠が病的で危険な状態と認知し過度に不安が強くなることがあるため，その心理機序を患者にわかりやすく何度も説明する必要がある．
・行動療法的アプローチとして最も用いられるのは，刺激制御療法と睡眠制限療法である．
・ほかに，自律訓練法，バイオフィードバック法，漸進的筋弛緩療法などもある．
・刺激制御法で行われる指導内容を表7に示す．
●精神生理性不眠症に対する薬物療法
・教育指導，非薬物療法が重要であるが，実際にはベンゾジアセピン受容体作動薬を使用したほうが治療効果はあがる．
・ベンゾジアゼピン受容体作動薬は，血中半減期により長短時間作用型，短時間作用型，中間作用型，長時間作用型に分類されている．
・現在，わが国で使用されているベンゾジアゼピン受容体作動薬は表8のとおりである．
・入眠障害には超短時間，短時間作用型の睡眠薬を選択する．
・中途覚醒，早朝覚醒，熟眠障害には中間型，長時間作用型を選択する．

薬剤性不眠症

●薬剤性不眠症の治療は，原因と考えられる薬剤を減量・中止するのが原則である．
●身体疾患の治療上どうしても減量できない場合には睡眠薬を追加投与することになるが，多剤併用にならないように注意する．
●薬剤因性の日中過眠に対しては精神刺激薬が無効なことが多く，精神症状発現，増悪の要因になるので使用しない．

精神疾患による不眠

●精神疾患による不眠は，背景にある精神疾患の治療によって改善する．
●睡眠障害の型に応じて，ベンゾジアゼピン受容体作動薬を用いる．
●気分障害，不安障害の不眠には，鎮静作用の強い抗うつ薬を使用する．
●統合失調症の著しい不眠には，鎮静作用の強いフェノチアジン系抗精神病薬を使用する．

脳器質性疾患による不眠

●点滴ラインが確保されている場合は，ハロペリドール（セレネース®）の持続点滴を行う．
●ベンゾジアゼピン受容体作動薬の使用は，呼吸抑制作用が強く事故を起こす可能性が高い．
●経口投与が可能な場合は，鎮静催眠作用の強い抗うつ薬（トラゾドンなど），またはチアプリド，リスペリドンなどの非定型抗精神病薬を少量使用する．

慢性閉塞性肺疾患（CDPD）：chronic obstructive pulmonary disease ｜ 選択的セロトニン再取り込み阻害薬（SSRI）：selective serotonin reuptake inhibitor

生理的・身体的要因に関連する障害

睡眠障害：過眠症（ナルコレプシー）

F511, G471 | hypersomnia (narcolepsy)

疾患概念
日中の過度の眠気，または長時間の夜間睡眠が繰り返され，睡眠が異常に多くなる疾患．

Summary Map

誘因・原因
- 成人の約0.02～0.16％に認められ，日本では有病率が高い．
- 通常30歳以下，あるいは，青年期もしくは成人期早期に発症することが多い．
- 過眠症患者の90～100％でヒト白血球抗原のHLA-DR2が陽性とされる．
- 過眠症患者では，視床下部のオレキシン（ヒポクレチン）ニューロンが脱落している．なんらかの自己免疫の機序が関連していると推測．

用語解説

多回睡眠潜時検査（MSLT）
起床後1.5時間以上経過後，2時間間隔で午睡を5回分記録するもの．1回あたりの記録は，睡眠にいたれば15分間，入眠にいたらなければ20分となる．

病態
- 過度の日中の眠気と睡眠発作が特徴で，これらが3か月以上慢性的に持続していることが特徴．

症状 臨床所見
- 一般的に眠気の持続は短時間だが，頻度が多い．
- 起床状態からの異常なレム睡眠発現が認められる．
- レム睡眠関連症状として，脱力発作，入眠時および出眠時幻覚，睡眠麻痺，入眠時レム睡眠がある．

検査・診断 分類
- DSM-5の診断基準が用いられる．
- 診断が臨床上明らかでないときには，夜間睡眠脳波上の入眠時レム睡眠所見が参考になる．
- 米国睡眠医学会の診断基準も参考となる．

治療
- 日中の眠気に対処するため，モダフィニル，メチルフェニデート，ペモリンなどが用いられる．
- 情動脱力発作に対処するため，抗うつ薬，その他のクロナゼパム，抑肝散が用いられる．
- 不眠に対処するため，規則的な睡眠習慣の獲得，および，ベンゾジアゼピン，ゾルピデム，ゾピクロンなどが用いられる．
- 過眠症患者では，睡眠時無呼吸症候群の合併が，一般人口と比較して多く，持続陽圧呼吸などの介入を要する場合がある．

誘因・原因

- 成人の約0.02～0.16％に認められるといわれ，家族性に発現することもある．日本では有病率が高いとされる．
- 通常30歳以下，あるいは，青年期もしくは成人期早期に発症することが多い．発症年齢の頻度分布をみると，15歳ころと，36歳ころの二峰性のピークを認めるとされる（図1）．

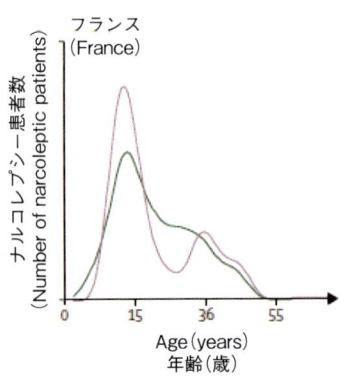

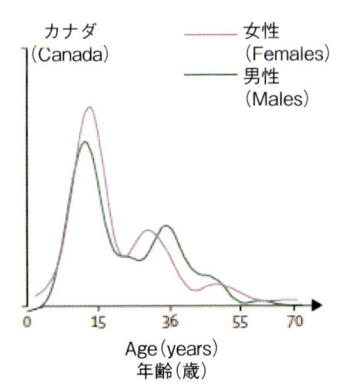

■図1　フランスおよびカナダの男女過眠症患者の発症年齢曲線
(Dauvilliers Y et al：Narcolepsy with cataplexy. Lancet 369：499-511, 2007を改変)

- 過眠症患者の90～100％でヒト白血球抗原のHLA-DR2が陽性であるとされるが，健常者では，陽性率が10～35％にとどまるとの報告がある．
- また，過眠症とHLA-DQ B1*0602との関連が認められており，診断の補助として有用であるが，HLA-DQ B1*0602をもつ一卵性双生児でも，過眠症発症について不一致の症例が報告されており，過眠症発症に関与するのは遺伝要因だけでなく，環境要因を含んでいる，すなわち，多因子疾患であると考えられている．
- 過眠症患者では，視床下部のオレキシン(ヒポクレチン)ニューロン🧬が非過眠症患者と比較して脱落していることも報告されている(図2)．そのため，過眠症患者では，脳脊髄液中のオレキシン濃度が低下していることが多い(図3)．これらの所見も，診断の補助として用いられることがある．
- オレキシンニューロンが脱落する理由は不明である．局所炎症の証拠は認められていないが，なんらかの自己免疫の機序が関連していると推測されている．
- 発症に先立って，睡眠習慣の急激な変化や，頭部外傷，妊娠などの誘因があり，ストレス下にあることが多いとする報告もある．また，症状の出現から診断までに要する期間を調査すると，通常10年かかるとする報告もあり，医療関係者や，一般人口に対する，過眠症の知識の啓蒙が重要だと思われる．

🧬 オレキシンは，脳脊髄液中の起床関連の神経伝達物質であると考えられている．

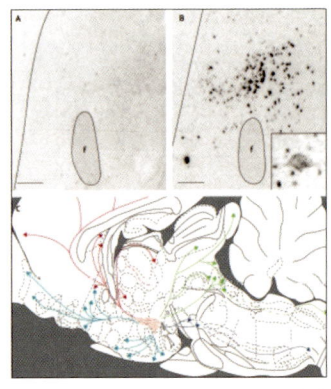

■図2　ナルコレプシー患者(A)と健常者(B)のオレキシン(ヒポクレチン)でラベルした細胞体の分布，および，ラット脳のオレキシン神経経路(C)
(F = fornix：脳弓)
(Dauvilliers Y et al：Narcolepsy with cataplexy. Lancet 369：499-511, 2007を改変)

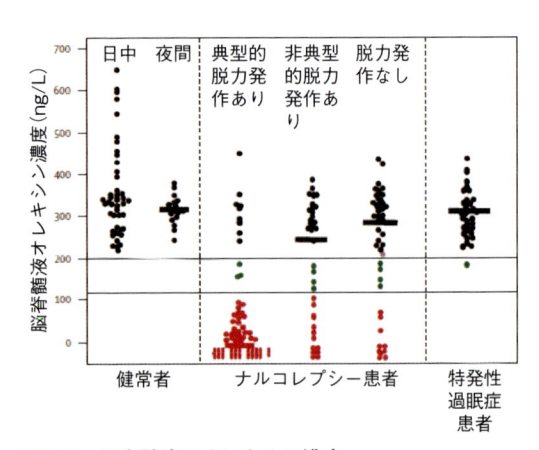

■図3　脳脊髄液のオレキシン濃度
健常者では通常＞200ng/Lである．＜110ng/Lを低値として水平線を引いた．
(Dauvilliers Y et al. Narcolepsy with cataplexy. Lancet 369：499-511, 2007を改変)

症状・臨床所見

- 過度の日中の眠気と睡眠発作（大学入試，会食，歩行中でも寝てしまうほどの症状）（図4）が特徴である．これらが3か月以上慢性的に持続する．
- 一般的に眠気の持続は短時間であるが，頻度が多い．テレビを見るなどの受動的な行動下では眠気が強くなる傾向にある．また，睡眠発作後は，少なくとも数時間持続する通常の起床状態を保つことができる．
- 起床状態からの異常なレム睡眠発現が認められる．
- レム睡眠関連症状として，脱力発作(cataplexy)，入眠時および出眠時幻覚(hypnagogic hallucination, hypnopompic hallucination)，睡眠麻痺(sleep paralysis)，入眠後10分以内のレム(REM)睡眠の出現（入眠時レム睡眠）がある．
- **情動脱力発作**
  - 強い情動的な刺激が加わると（例：街で偶然友人に会ったり，試合でゴールを決めたりなどの場面で，笑ったり驚いたりすると）（図5），突然姿勢を支える筋肉の脱力が短時間（数秒〜1分程度）生じる発作である．
  - 過眠症に特異的な症状．
  - 脱力するのは横紋筋で，（呼吸に重要な）横隔膜は含まれないとされる．
  - 発作時は倒れ込むことが多いが，表情筋，腕，脚などに限局して認められることもあり，その場合，本人がその症状を病的であると認識していないことも多いので，具体的に症状を聞き取ることが重要である．
  - 頻度は，年に1回程度から，1日に数回という頻繁なものまで幅がある．
  - 不眠や疲労で増悪する．
  - 脱力発作が数時間持続する重積状態となることもある．
  - 抗うつ薬の離脱症状や自然発生的に生じる場合がある．
- **入眠時・出眠時幻覚**
  - 聴覚（例：電話の音，階段を誰かが歩く音など）（図6），視覚（例：恐ろしい人影，運転中に動物や人影が過ぎ去るのが見えるなど）（図7），あるいは，誰かが触っているような感覚などが認められる．
  - 怖い体験となることが多いので，就床するのをためらうようになることが多い．

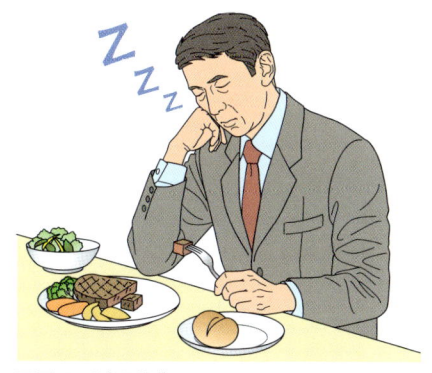

■図4　睡眠発作

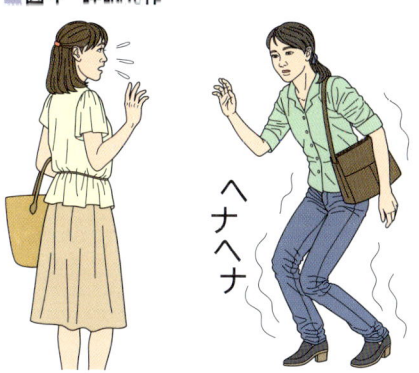

■図5　情動脱力発作

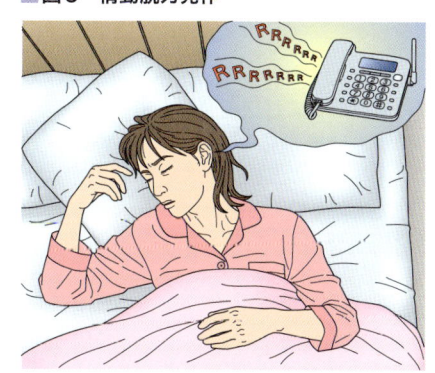

■図6　入眠時・出眠時幻覚（聴覚）

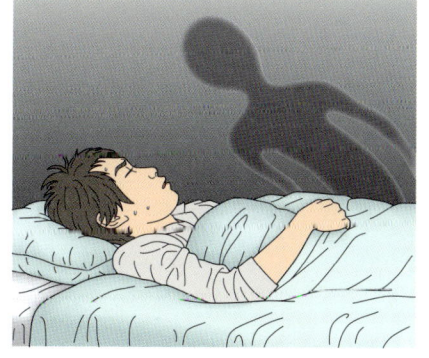

■図7　入眠時・出眠時幻覚（視覚）

- ●睡眠麻痺
  - ・起床時や入眠時に，手足や頭を動かせない，話せない，呼吸ができないなどの症状が特徴である．
  - ・数秒で治まることが多いが，数分持続することもある．
- ●入眠時レム睡眠
  - ・通常の生理的な睡眠では，入眠からノンレム（non-REM）睡眠が始まり，約90分後からレム睡眠が始まる．
  - ・その後はノンレム睡眠とレム睡眠が交代性に出現する．
  - ・レム睡眠の特徴は，鮮明な夢，骨格筋の弛緩，脳波基礎律動の周波数増加である．
  - ・対照的に，ノンレム睡眠では，骨格筋の部分的な弛緩，夢の出現が少ない，脳波の徐波化などの特徴がある．
  - ・過眠症にみられる前述のレム睡眠関連症状は，レム睡眠時に出現する特徴が，入眠時，あるいは起床時に突如みられる現象と考えられている．
- ●睡眠麻痺，入眠時・出眠時幻覚は，過眠症患者の約50％に認められるとされているが，過眠症患者以外にも認められ，たとえば加齢に伴い特発性に出現するものと，抗うつ薬などの薬剤やアルコール，神経疾患に併発する二次性のものがある．
- ●過眠症患者の約1/3で，夜間のまとまった睡眠がとれず不眠となる．中途覚醒が多く，また，周期性四肢運動，レム睡眠行動障害がみられることもある．抑うつ症状が合併することもある．
- ●初発症状は日中の過度の眠気で，約1年以内に脱力発作が見られることが多いが，そのような経過をたどらない場合も少なくない．
- ●生涯を通じて症状が持続することが多いが，仕事を退職した後だったり，昼寝の習慣を上手に取り入れたり，夜間睡眠が良好になることによって，部分的に症状が改善することもある．
- ●重症度の評価とともに，個別の生活スタイルによっては，自動車運転の危険性の低減，仕事のパフォーマンスの改善などに一定の配慮が必要となることが多い．

検査・診断・分類

- ●DSM-5のナルコレプシーの診断基準を提示する（表1）．
- ●診断が臨床上明らかでないときには，夜間睡眠脳波上の入眠時レム睡眠所見が参考になる．日中の多回睡眠潜時検査（MSLT）*では，急速な入眠（睡眠までの平均潜時8分以下）と，2回かそれ以上の入眠時レム睡眠（睡眠開始からレム睡眠の開始までの時間が15分以下）（米国睡眠医学会の診断基準）を示す．
- ●脳脊髄液中のオレキシン濃度<110ng/L，あるいは，コントロール平均値の1/3値以下の低下（米国睡眠医学会の診断基準）も参考となる．

■表1　ナルコレプシーの診断基準（DSM-5）

A. 抑えがたい睡眠欲求，睡眠に陥るまたはうたた寝する時間の反復が，同じ1日のあいだに起こる．これらは，過去3か月にわたって，すくなくとも週に3回起こっていなければならない．

B. すくなくとも以下のうち1つが存在する：
（1）（a）または（b）で定義される情動脱力発作のエピソードが，すくなくとも月に数回起こる．
　（a）長期に罹患している人では意識は維持されるが，突然の両側性の筋緊張消失の短い（数秒〜数分）エピソードが，笑いや冗談によって引き起こされる．
　（b）子どもや発症6か月以内の人では明確な感情の引き金がなくても，不随意的にしかめ面をする．または顎を開けるエピソードがあり，舌の突出，または全身の筋緊張低下を伴う．
（2）脳脊髄液（CSF）のヒポクレチン-1の免疫活性値によって測定されるヒポクレチンの欠乏（同じ分析を用いて測定された，健常者で得られる値の3分の1以下，または110pg/mL以下），脳脊髄液のヒポクレチン-1低値は，急性脳外傷，炎症，感染の状況下のものであってはならない．
（3）夜間のポリソムノグラフィでは，レム睡眠潜時が15分以下であり，睡眠潜時反復検査では，平均睡眠潜時が8分以下，および入眠時レム睡眠期が2回以上認められる．

(American Psychiatric Association, 日本精神神経学会日本語版用語監, 髙橋三郎ほか監訳：DSM-5精神疾患の診断・統計マニュアル. p.366, 医学書院, 2014)

治療

日中の眠気に対処するための薬物

●モダフィニル（モディオダール®）
- 機序は不詳だが，起床状態を促進する．二重盲検ランダム化比較試験で効果が示され，メチルフェニデート，ペモリンの問題点である依存性を回避するという点から，第一選択となる．
- 長時間作用するため，1日1回の服用でよいという利点がある．
- 100〜200mg朝食後内服から開始し，午後に眠気が再び起こるようであれば，昼食後に100mgなどを追加する（1日最大300mgまで保険適応）．
- 副作用は，頭痛（13％），イライラ・緊張感（8％），吐き気（5％）という報告がある．耐性が生じるというエビデンスはない．

●メチルフェニデート（リタリン®）
- 長期連用中の依存・乱用の問題により，最近では「リタリン登録医」のみが処方可能となっている．
- 主な適応は，モダフィニルを保険適用量上限まで投与しても十分な改善が得られず，社会生活上問題となる眠気・居眠りが残存する場合，すでに長期間本剤を使用していて，他剤への置換が困難なケース，副作用のために他剤使用が困難か，増量が不可能な場合である．
- 主にドパミンを中心としたモノアミンの再取り込みを阻害する．
- 4時間効果が持続し，半減期は6時間という報告があり，とくに起床状態を維持する必要のある時間（例：運転前など）に服用する使用法を選択する者もある．

●ペモリン（ベタナミン®）
- 肝障害に注意すべきで，第一選択にはならないことが多い．
- 長時間作用の弱いドパミン再取り込み阻害作用を有する．

情動脱力発作に対処するための薬物

●抗うつ薬
- 情動脱力発作，入眠時幻覚，睡眠麻痺などのレム睡眠関連症状に対する治療として，保険適応が認められた薬剤はないが，抗うつ薬がレム睡眠を抑制するので，少量の三環系抗うつ薬，セロトニン再取り込み阻害薬，セロトニン-ノルアドレナリン再取り込み阻害薬などが用いられる．
- その他，クロナゼパム，抑肝散が用いられることがある．
- 抗うつ薬では，抗うつ効果と異なり，脱力発作などへの効果は1週間以内などの短期間で認められることが報告されている．しかし，抗うつ薬の急な中止によって，反跳性の脱力発作増悪や，脱力発作の重積が起こることがあるので，注意を要する．

不眠への対処

- 規則的な睡眠習慣の獲得．
- 日本では，ベンゾジアゼピン（クロナゼパムなど）や，ゾルピデム（マイスリー®），ゾピクロン（アモバン®）などが用いられる．日中の眠気とのバランスを考慮して処方する必要がある．
- 過眠症患者では，肥満，体重増加が認められることが多く，また，睡眠時無呼吸症候群の合併が，一般人口と比較して多い．そのため，必要に応じて，持続陽圧呼吸などの介人を要する．
- ナトリウム・オキシベート（γ-ヒドロキシ酪酸：GHB）は過眠症の中核症状（脱力発作，日中の眠気，不眠，入眠時幻覚など）に効果があり，使用されることもあったが，健忘，多幸感を生み出し，依存や離脱が認められ，犯罪目的で使用されることもあったため，厳重に管理されるようになった（日本では保険適用外）．しかし，その有効性から，注目されることがある．

ノンレム（non-REM）：non-rapid eye movement ｜ レム（REM）：rapid eye movement sleep ｜ 多回睡眠潜時検査（MSLT）：multiple sleep latency test ｜ γ-ヒドロキシ酪酸（GHB）：gamma-hydroxybutyric acid

Supplement

むずむず脚症候群（レストレスレッグス症候群）

restless legs syndrome（RLS）

疾患概念

- 下肢を中心に夜間睡眠時の不快な耐え難い感覚が起こり，このためじっとしていられない．
- 有病率は一般人口の2～4％程度と考えられている．

誘因・原因

- 一次性のむずむず脚症候群の原因は，遺伝的なもの，鉄欠乏（代謝異常），ドパミン神経系の障害などと考えられているが，はっきりしたことはわかっていない．
- 他の病気や薬が原因で起こる二次性の場合，鉄欠乏性貧血や慢性腎不全，パーキンソン病などの病気や，抗精神病薬などの薬が症状を引き起こすことがある．
- 二次性RLSが出現するおそれのある身体疾患や条件を**表1**に示す．

症状・臨床所見

- 脚の表面ではなく内部に，むずむずするような不快な異常感覚を覚える．
- 異常感覚は「むずむずする」，「虫が這う感じ」，「痛み」，「不快感」，「突っ張る感じ」などさまざまである．
- 動かないでじっとしているときに現れたり強まったりし，脚を動かすことで和らいだり消失したりする．
- そのため脚をこすり合わせる，さする，たたく，足踏みをする，歩き回るといった，症状を軽減させるような行為を行う．
- 夕方から夜にかけて症状が強くなる．
- 就寝中に脚が無意識に"ぴくんぴくん"と動く，周期性四肢運動*を伴うことも多く，睡眠が妨げられ不眠につながる．
- 日中に眠気や疲労があらわれ，日常生活に支障をきたすことがある．

検査・診断

- むずむず脚症候群の診断基準を**表2**に示す．
- これら4つの診断基準や病歴をもとに総合的に診断する．
- 他の疾患との区別のため，ほかの検査が必要になる場合もある．

■ 表1　二次性RLSを起こす身体疾患や条件

- 妊娠中
- 鉄欠乏性貧血
- 慢性腎不全
- 胃切除後
- うっ血性心不全
- 関節リウマチ
- パーキンソン病
- 多発性硬化症
- 多発神経炎
- 脊髄疾患
- 葉酸欠乏
- バルビタール系薬剤の離脱期
- 抗うつ薬
- カフェイン摂取

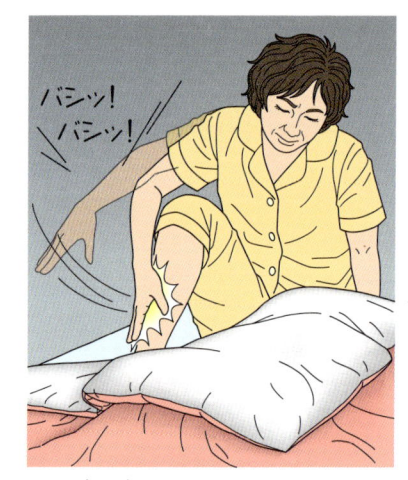

■ むずむず脚症候群

*用語解説

周期性四肢運動

睡眠時ミオクローヌス症候群ともよばれる．手や脚の筋収縮や蹴るような動きなどの不随意運動が，睡眠中に連続して現れる症状．手や脚のぴくつきや瞬間的な痙攣により眠りが妨げられ，眠りの質を低下させる．四肢の異常運動が自覚されないことも多い．中高年に多くみられ，年齢とともに有病率は高くなる．

- ●終夜睡眠ポリグラフ検査
- ・むずむず脚症候群でみられることの多い周期性四肢運動を調べるため，睡眠中の脳波，眼球や筋肉の動きなどを確認する．
- ・睡眠時の周期性四肢運動の程度，睡眠の質や量を総合的に確かめるため，一泊して検査を行う．
- ●下肢静止検査
- ・終夜睡眠ポリグラフ検査を簡便にした検査である．
- ・夜間に，目覚めている状態で60分間座椅子に座り，周期性四肢運動の有無などを調べる．
- ●アクチグラフ
- ・手首または足首にバンドを装着して四肢の活動量を調べる．
- ・手軽なので家庭環境で長時間測定でき，睡眠時と覚醒時の両方の周期性四肢運動を測定できる．

■表2　むずむず脚症候群の診断基準

| 1. 感覚異常のため強く足を動かしたいという欲求が存在する |
| 2. 落ち着きのない動き |
| 3. 安静臥床状態で症状が発現もしくは増悪し，体(四枝)を動かすことにより改善する |
| 4. 症状は必ず夕方〜夜間に増悪する |

治療

- ●中枢ドパミン作動薬
- ・プラミペキソール(ビ・シフロール®)のみがRLSに対して保険適用がある．
- ・副作用として，嘔気などの消化器系症状，眠気，頭痛が挙げられる．
- ●GABA誘導体
- ・ガバペンチンが有効である．
- ・近年，ガバペンチンを改良して効果を高めたガバペンチンエナカビル(レグナイト®)が発売され保険適用されている．
- ・副作用としてめまい，眠気が生じることがある．
- ●抗けいれん薬
- ・クロナゼパム(リボトリール®，ランドセン®)が使用される．
- ・ベンゾジアゼピン誘導体であり，症状改善のみならず入眠促進や中途覚醒の抑制も期待できる．
- ・耐性と日中の眠気を回避するよう慎重に用いる．
- ●オピオイド製剤
- ・コデインの有効性が確認されている．
- ・ただし，本剤は依存形成と乱用の可能性があるため，最重症例で，ドパミン作動薬，抗けいれん薬の使用において効果がない場合にのみの使用とし，短期間にとどめるべきである．

Supplement

睡眠時無呼吸症候群
obstructive sleep apnea syndrome (OSAS)

誘因・原因

- 睡眠中に上気道が閉塞する閉塞性睡眠時無呼吸症候群（OSAS）の頻度が多い（図1）．その他，脳の呼吸中枢の機能異常により呼吸の指令が途絶するために呼吸筋の機能が低下する中枢性睡眠時無呼吸症候群，および，中枢型と閉塞型の混合する混合型睡眠時無呼吸症候群に分類される．
- 鼻腔や口腔の空気流の停止が認められる．通常，夜間少なくとも1時間に5回以上の無呼吸期（10秒以上の気流の停止）が生じるか，または一夜（おおむね7時間）に30回の無呼吸期が生じるときに病的であるとみなされる．

症状・臨床所見

- アメリカで行われた，夜間ポリソムノグラフィを用いた疫学調査では，30～60歳の労働者の女性の2％，男性の4％が，睡眠時無呼吸症候群の基準（AHI≧5）を満たすとされる．
- 典型的な臨床像は，中高年で，ときに抑うつ状態や気分変調，睡眠発作や，日中の疲労感，覚醒維持困難を認めるケースである．
- 病歴聴取では，配偶者などから，あえぎ声，大きないびきの存在が聞かれることも多い．

> 無呼吸低呼吸指数（AHI）≧5，すなわち，夜間少なくとも1時間に5回以上の無呼吸期を認め，なおかつ日中の過度の眠気を有する．

検査・診断・分類

- DSM-Ⅳ-TRの780.57呼吸関連睡眠障害の診断基準をあげる（表1）．
- 脳波，筋電図，心電図，種々の呼吸記録を行う終夜睡眠検査が有用である．また，換気気流と胸腹壁運動，酸素飽和度の記録がなされる．
- 日中の眠気の定量評価として，エプワース（Epworth）眠気尺度*（ESS，正常は10点以下）が参考として用いられる．

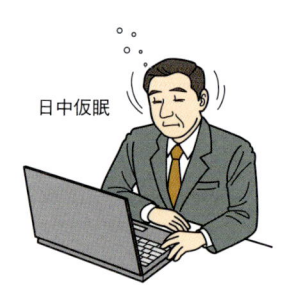

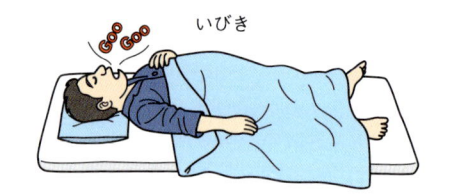

図1　OSASの原因
（いびき／閉塞型睡眠時無呼吸症（OSAS）患者はいびきと無呼吸を繰り返す／無呼吸／アデノイド／軟口蓋下垂／舌根沈下／扁桃肥大／無呼吸症候群患者）

日中仮眠

いびき

表1　呼吸関連睡眠障害の診断基準（DSM-Ⅳ-TR）

A.	睡眠と関連した呼吸状態（例：閉塞型または中枢型の睡眠時無呼吸症候群，または中枢型肺胞低換気症候群）によると判断される睡眠の中断で，過剰な眠気または不眠を生じるもの
B.	その障害は，ほかの精神疾患ではうまく説明されないし，物質（例：乱用薬物，投薬），または（呼吸関連障害以外の）ほかの一般身体疾患の直接的な生理学的作用によるものでもない

（American Psychiatric Association，髙橋三郎ほか訳：DSM-Ⅳ-TR精神疾患の診断・統計マニュアル新訂版，p.594，医学書院，2004）

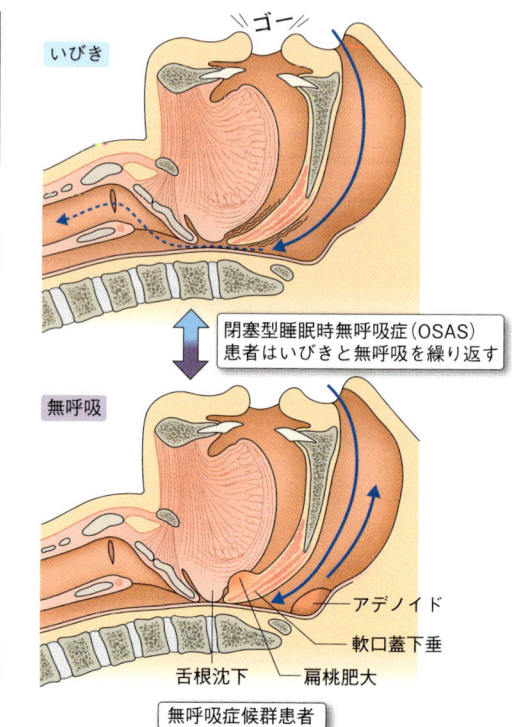

用語解説

エプワース（Epworth）眠気尺度

客観的に眠気を評価する尺度．それぞれの質問に対し，0～3までのいずれかを選択し，その合計点が10点以下であれば正常範囲で，11点以上の場合は傾眠が疑われる．

治療

- 閉塞型睡眠時無呼吸症候群の治療として，重症例には鼻腔持続陽圧呼吸(nCPAP)が用いられる．また，減量と鼻手術，気管切開術，口蓋垂軟口蓋形成術も考慮される．
- 薬剤抵抗性高血圧，心不全，心房細動，高血圧，冠動脈疾患，糖尿病などの合併が多いとされる．治療にはこれらの影響を考慮し，並行して介入する必要がある場合が多い．
- 選択的セロトニン再取り込み阻害薬(SSRI)などの抗うつ薬は，無呼吸が認められることの多いレム睡眠期を抑制することにより治療上有用なことがある．アルコールや，ベンゾジアゼピン系薬物の使用は，筋弛緩作用と相まって，状態を悪化させる可能性が比較的高いので避けることが多い．
- 放置した場合に生命予後に関連することがわかっており，適切な評価・介入が望まれる(図2)．

●用語解説

無呼吸指数(AI)
AIが20より大きいとは，夜間少なくとも1時間に20回より多くの無呼吸期を認めるということ．

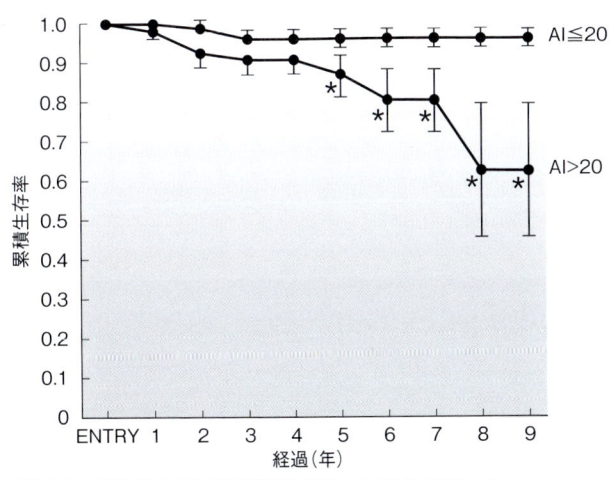

■ 図2 睡眠時無呼吸症候群を放置した場合のリスク
閉塞性睡眠時無呼吸症候群の患者(246名)について，
　無呼吸指数(AI)* 20以下の群(n＝142)
　無呼吸指数(AI)が20より大きい群(n＝104)
で累積生存率を比較した．
5年以上経過すると，生存率の有意な差が明らかとなることが示されている．
(He J et al : Mortality and apnea index in obstructive sleep apnea. Experience in 385 male patients. Chest, 94(1) : 9-14, 1998)

睡眠時無呼吸症候群(OSAS) : obstructive sleep apnea syndrome ｜ 無呼吸低呼吸指数(AHI) : apnea-hypopnea index ｜ 鼻腔持続陽圧呼吸(nasal continuous positive airway pressure: nCPAP) ｜ 選択的セロトニン再取り込み阻害薬(SSRI) : selective serotonin reuptake inhibitor ｜ 無呼吸指数(AI) : apnea index

Supplement

周期性四肢運動障害
periodic limb movement disorder (PLMD)

誘因・原因

- 周期性四肢運動は，反復性で低振幅の四肢の短い攣縮で，特に下肢にみられる．以前，夜間ミオクローヌスともよばれていた．
- ヨーロッパで行われた15～100歳の人口を対象とした研究では，周期性四肢運動障害(PLMD)の有病率が3.9%，類縁疾患とされているむずむず脚症候群(RLS)の有病率が5.5%とされている．
- むずむず脚症候群で見られる周期性四肢運動の頻度が，ドパミン作動薬で減少したという報告もあり，周期性四肢運動とドパミン機能異常との関連が指摘されることもある．

症状・臨床所見

- 周期性四肢運動の数が多い場合には，不眠，中途覚醒，昼間の眠気を訴えることがある．しかし，本人は運動に気づかないことが多い．とくに高齢者では，周期性四肢運動はみられても，昼間の眠気や不眠の訴えがない場合がみられる．
- 鉄欠乏性貧血や腎機能障害，正常妊娠やうっ血性心不全などの疾患と関連するとされる．
- むずむず脚症候群と周期性四肢運動障害は類縁疾患と考えられている．
- むずむず脚症候群では，脚または腕を動かしたいという衝動が起こり，「何かが這っている」「火照る」「むず痒い」というような，不快な感覚を伴う．この不快な感覚を和らげようとして四肢を動かすことが多い．これにより入眠困難，中途覚醒が起こり，日中の眠気や易疲労感を引き起こすことがある．

検査・診断・分類

- 周期性四肢運動は，DSM-IV-TRの307.47特定不能の睡眠障害に分類され，表1のように説明されている．

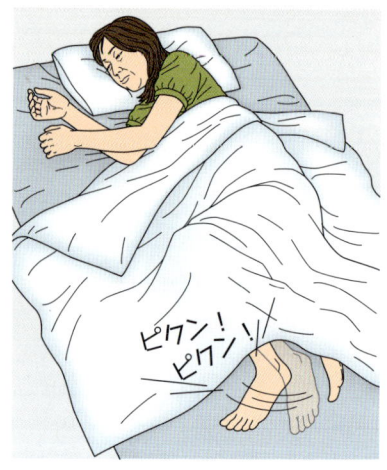

■ 周期性四肢運動

■ 表1　周期性四肢運動障害の検査・診断

> 周期性四肢運動は，反復性で低振幅の四肢の短い攣縮で，とくに下肢にみられる．この運動は，入眠時付近で起こり，第3または第4段階のノンレム睡眠期およびレム睡眠期に弱まる．運動は通常20～60秒ごとに規則的に起こり，反復性の短時間覚醒を伴う．多くの場合，その人は実際の運動に気づいていないが，その動きの数が非常に多い場合には，不眠，頻繁覚醒，または昼間の眠気を訴えることがある．周期性四肢運動の頻度は，夜ごとに異なり，かなりの変動がみられる．周期性四肢運動は，むずむず脚症候群をもつ大半の患者に認められるが，むずむず脚症候群の他の症状を伴わずに起こることもある．正常妊娠や，腎不全，うっ血性心不全，外傷性ストレス障害などの疾患をもつ患者にも，周期性四肢運動は生じうる．一般人口における典型的な発症年齢や有病率は不明であるが，周期性四肢運動は加齢とともに増加し，65歳以上の人の1/3以上に起こる．通常女性より男性が多く罹患する．

(American Psychiatric Association, 髙橋三郎ほか訳：DSM-IV-TR精神疾患の診断・統計マニュアル新訂版, p.601-602, 医学書院, 2004を改変)

治療

- 基礎疾患がある場合には，その治療を優先する．
- 一定の効果が得られる治療法はない．クロナゼパムなどのベンゾジアゼピン系薬物，レボドパなどの中枢性ドパミン作動薬などが用いられることがある．

周期性四肢運動障害(PLMD)：periodic limb movement disorder
むずむず脚症候群(RLS)：restless legs syndrome

生理的・身体的要因に関連する障害

睡眠障害：睡眠時随伴症（夢遊症，夜驚症）

F513, F514　parasomnia(somnambulism, sleep terror disorder)

疾患概念
睡眠時随伴症には，睡眠中突然起き上がり，運動動作がみられる夢遊症と，激しい絶叫・号泣で始まり，強度の不安を示す夜驚症がある．いずれも詳しい病因はわからない．

Summary Map

誘因・原因
- 病因の詳細は不明．
- 睡眠時随伴症のなかでも，ノンレム睡眠の睡眠段階3以上の深い眠りで出現することの多い夢遊症と夜驚症は同じカテゴリーに属し，共通の原因が想定されている．
- 夢遊症
  - 約4～8歳の間に発症し，女子より男子に多い．成人で発症する者もある．
  - 家系内で集積する傾向があるとされ，遺伝的要因が大きく関与している可能性が示唆される．
- 夜驚症
  - 3～8歳ごろまでの子どもに多く，女子より男子に多い．
  - ポリグラフィ所見は，夢遊症と類似していることが多い．

病態
- 夢遊症：睡眠中突然起き上がり，運動動作がみられる．
- 夜驚症：激しい絶叫・号泣で始まり，強度の不安を示す．

症状 臨床所見
- 夢遊症
  - 睡眠時遊行症としても知られていて，深いノンレム睡眠（段階3, 4）の間に症状がみられる．遊行時の行動を想起することは通常ない．
  - 極端な疲労もしくはストレスの強い時期には患者の睡眠時遊行頻度が増加する．心因性疾患ではない．
- 夜驚症
  - 睡眠時驚愕症としても知られていて，深いノンレム睡眠（段階3, 4）から覚醒する．主として幼児期から学童期の小児に多い．
  - 典型例では，患者はおびえた表情で起き上がり，絶叫し，強い恐怖感をもつ．夜驚症は絶叫の後に夢遊症に移行することがある．
  - 臨床的にも脳波記録上も側頭葉てんかん，もしくはその他のてんかんの徴候は認められない．
  - ときに遺尿症とも関連する．夜驚症の多くは成長とともに見られなくなる．

検査・診断 分類
- 米国精神医学会(DSM-5)の診断基準を基に診断する．

治療
- 夢遊症
  - 通常，特異的な治療は必要ないことが多い．
  - 青年期や成人期まで持続して重症の場合は，薬物療法を積極的に考慮することがある．
- 夜驚症
  - 通常，特異的な治療は必要ないことが多い．
  - 薬物療法が必要となる場合は多くないが，就寝時の少量のベンゾジアゼピン系薬物が状態を改善することもある．

誘因・原因

- 病因について詳しくはわかっていない．
- 睡眠時随伴症のなかでも，ノンレム睡眠の睡眠段階3以上の深い眠りで出現することの多い夢遊症（somnambulism）と夜驚症（sleep terror disorder）は同じカテゴリーに属すると考えられており，また，共通の原因が想定されている（表1）．

■表1　睡眠相と睡眠障害の関係

		脳波所見	その他の特徴	睡眠相特異的な睡眠障害
覚醒（閉眼状態）		α波（8～12Hz）	後頭皮質優位のα波	
ノンレム睡眠	N1ステージ（入眠）	θ波（4～8Hz）	緩徐な眼球回転運動	入眠時痙攣，入眠時幻覚
	N2ステージ（浅眠）	紡錘波（11～16Hz）K複合体（>0.5s）	θ波の背景波と時折の紡錘波，K複合体の出現	顎関節症，夜間前頭葉てんかん
	N3ステージ（徐波睡眠または深睡眠）	δ波（0.5～2Hz；振幅>75μV），徐波（<1Hz）	δ波が記録の20％以上を占める	夢遊症，夜驚症，錯乱性覚醒
レム睡眠（逆説的睡眠）		低振幅，複数の周波数の混合，鋸歯状θ波	急速眼球運動，筋弛緩，非同期性の脳波	レム睡眠行動障害，悪夢

(Zadra A et al：Somnambulism：clinical aspects and pathophysiological hypotheses. Lancet Neurol 12（3）：285-294, 2013)

夢遊症

- 夢遊症は約4～8歳の間に発症すると考えられている．女子より男子に多く，子どもの約15％はなんらかの遊行症状が生じるという記載もある．海外の研究では，2.5～4歳の間の有病率は3％，7～8歳で11％，10歳で13.5％，12歳で12.7％とされている（図1）．
- 成人の有病率は2～4％に減るとされるが，持続する者もいる．
- 成人で発症する者もある．
- レム睡眠に関連する睡眠時随伴症として，レム睡眠関連行動異常があるが，レム睡眠関連行動異常の場合，50歳以上の高齢者や，パーキンソン（Parkinson）病，レビー（Lewy）小体型認知症などに多い．これらの特徴は，ノンレム睡眠に関連する夢遊症・夜驚症とは対照的である（表2）．

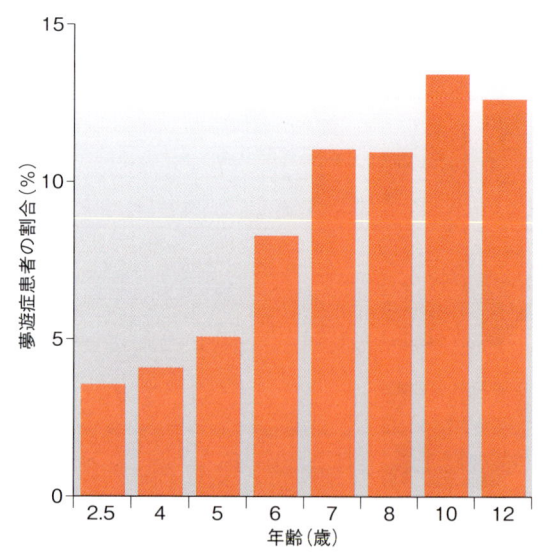

■図1　夢遊症の有病率と年齢の関係
2.5～12歳の夢遊症の有病率．小児患者1,400人の前向きコホートより．
(Zadra A et al：Somnambulism：clinical aspects and pathophysiological hypotheses. Lancet Neurol 12（3）：285-294, 2013を改変)

- 夢遊症は，家系内で集積する傾向があるとされる．フィンランドの双生児コホート研究では，夢遊症患者の一卵性双生児（遺伝子を共有する）の同胞と，二卵性双生児（50%の遺伝子を共有する）の同胞を比較した場合，一卵性双生児のほうが，小児では1.5倍，成人では5倍有病率が高かった．
- この結果から，夢遊症の家族集積性には，遺伝的要因が大きく関与している可能性が示唆される．微細な神経学的異常が，この状態の基盤になっていると推測されている．

■表2　夢遊症（ノンレム睡眠関連睡眠随伴症）とレム睡眠行動障害の特徴の比較

	夢遊症	レム睡眠行動障害
発症年齢	通常小児期	50歳以上
家族歴	69～90%の患者	まれ
出現時間	夜間最初の1/3	夜間後半
睡眠段階	徐波睡眠	レム睡眠
持続時間	1～30分	1～10分
1週間の発作出現頻度	0～3	1～7
行動症状	歩行などの行動．目標指向性のこともある．目は開いている	典型的には粗大な運動（例：四肢を振る），夢と関連している．目は閉じている
ベッドから起き上がる	可能	可能
寝室から出られる	可能	まれ
周囲との交流	外部刺激や言語的質問に反応することもある．よく知った環境ではきちんと歩くことができる	まれあるいは偶発的
発作出現後の自発的な覚醒	めったに起こらない	頻繁
発作の想起	さまざま	鮮明な夢の想起
発作後起床時の精神状態	混乱して失見当識状態	完全に起床
起床閾値	高い	低い
誘因	睡眠不足，雑音，ストレス，閉塞性睡眠時無呼吸，周期性四肢運動	アルコール離脱，SSRI，三環形抗うつ薬
自律神経活性化	低～中等度	なし
ポリソムノグラフィ所見	徐波睡眠時の頻繁な覚醒，δ波の過同期	筋弛緩の欠如あるいはレム睡眠中の過剰な相性筋電図活動
外傷・暴力の可能性	ありうる	ありうる

＊これらの表記は，出版物からの推定によるものだが，個人差が大きいので注意を要する．
(Zadra A et al：Somnambulism：clinical aspects and pathophysiological hypotheses. Lancet Neurol 12（3）：285-294, 2013)

夜驚症

- 夜驚症は3～8歳ごろまでの子どもに多く，小児の約1～15%にみられるといわれる．女子より男子に多い．家族内発症の傾向がある．思春期までに自然消失することが多い．
- 夜驚症のポリグラフィ所見は，夢遊症と類似していることが多い．夜驚症と夢遊症は密接に関連しているようである．また，夜驚症は，夢遊症状同様，側頭葉や，その下部構造の微細な神経学的異常を反映しているとする見解もある．

症状・臨床所見

夢遊症

- 夢遊症は，睡眠時遊行症（sleepwalking disorder）としても知られていて，ノンレム睡眠の多く出現する夜間の最初の1/3に生じる深いノンレム睡眠（段階3，4）の間に症状がみられる．
- 夢遊症の症状，睡眠中突然起き上がり，運動動作（例：歩行，着衣，入浴，独語，叫声，自動車の運転など）がみられる．持続時間は数秒〜30分以上続く場合まで幅がある．持続が終わると，患者は再入眠することが多い．遊行時の行動を想起することは通常ない．睡眠段階4の際に覚醒させると，ときに睡眠遊行状態が生じることがある．また，とくに成人では，不慮のけがや大切な財産の損壊，ベッドパートナーの外傷などにつながる可能性があるため注意を要する．
- 極端な疲労もしくは睡眠不足は夢遊症の症状を悪化させ，ストレスの強い時期には患者の睡眠時遊行頻度が増加する．しかし，夢遊症は純粋な心因性疾患ではないと考えられている．

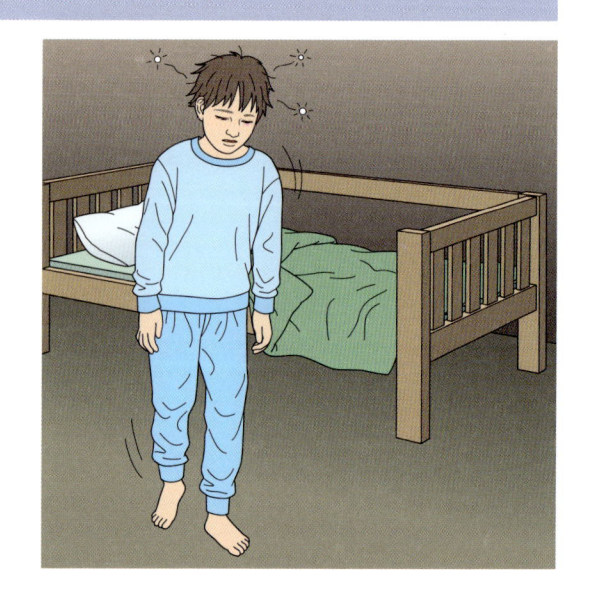

夜驚症

- 夜驚症は，睡眠時驚愕症としても知られていて，入眠後2〜3時間，夜間の最初の1/3の間に深いノンレム睡眠（段階3，4）から覚醒するものである．
- 激しい絶叫・号泣で始まり，強度の不安を示す．発汗・頻脈・呼吸促迫などの自律神経系の亢進がみられる．持続時間は数分以内など短いことが多い．主として幼児期から学童期の小児に多い．
- 典型例では，患者はおびえた表情で起き上がり，絶叫し，強い恐怖感をもつ．一時的に覚醒しても，患者の多くはその後再入眠する．失見当識状態のまま起床することもあるが，夢遊症の場合と同様，後で状況を想起することはできない．夜驚症は絶叫の後に夢遊症に移行することがある．
- 夜驚症が思春期や若年成人期に発症する例では，側頭葉てんかんの初発症状である場合もあり，診断には注意を要する．夜驚症では，臨床的にも脳波記録上も側頭葉てんかん，もしくはその他のてんかんの徴候は認められない．
- 夜驚症は，ときに遺尿症とも関連する．悪夢とは異なる．夜驚症は恐怖を伴う覚醒である．一般に患者は夢の想起ができないが，ときおり漠然とした恐怖の表象を想起することがある．
- 夜驚症の多くは成長とともに見られなくなる．しかしなかにはほかの疾患が隠れている場合があるので，失禁を伴ったり，いつも同じパターンの体の動きがみられたり，呼吸停止がみられる場合は，神経学的な検査を考慮する．

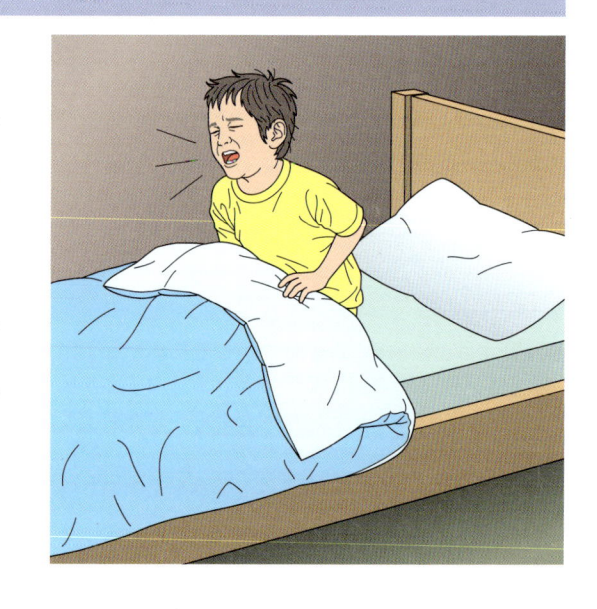

検査・診断・分類

- 病歴，症候を基に診断する．米国精神医学会DSM-5の診断基準を**表3**に示す．

■ 表3　DSM-5ノンレム睡眠からの覚醒障害の診断基準

A．睡眠から不完全に覚醒するエピソードが反復し，通常は主要睡眠時間帯の最初の1/3の間に起こり，以下のいずれかの症状を伴う．
(1) 睡眠時遊行症型：睡眠中にベッドから起き上がり歩き回るエピソードの反復．睡眠時遊行の間，その人はうつろな表情で視線を動かさず，他の人が話しかけようとしてもあまり反応せず，覚醒させるのがきわめて困難である．
(2) 睡眠時驚愕症型：睡眠から突然驚愕覚醒するというエピソードの反復で，通常は恐怖の叫び声で始まる．各エピソード中に，強い恐怖と，瞳孔散大，頻拍，呼吸促迫，発汗など自律神経系緊張の徴候がある．エピソード中，他の人達が落ち着かせようとしても反応がかなり悪い．
B．夢の映像はまったく，または少ししか想起されない（例：たった1つの情景しか）．
C．エピソードについての健忘がある．
D．そのエピソードは，臨床的に意味のある苦痛，または社会的，職業的，または他の重要な領域における機能の障害を引き起こしている．
E．その障害は，物質（例：乱用薬物，医薬品）による生理学的作用によるものではない．
F．併存する精神疾患または医学的疾患では，睡眠時遊行症または睡眠時驚愕症のエピソードを説明できない．

（American Psychiatric Association，日本精神神経学会日本語版用語監，髙橋三郎ほか監：DSM-5精神疾患の診断・統計マニュアル，p.392，医学書院，2014）

治療

夢遊症

- 通常，特異的な治療は必要ないことが多い．
- けがをさせないための予防策，規則的な睡眠習慣，断眠を避けること，また，ストレスマネジメントが基礎として重要である．
- 青年期や成人期まで持続して重症の場合は，薬物療法を積極的に考慮することがある．
- ベンゾジアゼピン，とくにクロナゼパムやジアゼパムが，覚醒・不安，徐波睡眠を抑制する目的で用いられることがある．
- 小児では，普段夢遊症症状がみられる時間の15分前に起床させる計画覚醒が試みられることもある．

夜驚症

- 通常，特異的な治療は必要ないことが多い．
- 患者のストレスの原因となる家族状況の聞き取りは重要で，ときに個人精神療法や家族療法が有用である．
- 薬物療法が必要となる場合多くないが，就寝時の少量のベンゾジアゼピン系薬物が状態を改善することもある．

生理的・身体的要因に関連する障害

睡眠障害：睡眠覚醒スケジュール障害＝概日リズム障害

G472　Circadian rhythm sleep disorder

疾患概念
概日リズムとは約24時間周期で変動する生理現象であり動物，植物などほとんどの生物に存在している，いわゆる体内時計が作り出すリズムである．そのリズムが乱れることによって生じるのが概日リズム障害である．

Summary Map

誘因・原因
- 生物に存在する体内時計が乱れることによって概日リズム障害が生じる．
- 原因は外因性，内因性の2つに分類される．
- 外因性の場合は，体内時計の機能が正常に働いているが社会的要請から体内時計のリズムとは異なった時間帯に睡眠をとろうとする場合に起こる．
- 内因性の場合は，体内時計を昼夜24時間の環境に合わせることができないことが主原因となっている．

症状 臨床所見
- 睡眠障害，眠気，作業能力低下，疲労感などの症状が現れる．

検査・診断 分類
- まずは外的要因がないかどうか確認しながら診断を進めていく．
- 睡眠日誌をつけることにより，診断をより正確に行うことができる．
- 国際睡眠障害分類の診断基準がある．

治療
- 外因性の場合は，概日リズムが乱れないような予防対策が重要である．
- 症状に応じて高照度光療法などの非薬物療法，ベンゾジアゼピン受容体作動薬，メラトニン受容体作動薬などを使用する薬物療法を選択する．

誘因・原因

外因性－時差型

- 時差がある地域に短時間で移動すると，体内時計は現地の明暗周期に対応して生体リズムを前進あるいは後退させる（再同調）．
- 1日あたり1～2時間が体内リズムの同調能力の限界であるため，完全に現地時刻に再同調するには数日から2週間程度を要する．
- 再同調中に不眠，日中の眠気などの症状が生じるのが概日リズム障害，時差型（時差症候群，いわゆる時差ぼけ）である．
- 時差5時間を超えるジェット機による旅行を行った場合には，ほとんどの人に生じると考えられる．

外因性－交代勤務型

- 24時間社会となって増加した交代勤務者は，日勤と夜勤を交互に行わなければならないなど時差型と似た状態になる．
- 時差型の場合は最終的には現地時刻に同調できるが，交代勤務者の場合は常に勤務時間帯が変化するため生体リズムの同調が困難である．
- 交代勤務者の80％が睡眠障害を訴えていると推計されている．糖尿病，心血管障害，高血圧などのリスク上昇も報告されている．

内因性－睡眠相後退型
- 生体リズムの遅れにより睡眠時間が極端に遅くなっていることが特徴である。

内因性－自由継続型
- まれな疾患である。
- 視覚障害者や一日中室内に閉じこもっている者に多い。
- 通常生活を送っていた者が、長期休暇などで昼夜逆転生活を送った後に起こることもある。

内因性－睡眠相前進型
- 高齢者に多い。
- 早朝から太陽光に長時間さらされることが契機となる。

内因性－不規則睡眠－覚醒型
- 先天性脳障害児、脳梗塞患者などが社会的接触の少ない環境に置かれると生じやすい。

症状・臨床所見

外因性－時差型
- 睡眠障害、眠気、作業能力低下、疲労感、食欲低下などである。
- 西行飛行に比べて東行飛行のほうが症状は重くなる。

外因性－交代勤務型
- 不眠、日中の強い眠気、疲労感、集中力低下などである。
- 交代勤務を続けている間は症状が持続する。
- 交代勤務をやめても、しばらくの間は症状が持続することがある。

内因性－睡眠相後退型
- 有病率は一般人口の0.17％、高校生の0.4％と推測されている。
- 典型例では明け方にならないと眠れず、昼ごろにならないと起床できない。
- 無理に起床しても、午前中は過剰な眠気や集中力の低下、倦怠感、頭重感などのため仕事学業に影響が生じる。
- 不登校、頻回欠勤など社会的にも無視できない症状を引き起こす。
- 午後、夕方になると症状が消失する。
- 慢性に経過し長期間の治療を要する。

内因性－自由継続型
- 入眠時刻、覚醒時刻が毎日ほぼ一定時間ずつ後退していくことによって障害が生じる。
- 一定の時刻に入眠し起床することが困難であり、夜間の不眠と日中の眠気が特徴である。
- 集中力低下、疲労感、倦怠感も生じる。

内因性－睡眠相前進型
- 夕方早くから眠くなり、早朝に覚醒してしまう。
- 通常は日中の活動には支障が生じないが、対人関係や社会生活面での問題が起こることがある。

内因性－不規則睡眠－覚醒型
- 睡眠、覚醒の出現が昼夜を問わずに不規則になる。

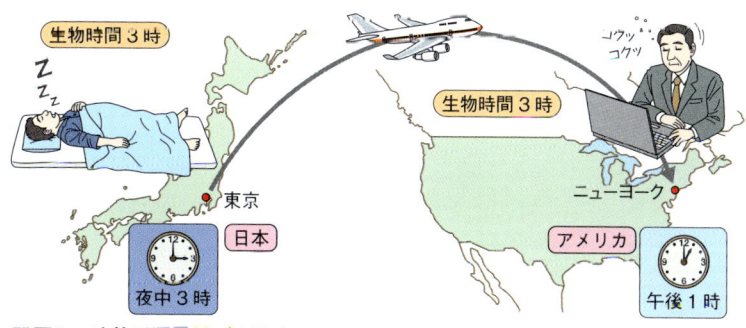

■図1　時差型概日リズム障害

検査・診断・分類

- 国際睡眠障害分類第2版(ICSD2, 2005)による概日リズム睡眠障害の診断基準を示す(**表1**).
- 概日リズム睡眠障害は,外因性,内因性の2つに分類される.
- 外因性は,時差型と交代勤務型に細分される.
- 内因性は,睡眠相後退型,自由継続型,その他に細分される.
- 国際睡眠障害分類第2版(ICSD2, 2005)による概日リズム睡眠障害の下位分類を示す(**表2**).

■ 表1　CRSDの診断基準

1. 以下のいずれかによる持続性,反復性の障害された睡眠パターンが存在 　a. 概日時計機構の変化 　b. 内因性の概日リズムと,睡眠のタイミングや長さを規定する外因性因子の不整合
2. 概日リズムと関連した睡眠の断片化は,不眠,日中の過剰な眠気の一方あるいは両方をもたらす
3. 睡眠の障害は,社会的,職業的,あるいは,その他の領域の機能障害を引き起こす

(野田明子ほか:概日リズム睡眠障害睡眠相後退型・前進型,臨床精神医学,39(5):597, 2010)

■ 表2　CRSDの下位分類

睡眠相後退型	望ましいとされる睡眠・覚醒時刻よりも睡眠相が遅れ思春期に発症することが多い
睡眠相前進型	睡眠相が早くに現れ,高齢者によくみられる
不規則睡眠覚醒型	施設に入所中の高齢者によくみられ,光や社会的活動などの同調因子が弱いために睡眠-覚醒のリズムがはっきりとみられない
自由継続型	24時間周期に同調できずに,規則的にフリーランを示す
時差型	ジェット機などにより時差地域への急速な移動によって起こる
交代勤務型	夜勤や早朝勤務のため通常の睡眠時間に勤務し日中に睡眠をとらなければならないため起こる
内科疾患によるもの	基礎疾患により起こる
その他のCRSD	診断基準を満たし上記にあてはまらないもの
その他の薬物性CRSD	診断基準を満たし,服用薬剤,薬物依存により起こる

(野田明子ほか:概日リズム睡眠障害睡眠相後退型・前進型,臨床精神医学,39(5):598, 2010)

- 概日リズム障害診断のフローチャートを**図2**に示す.

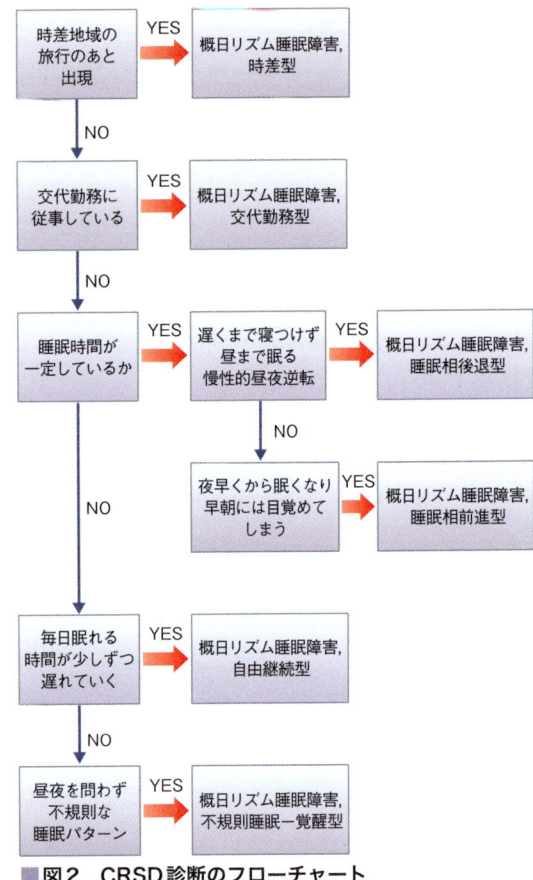

■ 図2　CRSD診断のフローチャート

(内山真編:睡眠障害の対応と治療ガイドライン第2版, p.89, じほう, 2012)

外因性-時差型

- 時差5時間以上の時差飛行後,1~2日以内に症状が現れる.
- 不眠または過眠といった時差症状は長くは続かずに数日以内に体内時計は戻り時差症状も消失する.

外因性-交代勤務型

- 交代勤務と睡眠覚醒障害の発生に時間的,内容的に関連があることが必須である.

内因性-睡眠相後退型

- 望ましい時刻に入眠,起床ができず睡眠エピソードが後退している.
- 無理に起床すると日中に過剰な眠気が生じる.
- これらの状態が最低1か月持続している.

- 自分が眠れる時刻に入眠した場合には質，持続ともに普通の睡眠を取ることができる．
- これらの状態が最低2週間，睡眠日誌で確認できれば診断される．
- 登校拒否，引きこもり，うつ病，統合失調症との鑑別も重要である．

内因性－自由継続型

- 睡眠日誌を記録させ，睡眠覚醒パターンを明らかにすることにより診断される（図3）．

内因性－睡眠相前進型

- 睡眠日誌から慢性的に睡眠時間帯が早まっていることが確認された場合に診断される．

内因性－不規則睡眠－覚醒型

- 睡眠日誌の記録から，入眠と覚醒の時刻が一定せず，1回の睡眠時間の長さもまちまちであることが認められた場合に診断される．

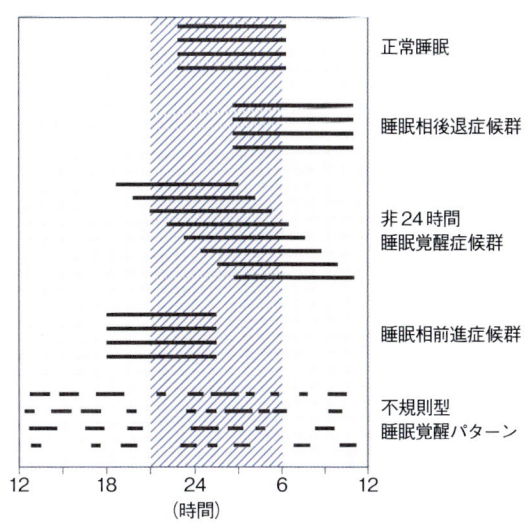

■図3 内因性概日リズム睡眠障害の睡眠覚醒スケジュール
（田ケ谷浩邦ほか：交代勤務における不眠の問題．精神科治療学，27(8), 1189-1195, 2012）

※ 黒い横棒は睡眠を表す，21時～翌朝6時を斜線で表した．

治療

- 1日25時間周期で記憶されている体内時計24時間でリセットする必要がある．
- 松果体が光を感じてセロトニンホルモンを分泌し覚醒を促し，約15時間後にメラトニンホルモンを分泌し眠気を誘う（図4）．

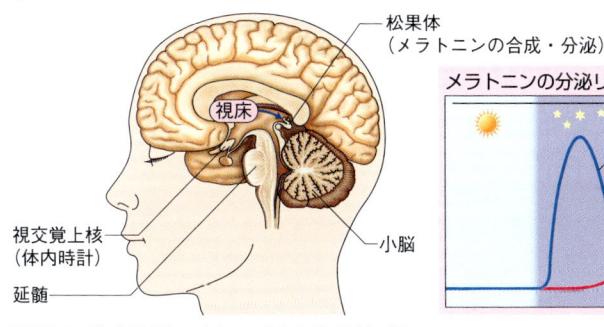

■図4 体内時間のメカニズムと分泌リズム

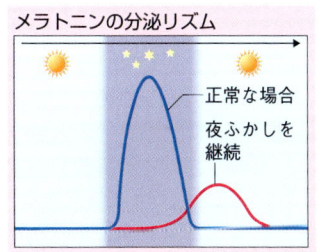

外因性－時差型

- 2,500ルクス以上の高照度光を朝方に浴びると，生体リズムが前進する．
- 東行飛行の場合が高照度光療法の適応である（図5）．
- 西行飛行の場合は放置してもリズムは戻るため治療の必要はない．
- 薬物療法については，作用時間の短いベンゾジアゼピン受容体作動薬がよく使用される
- メラトニン受容体作動薬であるラメルテオン（ロゼレム®）も時差症状の軽減に有効である．

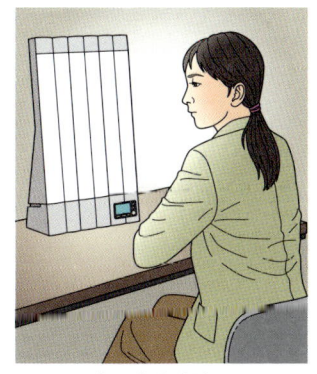

■図5 高照度光療法

外因性-交代勤務型

- ローテートシフトの場合の夜勤は2～3日以内に抑えて夜勤中の疲労蓄積を予防する．
- 夜勤中に2,500ルクス以上の高照度の光を浴びることは，眠気を軽減させると同時に，夜勤への素早い適応を促進する．
- 夜勤を継続する場合，夜勤明けに太陽光を浴びると位相を一気に前進させるため，サングラスで光を浴びないように工夫する(図6)．
- 薬物療法としては，睡眠障害のタイプに応じて睡眠薬が使用される．
- メラトニン受容体作動薬を使用することにより体内時計の同調を促進する．

内因性-睡眠相後退型

- 治療への継続意欲が重要であり，まずは生活指導を行い，そのうえで非薬物療法と薬物療法を組み合わせる．
- **非薬物療法**
- ・時間療法：毎日就床時刻を3時間ずつ遅らせ1週間程度で望ましい時刻に就床，起床できるようになった時点で就床，起床時刻を固定する．
- ・高照度光療法；起床後1時間，2,500ルクス以上の高照度光を照射する．
- **薬物療法**
- ・メラトニン受容体作動薬を就寝前に内服する．
- ・生体リズムの位相前進に使う場合は1/4～1/2錠を入眠時刻の数時間前に内服する．
- ・短時間型睡眠導入剤を使用する場合には，入眠可能な時刻の30分前から開始し，入眠できるようになったら服用時刻と就床時刻を早めるというように，生活指導をしながら徐々に睡眠相を前進させる．

内因性-自由継続型

- 生活指導を行ったうえで，非薬物療法と薬物療法を組み合わせる．
- **非薬物療法**
- ・2,500ルクス以上の高照度光療法を希望する起床時刻に開始し1～2時間ほど行う．
- **薬物療法**
- ・メラトニン受容体作動薬を使用する．
- ・1/4～1/2錠を入眠時刻の数時間前に内服するのが効果的である．

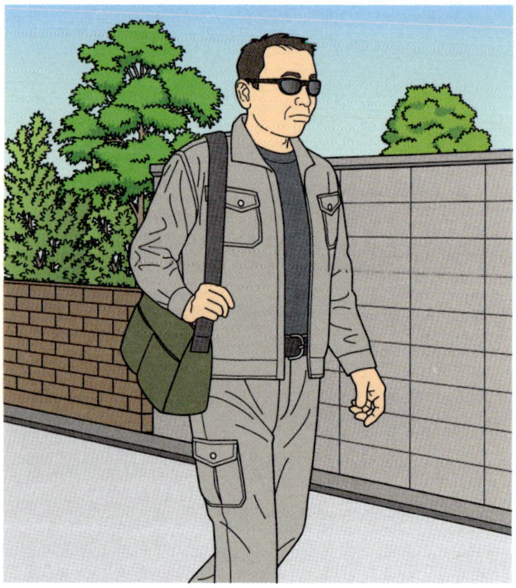

図6　位相前進の予防
サングラスで光を浴びないようにする．

- ・ビタミンB_{12}は体内時計の光感受性を高める作用があると考えられているので1日量として1.5～3mgを毎食後経口投与する．

内因性-睡眠相前進型

- **生活療法**
- ・早朝から太陽光に長時間さらされることが契機となるため，サングラスを使用する．
- **高照度光療法**
- ・夜間の高照度光は体内時計の位相を後退させるため，夜間に行う
- **薬物療法**
- ・起床後すぐにメラトニン受容体作動薬をごく少量投与すると，概日リズムを後退させる効果がある．

内因性-不規則睡眠-覚醒型

- **生活指導**
- ・屋外散歩や社会的接触を高めることで，日中の睡眠時間を減らす．
- **高照度光療法**
- ・朝に2時間ほど行うと著効する場合がある．
- **薬物療法**
- ・メラトニン受容体作動薬を，希望する入眠時刻の2時間くらい前に投与すると効果的である．

概日リズム障害(CRSD)：circadian rhythm sleep disorder

生理的・身体的要因に関連する障害

心身症・総論

G459　psychosomatic disorders

疾患概念

ストレス関連疾患の増加, 治療の困難さより, 従来の身体医学的疾患モデルから心身医学的疾患モデル bio-psycho-socio-eco-ethical model に基づく全人的医療の必要性が知られている. しかし, 心身症について「身体的病変を否定された精神疾患」のように捉えられ誤解されて患者が差別的な扱いを受ける場合すらある. この項では, 心身症について概念と評価・治療法について概説する.

Summary Map

誘因・原因
- 心身相関を認める. 心身相関とは, 心と身体は密接に関連しているという概念で, 心理・精神状態と自律神経系, 内分泌系, 免疫系との関連が知られる.

病態
- 身体疾患の中で, その発症や経過に心理社会的な因子が密接に関与し, 器質的ないし機能的障害が認められる.

症状 臨床所見
- ストレスを引き起こす刺激, ストレッサーに遭遇して, その結果生じる身体・心理・行動面の反応をストレス反応と呼ぶ.
- ストレス反応には内分泌系, 自律神経系, 免疫系が関連している.

検査・診断 分類
- 身体的疾患が確認され精神疾患が否定された場合, 心身相関を把握する.
- 身体面では病歴・現症・検査所見など, 心理社会的側面では生活史や心理テストの結果などから総合的に評価する.

治療
- 非薬物療法(支持的精神療法, 認知行動療法, リラクセーション法, 交流分析)と薬物療法の組み合わせによって治療を行う.

定義

- 心身症とは, 身体疾患の中で, その発症や経過に心理社会的な因子が密接に関与し, 器質的ないし機能的障害が認められる病態をいう(表1). ただし, 神経症やうつ病など, 他の精神障害に伴う身体症状は除外する(日本心身医学会, 1991).

誘因・原因

- 病態は患者ごとに異なる特徴を有するが, 共通して心身相関を認める.
- 心身相関とは, 心と身体は密接に関連しているという概念で, 心理・精神状態と, 自律神経系, 内

■ 表1　代表的な心身症

呼吸器系	気管支喘息
循環器系	本態性高血圧症, 虚血性心疾患
消化器系	過敏性腸症候群, 機能性ディスペプシア, 消化器潰瘍, 潰瘍性大腸炎
内分泌・代謝系	糖尿病, 甲状腺機能亢進症, 単純性肥満症, 神経性食欲不振症, 神経性大食症
神経・筋系	緊張型頭痛, 片頭痛, 痙性斜頸
皮膚	アトピー性皮膚炎, 慢性蕁麻疹
婦人科	更年期障害, 月経前症候群
耳鼻科	メニエール病, アレルギー性鼻炎, 慢性副鼻腔炎
歯科・口腔外科	口内炎, 顎関節症

分泌系，免疫系との関連が知られている（p.255参照）．
- 心身相関の背景には，ストレス学説がある．

ストレス学説

- アメリカの生理学者ウォルター・ブラッドフォード・キャノン（Cannon）が物理学用語であった「ストレス」という語を「外部刺激によって生体に生じた歪みの状態」に対して用いた．
  - 犬に襲われた猫の急性ストレス反応（心拍亢進，血圧上昇など）を交感神経亢進によるメカニズムで説明．「闘争か逃走か fight or flight」と表現．
  - 「ホメオスタシス（恒常性）：外部環境の変化に対して内部環境を一定に保つ働き」という概念を提唱．
- フランスの生理学者クロード・ベルナール（Bernard）は，ホメオスタシス（恒常性）の重要性を唱えた．
- カナダの生理学者ハンス・セリエ（Selye）は現在の「ストレス」の概念を確立した．
- ストレス状況下では汎適応症候群と呼ばれる「警告反応期→抵抗期→疲弊期」という経過をたどる，とのストレス学説を提唱した（図1）．

ストレスモデル

- ストレス学説では，ストレッサー（ストレスを引き起こす刺激）と人間の反応との関係を，図2のようなストレスモデルで考える．

ストレッサー

- 物理的，化学的，生物学的，心理社会的因子がある（表2）．

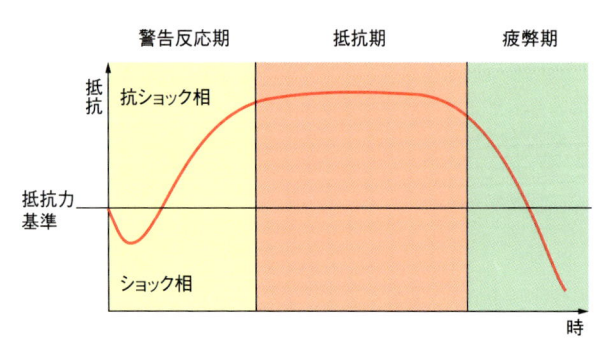

■ 図1　ストレス反応の3相期の変化
（ハンス・セリエ：現代社会とストレス．法政大学出版局，1988）
（文部科学省ホームページ：http://www.mext.go.jp/a_menu/shotou/clarinet/002/003/010/003.htm，2015年6月29日検索）

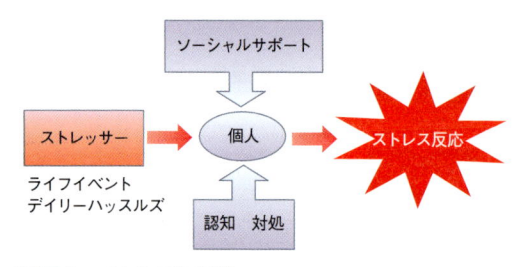

■ 図2　ストレスモデル

■ 表2　ストレッサーの種類

物理的因子	温度，湿度，気圧，音，におい
化学的因子	薬物，アルコール
生物学的因子	微生物，花粉
心理社会的因子	対人関係，ライフイベント，デイリーハッスルズ（日常苛立ち事）

症状・臨床所見

ストレス反応

- ストレッサーに遭遇して，その結果生ずる身体・心理・行動面の反応をストレス反応と呼ぶ（表3）．ストレス反応には，ストレッサーに対する個人の認知や対処法やソーシャルサポートの有無が関与する．例えば，ストレッサーを対処困難なことと認識していたり，家族や職場のサポートが得られない場合は，ストレス反応が増強しうる．
- ストレス反応には内分泌系，自律神経系，免疫系が関連している（図3）．
  - ①内分泌系
    ストレス状態では，視床下部の室傍核において副腎皮質刺激ホルモン放出因子（CRF）が放出され，下垂体前葉の副腎皮質刺激ホルモン（ACTH）の分

■ 表3　ストレス反応

身体面の反応	動悸，頭痛，腹痛，疲労感，食欲減退，めまいなど
心理面の反応	不安，イライラ，恐怖，落ち込み，緊張，怒り，気力低下，集中困難，思考力低下，決断力低下など
行動面の反応	攻撃的行動，泣く，引きこもり，拒食・過食，ストレス場面からの回避など

泌を活性化する．ACTHは副腎皮質からの糖質コルチコイドの分泌を活性化し，視床下部－下垂体－副腎反応（HPA axis）として知られる反応を起こす．これは急性ストレス負荷時には生体の恒常性を維持するために働くが，長期間続く場合，生体に悪影響を生じさまざまな疾患の発症や増悪に寄与する．

②自律神経系

自律神経の中枢は視床下部であり，情動を司る大脳辺縁系と連絡されている．また，身体のあらゆる器官が自律神経の支配を受けており，ストレス負荷時には交感神経系が優位となり，アドレナリンやノルアドレナリンが放出され，心拍数亢進，血圧上昇に働く．休養時は副交感神経系が優位となり，心拍数減少や消化亢進に働く．

③免疫系

免疫系組織も自律神経系の支配を受けており，免疫担当細胞もストレス負荷時には影響を受ける．慢性ストレス状況下では細胞性免疫・液性免疫いずれも抑制される．

● 一般的には急性ストレス状態では交感神経系が優勢となり，慢性ストレス状態ではHPA axisが優勢となると考えられている．

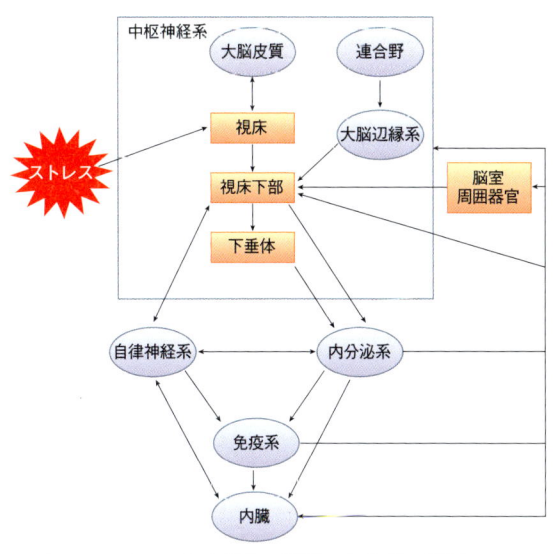

■図3　ストレスと内分泌・神経・免疫系の相関
（久保千春編：心身医学標準テキスト第3版，p52，医学書院，2009）

検査・診断・分類

● 器質的疾患の有無を確認し，精神疾患の除外をする．
● 身体的疾患が確認され精神疾患が否定された場合，心身相関を把握する．
● 身体面では病歴・現症・検査所見など，心理社会的側面では生活史や心理テスト（**表4**）などを総合的に評価する．心理テストは何種類かを組み合わせて行う（テストバッテリーを組む）ことが多い．
● 患者は心理社会的因子の関与に気づいていないことや否定することがあるが，信頼関係を築きながら丁寧に問診をすることが重要である．

■表4　心理テスト

心身の症状，ストレス度の評価
　健康調査票（CMI: Cornell Medical Index）
心理状態の評価
　状態・特性不安尺度（STAI: State Trait Anxiety Inventory）
　自己評定式抑うつ尺度（SDS: Self-ration Depression Scale）
　ベック式抑うつ尺度（BDI: Beck Depression Inventory）
　抑うつ状態自己評価尺度（CES-D: The Center for Epidemiologic Studies Depression Scale））
　ハミルトンうつ病評定法（HAM-D: Hamilton Depression Scale）
　気分調査票（POMS: Profile of Mood States）
パーソナリティ検査
　矢田部－ギルフォード性格検査（Y-G検査: Yatabe-Guilford Personality Inventory）
　エゴグラム
投影法検査
　ロールシャッハ検査
　絵画欲求不満テスト（PFスタディ: Picture Frustration Study）
　文章完成法テスト（SCT: Sentence Completion Test）

治療

- 必要な身体的治療を並行して行う．

非薬物療法

- 心身症治療に汎用される一般的な非薬物療法を以下にあげる．
- 支持的精神療法

精神療法の基本であり，あらゆる場面で求められる．
患者の言葉に対して批判や解釈することなく，非審判的態度で支持することで，援助する治療法．傾聴し，治療者側が患者の訴えを理解し受け容れていることを伝えることが重要である．

- 認知行動療法

患者の認知や対処行動の不適切な部分を修正することにより，精神的苦痛を減じたり，望ましい適応的な行動を選択できるように働きかける治療法．

- リラクセーション法

リラックス状態をつくり，ストレス反応を軽減する方法．自律訓練法，漸進的筋弛緩法，ヨガ，瞑想，禅など．

・そのうち，手軽で汎用されるリラクセーション法をあげる．

①自律訓練法（表5）

心身症の治療法として広く用いられているリラクセーション法で，心理的側面に加え生理的側面を重視していることが特徴．決まった公式に沿って練習することで，いつでも誰でも取り組むことができる．身体感覚への受動的注意集中によって心身のリラクセーションをもたらす．

ゆったりした姿勢で椅子に座り，両手を膝の上にのせ，足幅を肩幅に開く．呼吸はゆっくり深く，気持ちが落ち着いてきたら，軽く目を閉じて背景公式「気持ちがとても落ち着いている」を心の中で数回唱える．気分が落ち着いたら，身体の変化している状態を感じる（受動的注意集中）ことをポイントに進める．第1公式では手足の「重さ」を感じ，第2公式では手足の「温かさ」を感じる．第6公式まであるが，第2公式まででリラクセーション効果は得られる．

②漸進的筋弛緩法

筋肉の緊張と弛緩を繰り返し行うことで身体のリラックス状態を作る方法．具体的には各部位の筋肉を数秒間緊張させた後に弛緩することを繰り返す．

- 交流分析

精神分析を基礎に力動的視点を持った心理療法．子ども時代に親の影響の下で発達し，現在も進行中の人生プログラム「脚本」を分析し，自己実現に拮抗するあり方を，幼時の体験に遡って修正することを目標とする．構造分析，交流パターン分析，ゲーム分析，脚本分析を基本理論とする．

薬物療法

- 向精神薬として抗不安薬，睡眠薬，抗うつ薬が使用される．治療薬は症状・重症度・患者の年齢・薬物相互作用などを考慮して選択する．
- 特に抗不安薬や睡眠薬は効果発現が比較的早く，辛い症状が速やかに軽減されることで患者との治療関係を築きやすく，その後の心身医学的アプローチもスムーズとなることが多い．

■表5　自律訓練法6つの公式

背景公式	「気持ちがとても落ち着いている」
第1公式（重感練習）	「両手両足が重たい」
第2公式（温感練習）	「両手両足が温かい」
第3公式（心臓調整）	「心臓が静かに規則正しく打っている」
第4公式（呼吸調整）	「楽に呼吸をしている」
第5公式（腹部温感）	「おなかが温かい」
第6公式（涼感練習）	「額が気持ちよく涼しい」

副腎皮質刺激ホルモン放出因子（CRF）: corticotropin-releasing factor
副腎皮質刺激ホルモン（ACTH）: adrenocorticotropic hormone
副腎反応（HPA axis）: hypothalamic-pituitary-adrenal axis

生理的・身体的要因に関連する障害

心身症・各論

糖尿病／過敏性腸症候群／片頭痛

糖尿病

誘因・原因

- 糖尿病はインスリン作用不足によってもたらされる慢性高血糖を主徴とする疾患群である．
- さまざまな遺伝素因に種々の環境因子が作用して発症する．

症状・臨床所見

- 肥満，高血圧，脂質代謝異常を合併することが多い．
- 進行すれば，腎障害，網膜症，末梢神経障害など多彩な合併症を呈する．
- 動脈硬化を促進し，心血管系疾患，脳血管障害の主要なリスクファクターとなる．

検査・診断・分類

分類

・糖尿病の分類を表1，図1に示す．

診断基準

- 下記の①〜④いずれかに当てはまる場合を「糖尿病型」といい，別の日に行った検査でも糖尿病型であることが確認されれば「糖尿病」と診断される．
- 同じ日に①〜③のいずれかと④が確認された場合や，①〜③のいずれかと糖尿病の典型的な症状（口渇，多飲・頻尿，倦怠感など）が認められる場合も「糖尿病」と診断される．

■表1　糖尿病の分類

タイプ	割合	発症時期	病態	治療
1型糖尿病	数%	小児期〜中年	ウイルス感染，自己免疫などによるインスリン分泌の枯渇	インスリン
2型糖尿病	95%以上	中高年に多い	インスリン分泌量低下，インスリン抵抗性などによるインスリンの相対的作用不足	食事療法 運動療法 薬物治療

①空腹時血糖値が126mg/dL以上
②ブドウ糖負荷試験2時間値が200mg/dL以上
③随時血糖値が200mg/dL以上
④HbA1c（NGSP）が6.5％以上

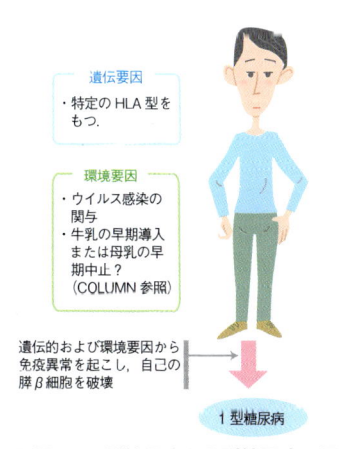

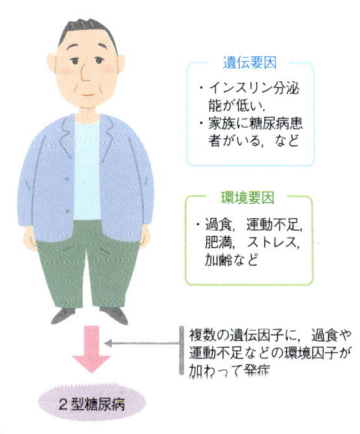

■図1　1型糖尿病と2型糖尿病の要因比較
（落合慈之：監：糖尿病・代謝・栄養疾患ビジュアルブック．p.22, 学研メディカル秀潤社，2010）

治療

一般的治療法

- 以下の治療を組み合わせて行う．
  - ・食事療法
  - ・運動療法
  - ・薬物療法（経口薬，インスリン）
  - ・フットケア
  - ・血糖の自己測定と記録
  - ・禁煙，節酒が必要になることもある．
- 糖尿病の治療では自己管理が大切である．
- 糖尿病の治療の目的
  - ・予後の改善
  - ・血糖コントロールの改善と合併症の防止
  - ・セルフケア行動の改善
  - ・QOLの改善

糖尿病コントロールにかかわる心理・社会的要因

- 糖尿病コントロールにかかわる心理的要因と社会的要因を図2に示す．
- **外的要因**
  治療やセルフケアに関して家族や友人などから受ける役立つサポートが多いほど，それらへのアドヒアランスが有意に高い．
- **内的要因**
- ・糖尿病に対する意識調査では，診断時，罪悪感，将来の不安，インスリン開始に伴う不安など，さまざまなスティグマが存在し，セルフケア行動の阻害因子となりうる．したがって治療目的実現のためには糖尿病への心理的適応を進めることが重要である．
- ・ヘルス・ビリーフ（健康信念）すなわち，糖尿病や糖尿病合併症への「罹患性」「重大性」と治療やセルフケアの「有益性」を多く感じている人ほど，治療やセルフケアへのアドヒアランスが高い．
- ・患者教育によって糖尿病患者の健康に関する信念を変えることができる．
- ・セルフエフィカシー（自己効力感）すなわち，自分はその行動をうまくやることができる，という自信はセルフケア行動の強化につながる．
- **強化因子**
- ・行動に結果（報酬）が伴うとセルフケア行動の強化につながる．

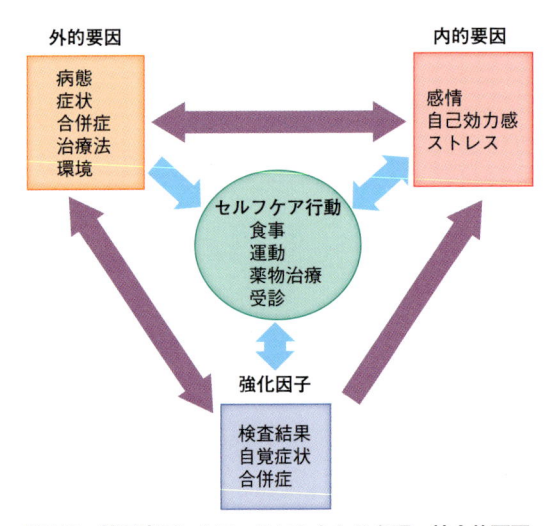

■図2　糖尿病コントロールにかかわる心理・社会的要因

心身医学的アプローチ

- 糖尿病の治療にはさまざまな因子が関与するため，治療の導入や維持には全人的医療が必要である．

面接

● **面接の目的**
・情報収集
・治療同盟の形成

● **基本的態度－積極的傾聴－**
・注意深く聞き，質問し，患者自身が重要な問題の核心に至るのを促すようなコメントをする．
・「～ということですね」「そのとき○○と感じたのですね」のようなコメントで話の要点をまとめると同時に，患者に投げ返す．そのことで傾聴していることが患者に伝わる．
・うなずきなども効果的．
・非難や尋問，脅し戦術「このままだと～となってしまう」は望ましくない．

心身医学的評価のポイント

● 血糖コントロールに取り組む能力に影響を与える可能性のある精神疾患，心理的症状，性格特性，対処様式（身体蔑視，自尊心の低さ，体重コントロールをめぐる絶望や無力感）などを明らかにする．
● 血糖管理を企図して不快感や抵抗を生じた前歴があるか明らかにする（治療中につまずく可能性があるため）．
● 心理社会的ストレスに注意する．
・糖尿病患者ではストレスとなるライフイベントは血糖コントロール不良に結びつくことが多い．
● 不良な血糖コントロールを維持することの二次的利益（疾病利得）になりえるものに注意する．
● 糖尿病が個人の人生にどのような情緒的影響を与えているか探る．
・スティグマ化される傾向があり，血糖コントロールに少しでも失敗すると恥辱感を味わうこともある．
● 患者が座業に従事しているかどうかなど，職業的あるいは個人的な状況が活動レベルの改善その他の治療的介入の妨げになることがあるかどうかを評価する．

具体的なアプローチ法

● **行動変容ステージモデル（図3）／多理論統合モデル（Transtheoretical model）**
・人が行動を変える場合は，「前熟考期」→「熟考期」→「準備期」→「行動期」→「維持期」の5つのステージを通ると考える．
・行動変容のステージを一つでも先に進むには，患者が今どのステージにいるかを把握し，それぞれのステージに合わせた働きかけが必要となる．
・早いステージには「考えへの働きかけ」，後のステージには「行動への働きかけ」が主に使われる．
・行動変容のプロセスは常に順調に進むとは限らず，行動変容する前のステージに戻ってしまうこともありうる．

① 前熟考期への働きかけ
・考えや感情を聞く．
・情報を提供し，食事療法や運動のメリットを知る．
② 熟考期への働きかけ
・食事療法の利益・障害を知り，食事のバランスを考える．
・運動や食事療法をしている自分をポジティブにイメージする．
③ 準備期への働きかけ
・段階的に目標を設定する．
・運動や食事療法を始めることを周りの人に宣言する．
④ 行動期・維持期への働きかけ
・逸脱・再発予防と対策（周囲からのサポートを得る，「ごほうび」を作るなど）

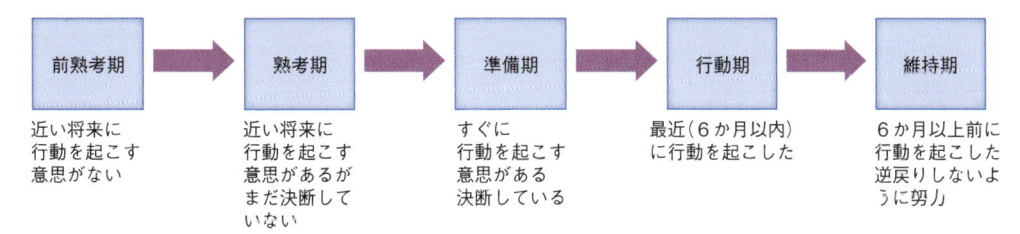

前熟考期	熟考期	準備期	行動期	維持期
近い将来に行動を起こす意思がない	近い将来に行動を起こす意思があるがまだ決断していない	すぐに行動を起こす意思がある決断している	最近（6か月以内）に行動を起こした	6か月以上前に行動を起こした逆戻りしないように努力

■ 図3　行動変容ステージモデル

エンパワーメントアプローチを用いた患者の行動変化への援助

- エンパワーメント（empowerment）：患者に自分自身のケアに関する決定権を与えること
- 毎日の糖尿病治療は患者の責任であり，患者に任されるものだということを認識する．
- 糖尿病に関連した患者自身の問題をまず取り上げ，患者が改善したいと願う状況を確認する．
  - 「あなたにとって，糖尿病とともに生きる生活のどんな面が困難ですか？」などの問いかけを行う．
- 行動を変化させ，その変化を維持するのに必要となるもの（感情・心理面，行動面）を検討する．
  - 「あなたがもっと気分よく感じるためには，何を変えたら良いでしょうか？」などの問いかけを行う．
- 行動変化のための計画を立てる．
  - 「あなたが望む状況により近づけるために，最初に何ができそうですか？」などの問いかけを行う．

認知行動療法

- 不適切な行動や不適切な情動反応の原因を「認知（習慣的思考や思い込み）」と言う枠組みで捉え，患者の持っている悲観的で不適切な認知を行動療法の技法を用いて適切な認知に変容していく．
- **動機づけ**
  - 共感する．
  - 否定的対応，価値判断を避ける．
  - 小さな目標達成を積み重ねて成功体験を持つことなどで，自己効力感を向上させる．
- **セルフモニタリング**
  食行動・体重の記録．
- **代替行動**
  過食・間食しそうになった時の代替行動のリストをあらかじめ準備しておく．代替行動の例としては，散歩する，シャワーを浴びる，電話をする，氷をなめる，音楽を聴くなどがあげられる．
- **オペラント条件づけ**
  オペラント（道具的）条件づけによる行動：ある結果（報酬）を得るための道具として行動が使われる．強化管理，刺激性制御（表2）など．
- **目標設定**
  - 問題を特定する
  - 目標を設定する
  - 現実的な目標設定をする
  - プランを立てる
    何を，どのくらいの期間で行うかを具体的に決める
  - 結果を評価する
    数値の結果をほめるより，姿勢や変容した行動の内容をほめる．
    うまくいかなかったときは，悪いもの探しをせず，次にどのような方法が良いか患者に問いかける．

■表2　刺激性制御の例

報酬を得るための道具としてとられていた行動	報酬	刺激の制御
車で移動	楽に移動できる	スニーカーを車の中に置いておく
菓子を買い置きする	いつでも間食できる	家の中に菓子を置かない

治療上の留意点

- 冷静に状況を把握し，具体的な手法を一つひとつ意識的に用いていく．
- **うつ病の合併に注意**
  - 糖尿病におけるうつ病の頻度は一般人口の約3倍．
  - ライフスタイルへの介入に反応しなくなったり，糖尿病のコントロールや結果を改善するための努力をしなくなるなどの場合は，うつ病も疑い，専門家への相談を検討．
- **燃え尽き状態に注意**
  - 努力が目に見えた効果をもたらさないと感じた時，無力感，絶望感，焦燥感が出現することがあり，治療への動機づけが低下し，セルフケアの低下から血糖コントロールの悪化をきたすことがある．
  - 患者の燃え尽き状態に気づき，感情に共感しつつ，より具体的で達成しやすいセルフケアの目標を立てるのを手伝い，成功体験を積み重ね，アドヒアランス（望んでいる治療目標に到達することについての患者の関心）を増強させる．

過敏性腸症候群

原因

- 消化管機能異常，脳腸相関の異常（図4）．
- ストレスなどの心理的要因，食生活・生活習慣の乱れなどにより生じた，大腸を中心とした消化管運動の異常，消化管知覚閾値の低下が原因．
- うつ病などの気分障害に伴って出現することも少なくない．

症状

- 腹痛・腹部不快感を伴う下痢または便秘（もしくは，下痢と便秘の繰り返し）
- 腹痛・腹部不快感は，排便頻度や便形状の変化で始まるが，排便によって改善する．

検査・診断・分類

検査

- 検査によって他の疾患を除外する必要がある．
- まず，血液生化学検査，末梢血球数，炎症反応，尿一般検査，便潜血検査，腹部単純X線写真でスクリーニング．
- 器質的異常が疑われる場合は，下部消化管内視鏡，腹部CT，腹部エコーなどを適宜行う．

診断・分類

- 診断および分類は，ROME Ⅲの診断基準（表3〜5）によって行う．

■図4 脳腸相関
（落合慈之監：消化器疾患ビジュアルブック 第2版．p.194，学研メディカル秀潤社，2014）

■表3 過敏性腸症候群（IBS）の診断基準（ROME Ⅲ）

・腹痛あるいは腹部不快感が最近3か月の中の1か月につき少なくとも3日以上を占め，下記の2項目以上の特徴を示す．
　①排便によって改善する
　②排便頻度の変化で改善をする
　③便形状（外観）の変化で始まる
＊少なくとも診断の6か月以上前に症状が出現し，最近3か月間は基準を満たす必要がある．
＊＊腹部不快感とは，腹痛とはいえない不愉快な感覚をさす．病態生理研究では，腹痛あるいは腹部不快感が1週間につき少なくとも2日以上を占める者が対象として望ましい．

■表4 過敏性腸症候群（IBS）の分類（ROME Ⅲ）

1．便秘型IBS（IBS-C）
硬便または兎糞状便a）が便形状の25％以上，かつ，
軟便または水様便b）が便形状の25％未満c）
2．下痢型IBS（IBS-D）
軟便または水様便b）が便形状の25％以上，かつ，
硬便または兎糞状便a）が便形状の25％未満c）
3．混合型IBS（IBS-M）
硬便または兎糞状便a）が便形状の25％以上，かつ，
軟便または水様便b）が便形状の25％以上c）
4．分類不能型IBS
便形状の異常が不十分であって，
IBS-C，IBS-D，IBS-Mのいずれでもないc）

a）Bristol便形状尺度1型2型
b）Bristol便形状尺度6型7型
c）止瀉薬，下剤を用いないときの糞便で評価する

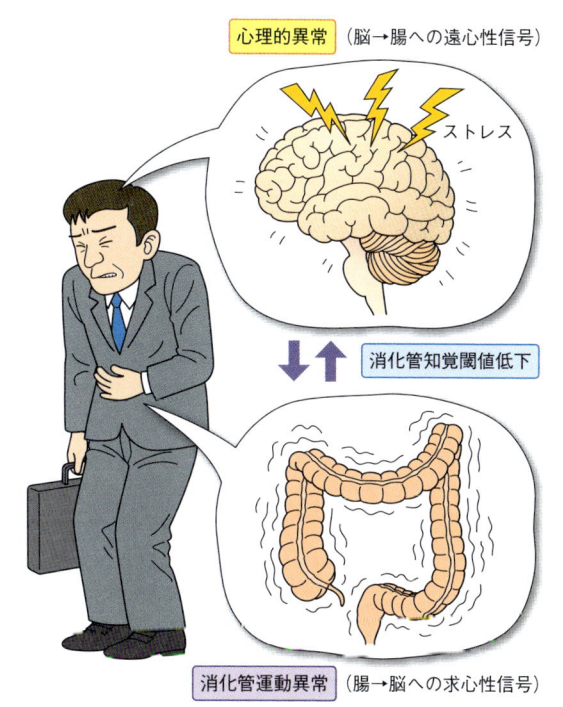

■表5 Bristol便形状尺度

型	説明
1	分離した硬い木の実のような便（排便困難を伴う）
2	硬便が集合したソーセージ状の便
3	表面にひび割れがあるソーセージ状の便
4	平滑で柔らかいソーセージ状あるいは蛇状の便
5	柔らかく割面が鋭い小塊状の便（排便が容易）
6	ふわふわした不定形の小片便，泥状便
7	形物を含まない水様便

治療

食事指導，生活習慣改善
・高繊維食を奨励し，強い香辛料，大量の飲酒は避ける．
・睡眠・食事を含めて規則的な生活習慣を身につける．

薬物療法

- 高分子重合体（ポリカルボフィルカルシウム；コロネル®，ポリフル®），消化管運動調整薬（トリメブチンマレイン酸塩；セレキノン®）は，下痢型でも便秘型でも使用できる．
- 下痢には，乳酸菌製剤（ラクトミン製剤；ビオフェルミン®等）を併用する．5-HT$_3$受容体拮抗薬（ラモセトロン塩酸塩；イリボー®）も使用可能．
- 便秘には，少量の下剤を投与する．アントラキノン系下剤（センナ；アローゼン®，センノシド；プルゼニド®）の常用は避ける．
- 腹痛には，抗コリン薬（チキジウム臭化物；チアトン®，メペンゾラート臭化物；トランコロン®）を中心に投与する．

心身医学的治療

- 常に支持的な対応を心がける．
- 緊張したときなどに症状が増悪する場合は，自律訓練法などのリラクセーション法を指導する．
- 最終的には，認知行動療法などの専門的な心理療法を行う．

予後・経過

- 良性疾患であり，生命予後は良好．
- うつ病などの気分障害に伴って出現しているケースでは，気分障害の症状が軽快すると過敏性腸症候群の症状も消失することが多い．
- 一部は慢性化し，治療を継続する必要あり．

片頭痛

原因

- 頭痛の誘発因子としては，精神的ストレス，疲労，感情の変化，チーズ，チョコレート，アルコール，喫煙，月経周期，環境要因の関連が知られている（図5）．
- 以前は，血管説が主流であったが，現在は三叉神経血管説が有力視されている．
- 三叉神経血管説とは，硬膜血管に分布する三叉神経がなんらかの原因で刺激されると，サブスタンスP，カルシトニン遺伝子関連ペプチド（CGRP）などの神経伝達物質が放出され，血管拡張や血漿タンパクの血管外漏出といった神経因性炎症が引き起こされるというもの．

症状・臨床所見

- 月に1～2回から多いときで週に2～3回の中等度～強度の頭痛発作が出現し，日常生活に支障をきたす．
- 頭痛は運動によって増悪し，頭痛発作中は臥床することも少なくない．
- 片側性または両側性の拍動性の頭痛が発作性に反復する．

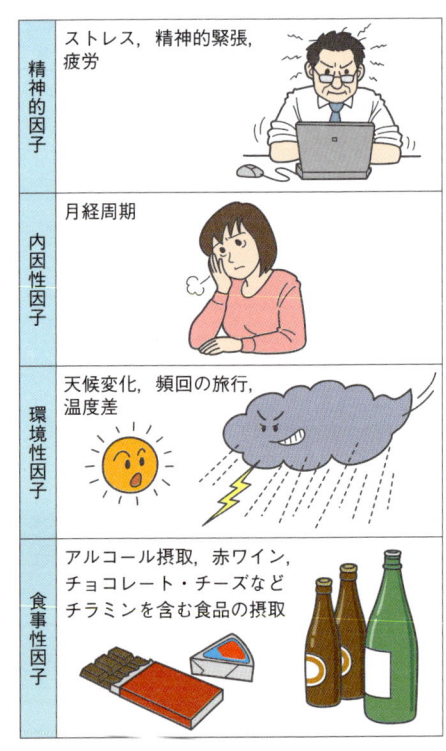

■図5 片頭痛発作の誘因
（落合慈之監：脳神経疾患ビジュアルブック．p.270, 学研メディカル秀潤社，2011）

- 多くの場合，悪心，嘔吐，光過敏，音過敏，ふらつき，めまい，しびれなどの随伴症状を伴う．
- うつ病，双極性障害，パニック障害など併存することも少なくない．

検査・診断・分類

- 検査は，少なくとも頭部単純CT，頭部単純MRIを施行し，器質的異常を除外する必要がある．
- 診断には，国際頭痛分類第2版（ICHD-Ⅱ）の診断基準（表6, 7）を用いる．
- 前兆のない片頭痛と前兆のある片頭痛に分類される．

■ 表6 前兆のない片頭痛の診断基準（ICHD-Ⅱ）

A. B～Dを満たす頭痛発作が5回以上ある
B. 頭痛の持続時間は4～72時間（未治療もしくは治療が無効の場合）
C. 頭痛は以下の特徴の少なくとも2項目を満たす
　1. 片側性
　2. 拍動性
　3. 中等度～重度の頭痛
　4. 日常的な動作（歩行や階段昇降などの）により頭痛が増悪する，あるいは頭痛のために日常的な動作を避ける
D. 頭痛発作中に少なくとも以下の1項目をみたす
　1. 悪心または嘔吐（あるいはその両方）
　2. 光過敏および音過敏
E. その他の疾患によらない

食事指導，生活指導

- チーズ，チョコレートなどは，頭痛の誘発因子となるので避ける．
- 飲酒，喫煙も，頭痛の誘発因子となるので避ける．
- 疲労や精神的ストレスを溜め込まないようにする．

■ 表7 典型的前兆に片頭痛を伴う片頭痛の診断基準（ICHD-Ⅱ）

1.2「前兆のある片頭痛」の診断基準
A. Bを満たす頭痛が2回以上ある
B. 片頭痛の前兆がサブフォーム1.2.1～1.2.6のいずれかの診断基準項目BおよびCを満たす
C. その他の疾患によらない

1.2.1「典型的前兆に片頭痛を伴うもの」の診断基準
（1.2の「前兆のある片頭痛」の診断基準を満たすことが前提）
A. B～Dを満たす頭痛発作が2回以上ある
B. 少なくとも以下の1項目を満たす前兆があるが，運動麻痺（脱力）は伴わない
　1. 陽性兆候（例えばきらきらした光・点・線）および・または陰性兆候（視覚消失）を含む完全可逆性の視覚症状
　2. 陽性兆候（チクチク感）および・または陰性兆候（感覚鈍麻）を含む完全可逆性の感覚症状
　3. 完全可逆性の失語性言語障害
C. 少なくとも以下2項目を満たす
　1. 同名性の視覚症状または片側性の感覚症状（あるいはその両方）
　2. 少なくとも1つの前兆は5分以上かけて徐々に進展するかおよび・または異なる複数の前兆が引き続き5分以上かけて進展する
　3. それぞれの前兆の持続時間は5分以上かけて進展する
D. 1.1「前兆のない片頭痛」の診断基準B～Dを満たす頭痛が，前兆の出現中もしくは前兆後60分以内に生じる
E. その他の疾患によらない

薬物療法

● 急性期治療薬

- 非ステロイド抗炎症薬（アセトアミノフェン；カロナール®，イブプロフェン；ブルフェン®，ナプロキセン；ナイキサン®）
- トリプタン製剤（スマトリプタン；イミグラン®，ゾミトリプタン；ゾーミッグ®，エレトリプタン臭化水素酸塩；レルパックス®，リザトリプタン安息香酸塩；マクサルト®）

● 予防的治療薬

- 日常生活に支障をきたすような発作や遷延する発作が月2～3回以上あり，急性期治療が無効の場合，急性期治療薬を月に10回以上使用する場合，急性期治療薬で有害事象を生じる場合などが，予防的治療薬の適応となる．
- カルシウム拮抗薬（ロメリジン塩酸塩；ミグシス®，テラナス®）が第1選択．
- その他，β遮断薬（内因性交感神経作動性のないもの〔ISA(-)のもの〕），抗うつ薬（アミトリプチリン塩酸塩；トリプタノール®），気分安定薬（バルプロ酸ナトリウム；デパケンR®，セレニカR®，炭酸リチウム；リーマス®）などがある．

● 心身医学的アプローチ

- 自律訓練法などのリラクセーション法
- バイオフィードバック
- 認知行動療法

予後・経過

- 片頭痛患者の多くは加齢に伴い改善傾向を示す．
- 一部，慢性的な経過をたどる患者もおり，継続的な治療を必要とする．
- うつ病，双極性障害，パニック障害などを併存する場合，その治療を進めることで，片頭痛も改善してしまうことも少なくない．

カルシトニン遺伝子関連ペプチド（CGRP）：calcitonin gene-related peptide

児童期・青年期の精神疾患

知的障害（精神遅滞）

F70-F79　Intellectual disability

疾患概念
知的障害は知的機能と適応行動の両方に制限を持つ障害で発達期に生じるものである．

Summary Map

誘因・原因
- 出生前要因，周産期要因，出生後要因があるが，18歳までにその要因があることとされている．

症状・臨床所見
- 外表奇形などの併存疾患があったり，症状が重症であると幼少期から気づかれるが，症状が軽症であれば思春期まで気づかれないこともある．
- 受診の契機としては，幼少期では乳幼児健診での言葉の遅れや理解力の低さから勧められる．学童期以降では，学業不振や他の生徒とのトラブルなどにより疑われる．
- 診断に際しては症状の評価とともに原因疾患の検索を合わせて行う．

検査・診断・分類
- 知能検査（ウェクスラーやビネー式など）と適応機能の評価（ヴァインランド適応行動尺度など）を行い，①知的能力が低いこと，②社会生活への適応能力が低いこと，③発達期（18歳未満）における発症であることの3点を満たしているかどうかを確認する．
- IQ値と適応機能を総合的に評価して，軽度，中等度，重度，最重度に分類する．診断に際しては症状の評価とともに原因疾患の検索を合わせて行う．

治療
- 原因疾患や併存疾患に対して治療を行う．
- 知的障害そのものを改善させることは困難であるが，適切な環境を用意することで適応能力が向上する可能性が十分にある．また，早期に発見され，適切な療育が施された場合には，患者の長期予後は改善する．
- 患者の持つ能力を最大限に伸ばすことと，二次的な合併症を最低限にすることが治療の目標になる．
- 知能検査の結果を踏まえながら，患者が置かれている環境を評価し，より適切なものに整備する．
- 修学前であれば療育センターを紹介し，修学中であれば特別支援学級や支援学校を紹介し，各施設の担当者に知的能力の程度や特性を説明して適切な支援を行う．
- 社会制度としては，療育手帳の申請や，原因疾患や合併症によっては特定疾患や障害者手帳の対象になる．また特別児童扶養手当などの申請を行う．
- 必要に応じて，家族へのカウンセリングや遺伝カウンセリングも行っていく．

誘因・原因

- 知的障害は単一疾患ではなく，出生前から18歳までに起こるさまざまな脳の病理学的過程を背景として生じる，知能機能と適応機能の両方に制限を持つ障害である．その原因を表1に示す．
- 原因が明確であればあるほどそれに応じて知的障害の重症度も増す傾向がある．重度知的障害の4分の3では原因が明らかであるが，軽度知的障害では約半数が原因不明である．
- 出生前要因のほとんどに遺伝要因が関与する．原因不明の例でも，近年の遺伝子解析技術の進歩とともに，新たな遺伝子変異の同定もなされてきている．環境要因による脳障害としては，先天性風疹症候群のように妊娠期感染症，放射線障害，薬物や環境化学物質曝露がある．
- 周産期要因は子宮内発育不全や新生児仮死に関与するものが大部分である．
- 出生後要因としては，代謝性疾患や中毒，頭部外傷などによる脳損傷や中枢神経系感染症がある．

表1 精神遅滞（知的障害）の原因

1．染色体異常	
Down症候群，13トリソミー，18トリソミー，4p−症候群，5p−症候群，13q−症候群，18p−症候群，15q−症候群，脆弱X症候群，Klinefelter's症候群など	
2．代謝変性疾患	
①アミノ酸代謝異常症：フェニルケトン尿症，アルギニン血症，楓糖尿症，非ケトン性高グリシン血症，メチルマロン酸血症など ②リソソーム疾患：GM₁ガングリオシドーシス，Tay Sachs病，Sandhoff病，Gaucher病，Niemann-Pick病，異染性白質変性症，ムコ多糖症，ムコリピドーシスなど ③糖代謝異常：ガラクトース血症など ④金属代謝異常症：Wilson病，Menkes病 ⑤拡散代謝異常症，拡散修復機転異常症：Lesh-Nyhan症候群，色素性乾皮症 ⑥内分泌疾患：甲状腺機能低下症，低血糖後遺症 ⑦その他：副腎白質変性症，Zellweger症候群，Krabbe病，Canavan病，Alexander病，Pelizaeus-Merzbacher症候群，Huntington舞踏病，セロイドリポフスチノーシス，歯状核赤核淡蒼球ルイ体萎縮症，Rett症候群など	
3．神経皮膚症候群	
結節性硬化症，神経線維腫症候群，Sturge-Weber症候群，色素失調症など	
4．脳形成異常症	
小頭症，水無脳症，滑脳症，皮質異形成症など	
5．感染症	
①出生前：サイトメガロウイルス感染症，先天風疹症候群，先天梅毒，トキソプラズマ感染症など ②出生後：各種脳炎，急性脳症，髄膜炎，AIDS脳症，SSPEなど	
6．中毒	
鉛中毒，胎児性アルコール症候群，胎児性ヒダントイン症候群，胎児性トリメサジオン症候群，核黄疸，一酸化炭素中毒など	
7．低酸素血症，事故，外傷など	
周産期無酸素脳症，出生後の無酸素状態（事故その他），頭蓋出血（血液疾患を含む），頭部外傷など	
8．その他の症候群	
Laurence-Moon-Biedl症候群，Cornelia de Lange症候群，Prader-Willi症候群，Sotos症候群，Smith-Lemi-Opitz症候群，Lowe症候群，Fanconi症候群など	

（加我牧子編著，稲垣真澄ほか著：新版 小児のことばの障害，医歯薬出版，2000より改変引用）

症状・臨床所見

- 各発達期における疎通性，学業的機能，職業的技能などを重症度別に表2に示す．
- 有病率は約1％とされているが，不適応状態となるまで診断されない例も少なくない．女性に比べて，男性に約1.5倍多くみられる．より重度の知的障害では，乳幼児健診において早期発見されるが，軽度知的障害では就学後，学業不振などを契機に明らかになることが多い．
- 知的能力の低さによる社会生活上の困難は自尊感情を育てにくく，自己主張が困難であること，障害の理解が難しいことから不適応をきたしやすく，二次的な情緒障害や精神障害を合併する割合が多くなる．
- 知的障害者の3分の2では精神障害を併発しており，これは知的障害のない人たちの数倍高い発生率である．
- 破壊的行動と行為障害は軽度知的障害で多くみられ，より重度の知的障害者では，自己刺激や自傷のような自閉症と関連した精神医学的問題がみられる．
- 知的障害がより重度の子ども（4〜18歳）では，40％に複数の精神障害が併発する．知的障害者に生じる精神障害はさまざまで，知的障害者の2〜3％は統合失調症の基準を満たし，気分障害は50％という報告もある．重度知的障害では，特に高い頻度で自閉症を合併する．一方，最重度知的障害では精神症状をほとんど呈さない傾向にある．
- 重度から最重度の知的障害をきたす例では，運動障害，言語障害，てんかんなどを併発する例が多い．重度心身障害は身体的併存障害の中核である．

■ 表2　精神遅滞の発達上の特徴

精神遅滞の程度	就学前（0〜5歳）成熟と発達	就学年代（6〜20歳）訓練と教育	成人（21歳以上）社会的職業的な適応
軽度	社会的・意思疎通技能の発達が可能：感覚運動領域の遅滞は軽微：早期の年齢では正常と区別できないことが多い	10代後半までにほぼ小学6年生の水準まで学術的技能の学習が可能：社会習慣に従った行動が可能	最小限の自立に見合った社会的・職業的技能の習得が通常可能であるが，非日常的な社会的または経済的ストレス下では指導と援助が必要になるかもしれない
中等度	会話ができ意思疎通するための学習が可能：乏しい社会的認識：順調な運動発達：自助のための訓練が有益：多少の監督があれば管理可能	訓練により社会的・職業的技能を身につけることが可能：学業科目で小学2年生の水準以上の進歩は困難：なじみのある場所を1人で移動することを学習し得る	保護的条件下でまったく技術を要しない，あるいはある程度の技術を要する作業において自己管理を達成し得る：軽度の社会的あるいは経済的ストレス下では監督と指導を要する
重度	不十分な運動発達：最小限の発語：一般に自助のための訓練で成果はない：意思疎通技能はないに等しい	会話ができる，または意思疎通をするための学習が可能：基本的な衛生面の習慣を身につけることができる：習慣の系統的な訓練により効果をあげる：職情的訓練にはなじまない	完全な監督下で部分的な自己管理が可能：制御された環境で最小限有用な水準での自己保存の技能を発達させることができる
最重度	著しい遅滞：感覚運動領域の機能の最小能力：看護的な世話が必要：常に援助と監督が要求される	何らかの運動発達が認められる：自助のための最小限のもしくは限られた訓練に反応し得る	運動および発語がいくらか発達：極めて限定された自助であれば達成可能：看護的な世話が必要

（Mental Retardation：Activities of the U.S. Department of Health, Education, and Welfare. Washington, DC：US Government Printing Office, 1989：2より改変，DSM-IVの基準は基本的にこの表をもとにして作成）

検査・診断・分類

診断

- 一般的に，①知的能力が低いこと，②社会生活への適応能力が低いこと，③発達期（18歳未満）における発症であることの3点を満たしているかどうかを確認し，標準的な検査を用いて診断する．DSM-IV-TRの診断基準を表3に示す．なお，知能障害があっても，特別な支援を要さずに日常生活や社会生活を支障なく活動できている場合は，知的障害を有するとはしない．
- 加えて原因疾患の診断を行うことが不可欠であり，原因がわかればその診断名を併記する．

■ 表3　DSM-IV-TRの精神遅滞の診断基準

A. 明らかに平均以下の知的機能：個別施行による知能検査で，およそ70またはそれ以下のIQ（幼児においては，明らかに平均以下の知的機能であるという臨床的判断による）
B. 同時に，現在の適応機能（すなわち，その文化圏でその年齢に対して期待される基準に適合する有能さ）の欠陥または不全が，以下のうち2つ以上の領域で存在：コミュニケーション，自己管理，家庭生活，社会的対人的技能，地域社会資源の利用，自律性，発揮される学習能力，仕事，余暇，健康，安全
C. 発症は18歳以前である．

（American Psychiatric Association，高橋三郎ほか訳：DSM-IV-TR精神疾患の診断・統計マニュアル新訂版，p.63，医学書院，2004）

検査

- 乳幼児健診は知的障害の中心的なスクリーニングであり，発達の遅れから検査・診断にいたる例が多い．

知的障害に関する検査

- 知的能力の評価には標準化されている知能検査（ウェクスラーやビネー式）を用いる．
- 適応機能はバインランド適応行動尺度のような標準化された尺度を用いることで測定する．

原因疾患に関する検査

- 胎児診断：羊水検査や超音波検査，母体血診断などで，ダウン症などの染色体異常症や二分脊椎症などの脳奇形の早期診断が可能である．
- 先天性代謝異常スクリーニング：新生児マススクリーニングの受診率はほぼ100%であり，フェニルケトン尿症や甲状腺機能低下症などの治療可能な疾患の早期診断に重要である．
- 染色体異常，遺伝子診断：遺伝子診断を行ううえで遺伝カウンセリングが不可欠である．疾患に対する診断を行い，予後や合併症などを予測することで，患者の健康管理に役立てることができる．また次子への再発危険率を知ることができ，次の妊娠での出生前診断が可能となる．
- 頭部CTやMRIなどの脳画像診断：先天性脳奇形や脳血管障害，先天性感染症神経皮膚症候群などの診断に必要である．
- 脳波：併発するてんかんなどの診断に重要である．

重症度

- 世界保健機関（WHO）は知能指数の測定値によって表4のように分類している．
- IQ値と適応機能を総合的に評価して，重症度を分類する．

表4　精神遅滞の分類

精神遅滞	IQレベル	精神年齢	およその割合
軽度	50〜69	9〜12歳未満	85%
中等度	35〜49	6〜9歳未満	10%
重度	20〜34	3〜6歳未満	4%
最重度	20未満	3歳未満	1%

（中根允文ほか訳：ICD-10精神および行動の障害　DCR研究用診断基準，医学書院，1994より引用）

予防

- 妊娠計画，胎生期，周産期，小児期におけるリスク要因をできるだけ回避する．
・知的障害に関連する遺伝的な疾患の既往のある家族に対しての遺伝カウンセリング
・妊娠期のリスク（喫煙やアルコール，違法薬物などの摂取，18歳未満による低年齢出産や35歳以上による高齢出産，母体感染症や合併症妊娠）についての啓発や予防，治療
・妊娠期の葉酸補給や健康管理についての指導
・出生前後の適切な医学的対応
・社会経済的に貧しい母子に対する援助計画，社会福祉による支援
・先天性感染症や髄膜炎，脳炎などの感染症を防ぐための予防接種計画
・小児期の事故を防ぐための予防対応策（ヘルメットやシートベルトの着用など）

治療

- フェニルケトン尿症に対する食事療法や，甲状腺機能低下症に対するホルモン補充療法を早期から始めることで，後の知的障害の出現を抑えることや，その程度を軽減することができる．
- 出現した知的障害そのものを改善させることは困難であるが，早期に発見し適切な環境下において療育することで，適応能力が向上する可能性は十分にある．

併存疾患や症状に対しての薬物療法

- てんかんや統合失調症，気分障害の合併があれば，それらの標準的な治療を行う．
- 攻撃性や自傷行為などに対して，気分安定薬や抗精神病薬による治療を行う．

家族への支援

- 家族や養育者に知的能力や障害特性について説明し，生活の中で効率よく知識や経験を積んでいけるように支援する．また継続的な家族や養育者へのカウンセリングは，罪悪感，絶望，苦痛，繰り返される否認や将来に対する不安を軽減し，家庭内の環境改善が期待できる．

■表5 知的障害を有する特別支援学校高等部卒業者の状況(2014年3月卒業者)

		人数	総数 人(%)
卒業者			16,566(100)
進学者	大学等	4	70(0.4)
	専修科	66	
	専修学校	15	
教育訓練機関等入学者	各種学校	7	259(1.6)
	職業能力開発校	237	
就職者			5,145(31.1)
社会福祉施設等入所・通所者			10,636(64.2)
その他			456(2.8)

〔文部科学省:特別支援教育資料(平成26年度)第1部集計編http://www.mext.go.jp/component/a_menu/education/micro_detail/__icsFiles/afieldfile/2015/06/08/1358541_01.pdf(2015年8月12日検索)をもとに作成〕

教育的支援

- 就学前であれば地域の療育センターを紹介する.就学に際しては専門家による就学相談制度を利用でき,発達水準によって適切と思われる就学先が勧められる.就学中であれば,支援学級・支援学校を紹介し,家族や本人の同意を得たうえで,担当者に患者の知的能力や障害特性について説明する.そうすることで患者の持つ能力を最大限に伸ばし,二次障害の出現を最低限に抑えることが可能になる.

福祉対策

- 知的障害に関する相談や指導,施設へのあっせんは18歳までは児童相談所で,18歳以降は障害者更生相談所などで行われる.特別支援学校卒業後の主な進路を表5に示す.
- ハローワークを介しての障害者雇用での企業就労,障害者職業能力開発校,就労移行支援事業所や生活介護施設などへの通所がある.また,グループホームや障害者支援施設などへ入所し,生活の場を移すこともある.

社会制度の利用

- 療育手帳の申請や,対象になれば自立支援医療,障害者手帳や特定疾患医療費助成の申請を勧める.また療育者や本人の経済的負担の軽減のため,特別児童扶養手当や障害年金の申請も希望があれば行う.

特異的発達障害（学習障害）

F81　Learning disability：LD

疾患概念
知的な発達に遅れがなく，視覚・聴覚や運動能力に大きな問題がなく，生育環境や教育環境が適切であり，本人のモチベーションがあるにもかかわらず，ある限定的な能力の障害によって，知的能力から期待される学力が身につかず，学業成績や日常生活に明らかな支障をきたす障害である．主に「読む」，「書く」，「計算する」能力が障害され，それぞれ「読字障害」，「書字障害」，「算数障害」に分類される．

Summary Map

誘因・原因
- 中枢神経系になんらかの機能障害があると推定されているが，視覚障害，聴覚障害，知的障害，情緒障害などの障害や，環境的な要因が直接の原因となるものではない．
- 多くは小学校低学年で明らかになる．

症状・経過
- 「読む」，「書く」，「計算する」能力の障害がみられる．
- 早期発見・早期介入がなされないと学業低下から不適応をきたし，抑うつ状態，行為障害，不登校などの二次障害が生じることがある．

検査・診断
- 問診や成績表から学業不振を確認する．
- 学業不振をきたす他の精神疾患，神経疾患を除外する．
- 不適切な生育環境や教育環境による学業不振を除外する．
- 知能検査を実施して，知的発達に遅れがないことを確認する．
- 視覚障害，聴覚障害を除外する．
- 知的能力と学業成績の乖離の客観的な評価を行い，読字障害，書字障害，算数障害などの診断を行う．
- 二次障害や併存する神経発達障害の評価を行う．

治療
- 個別の障害に対応した治療教育を行う．
- 学童期には治療教育，それ以降は特別な配慮などの環境調整が主になる．
- 二次障害や併存する神経発達障害に対しての治療は，適応や学習効果を高めるうえで必要である．

誘因・原因

- 単独要因はなく，遺伝的，発達的，環境的特質を含む複数の要因が寄与すると考えられている．
- 中枢神経系になんらかの機能障害があると推定されるが，視覚障害，聴覚障害，知的障害，情緒障害などの障害や，環境的な要因が直接の原因となるものではない．

症状・経過

- 特異的発達障害（学習障害）の症状を**表1**に示す．
- 学習障害の子どもは「読み」，「書き」，「算数」などできないことを嫌い避けることが多い．またそれらを要求されると不安が強まる．失敗続きのため自尊心が繰り返し傷つけられ，時とともに抑うつ状態を呈しやすい．
- 登校拒否や学校嫌いとも関係しており，宿題を怠り，他の科目の成績も低下する．一般に学校の勉強に興味を示さず，不登校や注意散漫，行為障害などもみられることがある．

■表1　特異的発達障害（学習障害）の症状

	症状の例
読字障害	・通常小学2年生までに明らかになるが，知能が高い場合は記憶や推測の能力で代償されることから，小学4年生以降まで気づかれないこともある． ・音読の際，誤読することが多い．読み間違いは，語の省略，付加，変形などの特徴がある． ・ページの読み初めに比べると，終わりの読みは格段に誤りが増える． ・一度音読して内容理解ができると，二回目は比較的スムーズに読める． ・読みは遅く，理解力は最低限にとどまる． ・音読より黙読が苦手である． ・文字間や行間を狭くするとさらに読みにくくなる． ・単語や文節の途中で区切ってしまう． ・読んでいるところを指で押さえながら読む． ・文章の中央や最後から読み始めようとすることもある． ・順序良く文字を追って読むことができず，途中で文字を入れ換えて読んでしまうこともある． ・文字を一つ一つ拾って読むという逐次読みがある． ・文章を写す能力は年齢相応であるが，多くの写し間違いがみられる．
書字障害	・綴りの間違い，文法の間違い，句読点の間違い，不十分な文章構成，下手な筆跡，明瞭でない文字，さかさまの文字などが特徴である． ・「いつ」，「どこで」，「誰が」，「何を」のような重要な要素，あるいは話の筋の明瞭な表現が抜けてしまう事がある． ・違った時制の使用，間違った順序で言葉を並べることがみられる． ・促音（「がっこう」の「っ」），撥音（「とんでもない」の「ん」），二重母音（「おかあさん」の「かあ」）など特殊音節の誤りが多い ・「わ」と「は」，「お」と「を」のように同じ音の表記に誤りが多い ・「め」と「ぬ」，「わ」と「ね」，「雷」と「雪」のように形態的に似ている文字の誤りが多い ・画数の多い漢字に誤りが多い
算数障害	・ほとんどが小学2〜3年生の間に発見される．一桁の数を数えたり加えたりするような基本的な数の概念操作においても著しい問題を抱えている． ・算数を学習すること，足し算や引き算の記号を覚えること，九九を覚えること，計算の問題を写すこと，期待される速度で計算を行うことに困難がみられる． ・10の分解合成ができない ・位取りが理解できない ・量の単位を間違う ・図形の認知や構成ができない

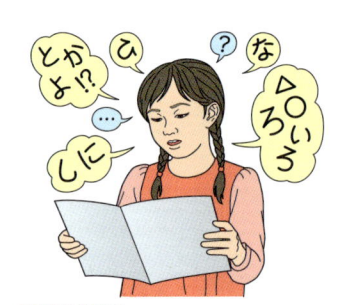

■読字障害

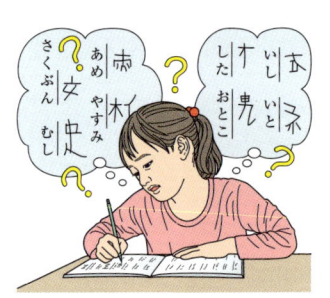

■書字障害

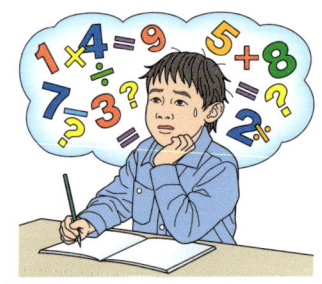

■算数障害

検査・診断・分類

- ICD-10の診断基準を表2に示す．
- 知的能力と学業成績の乖離の客観的な評価を行い，読字障害，書字障害，算数障害などの診断を行う．
- 日本では標準化されたテストがないため，学校での国語，算数，作文などの成績を参考に，学業不振を判断する．
- ウェクスラー式知能検査（WISC-Ⅲ）やKaufman Assessment Battery for Children（K-ABC）検査を行い，WISC-ⅢでIQが70以上あることを確認し，K-ABC検査で「ことばの読み」，「文の理解」，「算数の到達度」に加えて，「継時処理」や「同時処理」も参考にする．
  - 学業不振をきたす他の精神疾患，神経疾患[*]を除外する．
  - 不適切な生育環境や教育環境による学業不振を除外する．
  - 視覚障害，聴覚障害を除外する．
  - 二次障害や併存する神経発達障害の評価を行う．

[*]副腎白質変性症，Wilson病，Niemann-Pick病タイプC，異染性白質変性症では病初期に学習障害と類似の症状を示すことがある．

■表2 ICD10診断基準

F81.0　特異的読字障害　Specific reading disorder

A.（1）または（2）のいずれかがあること．
（1）読みの正確さと理解力が，その小児の暦年齢と全体的な知能を基にして期待される水準から，少なくとも2標準誤差劣る．この際，読字能力とIQは，その小児の文化・教育体系において標準化された検査を個別に施行した評価を用いておくこと．
（2）過去に重度な読字困難の既往があった，または幼い頃の検査が基準A(1)に該当していたことに加えて，綴字検査の成績が，その小児の暦年齢とIQを基にして期待される水準から，少なくとも2標準誤差劣る．
B. 基準A項の障害のために，読字能力を要する学業の成績あるいは日常生活の活動に明らかな支障をきたしていること．
C. 視聴覚能力の障害，または神経学的障害に直接に起因するものでないこと．
D. 平均的に期待される範囲の就学歴であること（つまり，著しく不適切な教育歴ではない）．
E. 主要な除外基準：標準化された検査を個別に施行して，IQが70以下．
■追補可能な診断基準：調査目的によっては，次の項目を追加基準として特定してよい．つまり，「会話・言語・音」の類別・協調運動・視覚性処理・注意または活動性のコントロールの面で，就学前の期間になんらかの障害を示した病歴があること」．

F81.1　特異的綴字(書字)障害　Specific spelling disorder

A. 標準化された書字検査における評点が，その小児の暦年齢と全体的な知能を基にして期待される水準から，少なくとも2標準誤差以下である．
B. 読字の正確さと理解力および計算力の評点は，正常範囲内であること（平均から±2標準偏差以内）．
C. 重度な読字困難の病歴がないこと．
D. 平均的に期待される範囲の就学歴であること（つまり，著しく不適切な教育歴ではない）．
E. 書字学習の早い段階から書字困難が存在すること．
F. 基準A項の障害のために，書字能力を要する学業の成績あるいは日常生活の活動に明らかな支障をきたしていること．
G. 主要な除外基準：標準化された検査を個別に施行して，IQが70以下．

F81.2　特異的算数能力障害　（算数能力の特異的障害）　Specific disorder of arithmetical skills

A. 標準化された算数検査における評点が，その小児の暦年齢と全体的な知能を基にして期待される水準から，少なくとも2標準誤差以下である．
B. 読字の正確さと理解力および書字能力の評点は，正常範囲内であること（平均から±2標準偏差以内）．
C. 重度な読字困難または書字困難の病歴がないこと．
D. 平均的に期待される範囲の就学歴であること（つまり，著しく不適切な教育歴ではない）．
E. 算数学習の早い段階から算数の困難が存在すること．
F. 基準A項の障害のために，算数能力を要する学業の成績あるいは日常生活の活動に明らかな支障をきたしていること．
G. 主要な除外基準：標準化された検査を個別に施行して，IQが70以下．

（中根允文ほか訳：ICD-10精神および行動の障害　DCR研究用診断基準，医学書院，1994）

治療

- 個別の障害に対応した生涯にわたる治療教育が必要である．早い段階では治療教育に重点が置かれる．中学生以降では，治療教育から特別な配慮に重点が移行する．高校生，大学(院)生の治療は，主に特別な配慮をなすことに基づいて行われる．
- 学習障害を有する大学生では，読書，書字が必要な課題や試験での時間延長が必要になる場合がある．また，試験時のコンピュータの使用や教室でのテープ・レコーダーの使用の許可，録音図書の用意，講義ノートやプリントの配布，ノートテイカーなどの補助員配置，代替の試験方法の用意，静かな別室での受験などが特別な配慮として行われている(大学入試センター試験では学習障害を含む発達障害のある受験生への特別措置として，試験時間の延長(1.3倍)や別室受験などが現在行われている)．
- 治療教育(**表3**)では子どもと指導者の関係性が重要で，動機づけをうまく維持できるかどうかが効果に大きく影響する．
- 指導はていねいに根気よく行うことが肝要である．
- 早期発見，早期介入は治療効果だけでなく，二次障害の予防の観点からも重要である．
- 二次的な情緒障害・行動障害の治療や，併存する他の神経発達障害の治療，その障害特性に合わせた配慮は学習効果を高めるうえで重要である．

■表3　治療教育の例

読字障害	・文字と音を正確に結びつける(解読指導) ・単語や語句のようなより大きな構成要素を扱えることを目標とする(語彙指導) ・解読指導と語彙指導からなる2段階方式による音読指導
読字障害	・文法上の規則を繰り返し教える ・文字や文章を書くことを練習させる ・読書を増やすことで，平仮名や漢字への親和性を高める
算数障害	・10の分解合成を繰り返し教える ・10進法を理解させて，位取りを間違えないように指導する ・練習問題を連続的に解かせる

児童期・青年期の精神疾患

広汎性発達障害

F84　pervasive developmental disorders：PDD

疾患概念

従来の広汎性発達障害は，自閉スペクトラム症/自閉症スペクトラム障害（autistic spectrum disorder：ASD）と呼称されるようになった．ASDは①社会性や対人コミュニケーションの障害，②興味関心の限定と繰り返し行動を特徴とする神経発達障害である．頻度は100人に約1人の割合であり[1]，重症から軽症まで，さらには診断閾値下まで含めると幅広く分布する性質である．ASD自体の特徴は，年齢や環境との相互作用を通して多彩な形で現れること，診断項目以外にも微細運動障害や感覚領域の問題などの理解が重要である．

Summary Map

誘因・原因
- **遺伝要因**として，一塩基変異，コピー数変異，*de novo* 変異が相互に影響するモデルが提唱されている．
- **広義の環境要因**として，胎生期から乳児期までのさまざまなリスクファクターが示されている．
- 遺伝要因と環境要因の**相互作用**が重要と考えられている

症状・経過
- 社会性障害やコミュニケーション障害，興味関心の限局などの基本的性質が，年齢やライフステージによってそれぞれ特徴的な症状として出現する．

検査・診断
- 診断確定には面接や関係者からの観察情報（特に幼少期の情報）が重要．
- 通常の医学的な検査や心理検査だけでASDの確定診はできない．
- DSM-5への改訂により，社会性・対人コミュニケーション，限局的反復行動の2つの領域に基準項目が集約された．

治療
- 障害の特徴，年齢や発達に応じ，生活していくのにあたって適切な支援を行っていく．

誘因・原因

遺伝要因

- 双生児での診断一致率や家族内発症リスクを調べた臨床遺伝研究などから遺伝の関与は明らかとされている．
- 近年の研究によって，さまざまな頻度の一塩基変異やコピー数変異，新たに発生した *de novo* 変異が相互に影響しあってASDの発症リスクを高めるというモデルが提唱されている[2]．

環境要因

- 胎生期から乳児期までに，さまざまなリスクファクターが示されている．例えば親の年齢が高いこと，妊娠糖尿病，出生時の低酸素，1,500g未満での出生，大気汚染曝露などが列挙されているが，いずれも非特異的であり，単一では主要因にならないとされている[3]．また，腸内細菌や免疫系が関与しているとする報告もある[4]．

遺伝×環境要因

- 現在のところ，発症しやすさに関係する遺伝要因と，さまざまな環境要因との相互作用がASDの病因であるとする仮説が有力である．
- その分子メカニズムには，DNAメチル化やヒストン修飾に代表されるエピジェネティクスが考えられている．
- 例えば，胎生期でのバルプロ酸曝露が自閉症発症に関係することが知られているが，バルプロ酸はDNAメチル化を介してMeCP2(methyl-CpG binding protein 2)の発現を調節する[5]．MeCP2は自閉症を高率に合併するレット症候群の原因遺伝子でもあるのでASDの遺伝要因とも考えられている[3]．

症状・経過

- ASDの特徴をライフステージ別に代表的なポイントを取り上げた．ここに列挙されたものが，必ずしも全てが認められるわけではないので注意が必要である．また，ASDを構成する能力の凸凹が，本人を取り巻く環境とマッチしていないと二次障害を呈する場合もある[6], [7]．

乳幼少期（表1）

- 生後18か月から24か月の子どもを対象にしたASDスクリーニングに，M-CHAT[8]がある．1歳半健診の場などで活用され，ASDの早期発見に貢献している．

遊びと感覚過敏

・1歳半から2歳になっても玩具の機能を理解して遊ぶことができない．同様の年代になってもごっこ遊びがまったくできないこともある．聴覚や触覚の過敏さを呈したり，偏食が強いケースもある．

二次障害

・認知機能の発達が遅いと二次障害の原因はわからないこともある．激しい癇癪や，夜間睡眠の不安定さ，もともと存在するこだわりが強くなる等の形で二次障害が現れる．幼稚園や保育園などの集団場面では，強いあるいは長い登園しぶりや行事参加時の体調不良・不機嫌がサインとして現れる．自傷行為や神経症症状（爪噛みの増悪，チックの増悪），園内で喧嘩が頻発する場合は，園内だけでなく生活全般がASDの性質と拮抗していないかを点検すると良い．

小学校低学年から中学年（表2）

- 就学前後で環境は大きく変わる．必要な場合は教育委員会が実施している就学相談を活用したり，保育園・幼稚園での支援を小学校に引き継ぐための資料（支援シート）を作成することがある．

■表1 乳幼児期にみられる症状

	社会性の障害	コミュニケーションの障害	限局した関心 常同的・反復的な行動
乳幼児期	視線が合いにくい 微笑み返しがない 呼名に応じない 共同注意や社会的参照が認められない 他児への興味がない 他者の真似をしない	言語発達の遅れ 　（初語や二語文出現の遅延） オウム返し 同じフレーズの繰返し 字義通りの理解 人称の逆転	手指を奇妙に曲げて見入る． 体をリズミカルに揺らす． 物の質感・光沢・輪郭・回転運動などに強烈に惹かれる． 手順や物の配置が普段と異なると強い不快感．場合によってはパニック．

■表2 小学校低学年から中学年にみられる症状

	社会性の障害	コミュニケーションの障害	限局した関心 常同的・反復的な行動
小学校 低学年～ 中学年	他者との適切な距離がとりにくい 　（孤立／他者へ密着） 授業への参加が困難 曖昧な指示の理解困難	文章作成が苦手 一方的で細部まで語る，主語が抜けて会話が理解されにくい． 言葉の使用が厳密すぎて不自然．	突然の変更に弱い （授業の時間割など） ルールを厳密に遵守 同年代の多くの者が興味を示す領域にはそれほど関心がなく，乗り物や動植物，宇宙，自然などのテーマに親しむことが多い．

- ●社会性の障害
- ・会話の文脈理解，他者理解（思考や感情）の苦手さが，一斉授業や休み時間や行事（運動会や遠足）といった構造化されにくい場面で出現する．逆に放課後の習い事では，取り組むべき内容や時間が決められている（構造化されている）ので，本人は居心地が良いことが多い．
- ●コミュニケーションの障害
- ・読書感想文や作文等が苦手である．特に，「自由に書きなさい」などと指示されると，自分の考えや感情を表現しにくい．
- ●運動と感覚領域の問題
- ・微細運動や協調運動が苦手で，例えば逆上がりができない場合や補助輪なしの自転車に乗れない場合がある．聴覚過敏が強い場合は，音楽の授業に参加できない，徒競走のピストル音が我慢できないなどの事例がある．
- ●二次障害
- ・注意欠如多動性障害（ADHD）が合併すると，授業中に関係のない話を始めたり，ソワソワと落ち着かない言動が目立ち，学校では悪い評価を受けることがある．
- ・登校しぶりから不登校，教室や学校から飛び出してしまう，喧嘩が絶えない，朝起きられない等の形で集団不適応のサインを呈することがある．また，頭痛や腹痛といった身体症状でそれを表現する場合もある．その他には食欲低下，強迫症状の重畳，抜毛や爪嚙み，チックの増悪など神経症症状の悪化もある．

小学校高学年（表3）

- ●同年代他児が思春期を迎えて社会性を含めた成熟が進むと，集団の凝集性が高まる．集団には排他的な力学も働くので，相対的に本人の特徴が際立つ．この時期に自分の性質を受け止めることができると良いだろう（自己受容）．
- ●二次障害
- ・対人関係では相手や状況を被害的に捉えていたり，登校や外出が困難になる場合もある．また，家族に対して暴言や暴力をふるったり，兄弟に当たり散らすケースもある（家庭内暴力）．抑うつ状態や家族を巻き込んだ強迫症状が重畳するケースもあり，医療のニーズが増える時期である．

中学校から高校（表4）

- ●進路決定や自己同一性確立の課題，養育者からの心理的自立等の課題に取り組む際に，友人や先輩などの支援が受けにくい．内分泌系の変化もあって情緒面がより不安定になることもある．将来の社会参加を見据えて適切にガイドしてくれる大人がいると良い．
- ●二次障害
- ・被害関係念慮から一過性の被害関係妄想に至ることもあるが，多くは対人関係や集団場面での不適応が原因であり了解可能である．また，不潔恐怖や過呼吸などの不安症状，活動性低下や睡眠・食欲低下を伴う抑うつ状態等に気づかれることもある．また，離人症状や一過性の記憶障害などから構成される解離症状にも留意すべきである．

■表3 小学校高学年にみられる症状

	社会性の障害	コミュニケーションの障害	限局した関心 常同的・反復的な行動
小学校 高学年	努力をして集団に溶け込もうとする者／集団適応を諦めて孤立する者／マイペースが続く者など，適応のスタイルはさまざま．結果的にいじめ被害や強い孤独感．	暗黙の了解や，刻々と理解と反応を求められる日常会話での困難．難しい言葉を知っている一方で，自然と習得する言葉や知識の乏しさが露呈．	勉強スタイルにこだわりがあると，宿題をやりきれない等，教科学習が破綻．ゲームへの没入．熱中している事柄を中断されると激昂．

■表4 中学から高校期にみられる症状

	コミュニケーションの障害	限局した関心 常同的・反復的な行動
中学～ 高校	対人希求性と低い対人技能とのアンバランスがある．友情や恋愛を求める場面で奇妙さが露呈する． 対人関係で受け入れられない経験で，相手や状況を被害的に解釈する場合がある． 表面的に集団適応が保たれていても，不全感，厭世観が存在することも． 不登校から引きこもりになる危険．	不登校から引きこもりになる危険． 小学生時代は許容されていたが，社会的に認められない行動（他者の身体に触れる等）． 日常生活に支障をきたすこだわり（バスに乗る際には必ず決まった座席に座る等）．

大学

- 大学に進学した者の苦悩も多彩である[9]．クラブやアルバイトでの人間関係，家族との関係，事務手続きなどで，社会性の障害，コミュニケーションの障害，興味や関心の障害が関係した苦悩が発生するが，ここでは修学と進路に分けて示した(表5)．

二次障害・合併精神疾患

- ASDにはうつ病や不安症の合併が多いことが以前から知られている．修学や進路で悩みを抱えやすく，もともとうつ病の合併率が高ければ，結果として生じうる希死念慮や自殺企図についても支援者は承知しておく必要がある．
- 特にコミュニケーションが独特であったり，内面を言語化しにくい者では，抑うつ状態の重症度が低く見積もられる危険があるので注意を要する．

就労

- 2018年4月から，精神障害者を法定雇用率の算定基礎に加えることになり，実質的には精神障害保健福祉手帳を持つ者の雇用が義務づけられる．法に後押しされる形で企業の受け入れ枠が広がり，ASDを含めた精神障害者のさらなる雇用が準備されることになるだろう．一方で，ASDの性質を積極的に求める企業[10),11)]も現れており，こうした先駆的な取り組みが広がることを期待したい．

表5 大学期にみられる症状

	修学上の課題	進路の課題
大学	平成28年4月に施行される通称「障害者差別解消法」では，障害種別に関わらず「合理的配慮」の提供が求められて，ASDを含む発達障害学生に対して修学上の配慮が大学で実施されることになる．すでに入学試験での座席指定，別室受験などは始められているが，高等教育での発達障害支援の方法は，初等・中等教育に比べると未だ成熟していない領域なので，今後の研究や実践が待たれる．	社会参加に強い不安を覚えたり，現代社会の見通しのなさを悲観的にとらえて進学や就職を回避する一群がある．また，所謂就職活動を，大学生活と同時並行することが困難な場合がある．濃厚な支援をして就職活動も実施するか，就職浪人(あるいは就職留年)をして就職活動に専念する期間を設定して対応することもある．大学のリソースだけでは，就職支援は完結しないことが多いので，ハローワークや就労移行支援事業所に繋ぐことが重要である．

検査・診断

検査

- 診断確定には面接や関係者からの観察情報(特に幼少期の情報)が重要である．現在のところ，通常の医学的な検査や心理検査だけでASDの確定診断はできない．ただし，除外診断や認知特性の把握にはいずれも欠かせない(表6)．

診断(DSM-Ⅳ-TRからDSM-5への移行)

- これまでのDSMによる診断分類では，広汎性発達障害が定義され，これに自閉性障害やアルペルガー障害が含まれていた．DSMは2013年5月に公開されたDSM-5が最新のものである．2000年に公開されたDSM-Ⅳ-TR(Text Revision)から，今回のDSM-5への改訂によって[9)]，広汎性発達障害は「自閉スペクトラム症／自閉症スペクトラム障害」へ再編された．
- DSM-5の日本語訳については，日本精神神経学会 精神科病名検討連絡会の報告書[13)]が詳しい．スラッシュの前段に示された診断名(自閉スペクトラム症)はDSM-5への改訂に伴い新たに提案された日本語訳であり，後段に記載されているもの(自閉症スペクトラム障害)はDSM-Ⅳ-TRから引き継がれた疾患概念で普及しているものである．

表6 検査の種類

医学的検査	心理検査[12)]	スクリーニング[12)]
頭部CTやMRIによってASDを特定することはできない．ただし，脳腫瘍などの脳器質疾患の除外には重要．脳波検査によってもASDを特定することはできないが，幼児期と思春期にてんかん発作が出現する場合があるので，事例によっては実施．	幼少期には新版K式，田中ビネーV，K-ACBⅡ，WISC-Ⅳ等がある．認知能力を中心に測定する．K-ABCは教科学習に活かす等目的に応じて実施．16歳以上ではWAIS-Ⅲ等の知能検査を行うことが多い．認知能力のプロフィールを本人にフィードバックすることで自己理解が深まる．	代表的なものには，幼児を対象としたM-CHAT，全年齢を対象にしたPARS，知的遅れがない成人を対象にしたAQ-Jがある．

診断される者が少なくなる可能性

- 広汎性発達障害（DSM-Ⅳ-TR）では，社会性を中心にして，コミュニケーション，興味関心の限局の3つの領域からいくつかの項目を満たせば診断されていたが，DSM-5からは，社会性・対人コミュニケーション，限局的反復行動の2つの領域に基準項目が集約され，両者の存在が必須となった．これまでは，興味関心の限局がそれほど目立たないために「特定不能の広汎性発達障害（DSM-Ⅳ-TR）」と診断されていた一群は，今後はASDには分類されない．しばらくは現場で混乱も生じるかもしれない．

感覚領域の特徴を重視

- 一方で，感覚反応の亢進／低下という項目が加えられたことは明らかな前進であろう．広汎性発達障害（DSM-Ⅳ-TR）にも感覚調整障害が多く認められること，これが社会適応を阻む大きな要因となることは多くの臨床家が実感していた．

下位分類の撤廃

- アスペルガー障害を含む下位分類は撤廃された．いわゆる高機能自閉症とアスペルガー障害も独立したものではなく，同じスペクトラムに存在するものとされる．ただし，「アスペルガー」の語は広く浸透しているので，全く使われなくなることは当面考えにくい．臨床場面では，しばらくは用語の説明が必要かもしれない．

並存障害を認める

- DSM-Ⅳ-TRまでとは異なり，ADHDや発達性協調運動症との併存診断も可能になった．いずれもASDと同じ神経発達症群にカテゴライズされているとはいえ，ASDは社会性，ADHDは行動，発達性協調運動症は運動面のように，それぞれは別々の評価系によって診断されるものである．併存診断は臨床の実状に即している．

治療

- 障害の特徴，年齢や発達に応じ，生活していくのにあたって適切な支援を行っていく．

自閉スペクトラム症／自閉症スペクトラム障害（ASD）：autism spectrum disorder
注意欠如多動性障害（ADHD）：attention-deficit/hyperactivity disorder
M-CHAT：modified-checklist for autism in toddlers
PARS：pervasive developmental disorders autism society Japan rating scale
AQ-J：Autism-Spectrum Quotient Japanese version

児童期・青年期の精神疾患

注意欠如・多動性障害

疾患概念
脳機能障害が発現の主要因と考えられているがまだ詳細が不明の著明な不注意，多動性，衝動性の3種類を主症状とした精神疾患である．

| F900, F909 | attention deficit hyperactivity disorder：ADHD |

Summary Map

症状 臨床所見	●著明な不注意，多動，衝動性の3種類を主症状とし，不注意優性型，多動性・衝動性優勢型，混合型（不注意と多動-衝動性の両方）のいずれかに分類される．
診断・評価法	●本人，家族，保育・教育関係者からの病歴聴取 ●質問紙法：ADHD Rating Scale-IV，コナーズの評価スケール ●知能テスト・心理テスト：WISC-IV，K-ABC，WAIS-III，CPT（持続処理課題 continuous performance task） ●客観的な学業成績の評価：通知表，テスト結果
鑑別疾患	精神疾患	●小児・思春期：自閉症，知的障害，反応性愛着障害，気分障害，適応障害，強迫性障害 ●成人期：うつ病，双極性障害，全般性不安障害
	内科的疾患	●小児・思春期：自閉症，知的障害，反応性愛着障害，気分障害，適応障害，強迫性障害
	神経疾患	●てんかん，脳腫瘍など
治療	●第一には本人，家族，学校（職場）にADHDの本質を説明し，非難と称賛のバランスを改善すること．心理教育および環境調整のみではADHD症状による問題の解決が難しい場合は薬物療法を行う． ●心理教育・環境調整：ペアレントトレーニングを含む親ガイダンス，本人との面接，学校との連携など． ●薬物療法：メチルフェニデート徐放薬，アトモキセチン

症状

●以下のような症状がみられる．
・不注意：集中力が続かない，気が散りやすい，忘れっぽい
・多動性：じっとしていることが苦手で落ち着かない
・衝動性：行って良いかどうか考える前に思いついた行動を実行してしまう

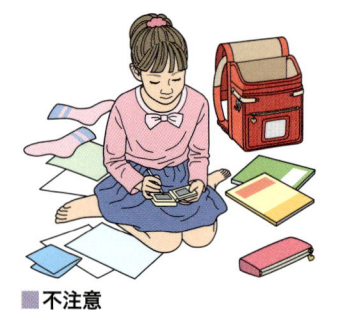

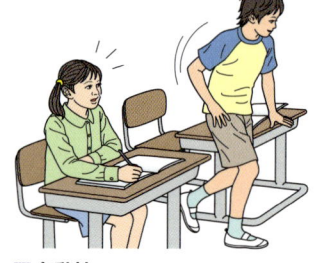

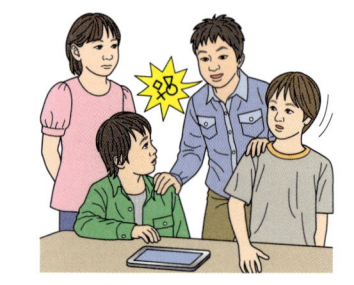

■不注意　　　　　　　■多動性　　　　　　　■衝動性

■表1　DSM-5におけるADHDの診断基準

診断基準
A. (1)および/または(2)によって特徴づけられる，不注意および/または多動性-衝動性の持続的な様式で，機能や発達の妨げとなっているもの：
(1)不注意：以下の症状のうち6つ(またはそれ以上)が少なくとも6か月持続したことがあり，その程度は発達の水準に不相応で，社会的および学業的/職業的活動に直接，悪影響を及ぼすほどである： 注：それらの症状は，単なる反抗的行動，挑戦，敵意の表れではなく，課題や指示を理解できないことでもない．青年期後期および成人(17歳以上)では，少なくとも5つ以上の症状が必要である． 　(a)学業，仕事，または他の活動中に，しばしば綿密に注意することができない，または不注意な間違いをする(例：細部を見過ごしたり，見逃してしまう，作業が不正確である)． 　(b)課題または遊びの活動中に，しばしば注意を持続することが困難である(例：講義，会話，または長時間の読書に集中し続けることが難しい)． 　(c)直接話しかけられたときに，しばしば聞いていないように見える(例：明らかに注意を逸らすものがない状況でさえ，心がどこか他所にあるように見える)． 　(d)しばしば指示に従えず，学業，用事，職場での義務をやり遂げることができない(例：課題を始めるがすぐに集中できなくなる，また容易に脱線する)． 　(e)課題や活動を順序立てることがしばしば困難である(例：一連の課題を遂行することが難しい，資料や持ち物を整理しておくことが難しい，作業が乱雑でまとまりがない，時間の管理が苦手，締め切りを守れない)． 　(f)精神的努力の持続を要する課題(例：学業や宿題，青年期後期および成人では報告書の作成，書類に漏れなく記入すること，長い文書を見直すこと)に従事することをしばしば避ける，嫌う，またはいやいや行う． 　(g)課題や活動に必要なもの(例：学校教材，鉛筆，本，道具，財布，鍵，書類，眼鏡，携帯電話)をしばしばなくしてしまう． 　(h)しばしば外的な刺激(青年期後期および成人では無関係な考えも含まれる)によってすぐ気が散ってしまう． 　(i)しばしば日々の活動(例：用事を足すこと，お使いをすること，青年期後期および成人では，電話を折り返しかけること，お金の支払い，会合の約束を守ること)で忘れっぽい．
(2)多動性および衝動性：以下の症状のうち6つ(またはそれ以上)が少なくとも6か月持続したことがあり，その程度は発達の水準に不相応で，社会的および学業的/職業的活動に直接，悪影響を及ぼすほどである： 注：それらの症状は，単なる反抗的態度，挑戦，敵意などの表れではなく，課題や指示を理解できないことでもない．青年期後期および成人(17歳以上)では，少なくとも5つ以上の症状が必要である． 　(a)しばしば手足をそわそわと動かしたりトントン叩いたりする，またはいすの上でもじもじする． 　(b)席についていることが求められる場面でしばしば席を離れる(例：教室，職場，その他の作業場所で，またはそこにとどまることを要求される他の場面で，自分の場所を離れる)． 　(c)不適切な状況でしばしば走り回ったり高い所へ登ったりする(注：青年または成人では，落ち着かない感じのみに限られるかもしれない)． 　(d)静かに遊んだり余暇活動につくことがしばしばできない． 　(e)しばしば"じっとしていない"，またはまるで"エンジンで動かされているように"行動する(例：レストランや会議に長時間とどまることができないかまたは不快に感じる：他の人達には落ち着かないとか，一緒にいることが困難と感じられるかもしれない)． 　(f)しばしばしゃべりすぎる． 　(g)しばしば質問が終わる前に出し抜いて答え始めてしまう(例：他の人達の言葉の続きを言ってしまう：会話で自分の番を待つことができない)． 　(h)しばしば自分の順番を待つことが困難である(例：列に並んでいるとき)． 　(i)しばしば他人を妨害し，邪魔する(例：会話，ゲーム，または活動に干渉する：相手に聞かずにまたは許可を得ずに他人の物を使い始めるかもしれない：青年または成人では，他人のしていることに口出ししたり，横取りすることがあるかもしれない)．
B. 不注意または多動性-衝動性のうちいくつかが12歳になる前から存在していた．
C. 不注意または多動性-衝動性のうちいくつかが2つ以上の状況(例：家庭，学校，職場：友人や親戚といるとき：その他の活動中)において存在する．
D. これらの症状が，社会的，学業的，または職業的機能を損なわせているまたはその質を低下させているという明確な証拠がある．
E. その症状は，統合失調症，または他の精神病性障害の経過中にのみ起こるものではなく，他の精神疾患(例：気分障害，不安症，解離症，パーソナリティー障害，物質中毒または離脱)ではうまく説明されない．

＊18の症状のうち6つ以上とする基準はDSM-IVとDSM-5では変わらず，DSM-5では各々の症状の具体例があげられた．
＊複数の状況で症状が生じていることが条件として加わった．
＊発症年齢が「7歳より前」ではなく，「12歳より前」に引き上げられた．
＊成人のADHDで確認される症状は6つではなく5つ以上とされた．
＊DSM-IVでは自閉性障害との併存は認められなかったが，DSM-5では自閉症スペクトラム障害との併存が認められた．
＊DSM-IVでは行動障害に分類されていたが，DSM-5では神経発達障害に分類された．
　(American Psychiatric Association：日本精神神経学会日本語版用語監，高橋三郎ほか監訳：DSM-5精神疾患の診断・統計マニュアル．p.58-59，医学書院，2014)

鑑別疾患

①発達障害：自閉症〔広汎性発達障害，アスペルガー(Asperger)障害〕，知的障害，チック障害・トゥレット(Tourette)症候群
②養育環境により生じる障害：虐待の結果起こりうる知的発達の問題，愛着の問題(反応性愛着障害など)，外傷後ストレス障害(PTSD)
③その他の精神障害：気分障害，全般性不安障害，適応障害，強迫性障害，統合失調症，境界性パーソナリティー障害，睡眠障害〔ナルコレプシー(narcolepsy)〕
④身体疾患：てんかん，脳腫瘍，甲状腺機能亢進症，アトピー性皮膚炎，気管支喘息，聴覚障害など

診断・評価方法

● 図1の手順で，包括的な診断・評価を行う．

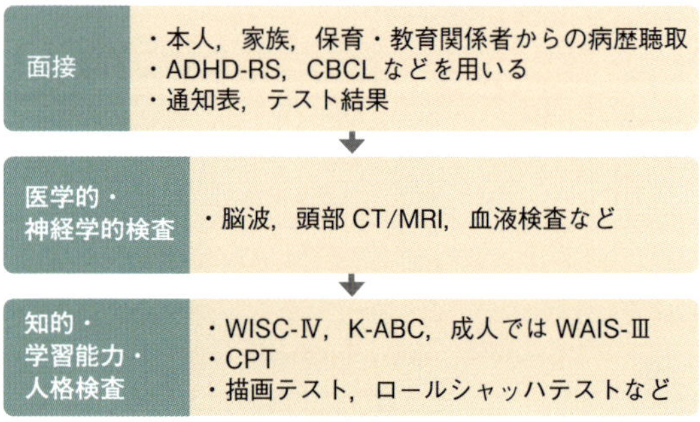

経過

● ADHDの主症状を中心に，一次性併存障害を含む生来の特性をもつ子どもと環境因およびライフイベントとの相互作用で二次性併存障害が発生する場合がある．
● 併存合併症
・一次性併存障害：自閉症(ASD)，学習障害(LD)，運動能力障害，コミュニケーション障害，排泄障害，チック障害など
・二次性併存障害：反抗挑戦性障害(ODD)，素行障害(CD)，強迫性障害，分離不安障害，恐怖症，適応障害など
● 時間的経過を図2，3に示す．
・症状が改善し社会性が増大する例：ADHDの主症状が改善し，二次性併存障害が出現せず，ADHDの診断基準を満たさなくなっていく．ほとんどのADHDがたどる経過(図2)．
・反社会性が進行していく例：適切な援助を受けられなかった場合にADHDの一部でたどる経過．途中段階で適切な支援を受けることでこの経過から脱していく(図3)．

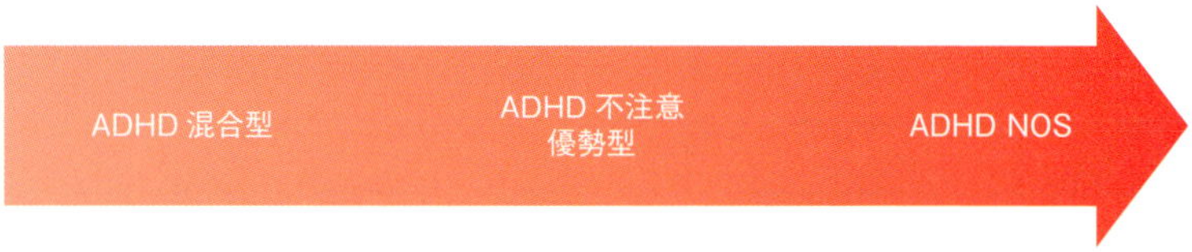

面接	・本人，家族，保育・教育関係者からの病歴聴取 ・ADHD-RS，CBCLなどを用いる ・通知表，テスト結果
医学的・神経学的検査	・脳波，頭部CT/MRI，血液検査など
知的・学習能力・人格検査	・WISC-IV，K-ABC，成人ではWAIS-III ・CPT ・描画テスト，ロールシャッハテストなど

■図1　包括的な診断・評価

■図2　症状改善の時間的経過
ADHD 混合型 → ADHD 不注意優勢型 → ADHD NOS
ADHD NOS：特定不能のADHD

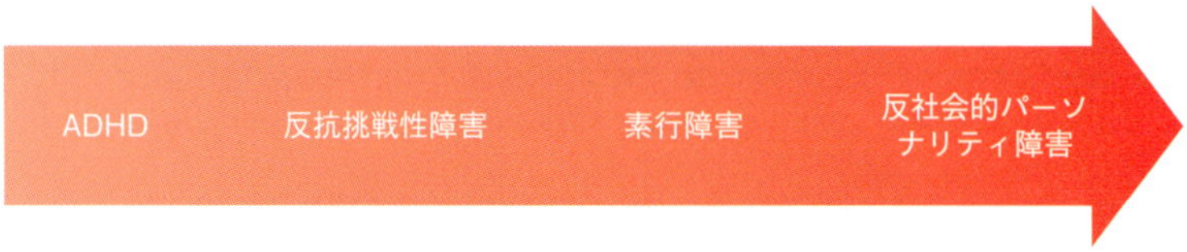

■図3　症状悪化の時間的経過
ADHD → 反抗挑戦性障害 → 素行障害 → 反社会的パーソナリティ障害

(ADHDの診断・治療指針に関する研究会編：注意欠陥・多動性障害(ADHD)の診断・治療ガイドライン　第3版．じほう，2008を改変)

治療

- 基本となる4種類の治療技法を組み合わせる．
  ①本人との面接：精神療法，ソーシャルスキルトレーニングなど
  ②親ガイダンス：心理教育，ペアレント・トレーニング，児童相談所との連携など
  ③学校との連携：通級教室，学校と親との連携の支援など
  ④薬物療法
- 薬物療法はGAF値が50以下，つまり「重大な症状が現れている」場合に検討する．GAFは心理的，社会的，職業的の機能と精神状態をあわせて，社会的生活機能を評価するものである（表2）．

第一選択薬：メチルフェニデート徐放剤（コンサータ®）
第二選択薬：アトモキセチン（ストラテラ®）など

```
                    ADHDの確定診断
        ┌──────────────┼──────────────┐
   GAF値：60以上      GAF値：51〜60     GAF値：50以下
   散発的・限局的問題    中等度の症状      持続的で重大な問題
        ↓              ↓              ↓
   基本的に心理社会的な   心理社会的な治療・    積極的に薬物療法を検討し
   治療・支援のみで対応  支援を行った上で，    併せて心理社会的な治療・
   し薬物療法は，特殊な  不適応状態が数か月    支援を組み合わせる
   ケースに対して例外的  間不変あるいは悪化
   に実施するだけとする  するような場合には，
                      薬物療法を検討する
```

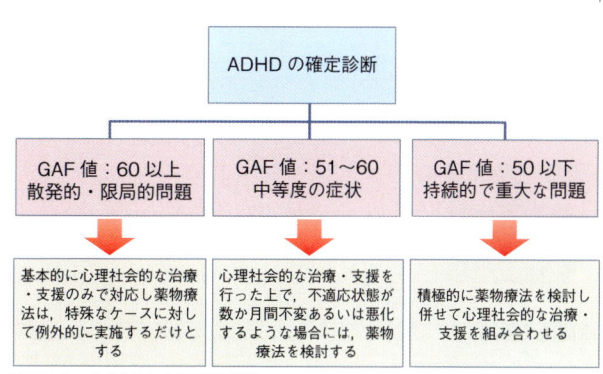

■図4　ADHDの確定診断
（ADHDの診断・治療方針に関する研究会編：注意欠陥・多動性障害—ADHDの診断・治療ガイドライン第3版，p.23．じほう，2008．を改変）

■表2　GAF（機能の全体的評価，Global Assessment of Functioning）尺度

100-91	広範囲の行動にわたって最高に機能しており，生活上の問題で手に負えないものは何もなく，その人の多数の長所があるために他の人々から求められている．症状は何もない
90-81	症状がまったくないか，ほんの少しだけ（例：試験前の軽い不安），すべての面でよい機能で，広範囲の活動に興味をもち参加し，社交的にはそつがなく，生活に大体満足し，日々のありふれた問題や心配以上のものはない（例：たまに，家族と口論する）
80-71	症状があったとしても，心理社会的ストレスに対する一過性で予期される反応である（例：家族と口論した後の集中困難），社会的，職業的または学校の機能にごくわずかな障害以上のものはない（例：学業で一時遅れをとる）
70-61	いくつかの軽い症状がある（例：抑うつ気分と軽い不眠），または，社会的，職業的または学校の機能に，いくらかの困難はある（例：ときにずる休みをしたり，家の金を盗んだりする）が，全般的には，機能はかなり良好であって，有意義な対人関係もかなりある
60-51	中等度の症状（例：感情が平板的で，会話がまわりくどい，ときに，恐慌発作がある），または，社会的，職業的，または学校の機能における中等度の障害（例：友達が少ない，仲間や仕事の同僚との葛藤）
50-41	重大な症状（例：自殺の考え，強迫的儀式がひどい，しょっちゅう万引する），または，社会的，職業的または学校の機能において何か重大な障害（友達がいない，仕事が続かない）
40-31	現実検討か意思伝達にいくらかの欠陥（例：会話はときどき，非論理的，あいまい，または関係性がなくなる），または，仕事や学校，家族関係，判断，思考または気分，など多くの面での粗大な欠陥（例：抑うつ的な男が友人を避け家族を無視し，仕事ができない．子供が年下の子供を殴り，家で反抗的で，学校では勉強ができない）
30-21	行動は妄想や幻覚に相当影響されている．または意思伝達か判断に粗大な欠陥がある（例：ときどき，滅裂，ひどく不適切にふるまう，自殺の考えにとらわれている），または，ほとんどすべての面で機能することができない（例：一日中床についている，仕事も家庭も友達もない）
20-11	自己または他者を傷つける危険がかなりあるか（例：死をはっきり予期することなしに自殺企図，しばしば暴力的，躁病性興奮），または，ときには最低限の身辺の清潔維持ができない（例：大便を塗りたくる），または，意思伝達に粗大な欠陥（例：ひどい滅裂か無言症）
10-1	自己または他者をひどく傷つける危険が続いている（例：何度も暴力を振るう），または最低限の身辺の清潔維持が持続的に不可能，または，死をはっきり予測した重大な自殺行為
0	

ウェクスラー児童用知能検査（WISC）：Wechsler Intelligence Scale for Children　｜　ウェクスラー成人式知能検査（WAIS）：Wechsler Adult Intelligence Scale　｜　K-ABC：Kaufman Assessment Battery for Children　｜　持続処理課題（CPT）：continuous performance task　｜　外傷後ストレス障害（PTSD）：post-traumatic stress disorder　｜　子どもの行動チェックリスト（CBCL）：Child Behavior Check List　｜　自閉症（ASD）autism spectrum disorder　｜　学習障害（LD）learning disorde　｜　反抗挑戦性障害（ODD）oppositional defiant disorder　｜　素行障害（CD）conduct disorder　｜　特定不能の注意欠陥多動性障害（ADHDNOS）：attention deficit hyperactivity disorder not otherwise specified

児童期・青年期の精神疾患

素行障害

疾患概念
反社会的，攻撃的あるいは反抗的な行動パターンが反復し持続する．

F91　conduct disorder：CD

Summary Map

誘因・原因	●環境因のリスクファクターや個人の併存障害との関連が指摘．
症状・臨床所見	●人や動物に対する攻撃性，所有物の破壊，虚偽性や窃盗，重大な規則違反など問題行動．
検査・診断・分類	●診断はDSM-5の診断基準に基づく． ●いくつかの症状は過去12か月以内に認め，少なくとも問題行動の1つは6か月以内に認める．
治療	●注意欠陥多動性障害（ADHD）や反抗挑戦性障害（ODD）が素行障害の問題に関連している場合，その特性に応じて療育的なかかわりや薬物療法を検討． ●教育機関・児童相談所・保健所など地域専門機関との調整が必要．

誘因・原因

●環境因のリスクファクターや個人の併存障害との関連が指摘されている．

症状・臨床所見

●人や動物に対する攻撃性，所有物の破壊，嘘をつくことや窃盗，重大な規則違反など問題行動を認める．

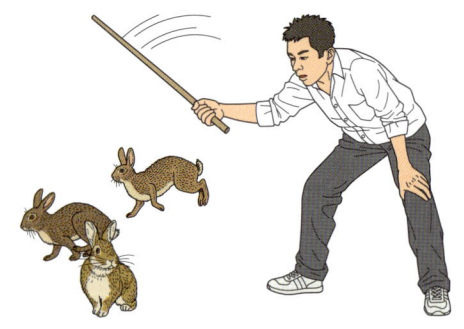

●動物に対する攻撃性

●窃盗

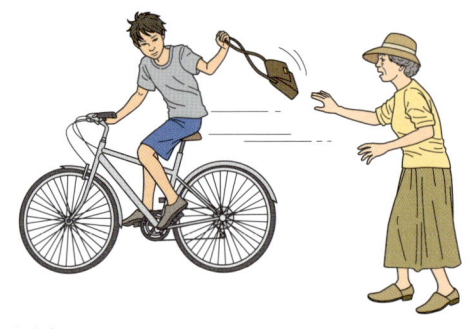

検査・診断・分類

- 診断はDSM-5の診断基準に基づき行う（**表1**）．
- また，**図1**に素行障害の包括的評価と**図2**にDSM-5準拠した素行障害の診断アルゴリズムを示す．

■ 表1　DSM-5の診断基準

A. 他者の基本的人権または年齢相応の主要な社会的規範または規則を侵害することが反復し持続する行動様式で，以下の行動様式で，以下の15の基準のうち，どの基準群からでも少なくとも3つが過去12か月の間に存在し，基準の少なくとも1つは過去6か月の間に存在したことによって明らかとなる．

〈人や動物に対する攻撃性〉
1. しばしば他人をいじめ，脅迫し，威嚇する
2. しばしば取っ組み合いの喧嘩を始める
3. 他人に重大な身体的危害を与えるような武器を使用したことがある（例：バット，煉瓦，割れた瓶，ナイフ，銃）
4. 人に対して身体的に残酷であった
5. 動物に対して身体的に残酷であった
6. 被害者の面前での盗みをしたことがある（例：人に襲いかかる強盗，ひったくり，強奪，凶器を使っての強盗）
7. 性行為を強いたことがある

〈所有物の破壊〉

8. 重大な損害を与えるために故意に放火したことがある
9. 故意に他人の所有物を破壊したことがある（放火以外で）

〈虚偽性や窃盗〉

10. 他人の住居，建造物，または車に侵入したことがある
11. 物または好意を得たり，または義務を逃れるためしばしば嘘をつく（例：他人をだます）
12. 被害者の面前ではなく，多少価値のある物品を盗んだことがある（例：万引き，ただし破壊や侵入のないもの，文章偽造）

〈重大な規則違反〉

13. 親の禁止にもかかわらず，しばしば夜間に外出する行為が13歳未満から始まる
14. 親または親代わりの人の家に住んでいる間に，一晩中，家を空けたことが少なくとも2回，または，長期にわたって家に帰らないことが1回あった．
15. しばしば学校を怠ける行為が13歳未満から始まる

B. この行動の障害は，臨床的に意味のある著しい社会的，学業的，または職業的機能の障害を引き起こしている．

C. その人が18歳以上の場合，反社会性パーソナリティ障害の基準を満たさない．

（American Psychiatric Association, 日本精神神経学会日本語版用語監, 髙橋三郎ほか監訳：DSM-5精神疾患の診断・統計マニュアル．p.461, 医学書院, 2014）

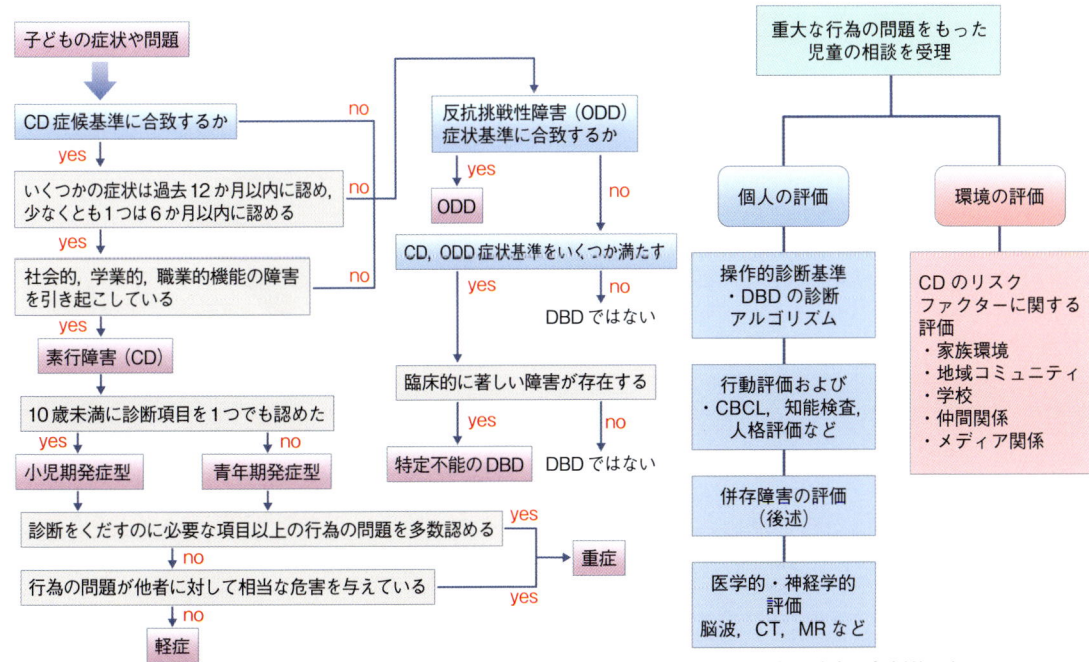

■ 図1　破壊的行動障害（DBD）の診断アルゴリズム
（齋藤万比古編：素行障害診断と治療のガイドライン．p.50. 金剛出版, 2013改変）

■ 図2　素行障害の包括的評価
（齋藤万比古編：素行障害診断と治療のガイドライン．金剛出版, p.48, 2013改変）

治療

- 医療介入の判断を図3に示す．
- 併存障害の治療
  - 発達障害：注意欠陥多動性障害（ADHD）や反抗挑戦性障害（ODD）が素行障害の問題に関連している場合，その特性に応じて療育的なかかわり（ペアレント・トレーニング，ソーシャルスキル・トレーニングなど）や薬物療法を検討する．
  - てんかんなどの脳器質性疾患
  - 情緒障害：気分障害，不安障害，解離性障害，適応障害
- 併存症の治療や，社会心理的介入に反応不十分で重篤かつ危険な攻撃性・暴力がある場合は薬物療法をする．

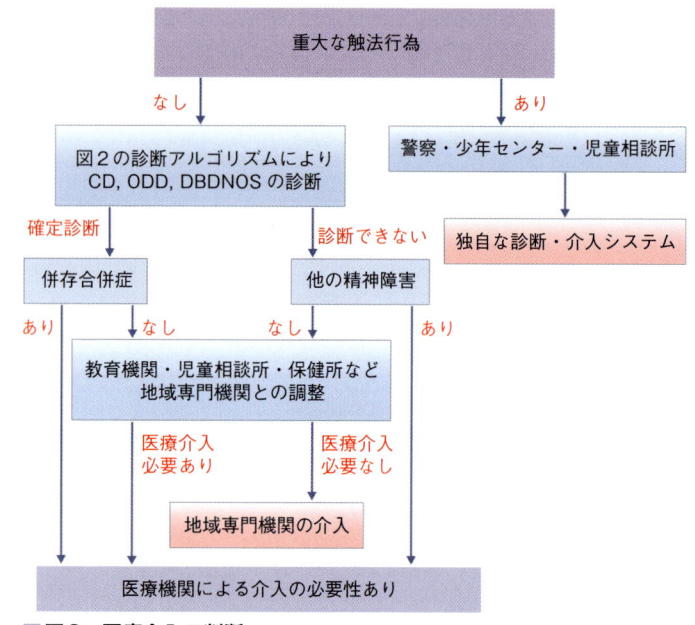

■ 図3　医療介入の判断
（齋藤万比古編：素行障害―ADHD―の解析・治療ガイドライン．金剛出版，2013改変）

経過

- DBD（破壊的行動障害）マーチ，素行障害とADHD，反抗挑戦性障害（ODD）との関連を図4に示す．
- 合併する場合には薬物依存，反社会的パーソナリティー障害に発展する可能性が有意に高くなる．

ADHD → 反抗挑戦性障害 → 素行障害 → 反社会的パーソナリティ障害

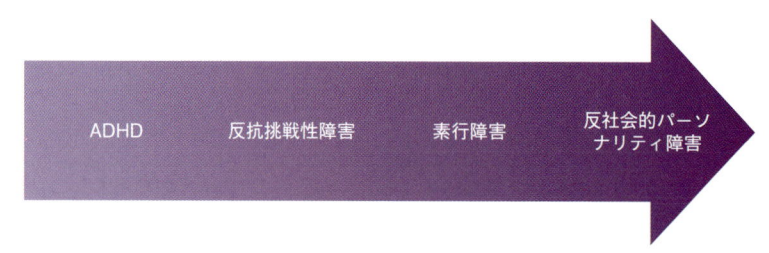

■ 図4　適切な援助を受けられなかった場合にたどる時間的経過

素行障害（CD）：conduct disorder ｜ 破壊的行動障害（DBD）：disruptive behavior disorder ｜ 子どもの行動チェックリスト（CBCL）：child behavior checklist ｜ 反抗挑戦性障害（ODD）：oppositional defiant disorder ｜ 特定不能の破壊的行動障害（DBDNOS）：disruptive behavior disorder not otherwise specifed ｜ 注意欠陥多動性障害（ADHD）attention deficit hyperactivity disorder

児童期・青年期の精神疾患

チック障害・トゥレット (Tourette) 症候群

F95, F952 ｜ tic disorder・Tourette syndrome

疾患概念
チックは突発的で，不規則な，体の一部の速い動きや発声を繰り返す状態で，その状態が一定期間継続する障害．トゥレット症候群は，多様な音声チックおよび運動チックが合併して1年以上続く疾患をいう．

Summary Map

誘因・原因
- チック障害・トゥレット症候群は遺伝的素因が想定．
- 一部の患者は溶連菌感染後の自己免疫疾患(PANDAS) が想定．
- 大多数の患者では発症原因は現時点では不明．

病態
- ドパミンD_2受容体遮断薬が有効で，ドパミン系の異常が想定．
- セロトニンやノルアドレナリン系の関与も示唆．

症状 臨床所見
- チックとは，突発的で急速な繰り返されるパターン化した運動あるいは発声を指す．
- 単純チックと複雑チックに分けられる．
- チックは短時間随意的に抑制することが可能．
- チックは単純運動チック，または単純音声チックに始まり，複雑運動チックや複雑音声チックへと変化．
- トゥレット症候群に特有な複雑音声チックとして汚言や，他人の言葉を繰り返すエコラリア*がある．

検査・診断 分類
- 症状を観察し，本人や家族から経過を詳しく聞くことで診断は可能．
- 一過性チック障害：症状が4週間以上続くが，1年に満たないものをいう．
- 慢性チック障害は，音声または運動の片方のみのチックが1年以上続くものを指す．
- トゥレット症候群は，多様な音声チックおよび運動チックが合併して1年以上続くことをいう．
- 神経学的所見，脳波検査，脳CTやMRI検査を行う．チックやトゥレット症候群に特異的な所見はない．

治療
- すべての患者に必要なのは心理教育．
- 周囲がチック症状に必要以上にかまわないだけで軽減することもある．
- 学校でいじめやからかいの原因になるときには，薬物療法を開始．

用語解説

エコラリア (echolalia)
オウム返し，あるいは反響言語のこと．他者が話した言語，耳にした言葉を，そのまま繰り返して発声すること．

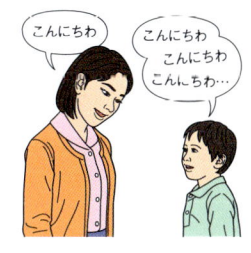

バリスム (ballism)
多くは一側性に起こる投げ出すような速く粗大な不随意運動．

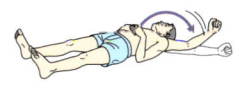

ミオクローヌス (myoclonus)
自分の意志とは無関係な不随意運動の1つで筋肉や筋肉群に起きる素早い収縮である．多くの筋肉で同時に起こることもある．

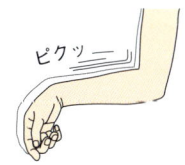

疾患の時間経過

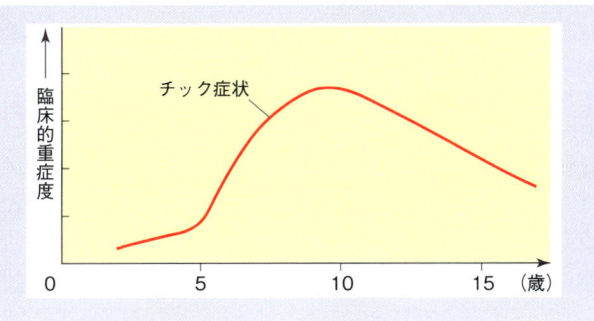

縦軸：臨床的重症度
横軸：0, 5, 10, 15 (歳)
チック症状

誘因・原因

- チック障害・トゥレット症候群には遺伝的素因が想定され，SLITRK1などの候補遺伝子も一部では同定されている．
- 一部の患者は溶連菌感染後の自己免疫疾患（PANDAS）が想定され，環境因子によるものと考えられる．
- しかし，大多数の患者では発症原因は現時点では不明である．

症状・臨床所見

- チックとは，突発的で急速な繰り返されるパターン化した運動あるいは発声を指す．
- 多くは6〜7歳ごろに発症し，症状の変動を繰り返し，12〜13歳ごろから症状が軽減することも多い．
- チックはさらに単純チック（身体の一部分だけに出現する），複雑チック（身体の複数の部位に出現する）に分けられる．
- 自らの意思に関係なく出現するが，短時間随意的に抑制することも可能である．
- 瞬き・顔しかめなどの単純運動チック，または単音節の単純音声チックに始まり，複雑運動チックや複雑音声チックへと変化することが多い．
- トゥレット症候群に特有な複雑音声チックとして汚言（社会的に受け入れられない言葉，子どもでは「シネ」や「バカ」が多い）や，他人の言葉を繰り返すエコラリア（echolalia）*がある．
- 緊張や不安によって増悪するが，リラックスしたときや楽しいことで気持ちが高ぶったときにも増悪する．

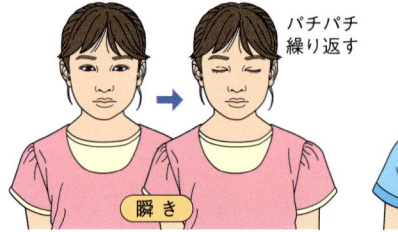

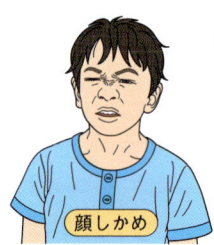

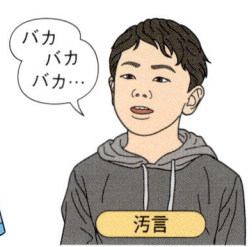

検査・診断・分類

- 症状を観察して本人や家族から経過を詳しく聞くことで診断は可能である．
- 舞踏運動，バリズム（ballism）*，ミオクローヌス（myoclonus）*などほかの不随意運動との鑑別が必要なこともある．
- 一過性チック障害は，チックが4週間以上続くが，1年に満たないものをいう．
- 慢性チック障害は，音声または運動の片方のみのチックが1年以上続くものである．
- トゥレット症候群は，多様な音声チックおよび運動チックが合併して1年以上続くことをいう．
- 鑑別診断のために神経学的所見を取り，脳波，脳CT，MRI検査を行うことがあるが，チックやトゥレット症候群に特異的な所見は現在のところない．

治療

- すべての患者に必要なのは心理教育である．
- 短時間であればチックを抑制できるため，保護者などからチックを止めるように叱られることも多いが，逆効果である．
- 保護者に説明し，チック症状に必要以上にかまわないようにしてもらうだけで軽減することもあるが，チックが学校でいじめやからかいの原因になる場合には，教師との連携も必要になる．チック症状で集中できないなど生活の質にかかわるときには，薬物療法を開始する．
- 抗精神病薬のハロペリドール・リスペリドン・アリピプラゾール，またはノルアドレナリン受容体拮抗薬のクロニジンを少量から開始する．

溶連菌感染後の自己免疫疾患（PANDAS）：pediatric autoimmune neuropsychiatric disorders associated with streptococcal infection

児童期・青年期の精神疾患

被虐待児症候群

疾患概念
子どもが養育者から虐待を繰り返し受けることで，心理的発達に大きな悪影響を及ぼし，対人関係・衝動性・感情などにかかわるさまざまな症状が出現する．これらの多彩な精神症状を被虐待児症候群とよぶ．

T741　battered child syndrome

Summary Map

誘因・原因
- 児童虐待は，**養育者の精神疾患・知的遅れ・養育者自身の被虐待体験・社会的な孤立・経済的困難・育児疲れなど**を背景として起こることが多い．
- 虐待は身体的虐待・心理的虐待・性的虐待・ネグレクトと分類されるが，複数の形での虐待が混在していることが一般的である．

●用語解説

ネグレクト（neglect）
児童虐待，障害者虐待，高齢者虐待の1つで，とくに子どもに対するネグレクトは育児放棄（乳幼児に対する適切な養育を親が放棄する）という．

病態
- 養育者との愛着関係が障害されることや長期的な心理的外傷的体験により，健全な精神発達が阻害される．
- 他者に対する信頼感や共感性が欠如し，他者の感情を理解することができなくなる．
- 主に発達心理学の視点から考えられており，生物学的な機序は十分には解明されていない．

症状 臨床所見
- 虐待に特異的な症状はあまりないが，感情の問題，対人関係・社会的問題，学習の問題，身体的問題がからんでくる．

検査・診断 分類
- 本人を診察して行動や感情の問題について把握し，生育歴から被虐待を確認できれば，診断できる．
- ただし，注意欠陥多動性障害・統合失調症・自閉症などとの鑑別は，しばしば困難である．
- 検査所見としては，被虐待に関連した内分泌的変化や，MRIでの脳形態の変化が報告されているが，臨床検査として十分な信頼性・妥当性は確立しておらず，**現状の診断には生育歴の聴取が必須**である．

治療
- **安全な生活環境を確保**することが必要である．
- 児童相談所・保健所など地域の公的資源を活用して，児童だけでなく保護者ともかかわる必要がある．

誘因・原因

- 子どもが養育者から虐待を繰り返し受けることで，心理的発達に大きな悪影響を及ぼし，対人関係・衝動性・感情などにかかわるさまざまな症状が出現する．これらの多彩な精神症状を被虐待児症候群とよぶ．
- 児童虐待は，養育者の精神疾患（うつ病・物質依存・パーソナリティ障害）・知的遅れ・養育者自身の被虐待体験・社会的な孤立・経済的困難・育児疲れなどを背景として起こることが多い．
- また子どもの身体疾患や発達障害があり，養育者が育てにくさを感じることも危険因子である．
- 虐待は身体的虐待・心理的虐待・性的虐待・ネグレクト（neglect）*と分類されるが，複数の形での虐待が混在していることが一般的である．

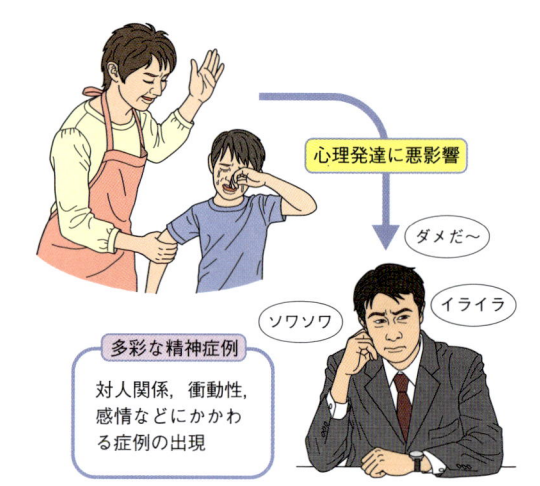

症状・臨床所見

- 以下に列挙するが，虐待に特異的な症状はあまりない．
- 感情の問題：情緒が不安定になるか，反対に一切の感情表出や他者への共感がなくなることもある．怒りっぽくなり，些細なことから争いをくり返し，対人関係は不安定である．自尊心は低下して刹那的な人生観を持ち，自傷や自殺企図，不特定多数との性交渉など自己破壊的な傾向が強く，摂食障害や物質濫用に発展する．非行や犯罪に流れる．
- 学習の問題：学業不振で，年齢相応の生活習慣が身につかず，道徳を理解できない．
- 身体的問題：身長が極端に低い．顕著なるい痩や肥満がある．

■ 被虐待児症候群

検査・診断・分類

- 本人を診察して行動や感情の問題について把握し，生育歴から被虐待を確認できれば，診断できる．
- ただし，落ち着きのなさや衝動性・被害妄想のような言動・対人関係の問題などから，注意欠陥多動性障害・統合失調症・自閉症などとの鑑別は，しばしば困難である．
- とくに自閉症や注意欠陥多動性障害などの発達障害が併存していると考えられる子どもも多い．
- 虐待を受けた子が保護者に恨みを述べることは珍しく，むしろ盲従していて，分離されるときには強く抵抗することが多い．そのため，子どもを保護者から隔絶したときに，保護者を思慕するような言動がみられたとしても，虐待を否定する根拠にはならない．

治療

- 健全な精神発達のためには安全な生活環境を確保することが必要である．
- 養育者との生活を続ける場合には，児童相談所・保健所など地域の公的資源を活用して，児童だけでなく保護者ともかかわる必要がある．
- 養育者のもとから離し，里親や児童養護施設での生活を送る場合には，当初は激しい反発や問題行動の顕在化がみられる．しかし，信頼関係ができれば，徐々に本来の安定した精神的な発達を取り戻す．
- 養育者自身が精神疾患や経済的困難を抱える場合には，子どもを養育する負担をなくし，適切な介入をすることで状態が改善し，子どもに適切な養育をできるようになることもある．

成人の人格・行動障害

パーソナリティ障害

疾患概念
著しく偏った，持続的行動の反応パターンで，柔軟性を欠き，幅広い範囲に広がり，行動や心理機能に強い影響を及ぼし，多くは，主観的苦痛や社会的機能障害を伴う．

F60　personality disorder : PD

Summary Map

誘因・原因
- 生物学的要因と養育環境要因の両者の影響が考えられ，精神分析学的には，病態の基盤に，特徴的な防衛機制を考える．

病態
- 著しく偏った，持続的行動の反応パターンである．

症状 臨床所見
- 柔軟性を欠き，幅広い範囲に広がり，行動や心理機能に強い影響を及ぼす．
- 多くは，主観的苦痛や社会的機能障害を認め，抑うつ，不安，睡眠障害などの精神症状を伴うこともある．

検査・診断 分類
- 診断に役立つ検査として，各種の知能検査，性格検査，発達検査がある．
- 診断には，広い範囲の精神機能・精神症状の評価が必要である．
- 本人の言動や振る舞いのみならず，周囲の者からの情報や評価も，診断上重要である．
- パーソナリティ障害は，クラスターA(猜疑性/妄想性，シゾイド，統合失調型)，クラスターB(反社会性，境界性，演技性，自己愛性)，クラスターC(回避性，依存性，強迫性)に分類される．

治療
- 心理社会的療法(個人精神療法，認知療法，認知行動療法，集団療法，家族介入療法)，薬物療法がある．

予後・経過
- 持続する傾向をもつ．
- 多くは長期の経過において軽快が期待できる．

誘因・原因

- 生物学的要因と養育環境要因の両者の影響が考えられている.
- 精神分析学的には,病態の基盤に,特徴的な防衛機制を考える.

症状・臨床所見

- 著しく偏った,持続的行動の反応パターンである.
- 柔軟性を欠き,幅広い範囲に広がり,行動や心理機能に強い影響を及ぼす.
- 多くは,主観的苦痛や社会的機能障害を認める.
- 抑うつ,不安,睡眠障害などの精神症状を伴うこともある.

検査・診断・分類

- 診断に役立つ検査として,各種の知能検査,性格検査,発達検査がある.
- 診断には,広い範囲の精神機能・精神症状の評価が必要である.
- 本人の言動や振る舞いのみならず,周囲の者からの情報や評価も,診断上重要である.
- 以下のように分類される.
  ①猜疑性/妄想性パーソナリティ障害
  ②シゾイド/スキゾイドパーソナリティ障害
  ③統合失調型パーソナリティ障害
  ④反社会性パーソナリティ障害
  ⑤境界性パーソナリティ障害
  ⑥演技性パーソナリティ障害
  ⑦自己愛性パーソナリティ障害
  ⑧回避性パーソナリティ障害
  ⑨依存性パーソナリティ障害
  ⑩強迫性パーソナリティ障害
- DSM-5では,各類型を3つのクラスターにまとめている(表1).

■表1 クラスター別類型

	特徴	
クラスターA	奇異	①猜疑性/妄想性,②シゾイド/スキゾイド,③統合失調型
クラスターB	劇的	④反社会性,⑤境界性,⑥演技性,⑦自己愛性
クラスターC	不安	⑧回避性,⑨依存性,⑩強迫性

■表2 パーソナリティ障害の診断基準

A. その人の属する文化から期待されるものより著しく偏った,内的体験および行動の持続的様式.この様式は以下のうち2つ(またはそれ以上)の領域に現れる (1) 認知(すなわち,自己,他者,および出来事を知覚し解釈する仕方) (2) 感情性(すなわち,情動反応の範囲,強さ,不安定さ,および適切さ) (3) 対人関係機能 (4) 衝動の制御
B. その持続的様式は,柔軟性がなく,個人的および社会的状況の幅広い範囲に広がっている
C. その持続的様式は,臨床的に意味のある苦痛,または社会的,職業的,または他の重要な領域における機能の障害を引き起こしている
D. その様式は,安定し,長期間続いており,その始まりは少なくとも青年期または成人期早期にまでさかのぼることができる
E. その持続的様式は,他の精神疾患の表れ,またはその結果ではうまく説明されない
F. その持続的様式は,物質(例:乱用薬物,医薬品)または他の医学的疾患(例:頭部外傷)の直接的な生理学的作用によるものではない

(American Psychiatric Association, 日本精神神経学会日本語版用語監, 髙橋三郎ほか監訳:DSM-5精神疾患の診断・統計マニュアル. p.636-637, 医学書院, 2014)

猜疑性パーソナリティ障害／妄想性パーソナリティ障害

●症状
- 他者への不信感や猜疑心が強く，自身を正当化する．

●診断
- ICD-10「F60.0 妄想性パーソナリティ障害」
- DSM-5「301.0 猜疑性パーソナリティ障害／妄想性パーソナリティ障害」

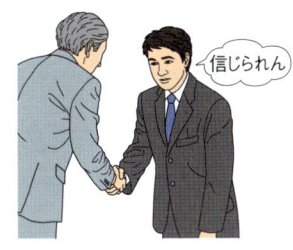

●不信感や猜疑心

●治療
- 心理社会的治療
  認知療法：不信感などの認知の修正，対人関係に関する認識の検討を行う．
  認知行動療法：行動リハーサル，社会技能訓練などが有効である．
  家族介入：家族内力動が関係している場合に施行される．
- 薬物療法：少量の抗精神病薬が，強い猜疑心や焦燥に対し有効である．抗不安薬や抗うつ薬を，不安や抑うつに対し用いることもある．

●予後・経過
- 妄想性障害や統合失調症妄想型に発展することもある．

■ 表3 猜疑性パーソナリティ障害／妄想性パーソナリティ障害の診断基準

A．他人の動機を悪意あるものと解釈するといった，広範な不信と疑い深さが成人期早期までに始まり，種々の状況で明らかになる．以下の4つ（またはそれ以上）によって示される
　(1) 十分な根拠もないのに，他人が自分を利用する，危害を加える，またはだますという疑いをもつ
　(2) 友人または仲間の誠実さや信頼を不当に疑い，それに心を奪われている
　(3) 情報が自分に不利に用いられるという根拠のない恐れのために，他人に秘密を打ち明けたがらない
　(4) 悪意のない言葉や出来事のなかに，自分をけなす，または脅す意味が隠されていると読む
　(5) 恨みをいだき続ける（つまり，侮辱されたこと，傷つけられたこと，または軽蔑されたことを許さない）
　(6) 自分の性格または評判に対して他人にはわからないような攻撃を感じ取り，すぐに怒って反応する．または逆襲する
　(7) 配偶者または性的伴侶の貞節に対して，繰り返し道理に合わない疑念をもつ．

B．統合失調症，「双極性障害または抑うつ障害，精神病性の特徴を伴う」，または他の精神病性障害の経過中にのみ起こるものではなく，他の医学的疾患の生理学的作用によるものでもない
注：統合失調症の発症前に基準が満たされている場合には，「病前」と付け加える．すなわち，「猜疑性パーソナリティ障害（病前）」

（American Psychiatric Association，日本精神神経学会日本語版用語監，高橋三郎ほか監訳：DSM-5精神疾患の診断・統計マニュアル．p.639-640, 医学書院，2014）

シゾイドパーソナリティ障害／スキゾイドパーソナリティ障害

●症状
- 非社交性，鈍重さ，過敏性を認める．
- 感情体験や感情表出が乏しい．

●診断
- ICD-10「F60.1 統合失調質パーソナリティ障害」
- DSM-Ⅳ-TR「301.20 シゾイドパーソナリティ障害／スキゾイドパーソナリティ障害」

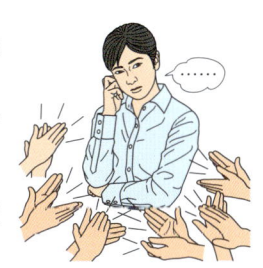

●感情表出が乏しい

●治療
- 心理社会的療法
  個人精神療法：支持的精神療法により適応の改善をはかる．治療への動機づけを行う．
  集団療法：親密な対人関係／社会化の体験を促進する．
  家族療法：家族の機能的な交流パターンを確立する．
  認知行動療法：社会技能訓練が有効である．
- 薬物療法：抗うつ薬や抗不安薬を，不安や抑うつに対し用いることがある．また，少量の抗精神病薬が有効な場合もある．

■ 表4 シゾイドパーソナリティ障害／スキゾイドパーソナリティ障害の診断基準

A．社会的関係からの離脱，対人関係場面での情動表現の範囲の限定などの広範囲な様式で，成人期早期までに始まり，種々の状況で明らかになる．以下のうち4つ（またはそれ以上）によって示される
　(1) 家族の一員であることを含めて，親密な関係をもちたいと思わない，またはそれを楽しいと感じない
　(2) ほとんどいつも孤立した行動を選択する
　(3) 他人と性体験をもつことに対する興味が，もしあったとしても，少ししかない
　(4) 喜びを感じられるような活動が，もしあったとしても，少ししかない
　(5) 第一度親族以外には，親しい友人または信頼できる友人がいない
　(6) 他人の賞賛や批判に対して無関心にみえる
　(7) 情緒的な冷淡さ，離脱，または平板な感情状態を示す

B．統合失調症，「双極性障害または抑うつ障害，精神病性の特徴を伴う」，ほかの精神病性障害，または自閉スペクトラム症の経過中にのみ起こるものではなく，ほかの医学的疾患の生理学的作用によるものでもない
注：統合失調症の発症前に基準が満たされている場合には，「病前」と付け加える．すなわち，「シゾイドパーソナリティ障害（病前）」

（American Psychiatric Association，日本精神神経学会日本語版用語監，高橋三郎ほか監訳：DSM-5精神疾患の診断・統計マニュアル．p.643, 医学書院，2014）

統合失調型パーソナリティ障害

● **誘因・原因**
・統合失調症病態解明を目指した研究のなかで，統合失調型パーソナリティ障害を対象とした生物学的研究（分子遺伝学的研究，脳画像研究など）が進められてきている．
・たとえば画像研究からは，内側側頭葉は統合失調症と同様に体積減少を認めるが，前頭葉は統合失調症でみられるような体積減少がないことが，報告されている．

● **症状**
・明らかな精神病状態でなく統合失調症発症にいたっていないが，思考障害や対人関係の問題を示す．
・関係念慮，奇異な信念や魔術的思考などの認知，思考面での異常や妄想的観念といった，精神病症状に類似した症状を認める．
・統合失調症や精神病性障害の超ハイリスク群が，本診断に含まれる場合がある．

● **診断**
・ICD-10「F21 統合失調型障害」
・DSM-5「301.22 統合失調型パーソナリティ障害」
・なお，超ハイリスク群の評価尺度として，米国のSIPS（Structured Interview for Psychosis-risk Syndrome）や，豪州のCAARMS（Comprehensive Assessment of At Risk Mental States）がある．

● **治療**
・統合失調症や精神病性障害の顕在発症の予防を目的とした介入が，重要である．
・心理社会的療法
　個人精神療法：支持的精神療法などにより適応能力の改善をはかる．
　認知療法：周囲に対する不合理な思いこみなどの認知パターンを改善する．
　認知行動療法：社会技能訓練などが有効である．
・薬物療法：少量の抗精神病薬の有効性が明らかにされている．

● **予後・経過**
・慢性の経過を示すが，周期的な増悪や症状の減弱を伴う．
・ときに明らかな統合失調症へと進展する．

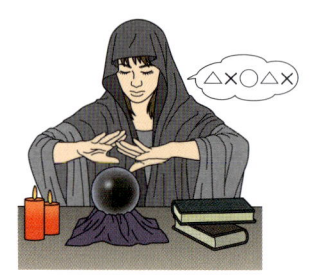

● 魔術的思考を信じる

■ **表5　統合失調型パーソナリティ障害の診断基準**

A．親密な関係では急に気楽でいられなくなること，そうした関係を形成する能力が足りないこと，および認知的または知覚的歪曲と風変わりな行動で特徴づけられる，社会的および対人関係的な欠陥の広範な様式で，成人期早期までに始まり，種々の状況で明らかになる．以下のうち5つ（またはそれ以上）によって示される
　(1) 関係念慮（関係妄想は含まない）
　(2) 行動に影響し，下位文化的規範に合わない奇異な信念，または魔術思考（例：迷信深いこと，千里眼，テレパシー，または"第六感"を信じること；子どもおよび青年では，奇異な空想または思い込み）
　(3) 普通でない知覚体験，身体的錯覚も含む
　(4) 奇異な考え方と話し方（例：あいまい，まわりくどい，抽象的，細部にこだわりすぎ，紋切り型）
　(5) 疑い深さ，または妄想様観念
　(6) 不適切な，または収縮した感情
　(7) 奇妙な，風変わりな，または特異な行動または外見
　(8) 第一度親族以外には，親しい友人または信頼できる人がいない
　(9) 過剰な社交不安があり，それは慣れによって軽減せず，また自己卑下的な判断よりも妄想的恐怖を伴う傾向がある

B．統合失調症，「双極性障害または抑うつ障害，精神病性の特徴を伴う」，ほかの精神病性障害，または自閉スペクトラム症の経過中にのみ起こるものではない
注：統合失調症の発症前に基準が満たされている場合には，「病前」と付け加える．すなわち，「統合失調型パーソナリティ障害（病前）」

（American Psychiatric Association，日本精神神経学会日本語版用語監，髙橋三郎ほか監訳：DSM-5精神疾患の診断・統計マニュアル．p.646，医学書院，2014）

反社会性パーソナリティ障害

●原因
- 遺伝的要因や養育環境要因（反社会性，養育拒絶など）が指摘されている．
- 生物学的所見として，髄液中5-HIAAの低下と衝動性，攻撃性の亢進との関連が報告されている．また画像研究から，辺縁系や傍辺縁系，前頭極部の灰白質減少が報告されている．異常脳波を認めることがある．

●症状
- 社会のルールや責務を無視し，ときに法に触れる水準で，他者の権利を侵害する．
- 良心の呵責，自身の反社会的行為に対する反省が欠如し，他者への共感を示さない．

●診断
- ICD-10「F60.2 非社会性パーソナリティ障害」
- DSM-5「301.7 反社会性パーソナリティ障害」

■表6　反社会性パーソナリティ障害の診断基準

A．他人の権利を無視し侵害する広範な様式で，15歳以降起こっており，以下のうち3つ（またはそれ以上）によって示される (1) 法にかなった行動という点で社会的規範に適合しないこと．これは逮捕の原因になる行為を繰り返し行うことで示される (2) 虚偽性，これは繰り返し嘘をつくこと，偽名を使うこと，または自分の利益や快楽のために人をだますことによって示される (3) 衝動性，または将来の計画を立てられないこと (4) いらだたしさおよび攻撃性，これは身体的な喧嘩または暴力を繰り返すことによって示される (5) 自分または他人の安全を考えない無謀さ (6) 一貫して無責任であること，これは仕事を安定して続けられない，または経済的な義務を果たさない，ということを繰り返すことによって示される (7) 良心の呵責の欠如，これは他人を傷つけたり，いじめたり，または他人のものを盗んだりしたことに無関心であったり，それを正当化したりすることによって示される
B．その人は少なくとも18歳以上である
C．15歳以前に発症した素行症の証拠がある
D．反社会的な行為が起こるのは，統合失調症や双極性障害の経過中のみではない

（American Psychiatric Association，日本精神神経学会日本語版用語監，髙橋三郎ほか監訳：DSM-5精神疾患の診断・統計マニュアル．p.650, 医学書院，2014）

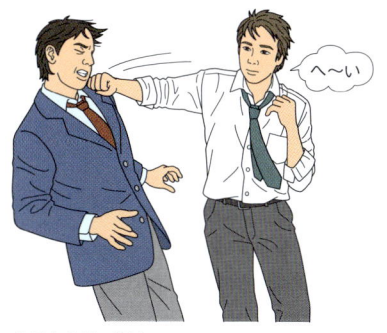

●暴力を繰り返す

●治療
- 目標は，衝動性の制御能力の獲得と社会の一員としての責務の学習である．
- 心理社会的療法
  精神療法：動機付け面接が有用である．現実的な目標を策定する．
  認知療法：衝動制御の低さに対する問題解決的技法が有用である．
  集団療法：構造化された集団療法を通し，コミュニティのなかでの責任を学習する．
  認知行動療法：社会技能訓練が有効である．
- 薬物療法：気分安定薬や抗てんかん薬，抗精神病薬が，衝動性や攻撃性に対し有効である．選択的セロトニン再取り込み阻害薬(SSRI)などの抗うつ薬が用いられることもある．

●予後・経過
- 青年後期まで持続的に進むが，成長とともに症状が軽減する場合もある．
- 大うつ病性障害，物質依存などの併存がよくみられる．

境界性パーソナリティ障害

●原因
- 要因は，養育環境と生物学的要因との相互作用と考えられている．
- 生物学的所見として，髄液中5-HIAAの低下と衝動性，攻撃性の亢進との関連が報告されている．また画像研究では，前頭葉と辺縁系の機能的コネクティビティ異常や各部位の体積減少が報告されている．
- 養育環境として，家族の高い感情表出や養育態度の不安定さ，虐待やネグレクトが，発症の関連因子と考えられている．

●症状
- 空虚感や見捨てられ不安が慢性的に認められ，欲求不満や怒りが頻繁に現れ，情動は極端に変動し不安定である．
- 白か黒かで対象を評価する，二極思考である．
- 衝動性が亢進し，自己破壊的の行為（過量服薬，自傷行為，性的逸脱行動など）に至る．
- 対人関係や自己同一性が不安定である．

●診断
- ICD-10「F60.31 情緒不安定性パーソナリティ障害，境界型」
- DSM-5「301.83 境界性パーソナリティ障害」

●自傷行為の繰り返し

●治療
- 目標は，自己認識や内省の深化，感情や行動の制御，直面する問題への対応などである．
- 心理社会的療法
  精神分析的精神療法：精神分析を基本とする．
  個人精神療法：支持的精神療法などにより，人格的成長や社会技能獲得をはかる．
  集団療法：とくに行動集団療法では，感情制御や自傷行為回避の技能の習得が期待できる．
  家族療法：家族関係が不安定な場合に有効である．
  認知行動療法：病的な認知やそれによる反応を認識し，修正する．
  対人関係療法：対人関係パターンの問題を認識し，修正する．
  弁証論的行動療法：集団技能訓練と個人面接からなる統合的治療であり，有効性が実証されている．
- 薬物療法：抗うつ薬と気分調整薬が，感情不安定や怒りに対し有効である．抗精神病薬が，衝動性，攻撃性，不安定な対人関係に対し有効である．モノアミン酸化酵素阻害薬が，抑うつや衝動行為，不安に対し有効である．
- なおわが国の治療ガイドラインでは，第一選択は中等量の非定型抗精神病薬である．

●予後・経過
- 高率に大うつ病性障害がみられる．
- 境界性パーソナリティ障害と診断された患者のおよそ8～10%が，自殺既遂にいたる．
- 十数年の経過のなかで，境界性パーソナリティ障害と診断されなくなることもあり，社会的機能の改善が期待できる．

■表7 境界性パーソナリティ障害の診断基準

対人関係，自己像，情動などの不安定性および著しい衝動性の広範な様式で，成人期早期までに始まり，種々の状況で明らかになる，以下のうち5つ（またはそれ以上）によって示される
(1) 現実に，または想像の中で，見捨てられることを避けようとするなりふりかまわない努力（注：基準5で取り上げられる自殺行為または自傷行為は含めないこと）
(2) 理想化とこき下ろしとの両極端を揺れ動くことによって特徴づけられる，不安定で激しい対人関係の様式
(3) 同一性の混乱：著明で持続的に不安定な自己像または自己意識
(4) 自己を傷つける可能性のある衝動性で，少なくとも2つの領域にわたるもの（例：浪費，性行為，物質乱用，無謀な運転，過食）（注：基準5で取り上げられる自殺行為または自傷行為は含めないこと）
(5) 自殺の行動，そぶり，脅し，または自傷行為の繰り返し
(6) 顕著な気分反応性による感情の不安定性（例：通常は2～3時間持続し，2～3日以上持続することはまれな，エピソード的に起こる強い不快気分，いらだたしさ，または不安）
(7) 慢性的な空虚感
(8) 不適切で激しい怒り，または怒りの制御の困難（例：しばしばかんしゃくを起こす，いつも怒っている，取っ組み合いの喧嘩を繰り返す）
(9) 一過性のストレス関連性の妄想様観念または重篤な解離症状

(American Psychiatric Association，日本精神神経学会日本語版用語監，髙橋三郎ほか監訳：DSM-5精神疾患の診断・統計マニュアル．p.654，医学書院，2014）

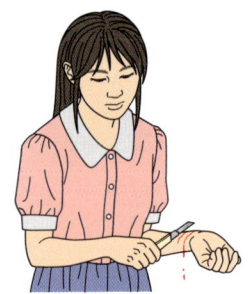

演技性パーソナリティ障害

●症状
・周囲の注目や関心を集めるため,演技的な行動や派手な身体的外見を示す.
・誇張した感情表出を認めるが,浅薄で変わりやすい.

●診断
・ICD-10「F60.4 演技性パーソナリティ障害」
・DSM-Ⅳ-TR「301.50 演技性パーソナリティ障害」

●治療
・目標は,適切な感情表現や共感能力の獲得,対人関係パターンの変化である.
・心理社会的療法
　個人精神療法:精神分析的精神療法,支持的精神療法,力動的精神療法が有用である.
・薬物療法:SSRIが有効との報告がある.

●挑発的な行動

■表8　演技性パーソナリティ障害の診断基準

過度な情動性と人の注意を引こうとする広範な様式で,成人期早期までに始まり,種々の状況で明らかになる.以下のうち5つ(またはそれ以上)によって示される
(1)自分が注目の的になっていない状況では楽しくない
(2)他者との交流は,しばしば不適切なほど性的に誘惑的な,または挑発的な行動によって特徴づけられる
(3)浅薄ですばやく変化する情動表出を示す
(4)自分への関心を引くために身体的外見を一貫して用いる
(5)過度に印象的だが内容がない話し方をする
(6)自己演劇化,芝居がかった態度,誇張した情動表現を示す
(7)被暗示的(すなわち,他人または環境の影響を受けやすい)
(8)対人関係を実際以上に親密なものと思っている

(American Psychiatric Association, 日本精神神経学会日本語版用語監,髙橋三郎ほか監訳:DSM-5精神疾患の診断・統計マニュアル.p.658,医学書院,2014)

自己愛性パーソナリティ障害

●症状
・自己を誇大視し,自己評価にこだわる.
・自己の失敗や他者からの批判に対して脆弱である.

●診断
・ICD-10「F60.8 ほかの特定のパーソナリティ障害」
・DSM-5「301.81 自己愛性パーソナリティ障害」

●治療
・心理社会的療法
　個人精神療法:社会技能の習得,対人関係の学習,感情制御能力の向上をはかる.
　認知療法:誇大的自己認識の自覚と,その改善をはかる.
・薬物療法:SSRIが対人過敏性に有効であると推測する報告もある.

●予後・経過
・加齢にうまく対処できず中年期に傷つく場合がある.

●かぎりない成功の空想

■表9　自己愛性パーソナリティ障害の診断基準

誇大性(空想または行動における),賛美されたい欲求,共感の欠如の広範な様式で,成人期早期までに始まり,種々の状況で明らかになる.以下のうち5つ(またはそれ以上)によって示される
(1)自分が重要であるという誇大な感覚(例:業績や才能を誇張する,十分な業績がないにもかかわらず優れていると認められることを期待する)
(2)限りない成功,権力,才気,美しさ,あるいは理想的な愛の空想にとらわれている
(3)自分が"特別"であり,独特であり,他の特別なまたは地位の高い人達(または団体)だけが理解しうる,または関係があるべきだ,と信じている
(4)過剰な賛美を求める
(5)特権意識(つまり,特別有利な取り計らい,または自分が期待すれば相手が自動的に従うことを理由もなく期待する)
(6)対人関係で相手を不当に利用する(すなわち,自分自身の目的を達成するために他人を利用する)
(7)共感の欠如:他人の気持ちおよび欲求を認識しようとしない,またはそれに気づこうとしない
(8)しばしば他人に嫉妬する,または他人が自分に嫉妬していると思い込む
(9)尊大で傲慢な行動,または態度

(American Psychiatric Association, 日本精神神経学会日本語版用語監,髙橋三郎ほか監訳:DSM-5精神疾患の診断・統計マニュアル.p.661,医学書院,2014)

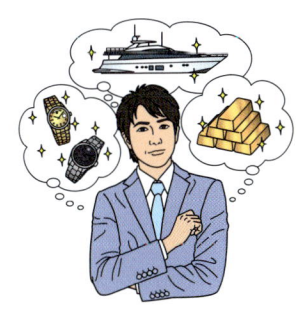

回避性パーソナリティ障害

●症状
・自尊心が低く拒否されることを恐れるため，引きこもる．

●診断
・ICD-10「F60.6 不安性(回避性)パーソナリティ障害」
・DSM-5「301.82 回避性パーソナリティ障害」

●治療
・目標は，適切な自己評価や対人関係に対する自信の獲得，批判への過敏性の減弱である．

・心理社会的療法
　支持的精神療法：治療者に受け入れられることを通じて，自尊心や自信を高める．
　行動療法：系統的脱感作，行動リハーサルなどがある．
　認知行動療法：社会技能訓練などがある．
・薬物療法：SSRIが有効な場合がある．

●予後・経過
・保護的環境であれば，機能を維持する場合が多い．

●親密な関係の中でも遠慮を示す

■表10　回避性パーソナリティ障害の診断基準

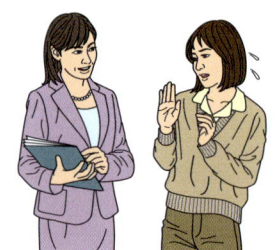

社会的抑制，不全感，および否定的評価に対する過敏性の広範な様式で，成人期早期までに始まり，種々の状況で明らかになる．以下のうち4つ(またはそれ以上)によって示される
(1) 批判，非難または拒絶に対する恐怖のために，重要な対人接触のある職業的活動を避ける
(2) 好かれていると確信できなければ，人と関係をもちたがらない
(3) 恥をかかされる，または嘲笑されることを恐れるために，親密な関係の中でも遠慮を示す
(4) 社会的な状況では，批判される，または拒絶されることに心がとらわれている
(5) 不全感のために，新しい対人関係状況で抑制が起こる
(6) 自分は社会的に不適切である，人間として長所がない，または他の人より劣っていると思っている
(7) 恥ずかしいことになるかもしれないという理由で，個人的な危険をおかすこと，または何か新しい活動にとりかかることに，異常なほど引っ込み思案である

(American Psychiatric Association，日本精神神経学会日本語版用語監，髙橋三郎ほか監訳：DSM-5精神疾患の診断・統計マニュアル．p.664，医学書院，2014)

依存性パーソナリティ障害

●症状
・他者への依存的な態度や行動が特徴であり，無力感や孤独に対する不安を認める．

●診断
・ICD-10「F60.7 依存性パーソナリティ障害」
・DSM-5「301.6 依存性パーソナリティ障害」

●治療
・目標は，自律の感覚や自信を強め，行動能力を増すことである．
・心理社会的療法(認知行動療法)：社会技能訓練などが有用である．
・薬物療法：エビデンスがない．

●ありあまるほどの助言と保証が必要

■表11　依存性パーソナリティ障害の診断基準

面倒をみてもらいたいという広範で過剰な欲求があり，そのために従属的でしがみつく行動をとり，分離に対する不安を感じる．成人期早期までに始まり，種々の状況で明らかになる．以下のうち5つ(またはそれ以上)によって示される
(1) 日常のことを決めるにも，他の人達からのありあまるほどの助言と保証がなければできない
(2) 自分の生活のほとんどの主要な領域で，他人に責任をとってもらうことを必要とする
(3) 支持または是認を失うことを恐れるために，他人の意見に反対を表明することが困難である(注：懲罰に対する現実的な恐怖は含めないこと)
(4) 自分自身の考えで計画を始めたり，または物事を行うことが困難である(動機または気力が欠如しているというより，むしろ判断または能力に自身がないためである)
(5) 他人からの世話および支えを得るために，不快なことまで自分から進んでするほどやりすぎてしまう
(6) 自分自身の面倒をみることができないという誇張された恐怖のために，1人になると不安，または無力感を感じる
(7) 1つの親密な関係が終わったときに，自分を世話し支えてくれるもとになる別の関係を必死で求める
(8) 1人残されて自分で自分の面倒をみることになるという恐怖に，非現実的なまでにとらわれている

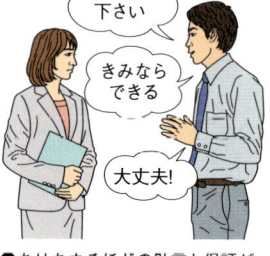

(American Psychiatric Association，日本精神神経学会日本語版用語監，髙橋三郎ほか監訳：DSM-5精神疾患の診断・統計マニュアル．p.667，医学書院，2014)

強迫性パーソナリティ障害

●症状
・秩序の保持や制御に固執し，融通が利かない．

●診断
・ICD-10「F60.5 強迫性パーソナリティ障害」
・DSM-5「301.4 強迫性パーソナリティ障害」

■表12 強迫性パーソナリティ障害の診断基準

秩序，完璧主義，精神および対人関係の統制にとらわれ，柔軟性，開放性，効率性が犠牲にされる広範な様式で，成人期早期までに始まり，種々の状況で明らかになる．以下のうち4つ（またはそれ以上）によって示される (1) 活動の主要点が見失われるまでに，細目，規則，一覧表，順序，構成，または予定表にとらわれる (2) 課題の達成を妨げるような完璧主義を示す（例：自分自身の過度に厳密な基準が満たされないという理由で，1つの計画を完成させることができない） (3) 娯楽や友人関係を犠牲にしてまで仕事と生産性に過剰にのめり込む（明白な経済的必要性では説明されない） (4) 道徳，倫理，または価値観についての事柄に，過度に誠実で良心的かつ融通がきかない（文化的または宗教的立場では説明されない） (5) 感傷的な意味をもたなくなってでも，使い古した，または価値のない物を捨てることができない (6) 自分のやるやり方どおりに従わなければ，他人に仕事を任せることができない，または一緒に仕事をすることができない (7) 自分のためにも他人のためにもけちなお金の使い方をする．お金は将来の破局に備えて貯めこんでおくべきものと思っている (8) 堅苦しさと頑固さを示す

(American Psychiatric Association, 日本精神神経学会日本語版用語監，髙橋三郎訳：DSM-5 精神疾患の診断・統計マニュアル．p.670, 医学書院, 2014)

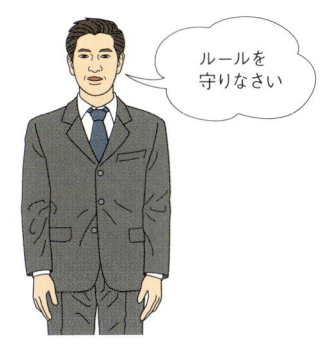

●秩序にこだわる

「ルールを守りなさい」

●治療
・目標は，妥協しながら周囲とのバランスを維持できるようになることである．
・心理社会的療法
　個人精神療法：強迫的に防衛された感情を引き出す．
　行動療法：系統的脱感作，反応妨害法，ロールプレイなどがある．
　認知行動療法：社会技能訓練などがある．
・薬物療法：SSRIなどの抗うつ薬が有効との報告がある．

予後・経過

● パーソナリティ障害はかつて，持続的な障害であると考えられていた．
● 最近では，非社会性，境界性，演技性，依存性，自己愛性では長期の経過において改善が期待できる，とする報告もある．
● 時間経過のなかで同じ類型にとどまらないことも多い．

SIPS：Structured Interview for Psychosis-risk Syndrome | CAARMS：Comprehensive Assessment of At Risk Mental States | 5-HIAA：5-hydroxyindoleacetic acid | 選択的セロトニン再取り込み阻害薬(SSRI)：selective serotonin reuptake inhibitor

成人の人格・行動障害

病的習慣および衝動制御障害

F63　impluse control disorders

疾患概念

衝動が制御できずに，自己や他者の利益を損ないながらも反復される行為・行動に特徴づけられ，ほかの項目に分類できない行為・行動の障害としてまとめられている．同様の病態が認められる場合であっても，アルコールや薬物などの物質の摂取や，性的行動や食行動に関する障害で，すでにほかの項目に分類されているものは除外する．

Summary Map

誘因・原因
- 原因は不明であるが，ストレスなどネガティブな感情に起因する精神力動的因子，機能不全家庭*での生育歴や，反社会的行為への曝露などと関係する心理社会的因子，セロトニン神経伝達系などの生物学的因子などがあげられる．
- 精神遅滞，物質依存，気分障害，不安障害，強迫性障害，摂食障害，注意欠陥多動性障害，パーソナリティ障害，ほかの病的習慣および衝動制御障害と併存することが多い．

症状・臨床所見
- 行為への衝動が制御できずに，自己や他者の利益を損ないながらも繰り返し行われる．
- 行為が自らの欲求と一致することを自覚している．
- 行為によって快感や満足感や解放感が得られる．
- 行為によって生じる問題を否認したり，有害な点について無関心あるいは無視することがある．
- 問題を自認した場合，後悔や自責感や不安がその喜びを妨げることもあるが，それでも衝動に抵抗することはできない．

検査・診断・分類
- 行為を実行したいという衝動に抵抗することができずに繰り返される．
- 行為に先立つ強い興奮や緊張と，行為中や行為後の快感や満足感や解放感がある．
- 行為中は自己制御不能になり，その内容はしばしばエスカレートする．
- 病的賭博・病的放火・病的窃盗・抜毛症・間欠性爆発性障害・特定不能の習慣および衝動制御障害（購買癖*，インターネット嗜癖*，反復的自傷行為*，強迫的性行動*など）に分けられる．

治療
- 自他に不利益が生じていることを自覚することと，患者が治療への意欲をもつための動機づけが重要である．
- 精神療法や精神分析の実施には，患者の自発性が必要である．
- 行動療法や薬物療法は，比較的治療への積極性がなくても行われ，成功例がある．
- 併存しているほかの疾患に対する治療は必須である．

用語解説

購買癖
買い物依存．男性より女性に多い．通常クレジットカードで買い，たくさんのカードを持っている．一度に多額の消費をする．必要のない品物や，色違いの同商品を購入することもある．購入された品物は，開封されずに放置されることもしばしばである．常に重大な経済問題を抱え，破産にいたることも多い．治療は精神療法や行動療法が行われる．デターズ・アノニマス（DA）のような自助グループへの参加も有効である．

インターネット嗜癖
インターネット依存．ネットサーフィンをしたいという強い欲求があり，食事や睡眠時間を割くほど1日の大半をネットサーフィンに費やす．特定の分野のサイトを閲覧する場合（セックス，ゲーム，ショッピングなど）は，その分野への依存も共存する可能性が高い．

反復的自傷行為
衝動的に自分を傷つける行為を繰り返す．リストカットから自殺行為までみられる．ほぼ全例で別の疾患が併存する．

強迫的性行動
性行為依存．パラフィリアが性行為の内容や対象の異常に主眼を置いているのに対して，これは性行動への執着や衝動の制御障害に主眼を置く．性行動や恋愛に対する強い衝動や欲求により，その頻度や内容，費やす時間や費用がエスカレートし，やがて健康や社会規範までもが犠牲になる．パラフィリアはその多くにみられる様式であるが，正常と考えられる性交や自慰行為が対象となる場合もある．通常，個々に対象とする様式は限られている（痴漢，窃視，盗撮，風俗通いなど）．治療は精神療法や行動療法が行われる．SA，SCA，SLAAのような自助グループへの参加も有効である．

機能不全家庭
家庭内の対立や不法行為，役割放棄，暴力や虐待などによって，一般家庭に存在すべき「子育て」「団らん」「地域交流」などの機能が健全に働いていない家庭のこと．

誘因・原因

- 原因は不明であるが，次の3つの要因が示唆されている．
- ストレス，不全感，自己肯定感の低さなどネガティブな感情に起因する精神力動的因子．
- 機能不全家庭*での生育歴や，反社会的行為への曝露などと関係する心理社会的因子．
- セロトニン神経伝達系や，ドパミンやノルアドレナリンなど報酬系が関与する生物学的因子．
- 一部については，依存あるいは嗜癖性疾患とみなすべきという意見もある．
- 精神遅滞，物質依存，気分障害，不安障害，強迫性障害，摂食障害，注意欠陥多動性障害，パーソナリティ障害，ほかの病的習慣および衝動制御障害と併存することが多い．
- 現段階ではこれらに共通する特質は明らかではなく，個々に理解することが実際的である．

症状・臨床所見

- 行為への衝動が制御できずに，自己や他者の利益を損ないながらも繰り返し行われる．
- 行為が自らの欲求と一致することを自覚しており，自我親和的(ego-syntonic)である．
- 行為に先立って緊張や興奮を認め，行為によって快感や満足感や解放感が得られる．
- いかなる誘因や動機と比較しても，その有害な結果は明らかに不釣り合いである．
- 行為を隠蔽したり，行為によって生じる問題を否認したり，有害な点について無関心あるいは無視することがある．
- 問題を自認した場合，後悔や自責感や不安がその喜びを妨げることもあるが，それでも衝動に抵抗することはできない．その場合は自我違和的(ego-dystonic)である．

検査・診断・分類

- 次の共通する診断基準がある．
- 行為を実行したいという衝動に抵抗することができずに繰り返される．
- 行為に先立つ強い興奮や緊張と，行為中や行為後の快感や満足感や解放感がある．
- 行為中は自己制御不能になり，その内容はしばしばエスカレートする．
- 次の場合と鑑別した後に初めて診断される．
- 行動への衝動性がなく，明白な動機や理由があり，かつ計画的に行われる場合
- ほかの障害(ほかの精神疾患の二次的症状，一般疾患に伴う性格の変化，行為障害，反社会性パーソナリティ障害，精神作用物質乱用，器質性精神障害など)が引き起こした行動．

病的賭博

誘因・原因

- 有病率は成人の1〜3%といわれ，男女の比率は2：1である．
- 次の因子が重なると罹患しやすい．
    - 機能不全家庭での生育歴
    - 賭博の問題を抱える親の存在
    - 青年期までに賭博に親しむ
    - 金銭物質至上主義的な考え
    - 計画性のない経済的環境

症状・臨床所見

- 賭け事への抑えがたい衝動があるため常軌を逸した時期にも賭博を行い，一度始めるとしばしばその内容(賭け金)はエスカレートし，自己の意志で中断することが困難になる．
- 賭博のために，または資金を得るために，反社会的行為にいたる．
- 賭博による負債や，賭博行為そのものを隠蔽することがある．
- 日本では約半数がパチンコやスロット依存で，次いで競馬，ポーカーゲーム依存である．
- 「次こそは(次も)勝つ」という強い信念がある．
- 金銭ですべての問題が解決できるという思考の歪みがある．

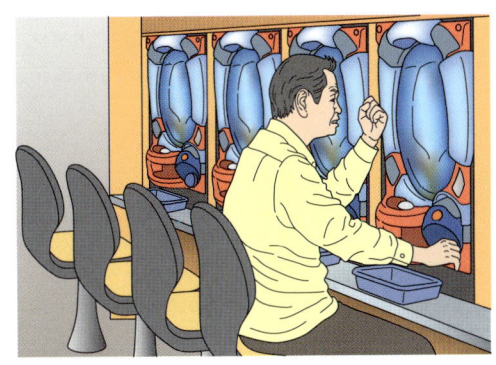

■病的賭博

- ●検査・診断・分類
  - 以下の場合と鑑別する．
  - ・社交的賭博：隠蔽することはなく，借金をしてまで損失を取り返そうとしない．
  - ・躁病相の賭博：気分の変化の既往があり，賭博に先行して判断力が喪失している．
  - ・反社会性パーソナリティ障害による賭博：計画的で衝動に突き動かされていない．
- ●治療
  - ・アルコール依存症の治療をモデルにした自助グループであるギャンブラーズ・アノニマス(GA)では当事者同士で支え合い，プログラムを通して賭博への衝動から解放されることを助ける．
  - ・資金援助をする人(家族など)への介入も必要である．
  - ・薬物療法では，選択的セロトニン再取り込み阻害薬(SSRI)や気分安定薬(リチウム)，三環系抗うつ薬で成功例がある．
- ●予後・経過
  - ・男性では青年期早期に，女性では中年期以降に始まることが多い．
  - ・以下の4つの段階がみられ，数年～十数年で経過をたどる．
    - ①勝利の段階(winning phase)：勝利で万能感を得ることにより，賭博の虜になる．または問題から逃避するために賭博を続ける．
    - ②損失が大きくなる段階(losing phase)：常に次の勝利への期待が生じ，内容がエスカレートする．しかし結果として負債が増大し，借金を重ねる．賭博へののめり込みを隠し，金銭を得るために嘘をつく．
    - ③自暴自棄の段階(desperation phase)：負債が大きくなるにもかかわらず熱狂的に賭博を続け，後悔や罪悪感はさらに賭博へと駆り立てるために悪循環に陥る．借金が返済できず，詐欺や横領などの非合法的行為に手を染め，抑うつ症状や自殺念慮が現れる．
    - ④絶望的な段階(hopeless phase)：すでに多くを犠牲にして，賭博ができる状況でないにもかかわらず継続するため，人生が破綻する．
  - ・自死率が高い(4割以上に自殺企図あり)との統計が出ている．
  - ・法的問題，家族からの圧力，精神的不調から治療を求めてくるケースが多い．

病的放火

- ●誘因・原因
  - ・放火犯のなかで病的放火に分類される者は少数である．女性より男性が圧倒的に多い．
  - ・軽度精神遅滞やアルコール乱用，若年期に反社会的行動の既往をもつ傾向がある．
  - ・誘因は不明だが，性的興奮と同様の感覚への欲求，権力や名声の希求，劣等感に対する不満との関連が示唆されている．
- ●症状・臨床所見
  - ・明確な動機はないが，故意に計画された放火を繰り返す(2回以上)．
  - ・放火することや，火災および火災に付随する状況(消火作業，騒動など)に強い興味や好奇心があり，しばしば火事を見に行き，自ら通報したりする．
  - ・罪悪感に乏しいことが多く，自我親和的(ego-syntonic)である．
- ●検査・診断・分類
  - 以下の場合と鑑別する．
  - ・利益や妨害，報復行為としての通常の放火．
  - ・行為障害や反社会性パーソナリティ障害による計画的な放火．
  - ・統合失調症や器質性精神障害の，幻覚や妄想による放火．

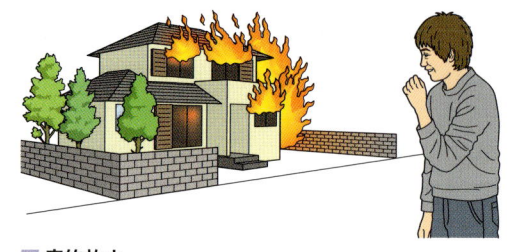

■病的放火

- ●治療
  - ・動機づけがないために治療困難である．
  - ・行動療法を含む多くの形式を用いるが，治療計画には必ず放火の反復を予防するための患者管理を含める．
  - ・子どもの放火には集中的介入を行うが，懲罰的にではなく治療的で防止的に行う．
- ●予後・経過
  - ・発症年齢は小児期～成人期まちまちである．
  - ・小児期に治療を受けた場合の予後は非常によいが，成人は否認が強いために洞察を欠き，予後は不良である．

病的窃盗

●誘因・原因
- 万引者の5％以下という報告がある．男女の比率は1：3である．
- 喪失体験，分離，関係性の終焉などによる，激しいストレス下で生じやすい．
- とくに強迫性障害との併存が多い．

●症状・臨床所見
- 利得や実利性によらず，衝動に抵抗できずに盗みを繰り返す（2回以上）．
- ほとんどが万引きであり，必ず1人で行われる．
- 盗んだ物は使用せずに廃棄，譲渡，隠匿，返却されることがある．
- 窃盗以外の反社会的行為をしないことが多い．
- 逮捕の可能性や罪悪感に苦しむ場合が多く，自我違和的（ego-dystonic）である．一方で，罪悪感に乏しいこともある．

●検査・診断・分類
以下の場合と鑑別する．
- 通常の窃盗は計画が立てられ，必要なものや金銭価値があるものを盗む．
- 精神遅滞や精神作用物質乱用，器質性精神障害などの判断力の異常や低下に伴う窃盗．
- うつ病性障害に伴う窃盗．

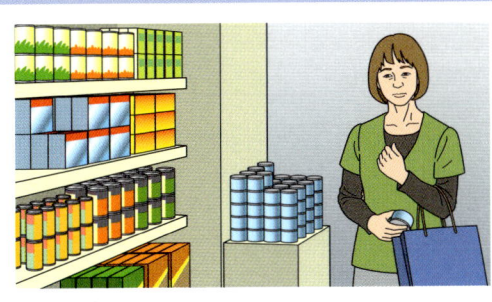

■病的窃盗

●治療
- 罪悪感をもつ患者は，行動を変えたいという動機が強いため，洞察指向的精神療法や精神分析が有効である．
- 嫌悪する状況に対しての系統的脱感作療法，それに続いて窃盗以外の方法へ転換させる行動療法が試みられている．
- 薬物療法では，SSRIや三環系抗うつ薬，リチウム，バルプロ酸が有効なことがある．

●予後・経過
- 発症は青年後期がほとんどである．男性は50歳ごろ，女性は35歳ごろに多い．
- 治療による予後は良好だが，自ら助けを求めて受診することは少ない．

抜毛症

●誘因・原因
- 女性に多いが，子どもでは性差はない．
- 母子関係の障害や，1人で放置されることへの恐れなど，ストレス状況下で生じやすい．
- 家族にしばしば，チックや衝動制御障害，強迫症状の既往がある．

●症状・臨床所見
- 意識を集中せずにいつの間にか抜毛している．しかし抜毛を認識しており，無意識ではない．よって，明らかな緊張や満足感や解放感を自覚しないケースもある．
- しばしば抜いた毛を弄んだり，毛の咀嚼や嚥下を行い，毛髪胃石，栄養失調，腸閉塞などの合併症を引き起こす．
- 最も多いのは頭髪であるが，眉毛，睫毛，顎髭などほかの体毛でもみられる．
- 抜毛時の痛みは感じず，逆に快く感じるという場合もある．
- 頭を打ちつける，爪を噛む，皮膚をつねる，引っ

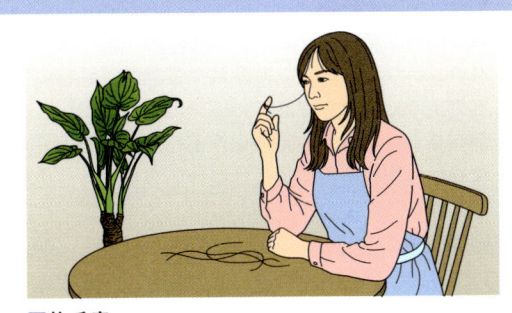

■抜毛症

掻くなどの行為が併発することもある．
- 抜毛は望ましくないとの認識をもっていることが多く，否定したり隠そうとする．
- 抜毛行為についての強迫観念（obsession）はなく，強迫行為（compulsion）に近い．

●検査・診断・分類
- 皮膚や頭皮は正常であり，抜毛部位は長い毛髪と短く断裂した毛髪が混在する．
- 頭部白癬など皮膚の炎症による脱毛や円形脱毛症

と区別するには，生検が確実である．
- 妄想や幻覚への反応による抜毛や，抜毛を伴う常同運動と鑑別する．

●治療
- 皮膚科医との連携が必要である．
- 薬物療法として，抗ヒスタミン作用をもつ抗不安薬，抗うつ薬（セロトニン作動薬），抗精神病薬が使われる．また，攻撃性や衝動性に対してリチウムが有効との報告もある．

- 慢性の場合は洞察指向的精神療法が有効である．
- 行動療法や催眠療法も試みられている．

●予後・経過
- 発症年齢は10歳代前半で，ほとんどが17歳以前である．
- 早期の発病（6歳前）は治療に反応し軽快しやすく，遅い発病（13歳以降）は慢性の経過をとりやすく予後は不良である．

間欠性爆発性障害

●誘因・原因
- 男女の比率は4：1である．
- 同じ障害をもつ第一度親族（親，子，同胞）に多い．
- 小児期の生命を脅かされる体験（虐待，機能不全家庭など）．
- セロトニン系神経伝達の低下，脳脊髄液中の5-ヒドロキシインドール酢酸（5-HIAA）低下，およびテストステロン増加との関連がある．

●症状・臨床所見
- 些細な事柄に突発的に怒り，誘因に対して著しく不均衡な攻撃（損傷，損害）を与える．
- 数分で現れ，持続時間に関係なく数分ですみやかに減退する．
- 行動後には後悔や自責の念を示すことが多い．
- 一時的，慢性的の両者があるが，数回のはっきりと区別されるエピソードがある．

●検査・診断・分類
以下の場合と鑑別する．
- パーソナリティ障害：攻撃性や衝動性は性格の一部であり，常に存在している．
- 躁病相：敵意をもった攻撃性が持続している．
- 精神作用物質乱用や器質性精神障害などの，生理学的作用による攻撃行動．

●治療
- 薬物療法と精神療法を合わせた治療が効果的である．

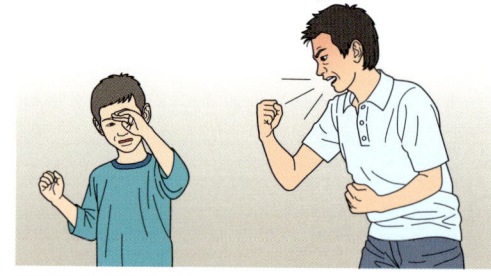

間欠性爆発性障害

- 精神療法においては，逆転移と限界設定の問題を生じやすい．
- 思春期や青年期には，集団療法や家族療法が有効である．
- 治療の目的は，衝動が爆発にいたる思考や感情を認識させ，行動を起こす代わりに言語で表現することである．
- 薬物療法として，カルバマゼピンやバルプロ酸，フェニトインなどの抗てんかん薬や，リチウム，SSRIは衝動性や攻撃性を低下させるのに有効である．

●予後・経過
- どの時期でも起こりうるが，青年期後期から成人期初期が多い．
- 一時的な発症の場合も，慢性的になることもある．
- 中年期になると激しさが減じる．

治療

- 自他に不利益が生じていることを自覚することと，患者が治療への意欲をもつための動機づけが重要である．
- 精神療法や精神分析の実施には，患者の自発性が必要である．
- 行動療法や薬物療法は，比較的治療への積極性がなくても行われ，成功例がある．
- 併存しているほかの疾患に対する治療は必須である．

デターズ・アノニマス（DA）：debtors anonymous ｜ SA：sexaholics anonymous ｜ SCA：sexual compulsives anonymous ｜ SLAA：sex and love addicts anonymous ｜ ギャンブラーズ・アノニマス（GA）：gamblers anonymous ｜ 選択的セロトニン再取り込み阻害薬（SSRI）：selective serotonin reuptake inhibitor ｜ 5-HIAA：5-hydroxyindoleacetic acid

成人の人格・行動障害

性同一性障害

F64　gender identity disorders

疾患概念

性同一性とは，自分を「男性である」または「女性である」と意識する心理のことである．多くの場合，3歳ごろまでに形成され，通常は生物学的な性と一致する．性同一性障害では，生物学的な性と自己の性意識が一致せず，反対の性の状態や役割を継続して強く望む．そういった感情をもつ程度にとどまるものから，ホルモン療法や外科治療を望むものまでさまざまである．身体の性が男性で女性化を求めるもの（male to female：MTF）と，身体の性が女性で男性化を求めるもの（female to male：FTM）に大別される．

Summary Map

誘因・原因
- 心理社会的要因：本人の生来の気質と両親との関係との相互作用の影響が示唆されている．
- 生物学的要因：テストステロンなどの性ステロイドの関与が示唆されている．
- いずれも明確なことはわかっていない．

症状　臨床所見
- 中核症状①反対の性への強く持続的な同一感と，②自分の性やその役割に対する持続的な不快感・不適切感である．これらの症状の結果，反対の性の役割を強く求め，著しい苦痛や社会的な障害が引き起こされる．
- 性の対象としてどちらを選ぶかはさまざまであり，同性愛・異性愛といった事柄は性同一性障害にとって本質的な問題ではない．

検査・診断　分類
- ほかの多くの精神障害と同様に，明確に診断できる他覚的な検査はなく，聴取した病歴や症状などを診断基準に照らし合わせて診断する．ただし反対の性を求める主たる理由が，それによる文化的あるいは職業的利益を得るためであってはならない．
- 身体的性別の判定のため，染色体検査・ホルモン検査，内性器・外性器の診察や検査なども行われる．
- 身体の性が男性で女性化を求めるもの（MTF）と，身体の性が女性で男性化を求めるもの（FTM）に大別される．

治療
- まずは精神科治療が行われる．本人が希望する場合は慎重に適応を判断したうえで身体的治療へ移行する．
- 精神科領域の治療：①精神的サポート，②カムアウトの検討，③実生活経験（RLE），④精神的安定の確認
- 身体的治療：①ホルモン療法，②乳房切除術（FTM対象）など，③性別適合手術
- 治療の究極の目標は「社会のなかで自らの希望する性別で生活していくこと」である．この障害自体を変えること，つまり患者自身の性同一性を変化させて生物学的な性と一致させることを目標にすると，ほとんど治療は成功しない．

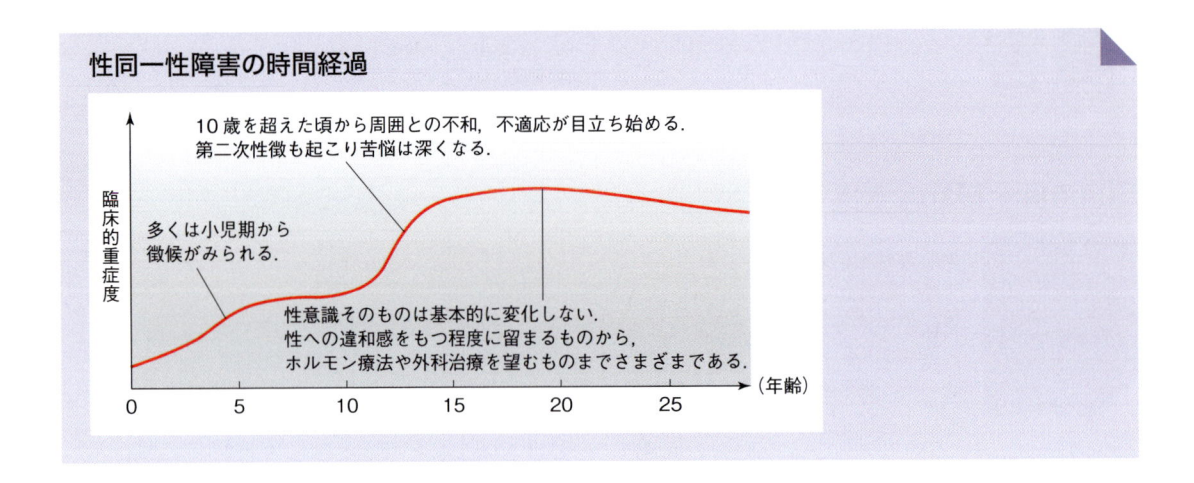

性同一性障害の時間経過

- 多くは小児期から徴候がみられる．
- 10歳を超えた頃から周囲との不和，不適応が目立ち始める．第二次性徴も起こり苦悩は深くなる．
- 性意識そのものは基本的に変化しない．性への違和感をもつ程度に留まるものから，ホルモン療法や外科治療を望むものまでさまざまである．

誘因・原因

- 心理社会的要因として，本人の生来の気質と両親との関係との相互作用が影響しているのではないかといわれている．
- 生物学的要因としてはテストステロンなどの性ステロイドの関与が示唆されているが，明確にはわかっていない．

症状・臨床所見

- 中核となる症状
 ①反対の性への強く持続的な同一感
 ②自分の性やその役割に対する持続的な不快感・不適切感である．
 これらの症状の結果，反対の性の役割を強く求め，著しい苦痛や社会的な障害が引き起こされる（図1）．
- より具体的な症状の現れ方の例として，表1に示す内容があげられる．
- 性の対象としてどちらを選ぶかはさまざまであり，同性愛・異性愛といった事柄は性同一性障害にとって本質的な問題ではない．

①反対の性への強く持続的な同一感
- 「反対の性になりたい」「反対の性である」と繰り返し主張する．
- 反対の性の衣服を好んで着用する．
- 幼児期の遊びなどで反対の性の役割を強く好むなど．

②自分の性やその役割に対する持続的な不快感・不適切感
- 自分の性に典型的な遊びや服装を拒絶する，自分の性器を嫌悪あるいは否定する．
- 自分の性の特徴を身体的に変化させるホルモン療法や手術を要求するなど．

■図1 中核症状

■表1　性同一性障害における具体的な症状の現れ方

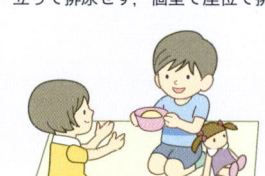

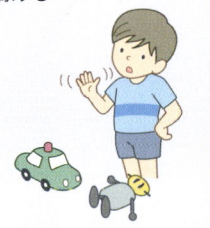

	male to female：MTF	female to male：FTM
小児期	・女児のような可愛らしい服装や持ち物を好んだり欲しがったりする ・ままごと遊びや人形遊びを好み，またそのなかで女性の役割を引き受ける ・荒々しい遊びや男児の玩具には興味を示さない ・「女性になりたい」「成長したら女性になる」と主張する ・自分の陰茎や精巣に嫌悪を示し，ときに「取り除きたい」「腟をもちたい」と言う ・立って排尿せず，個室で座位で排尿する	・女性的な衣服を身に着けることを強く拒絶する ・男児の服装や短い髪を好む ・激しいスポーツや男児に典型的な遊びなどに積極的に参加する一方で，人形ごっこなどにはほとんど興味を示さない ・座って排尿することを拒絶する ・「陰茎が出てくる」「大人になったら男性になる」と考えたり主張したりする ・乳房が膨らんだり月経が始まったりしてほしくないと考える
成人期	・反対の性の一員として生きたいと強く望み，「自分は誤った性に生まれた」と考える ・自分の属する性の一員として見られたり，その役割を果たすことに不快感を覚える ・反対の性の行動，服装，仕草をして，公衆の場面で反対の性として通用するように努力する ・自分の性の特徴を身体的に変化させるホルモン療法や手術を切望する	

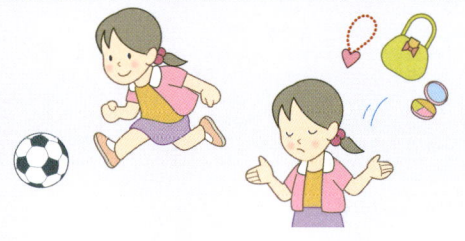

検査・診断・分類

- ほかの多くの精神障害と同様に，明確に診断できる他覚的な検査はなく，聴取した病歴や症状などを診断基準に照らし合わせて診断する．
- 身体的性別の判定のため，染色体検査・ホルモン検査，内性器・外性器の診察や検査などが行われる．身体的性別の異常の有無が総合的に判断できればよいので，必ずしもすべての結果がそろう必要はない．
- 染色体異常や半陰陽性障害（先天性副腎過形成やアンドロゲン不応性症候群など）が実際にあるケースは，DSM-Ⅳ-TRでは性同一性障害の診断から除外されるが，実際にはこれらの疾患で性同一性と身体的性別に不一致がみられることも多く，近年では広く性同一性障害の一部として認められている（表2）．
- ほかの精神障害の存在や関与についての評価も必要である．
- 反対の性を求める主たる理由が，それによる文化的あるいは職業的利益を得るためであってはならない．
- 身体の性が男性で女性化を求めるもの（MTF）と，身体の性が女性で男性化を求めるもの（FTM）に大別される．

■表2　DSM-Ⅳ-TRの性同一性障害の診断基準

A.	反対の性に対する強く持続的な同一感（ほかの性であることによって得られると思う文化的有利性に対する欲求だけではない） ・子供の場合，その障害は以下の4つ以上によって現れる． 　(1) 反対の性になりたいという欲求，または自分の性が反対であるという主張を繰り返し述べる 　(2) 男の子の場合，女の子の服を着るのを好む，または女装をまねるのを好むこと，女の子の場合，定型的な男性の服装のみを身に着けたいと主張すること 　(3) ごっこ遊びで，反対の性の役割をとりたいという気持ちが強く持続すること，または反対の性であるという空想を続けること 　(4) 反対の性の典型的なゲームや娯楽に加わりたいという強い欲求 　(5) 反対の性の遊び友達になるのを強く好む ・青年および成人の場合，以下のような症状で表れる：反対の性になりたいという欲求を口にする，何度も反対の性として通用する，反対の性として生きたいまたは扱われたいという欲求，または反対の性に典型的な気持ちや反応を自分がもっているという確信
B.	自分の性に対する持続的な不快感，またはその性の役割についての不適切感 ・子供の場合，障害は以下の何れかの形で表れる：男の子の場合，自分の陰茎または精巣は気持ち悪い，またはそれがなくなるだろうと主張する，または陰茎をもっていないほうがよかったと主張する，または乱暴で荒々しい遊びを嫌悪し，男の子に典型的な玩具，ゲーム，活動を拒否する；女の子の場合，座って排尿するのを拒絶し，陰茎をもっている，または出てくると主張する，または乳房が膨らんだり，または月経が始まってほしくないと主張する，または普通の女性の服装を強く嫌悪する ・青年および成人の場合，障害は以下のような症状で表れる：自分の第一次および第二次性徴から解放されたいという考えにとらわれる（例：反対の性らしくなるために，性的な特徴を身体的に変化させるホルモン，手術，または他の方法を要求する），または自分が誤った性に生まれたと信じる
C.	その障害は，身体的に半陰陽を伴ってはいない
D.	その障害は，臨床的に著しい苦痛，または社会的，職業的またはほかの重要な領域における機能の障害を引き起こしている

（American Psychiatric Association，日本精神神経学会日本語版用語監，髙橋三郎ほか監訳：DSM-5精神疾患の診断・統計マニュアル．p.210-212，医学書院，2014）

- ICD-10ではさらに**表3**に示すような分類がなされている.

■**表3　ICD-10の性同一性障害の診断基準**

F64.0　性転換症：異性の一員として暮らし,受け入れられたいという願望であり,通常,自分の解剖学上の性について不快感や不適当であるという意識,およびホルモン療法や外科的治療を受けて,自分の身体を自分の好む性と可能な限り一致させようとする願望を伴っている.
F64.1　両性役割服装倒錯症：異性の一員であるという一時的な体験を享受するために,生活の一部で異性の衣服を着用しているが,より永続的な性転換あるいはそれに関連する外科的な変化を欲することは決してないもの.本障害は,服装を交換するに際して性的興奮を伴っておらず,フェティシズム的服装倒錯症(F65.1)と区別されなければならない.
F64.2　小児期の性同一性障害：通常,小児期早期に(そして常にはっきりと思春期以前に)最初に明らかとなる障害であり,自らに割り当てられた性に関する持続的で強い苦悩によって特徴づけられ,それとともに異性に属したいという欲望(あるいは固執)を伴うものである.患者は,異性に属する服装および/または行動および/または患者自身の性の拒絶にいつも心を奪われている.これらの障害は比較的まれであると考えられ,よりしばしばみられる決まりきった性的役割行動への不服従とは混同すべきでない.小児期の性同一性障害の診断をくだすには,男性性あるいは女性性の正常な感覚に重大な障害がなくてはならない.少女の単なる「おてんば」や少年の「女々しい」行動だけでは十分ではない.この診断はその人がすでに思春期に達している場合にはくだすことができない.
F64.8　ほかの性同一性障害
F64.9　性同一性障害,特定不能のもの

(世界保健機関[融道男ほか訳]：ICD-10精神および行動の障害,新訂版,p224-227,医学書院,2009)

治療

- 精神科治療と身体的治療の2つに大別される.
- まずは精神科治療が行われる.精神科領域の治療を継続した後,本人が身体的治療への移行を希望する場合は,身体的治療に移行するための条件が満たされるかどうかを医療チームにおいて判断する(**表6**).
- 精神科領域の治療(表4)：①精神的サポート,②カムアウトの検討,③実生活経験(RLE),④精神的安定の確認
- 身体的治療(表5)：①ホルモン療法,②乳房切除術など,③性別適合手術

■**表5　身体的治療**

	male to female：MTF	female to male：FTM
ホルモン療法	〈二次性徴抑制療法〉GnRHアゴニスト,プロゲスチン,抗アンドロゲン剤 〈ホルモン療法〉エストロゲン製剤,ゲスタゲン製剤	〈二次性徴抑制療法〉GnRHアゴニスト,プロゲスチン 〈ホルモン療法〉アンドロゲン製剤
性別適合手術	精巣摘出術,陰茎切除術,造腟術,外陰部形成術	卵巣摘出術,子宮摘出術,尿道延長術,腟閉鎖術,陰茎形成術
その他	豊胸術,甲状軟骨形成術など	乳房切除術など

■**表4　精神科領域の治療**

1. 精神的サポート：性同一性障害のために受けてきた精神的,社会的,身体的苦痛について傾聴し,受容的・支持的かつ共感的な理解に努める
2. カムアウトの検討：家族や職場にカムアウトを行った場合,どのような状況が生じるかを具体的にシミュレーションさせる.現在の状況でカムアウトを行ったほうがよいかどうかを始め,カムアウトの範囲や方法,タイミングなどについて検討を加える
3. 実生活経験(RLE)：いずれの性別でどのような生活を送るのが自分にとってふさわしいのかを検討させる.また,実現に向けての準備や環境づくりを行わせる.その間,必要に応じて面接を行い,希望する生活を継続できるか,どのような困難があるかを明らかにする.身体的治療を希望する当事者に対しては,起こりうる種々の変化の予測や対応を検討させる.また,その生活を現実にできる範囲で実際に行わせてみる
4. 精神的安定の確認：種々の状況に対して精神的に安定して対処できることを確認する.うつ病などの精神科的合併症の評価や治療も行う

(日本精神神経学会・性同一性障害に関する委員会：性同一性障害に関する診断と治療のガイドライン(第4版).精神神経学雑誌,114(11)：1250-1266,2012をもとに作成)

■**表6　身体的治療に移行するための条件**

1. 性別違和の持続：精神科領域の治療後も,身体的性別と自身の性同一性に不一致が持続し,そのために強い苦悩が続いていること
2. 実生活経験(RLE)：本人の望む新しい生活について,必要十分な検討ができていること
3. 身体的変化に伴う状況的対処：身体的変化に伴う心理的,家庭的,社会的困難に対応できるだけの準備が整っていること
4. 予測不能な事態に対する対処能力：予測しない事態に対しても現実的に対処できるだけの現実検討力をもち合わせていること.精神科医や心理職などに相談するなど治療関係が得られていること
5. インフォームド・デシジョン：身体的治療による変化や副作用について,少なくとも重要なことに関する説明を受け,十分に理解して同意していること
6. 身体的治療を施行するための条件：希望する各身体的治療を施行するための条件を満たしていること.

(日本精神神経学会・性同一性障害に関する委員会：性同一性障害に関する診断と治療のガイドライン(第4版).精神神経学雑誌,114(11)：1250-1266,2012をもとに作成)

- 大まかな診療の流れは**図2**に示すようになる．身体的治療については希望などにより適宜取捨選択できるので，必ずしも図の順序にならないこともある．診断の手続きと精神科治療をスキップすることはできない．
- 治療の究極の目標は「社会のなかで自らの希望する性別で生活していくこと」である．この障害自体を変えること，つまり患者自身の性同一性を変化させて生物学的な性と一致させることを目標にすると，ほとんど治療は成功しない．

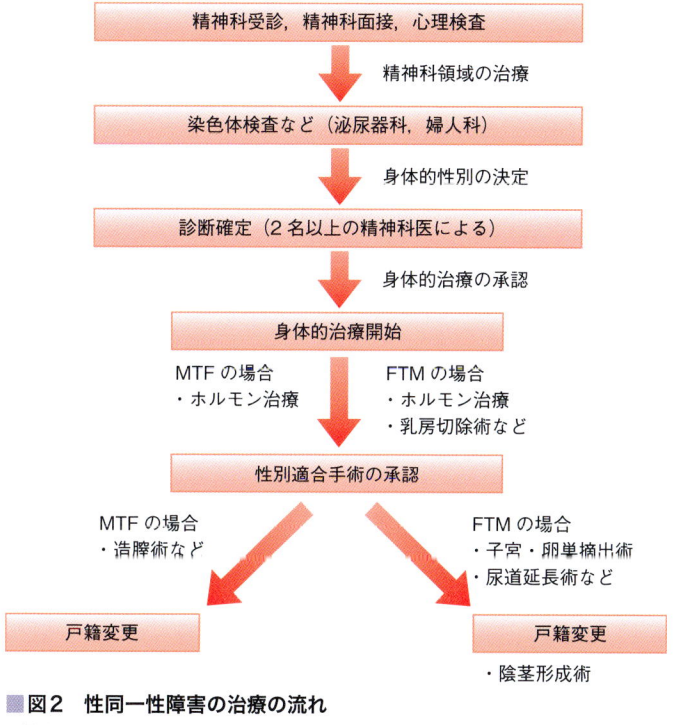

```
精神科受診，精神科面接，心理検査
            ↓ 精神科領域の治療
染色体検査など（泌尿器科，婦人科）
            ↓ 身体的性別の決定
診断確定（2名以上の精神科医による）
            ↓ 身体的治療の承認
身体的治療開始
   MTFの場合            FTMの場合
   ・ホルモン治療        ・ホルモン治療
                        ・乳房切除術など
            ↓
性別適合手術の承認
   MTFの場合            FTMの場合
   ・造膣術など          ・子宮・卵巣摘出術
                        ・尿道延長術など
   戸籍変更              戸籍変更
                        ・陰茎形成術
```

図2　性同一性障害の治療の流れ
（難波祐三郎：治療環境の整備に向けて―総合病院におけるセンター化の取り組み．精神神経学雑誌，114(6)：666-672, 2012をもとに作成）

予後・経過

- 性同一性障害の予後は発症年齢と症状の激しさによって決まるとされている．
- この障害自体を変えることは非常に困難で，むしろ性同一性の問題を抱えながらいかに社会に適応していくかが治療の目標になる．
- 性同一性障害の治療者や拠点病院はいまだ不足しており，また保険適用も一部を除きなされていない．今後の治療のいっそうの充実が求められる．

MTF：male to female　｜　FTM：female to male　｜　実生活経験(RLE)：real life experience

成人の人格・行動障害

性嗜好障害

F65　disorders of sexual preference / paraphilias

疾患概念

性嗜好障害は，簡潔にいえば「性的満足を得るための手段の偏り」である．社会通念上逸脱した刺激に対し強い性衝動や性的幻想を繰り返し体験し，かつ苦悩や社会的障害が持続的に生じている場合に診断される．小児性愛，窃視症，露出症，服装倒錯，サドマゾヒズムなどが知られている．行動が法に触れるものから自分やパートナーにのみ影響するものまでさまざまである．

Summary Map

誘因・原因
- 心理社会的要因として，幼少期の心的外傷体験や性的虐待，防衛機制との関連が提唱されている．
- 生物学的要因としてはホルモン異常や染色体異常などが報告されているが，明確な関連は示されていない．
- 男性に多く，半数以上は18歳以前に発症．倒錯的な行動が最も多く起こるのは15〜25歳の間である．

症状・臨床所見
- 社会通念上逸脱した刺激に対して強い性的幻想を抱いたり，性的刺激を得るためにそれらの行為に走ったりし，主観的苦悩や人間関係の困難，社会的障害が持続的に生じる．刺激を得る行動に対しては，通常強烈な衝動を抱えている．性的刺激の種類などにより分類される．

検査・診断・分類
- ほかの多くの精神障害と同様に，明確に診断できる他覚的な検査はなく，聴取した病歴や症状などを診断基準に照らし合わせて診断する．
- ①社会通念上逸脱した刺激に対し強い性衝動や性的幻想を繰り返し体験し，②苦悩や社会的障害が生じ，③6か月以上持続していることが診断に必要である．

治療
- ①外力による制御，②性衝動の制御，③合併する精神症状（抑うつ，不安など）の治療，④認知行動療法，⑤力動的精神療法
- 治療にはいまだ多くの課題が残されており，予後は良好とはいえない．

性嗜好障害の時間経過

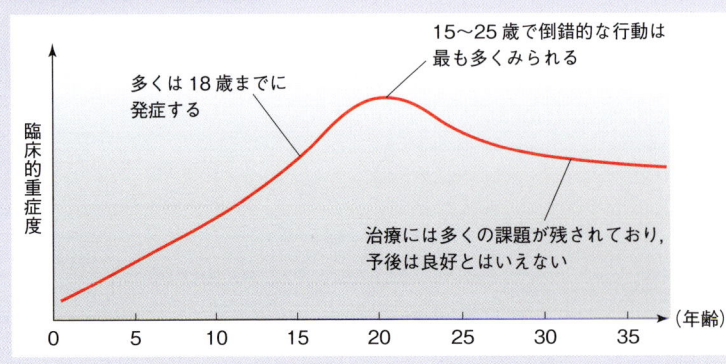

- 多くは18歳までに発症する
- 15〜25歳で倒錯的な行動は最も多くみられる
- 治療には多くの課題が残されており，予後は良好とはいえない

（縦軸：臨床的重症度　横軸：年齢 0, 5, 10, 15, 20, 25, 30, 35）

誘因・原因

- 心理社会的要因として，精神分析学理論では幼少期の心的外傷体験や防衛機制の関連が提唱されている．小児期の性的虐待が性嗜好障害の素地をつくりやすいともいわれている．
- 生物学的要因としてはホルモン異常や染色体異常などが報告されているが，明確な関連は示されていない．
- 全体としては男性に多く，半数以上は18歳以前に発症している．倒錯的な行動が最も多く起こるのは15〜25歳の間で，その後は徐々に減少する．

症状・臨床所見

- 社会通念上逸脱した刺激に対して強い性的幻想を抱いたり，性的刺激を得るためにそれらの行為に走ったりし，主観的苦悩や人間関係の困難，社会的障害が持続的に生じている．刺激を得る行動に対しては，通常強烈な衝動を抱えている．性的刺激の種類などにより，表1のように分類される．

■ 表1　性嗜好障害の分類

フェティシズム	特定の無生物から性的刺激を得る．下着，靴などの人体の延長物の場合もあれば，ゴムやプラスチックなど特殊な質感をもつものまでさまざまである
フェティシズム的服装倒錯症	性的興奮を得るために異性の衣服を着用する．性同一性障害の服装倒錯とは，性的興奮の有無で区別される
露出症	生殖器を見知らぬ人や無警戒の人に露出したいという衝動が繰り返し生じる．露出行為の後あるいは最中に自慰行為を行う．相手の驚きや嫌悪が大きいほど，性的興奮も大きい．ほとんどが男性であり，去勢や性的不能への無意識下の恐れに対する防衛として，被害者の反応で男性らしさを確認しているともいわれる
窃視症	いわゆる「のぞき」．見られていることを知らない裸の人や性行為中の人を観察する行動に繰り返し没頭し，性的興奮を得たり自慰行為を行ったりする
小児性愛	思春期早期までの年齢の小児に対して，繰り返し強烈な性的衝動を抱く．覗きや露出などの犠牲者はほとんどが女児だが，性器への接触やオーラルセックスの被害者は男児にやや多いとされる
サドマゾヒズム	縛る，苦痛を与える，辱めることを含む性行為を愛好する．刺激を受けることを好む場合はマゾヒズム，与えることを好む場合はサディズムとよばれる．1人の人物が両方の性的興奮を求める場合もしばしばみられる．軽度のものは通常の性行為でもみられることがあるため，診断はサドマゾヒズム的な行為が性的満足のために必要不可欠だったり最重要視されていたりする場合に限られる
ほかの性嗜好障害	上記のほかにも窃触症（いわゆる「痴漢」），電話わいせつ，動物性愛，死体愛，嗜尿症，嗜糞症，浣腸愛，低酸素嗜好症，部分性愛などが挙げられる
性嗜好の多重障害	2つ以上の上記のような異常な性嗜好が1人の人間に生じ，どちらが優位ともいえない場合

検査・診断・分類

- ほかの多くの精神障害と同様に，明確に診断できる他覚的な検査はなく，聴取した病歴や症状などを診断基準に照らし合わせて診断する．
- ①社会通念上逸脱した刺激に対し強い性衝動や性的幻想を繰り返し体験し，②苦悩や社会的障害が持続的に生じ，③6か月以上続いていることが診断に必要である．
- 分類ごとの診断基準は**表1**に準ずる．
- 反復しないもの，実験的な行為などは除外される．
- 補助的に心理検査が施行されることもある．

治療

- ①外力による制御，②性衝動の制御，③合併する精神症状(抑うつ，不安など)の治療，④認知行動療法，⑤力動的精神療法
- 刑務所は性犯罪の表面的な制御はできるが，治療的な要素をもたない．家族や周囲の者が，衝動を行動化するのを防ぐ助けになることがある．
- 抑うつなど他の精神症状が関連している場合は抗うつ薬や抗精神病薬なども考慮される．薬剤によって性欲を抑制する治療も試みられることがあるが，効果は限定的．
- 認知行動療法は，学習された性的倒錯傾向を壊し，社会に受け入れられる形に変化させることが目的となる．社会技能訓練，性教育，認知の再構築，被害者への共感の構築などの方法がある．想像での脱感作，リラクセーション法，刺激を避ける行動選択なども教育される．
- 力動的精神療法は長年にわたる治療となり，自分の力動や性嗜好障害の原因となった発達途中の出来事を理解する機会を得ていくこととなる．
- 自助グループとしてセクサホーリクス・アノニマス(SA)を利用することもできる．

予後・経過

- 治療にはいまだ多くの課題が残されており，予後は良好とはいえない．
- 若年発症，頻度が高い，罪悪感・羞恥心の欠如，薬物乱用が関与するものは予後が悪い．
- 倒錯行為以外にも性交の体験がある場合や，法的に暴露されるのではなく，自ら倒錯行為に言及できる場合は，経過や予後がよい．

セクサホーリクス・アノニマス(SA)：sexaholics anonymous

成人の人格・行動障害

性機能不全

F52　sexual dysfunction

疾患概念
性機能不全とは，適切な性的刺激があるにもかかわらず，性反応の一部または全体において，主観的な快楽や欲求または身体の反応に障害を生じている状態である．自分の望むような性的関係をもてないために，苦痛または対人関係上の困難が生じる．

Summary Map

誘因・原因
- **心理的要因**（パートナーとの関係悪化，性的虐待体験，エディプスコンプレックスなど）と，**身体的要因**（糖尿病，加齢，薬物の使用など）がある．
- 両方が影響しており，どちらがより重要であるかを決めることが困難な場合は「**混合性要因**」とする．
- 身体的要因が明白な場合と，ほかの精神疾患で説明できるものは除外する．

症状 臨床所見
- 性機能不全は，性生理学的反応の各相における障害と，性交に伴う疼痛がある．
  - **欲求相（性的活動への空想や欲求）の障害**：性的欲求低下障害，性嫌悪障害，過剰性欲など
  - **興奮相（主観的な性的快感とそれに伴う生理的反応）の障害**：勃起障害，女性の性的興奮の障害など
  - **オルガズム相（快感の絶頂，緊張の解放とそれに伴う生理的反応）の障害**：オルガズム障害，早漏など
  - **消退相（満足感，快感の消退とそれに伴う生理的反応）の障害**：性交後疼痛，性交後不快気分など
  - **性反応相と関連しない性交疼痛障害**：性交疼痛症，腟けいれんなど
- 各障害が単独で起こることも，複数で起こることもありうる．

検査・診断 分類
- 発症の時期から次のように分類する．
  - 生来型：性機能発現当初から続いているもの
  - 獲得型：性機能が正常に機能した後に出現したもの
- 発症する状況から次のように分類する．
  - 全般型：いつでも同じ障害が出現するもの
  - 状況型：特定の相手や状況で障害が出現するもの
- 誘因や原因から心理的要因と混合性要因とに分類する．

治療
- カウンセリング，認知行動療法，薬物療法などを組み合わせて行う．
- パートナーの協力が必要なこともある．

誘因・原因

- 性的欲求の障害と性交疼痛障害は女性に多くみられる．一方で，性的興奮の障害やオルガズム障害は男性に多いが，女性は実際よりも低く評価されている可能性がある．
- 心理的要因は，おのおのの生育歴や体験に基づいた，性そのものや性交渉や性的対象（対象となる範疇全体，または限定された性的パートナー）に対する罪悪感・羞恥心・恐怖・敵意など，あるいは自尊心の低さや自分を性的にとらえる能力の低さなどに起因する．
- 性機能不全が，一般身体疾患または薬物の使用やその作用によるものであることが明らかな場合は，身体的要因と判断して除外する．
- 加齢は生理学的に性機能不全をもたらす要因となりうるが，多くは加齢による性的能力減退への恐怖も反映されている．

症状・臨床所見

- 各反応相における障害
- 性欲相：性的空想や性的活動への欲求．

性的欲求低下障害	性欲の不足または欠如が主要症状である．性的快楽や興奮がないのではなく，性的衝動そのものがより少ない．ほかの性的困難に伴うものではない．その患者にとって苦痛になっていない限り，この診断はなされるべきではない．
性嫌悪障害	性的パートナーとの性的接触のすべて（または，ほとんどすべて）に対する強い否定的な感情があり，恐怖や不安から性行為を回避する．

- 興奮相：副交感神経系による性器の充血と膨張．男性は勃起，女性は腟の潤滑と拡張および外性器の膨張．

男性の勃起障害（インポテンス）	満足な性交をするために十分な勃起や，それを持続させることが困難である．獲得型・状況型が多く，たとえば自慰や睡眠中や別の相手のときには正常である．
女性の性的興奮の障害	単独では非常にまれで，オルガズム障害と区別なく「不感症」と訴えることが多い．加齢やエストロゲン欠如による腟乾燥や潤滑不全がある．

- オルガズム相：交感神経系による骨盤底筋群の律動的収縮と性的快感．男性は射精，女性は腟の痙攣．

オルガズム障害	オルガズムに達しないか，非常に遅れる．女性では比較的多くみられる．男性では遅漏または射精障害である．勃起障害や早漏より少ない．
早漏	双方が性交を楽しむほど十分に射精をコントロールする能力がなく，射精は腟への挿入以前，挿入時あるいは直後に起こる．勃起しないまま射精することもある．

- 性反応相と関連しない性交疼痛障害
- 腟けいれん：腟を囲む骨盤底筋群（腟の外1/3の筋層）の不随意的な条件反射性れん縮により，腟の閉鎖を引き起こす．陰茎の挿入は不可能であるか，激しい痛みを伴う．挿入恐怖が根本にあり，婦人科での内診も困難なことがある．
- 性交疼痛症：性交中あるいはその後に，繰り返し，もしくは持続的に生じる性器の疼痛．腟けいれんや腟乾燥，または疼痛の器質的原因がないもの．

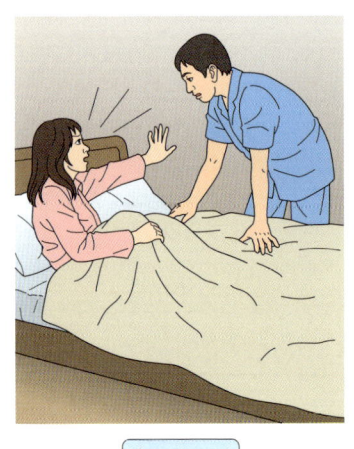

性嫌悪障害　　　男性の勃起障害　　　オルガズム障害

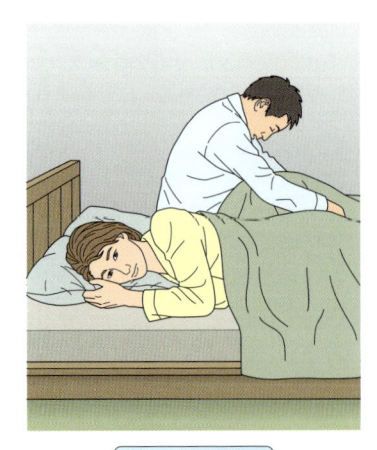

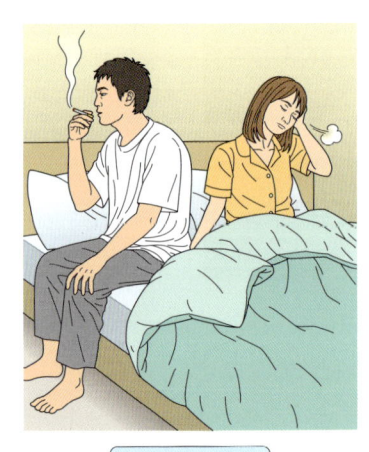

検査・診断・分類

- 状況型つまり特定の状況や相手のときに障害が出現する場合は，心理的要因である可能性が高い．ただし，特定の相手との薬物の使用などを見逃さないようにする．
- 勃起障害や女性のオルガズム障害の原因として，糖尿病，心血管障害，内分泌疾患，多発性硬化症などがある．また，骨盤や脊椎の外傷，尿生殖器の手術の影響でもみられる．
- 男性のオルガズム障害は，泌尿器系の手術後や抗コリン薬で引き起こされる逆行性射精症と鑑別する．
- 女性の性交疼痛症や腟けいれんは，生殖器領域の手術や外性器の炎症や感染などによって引き起こされることがある．
- 抗ヒスタミン薬や抗コリン薬は，腟の潤滑液の減少を招くことがある．
- 一部の降圧薬や三環系抗うつ薬，選択的セロトニン再取り込み阻害薬(SSRI)などは，オルガズム障害を引き起こすことがある．
- アルコールを含む多くの乱用物質は，一時的に性的能力を高めることがあるが，最終的に機能障害を生じる．

治療

- 身体的要因が明らかな場合は，その治療が優先される．
- 性についての知識や考え方，態度，不安，ファンタジー，遍歴について明らかにする．
- 教育的または助言的要素を含んだ精神療法やカウンセリング，集団療法，認知行動療法などがある．パートナーも一緒に受けるケースが多い．
- 性的欲求の障害に対しては，個人精神療法でパートナーに話せない患者の内面にアプローチすることがある．
- 性的興奮の障害には，勃起障害改善薬の投与(心疾患や硝酸薬の使用に注意)や，腟用潤滑剤の使用を試みる．
- 早漏に対して，SSRIの副作用を利用した薬物療法を行うことがある．

予後・経過

- 以下の場合は治療が困難で予後が悪い．
  ・障害が長期間にわたり，精神病理が重篤な患者．
  ・性的パートナーと不仲にある性的欲求低下障害や性嫌悪障害の患者．
  ・治療に抵抗を示す患者．
  ・相互関係に「抑うつ的」「サド・マゾのような強い役割やファンタジー」「非難と投影の防衛機制」を含む患者．
- 以下の場合は治療に反応しやすい．
  ・与えられた課題を着実に実践する患者．
  ・態度が柔軟な患者．
  ・相互関係に「抑制」「欲求不満」「行為の失敗に対する恐れ」などの問題がある患者．

選択的セロトニン再取り込み阻害薬(SSRI)：selective serotonin reuptake inhibitor

引用文献・参考文献一覧

Part 1 精神医学の理解

精神医学の方法

1) Griffiths KM, et al : Effectiveness of programs for reducing the stigma associated with mental disorders. A meta-analysis of randomized controlled trials. World Psychiatry. 13（2）:161-175, 2014.
2) 呉　秀三, 樫田五郎：精神病者私宅監置ノ実況及ビ其統計的観察（古典叢書 第一巻）, 創造出版. 2002.
3) HSサリヴァン, 中井久夫訳：精神医学的面接, みすず書房, 1986.

Part 2 精神機能の把握

意識障害

1) 太田冨雄：意識障害の臨床評価 ―脳神経外科的側面より臨床精神医学 6. 359-368, 1997.
2) 松下正明編：臨床精神医学講座1　精神症候と疾患分類・疫学, 中山書店, 2001.

知能の異常, 思考の異常, 感情の異常, 意欲の異常

1) American Psychiatric Association, 日本精神神経学会日本語版用語監, 髙橋三郎ほか監：DSM-5 精神疾患の診断・統計マニュアル, 医学書院, 2014.
2) アンドリュー・シムズ（飛鳥井望ほか訳）：シムズ記述精神病理学, 西村書店, 2009.
3) 秋山　剛ほか（日野原重明ほか監）：身体科におけるメンタルケア. 看護のための最新医学講座12 精神疾患, 第2版, p.90-98, 中山書店, 2006.
4) 大熊輝雄（現代臨床精神医学第12版改訂委員会編）：現代臨床精神医学 改訂第12版, 金原出版, 2013.
5) 加藤進昌ほか編：TEXT 精神医学 改訂第4版, 南山堂, 2012.
6) 上島国利ほか編：知っておきたい精神医学の基礎知識―サイコロジストとコ・メディカルのために, 誠信書房, 2007.
7) 上島国利ほか編：NEW 精神医学, 南江堂, 2003.
8) 北村俊則：精神・心理症状学ハンドブック第3版, 日本評論社, 2013.
9) 木村大樹ほか（堀川直史編）：パニック障害と診断したときの患者・家族への説明. ジェネラル診療シリーズ　あらゆる診療科でよく出会う精神疾患を見極め, 対応する, 羊土社, p.91-93, 2013.
10) クルト・シュナイダー（針間博彦訳）：新版 臨床精神病理学, 原著第15版, 文光堂, 2007.
11) 志水　彰ほか：精神医学への招待, 南山堂, 2011.
12) 西丸四方ほか：精神医学入門, 改訂25版, 南山堂, 2006.
13) 沼　初枝：臨床心理アセスメントの基礎, ナカニシヤ出版, 2009.
14) 沼　初枝：心理のための精神医学概論, ナカニシヤ出版, 2014.
15) 濱田秀伯：精神医学エッセンス 第2版 弘文堂, 2011.
16) 村上　仁：異常心理学, 増補改訂版, 岩波書店, 1979.
17) 山内俊雄総編：精神科専門医のためのプラクティカル精神医学, 中山書店, 2009.

Part 4 検査法

脳波検査

1) 大熊輝雄：脳波検査, 現代臨床精神医学　改訂第11版, p.132, 金原出版, 2008.
2) 石山陽事：脳波検査の基本的知識臨床神経生理学的検査マニュアル, 神経内科, 65（Suppl4）:19-32, 2006.
3) 大熊輝雄：正常脳波の判定基準. 臨床脳波学第4版, 医学書院, p.127-128, 1991.
4) 大熊輝雄：脳波異常判定の基準, 臨床脳波学第4版, 医学書院, p.157-158, 1991.

髄液検査

1) 永山　寛：髄液検査法, 精神科臨床評価検査法マニュアル, 臨床精神医学, 2004年増刊：478-483, 2004.

睡眠ポリグラフ検査

1) Reschtshaffen A, et al : A Manual of Standardized Terminology, Techniques, and Scoring System for Sleep Stages of Human Subjects. U.S. Dept. of H & M. Neurological Information Network, Bethesda, MD, 1968.
2) 大熊輝雄：ポリソムノグラフィ的睡眠図, 臨床脳波学第4版, 医学書院, p.119, 1991.

神経心理学的検査

1) 加藤伸司ほか：改訂長谷川式簡易知能評価スケール（HDS-R）の作成, 老年精神医学雑誌, 2（11）：1339-1347, 1991.
2) Folstein MF, et al : "Mini-mental state". A practical method for grading the cognitive state of patients for the clinician. J Psychiatr Res, 12（3）：189-198, 1975.
3) Dubois B, et al : The FAB : a Frontal Assessment Battery at bedside. Neurology, 55（11）：1621-1626, 2000.
4) Kugo A, et al：Japanese version of the Frontal Assessment Battery for dementia. Psychiatry Res, 153（1）：69-75, 2007.
5) 松岡恵子ほか：軽度認知障害とアルツハイマー病患者における Wechsler Memory Scale-Revised（WMS-R）, 第18回日本老年精神医学会抄録 http://184.73.219.23/rounen-s/J-senyou/D_gakkai_koenkai/18th/18th_e77.htm（2015年8月14日検索）

心理検査

1) 高橋雅春：心理臨床の課題と方法. 新版心理臨床入門 臨床心理士をめざす人のために, （岡堂哲雄編）, p.14, 新曜社, 1996.
2) 沼　初枝：臨床心理アセスメントの基礎, p.16, ナカニシヤ出版, 2009.
3) 小川俊樹ほか：心理臨床の場における心理検査の使用頻度について. 日本心理臨床学会第24回発表論文集, p.24, 日本心理臨床学会, 2005.
4) 臨床心理・神経心理検査. 医科点数表の解釈 平成26年4月版, p.490-492, 社会保険研究所, 2014.

5) 秦 一士（上里一郎監）：P-F スタディ．心理アセスメントハンドブック，p.192，西村書店，1993．
6) 沼 初枝（松原達哉 編集代表）：医療における心理アセスメント．カウンセリング実践ハンドブック，丸善，p.392-395，2012．
7) 沼 初枝ほか（森田美弥子編）：医療場面における心理アセスメントの実際．現代のエスプリ別冊 臨床心理査定研究セミナー，p.161-174，至文堂，2007．
8) 小山充道：必携臨床心理アセスメント，金剛出版，2008．
9) David Wechsler（日本版 WISC-IV 刊行委員会訳編）：日本語版 WISC-IV 知能検査実施・採点マニュアル．p.4．日本文化科学社．2010．

Part5　治療法

身体療法
1) 本橋伸高ほか：電気けいれん療法（ECT）推奨事項，改訂版．精神神経学雑誌，115（6）：586-600，2013．
2) 安田和幸ほか（日本臨床精神神経薬理学会 専門医制度委員会編）：電気けいれん療法．臨床精神神経薬理学テキスト，改訂第 2 版，p.307-316，星和書店，2008．

精神療法
1) S.G. ホフマン（伊藤正哉ほか訳）：現代の認知行動療法 − CBT モデルの臨床実践．診断と治療社，2012．
2) J. ランメロほか（松見淳子監，武藤 崇ほか監訳）：臨床行動分析の ABC．日本評論社，2009．
3) 森田正馬：新版 神経質の本態と療法，白揚社，2004．
4) 遊佐安一郎：家族療法入門 システムズ・アプローチの理論と実際，星和書店，1984．
5) 東 豊：セラピスト入門−システムズアプローチへの招待，日本評論社，1993．
6) 青木省三ほか編：精神療法の実際．中山書店，2009．
7) C.R. ロジャーズ（末武康弘ほか訳）：カウンセリングと心理療法−実践のための新しい概念，岩崎学術出版社，2005．
8) J.S. ベック（伊藤絵美ほか訳）：認知療法実践ガイド 基礎から応用まで−ジュディス・ベックの認知療法テキスト，星和書店，2004．
9) 大野 裕：認知療法・認知行動療法治療者用マニュアルガイド，星和書店，2010．
10) W.R. ミラーほか（松島義博ほか訳）：動機づけ面接法−基礎・実践編，星和書店，2007．
11) M.M. ワイズマンほか（水島広子訳）：臨床家のための対人関係療法クイックガイド，創元社，2008．
12) 馬場玲子：精神分析的心理療法の実践−クライエントに出会う前に，岩崎学術出版社，1999．
13) J. イーガン（鳴澤 實ほか訳）：熟練カウンセラーをめざすカウンセリング・テキスト，創元社，1998．
14) 堀越 勝ほか：精神療法の基本−支持から認知行動療法まで．医学書院，2012．
15) A. ウィンストンほか（山藤菜穂子ほか訳）：支持的精神療法入門，星和書店，2009．
16) Sadock BJ, et al：カプラン精神神経医学テキスト第 2 版（井上令一ほか監訳），メディカル・サイエンス・インターナショナル，2004．
17) Hoffman SG：Acceptance and Commitment Therapy：New Wave or Morita Therapy? Clinical Psychology：Science and Practic, 15（4）：280-285, 2008.
18) Cuijpers P, et al：The efficacy of non-directive supportive therapy for adult depression：A meta-analysis. Clincal Psychology Review, 32（2）：280-291, 2012.
19) Cormier S, et al：Interviewing and change strategies for helpers, 6th ed. Cole Pub Co, 2008.
20) Nathan PE, et al, eds：A guide to treatments that work, 3rd ed. Oxford University Press, 2007.

薬物療法
1) Kandel ER, et al, eds：Principles Neural Science, 4th edition, 2000.
2) 仙波純一ほか監訳：精神薬理学エセンシャルズ 神経科学的基礎と応用，第 3 版．メディカル・サイエンス・インターナショナル，2010．
3) 日本うつ病学会治療ガイドラインⅡ大うつ病性障害 2013 Ver.1.1．http://www.secretariat.ne.jp/jsmd/mood_disorder/img/130924.pdf（2015 年 7 月 24 日検索）．
4) 日本うつ病学会治療ガイドラインⅠ双極性障害 2012．http://www.secretariat.ne.jp/jsmd/mood_disorder/img/120331.pdf（2015 年 7 月 24 日検索）
5) 日本臨床精神神経薬理学会専門医制度委員会編：臨床精神神経薬理学テキスト，改訂第 2 版．星和書店，2008．
6) 内山 真：睡眠障害の対応と治療ガイドライン，第 2 版．じほう，2012．
7) 宮本政臣：新規薬剤−ラメルテオン−．日本臨床，67（8）：1595-1600，2009．
8) 兼子 直編著：てんかんの薬物療法−新たな治療薬の導入後．新興医学出版社，2010．
9) 日本神経学会監，てんかん治療ガイドライン作成委員会編：てんかん治療ガイドライン 2010．医学書院，2010．

Part6　精神疾患の理解

Chapter1　器質性精神障害
器質性精神障害：総論
1) 厚生労働省ホームページ：http://www.mhlw.go.jp/stf/seisakunitsuite/bunya/hukushi_kaigo/kaigo_koureisha/chiiki-houkatsu/（2014 年 10 月 3 日検索）

Chapter2　認知症
血管性認知症
1) 高野大樹ほか：血管性認知症の診断基準と基本的なタイプ．特集 血管性認知症：Update．老年精神医学雑誌，24（4）：357-365，2013．
2) Alexopoulos GS, et al：Problem-solving therapy and supportive therapy in older adults with major depression and executive dysfunction: effect on disability. Arch Gen Psychiatry, 68（1）：33-41, 2011.

前頭側頭型認知症
1) Neary D, et al：Frontotemporal lobar degeneration. A consensus on clinical diagnostic criteria. Neurology, 51（6）：1546-1554, 1998.

2）橋本　衛（池田　学責任編集）：前頭側頭型認知症の鑑別診断．前頭側頭型認知症の臨床　専門医のための精神科臨床リュミエール 12, p.24-37, 中山書店，2010.

Chapter4　症候性精神障害
臓器移植関連の精神障害
1）日本臓器移植ネットワーク：移植に関するデータ http://www.jotnw.or.jp/datafile/index.html（2014年2月14日検索）

せん妄
1）Levenson JL ed.: Delirium: The American Psychiatric Publishing Textbook of Psychosomatic Medicine, 2nd Edition. American Psychiatric Publishing, p.71-114, 2011.

Chapter5　精神作用物質使用による精神障害および行動の障害
アルコール依存症
1）大熊輝雄：現代臨床精神医学，第12版．p.242-243, 金原出版，2013.
2）松下正明総編集：臨床精神医学講座．第8巻 薬物・アルコール関連障害．p.161, 中山書店，1999.
3）小宮山徳太郎（樋口輝彦ほか編）：アルコール依存症．今日の精神疾患治療指針，医学書院，p.605, 2012.
4）独立行政法人国立病院機構久里浜医療センター：CAGE, 2010. http://www.kurihama-med.jp/alcohol/cage.html（2015年7月24日検索）
5）和田　清：物質の乱用・依存・中毒とその疾病性について．精神科治療学，28（Supply）：16-21, 2013.
6）佐久間寛之ほか：アルコール使用障害に対する薬物療法．精神科治療学，28（Supply）：142-146, 2013.
7）公益社団法人全日本断酒連盟：断酒例会とは，2012. http://www.dansyu-renmei.or.jp/reikai/index.html（2015年7月24日検索）
8）長　徹二：アルコール依存症の予後と断酒3原則（断酒の3本柱）．精神科治療学，28（Supply）：94-99, 2013.
9）梅野　充：依存症患者の現状と治療の実際．烏山総合支所平成25年度精神保健勉強会，東京，2012.
10）NPO法人ジャパンマック（J-MAC）：ジャパンマックとは．http://japanmac.or.jp/about/（2015年7月24日検索）

アルコール以外の精神作用物質依存
1）近藤千春：薬物使用障害からの回復−ダルクでの観察−．精神科治療学，28（Supply）：255-258, 2013.
2）精神医学講座担当者会議：精神作用物質使用による精神および行動の障害．専門医をめざす人の精神医学，第2版．p306, 医学書院，2004.
3）和田　清：物質の乱用・依存・中毒とその疾病性について．精神科治療学，28（Supply）：16-21, 2013.
4）梅野　充：依存症患者の現状と治療の実際．烏山総合支所平成25年度精神保健勉強会，東京，2012.
5）小沼杏坪：覚せい剤精神病の臨床的特徴と治療−統合失調症との相違−．精神科治療学，28（Supply）：197-204, 2013.

Chapter6　気分障害
うつ病
1）American Psychiatric Association 編，髙橋三郎ほか訳：DSM-Ⅳ-TR 精神疾患の診断・統計マニュアル，新訂版．p.387-394, 医学書院，2004.
2）Sadock BJ ほか（井上令一ほか訳）：カプラン臨床精神医学テキスト 第2版 DSM-IV-TR 診断基準の臨床への展開，メディカル・サイエンス・インターナショナル，2004.
3）加藤進昌ほか：TEXT精神医学，改訂4版．南山堂，2012.
4）日本うつ病学会編：大うつ病性障害・双極性障害 治療ガイドライン，医学書院，2013.
5）讀賣新聞：2006年10月27日付記事

双極性障害
1）加藤進昌ほか：TEXT精神医学，改訂4版．南山堂，2012.
2）秋山　剛ほか：双極性障害の心理教育マニュアル 患者に何を，どう伝えるか．医学書院，2012.
3）貝谷久宣ほか：よくわかる双極性障害（躁うつ病）両極端な気分の変動をコントロールする．主婦の友社，2013.
4）Ghaemi SN 監（松崎朝樹訳）：気分障害ハンドブック．メディカル・サイエンス・インターナショナル，2013.
5）Schou M: The effect of prophylacyic lithium treatment on mortality and suicidal behavior: A review for clinicians. J Affect Disord, 50（2-3）: 253-259, 1998.

Chapter7　統合失調症
統合失調症
1）Kawasaki Y, et al: Multivariate voxel-based morphometry successfully differentiates schizophrenia patients from healthy controls. Neuroimage, 34（1）: 235-242, 2007.
2）Kinou M, et al: Differential spatiotemporal characteristics of the prefrontal hemodynamic response and their association with functional impairment in schizophrenia and major depression. Schizophr Res, 150（2-3）: 459-467, 2013.
3）世界保健機構（融　道男ほか監訳）：ICD-10 精神および行動の障害−臨床診断と診断ガイドライン−．医学書院，1993.
4）American Psychiatric Association, 日本精神神経学会日本語版用語監，髙橋三郎ほか監：DSM-5 精神疾患の診断・統計マニュアル，医学書院，2014.
5）谷中輝雄：生活支援形成過程について：やどかりの里における生活モデルの提示．精神障害リハビリテーション，14（2）：132-136, 2000.
6）Ogawa K, et al: A long-term follow-up study of schizophrenia in Japan − with special reference to the course of social adjustment. Br J Psychiatry, 151: 758-765, 1987.
7）McGlashan TH: A selective review of recent North American long-term followup studies of schizophrenia. Schizophr Bull, 14: 515-542, 1988.

妄想性障害

1) American Psychiatric Association, 日本精神神経学会日本語版用語監, 髙橋三郎ほか監：DSM-5 精神疾患の診断・統計マニュアル, 医学書院, 2014.
2) 中谷陽二：パラノイアから妄想性障害へ—連続と不連続, 臨床精神医学 42（1）：5-11, 2013.
3) 石垣琢麿：妄想の認知理論, Schizophrenia Frontier, 10（2）：123-127, 2009.
4) 世界保健機関, 融 道男ほか監訳：ICD-10. 精神および行動の障害, 医学書院, 1993.
5) O'Conner K, et al：Treating delusional disorder：a comparison of cognitive-behavioural therapy and attention placebo control. Can J Psychiatry, 52（3）：182-190, 2007.
6) Mews MR, et al：Comparative efficacy and acceptability of existing pharmacotherapies for delusional disorder: a retrospective case series and review of the literature. J Clin Psychopharmacol, 33（4）：512-519, 2013.
7) Marneros A, et al：Delusional disorders-are they simply paranoid schizophrenia? Schizophr Bull, 38（3）：561-568, 2012.

Chapter8 神経症性障害
不安と不安障害

1) Kessler RC, et al：Lifetime co-morbidity of DSM-Ⅳ disorders in the US National Comorbidity Survey Replication Adolescent Supplement（NCS-A）. Psychol Med, 42（9）：1997-2010, 2012.
2) Kessler RC, et al：Lifetime prevalence and age-of-onset distributions of DSM-Ⅳ disorders in the National Comorbidity Survey Replication. Arch Gen Psychiatry, 62（6）：593-602, 2005.
3) 川上憲人：こころの健康についての疫学調査に関する研究. 平成18年度厚生労働科学研究費 こころの健康についての疫学調査に関する研究 総括研究報告書. 2006.
4) Kendler KS, et al：The genetic epidemiology of phobias in women. The interrelationship of agoraphobia, social phobia, situational phobia, and simple phobia. Arch Gen Psychiatry, 49（4）：273-281, 1992.
5) Tillfors M, et al：Cerebral blood flow in subjects with social phobia during stressful speaking tasks：a PET study. Am J Psychiatry, 158（8）：1220-1226, 2001.
6) Clark A, Wells DM：A cognitive model of social phobia. Diagnosis, assessment, and treatment. p.69-93, Guilford Press, New York, 1995.
7) 竹内龍雄：パニックディスオーダーはどのような経過を取るのか. パニックディスオーダー（上島国利編）, p.61, 国際医書出版, 1996.

Chapter9 ストレス反応および適応障害
身体表現性障害

1) American Psychiatric Association, 日本精神神経学会日本語版用語監, 髙橋三郎ほか監：DSM-5 精神疾患の診断・統計マニュアル, p.307, 医学書院, 2014.
2) American Psychiatric Association, 日本精神神経学会日本語版用語監, 髙橋三郎ほか監：DSM-5 精神疾患の診断・統計マニュアル, p.311, 医学書院, 2014.
3) American Psychiatric Association, 日本精神神経学会日本語版用語監, 髙橋三郎ほか監：DSM-5 精神疾患の診断・統計マニュアル, p.314, 医学書院, 2014.

Chapter10 生理的・身体的要因に関連する障害
摂食障害：神経性やせ症（拒食症）

1) 切池信夫：摂食障害 食べない, 食べられない, 食べたら止まらない, 第2版. p.41-59, 医学書院, 2009.
2) American Psychiatric Association, 日本精神神経学会日本語版用語監, 髙橋三郎ほか監：DSM-5 精神疾患の診断・統計マニュアル, p.332, 医学書院, 2014.
3) Fairburn CG, 切池信夫監訳：摂食障害の認知行動療法. p.173-214, 医学書院, 2010.
4) 中井義勝ほか：摂食障害の転帰調査. 臨床精神医学, 30：1247-1256, 2001.
5) 切池信夫：摂食障害 食べない, 食べられない, 食べたら止まらない, 第2版, p.221-222, 医学書院, 2009.

摂食障害：神経性大食症

1) アメリカ精神医学会編, 髙橋三郎ほか訳：DSM-Ⅳ-TR 精神疾患の診断・統計マニュアル, p.569, 医学書院, 2004.
2) 樋口輝彦ほか編：神経性大食症. 今日の精神疾患治療指針, p.274-276, 医学書院, 2012.

睡眠障害：不眠症

1) 今井 眞ほか：睡眠のDSM診断とICSD診断, 臨床精神医学, 39（5）：509-515, 2010.
2) 西田宜代ほか：睡眠障害の疫学, 臨床精神医学, 39（5）：517-523, 2010.
3) 海老澤 尚：メラトニンと睡眠障害・気分障害, 臨床精神医学, 39（5）：543-546, 2010.
4) 田ヶ谷浩邦：精神作用物質と環境因による睡眠障害, 臨床精神医学, 39（5）：585-589, 2010.
5) 三島和夫：不眠症の病態生理－発症および悪化のメカニズム－, 精神科治療学, 27（8）：989-997, 2012.
6) 小曽根基裕ほか：不眠症状の把握と対応, 精神科治療学, 27（8）：999-1005, 2012.
7) 中村真樹ほか：不眠をめぐる心気的な訴え, 妄想, 精神科治療学, 27（8）：1007-1012, 2012.
8) 長谷川 崇ほか：薬剤または物質誘発性の不眠, 精神科治療学, 27（8）：1021-1027, 2012.
9) 新宮一成：精神分析からみた睡眠と夢, 精神科治療学, 27（8）：1153-1159, 2012.

睡眠障害：過眠症（ナルコレプシー）

1) 井上令一, ほか監訳：カプラン臨床精神医学テキスト第2版, メディカル・サイエンス・インターナショナル, 2004.
2) Dauvilliers Y, et al: Narcolepsy with cataplexy. Lancet, 369（9560）：499-511, 2007.
3) Lin L, et al: The sleep disorder canine narcolepsy is caused by a mutation in the hypocretin（orexin）receptor 2 gene. Cell, 98（3）：365-376, 1999.
4) 髙橋三郎ほか訳：DSM-Ⅳ-TR 精神疾患の診断・統

計マニュアル　新訂版, 医学書院, 2004.

Supplement：むずむず脚症候群(レストレスレッグス症候群)
1）井上雄一：レストレスレッグ症候群, 臨床精神医学, 39（5）：577-583, 2010.
2）篠邉龍二郎ほか：むずむず脚症候群および周期性四肢運動障害, 精神科治療学, 24（2）：177-180, 2009.

Supplement：周期性四肢運動障害
1）Ohayon MM, et al : Prevalence of restless legs syndrome and periodic limb movement disorder in the general population. J Psychosom Res, 53（1）：547-554, 2002.
2）Hornyak M, et al : Periodic leg movements in sleep and periodic limb movement disorder: prevalence, clinical significance and treatment. Sleep Med Rev, 10（3）：169-177, 2006.
3）井上令一，ほか監訳：カプラン臨床精神医学テキスト 第2版，メディカル・サイエンス・インターナショナル, 2004.
4）髙橋三郎ほか訳：DSM-IV-TR 精神疾患の診断・統計マニュアル　新訂版, 医学書院, 2004.

Supplement：睡眠時無呼吸症候群
1）Young T, et al : The occurrence of sleep-disordered breathing among middle-aged adults. N Engl J Med, 328（17）：1230-1235, 1993.
2）福原俊一ほか：日本語版 the Epworth Sleepiness Scale（JESS）〜これまで使用されていた多くの「日本語版」との主な差異と改訂〜, 日本呼吸器学会雑誌, 44（11）：896-898, 2006.
3）Takegami M, et al : Development of a Japanese version of the Epworth Sleepiness Scale（JESS）based on Item Response Theory. Sleep medicine 10; 556-65, 2009.
4）He J et al : Mortality and apnea index in obstructive sleep apnea. Experience in 385 male patients. CHEST 94（1）：9-14, 1988.
5）Young T, et al : The occurrence of sleep-disordered breathing among middle-aged adults. N Engl J Med, 328（17）：1230-123, 1993.
6）井上令一ほか監訳：カプラン臨床精神医学テキスト 第2版，メディカル・サイエンス・インターナショナル, 2004.
7）髙橋三郎ほか訳：DSM-IV-TR 精神疾患の診断・統計マニュアル　新訂版, 医学書院, 2004.

睡眠障害：睡眠時随伴症（夢遊症，夜驚症）
1）Zadra A et al : Somnambulism: clinical aspects and pathophysiological hypotheses. Lancet Neurol 12(3): 285-294, 2013.
2）髙橋三郎ほか訳：DSM-IV-TR 精神疾患の診断・統計マニュアル　新訂版, 医学書院, 2004.

睡眠障害：睡眠覚醒スケジュール障害＝概日リズム障害
1）足立浩祥：交代制勤務・ジェットラグによる不眠. 臨床精神医学, 39（5）：591-596, 2010.
2）野田明子ほか：概日リズム睡眠障害睡眠相後退型・前進型. 臨床精神医学, 39（5）：597-601, 2010.
3）早川達郎ほか：概日リズム睡眠障害. 臨床精神医学, 34（1）：45-51, 2005.
4）田ヶ谷浩邦ほか：交代勤務における不眠の問題. 精神科治療学, 27（8）：1189-1195, 2012.
5）内山　真編：睡眠障害の対応と治療のガイドライン 第2版, p.89, じほう, 2012.

Chpter11　児童期・青年期の精神疾患
1）加我牧子編著, 稲垣真澄ほか著：新版　小児のことばの障害, 医歯薬出版, 2000.
2）American Psychiatric Association, 髙橋三郎ほか訳：DSM-IV-TR 精神疾患の診断・統計マニュアル新訂版，p.63, 医学書院, 2004.
3）中根允文ほか訳：ICD-10 精神および行動の障害 DCR 研究用診断基準, 医学書院, 1994.
4）文部科学省：特別支援教育資料（平成26年度）第1部 集 計 編 http://www.mext.go.jp/component/a_menu/education/micro_detail/__icsFiles/afieldfile/2015/06/08/1358541_01.pdf（2015年8月12日検索）.

特異的発達障害（学習障害）
1）Sadock BJ ほか（井上令一ほか監訳）：カプラン臨床精神医学テキスト 第2版 DSM-IV-TR 診断基準の臨床への展開, メディカル・サイエンス・インターナショナル, 2004.
2）小枝達也（連合大学院小児発達学研究科ほか編）：特異的学習障害, 神経発達障害のすべて, p.85-89, 日本評論社, 2014.
3）中根允文ほか訳：ICD-10 精神および行動の障害　DCR 研究用診断基準, 医学書院, 1994.

広汎性発達障害
1）Weintraub K : The prevalence puzzle: Autism counts. Nature, 479（7371）：22-24, 2011 Nov 2;. doi : 10. 1038/479022a.
2）宍戸恵美子ほか：自閉症の分子基盤 ゲノム関連の最新のトピック. 分子精神医学, 14（2）112-118, 2014.
3）Tordjman S, et al : Gene×environment interaction in autism spectrum disorders : role of epigenetic mechanisms. Frontiers in Psychiatry, 53（5）：1-17, 2014.
4）Samsam M, et al : Pathophysiology of autism spectrum disorders : revisiting gastrointestinal involvement and immune imbalance. World J Gastroenterol 20（29）：9942-9951, 2014.
5）長井薫ほか：遺伝環境相互作用 広汎性発達障害と遺伝環境相互作用. 分子精神医学, 6（2）：135-140, 2006.
6）石島路子ほか：自閉症 よりよい治療への手がかりを求めて. 東京大学医学部附属病院 精神神経科小児部リーフレット：p.1-4, 2002.
7）内山登紀夫ほか編：高機能自閉症・アスペルガー症候群入門　正しい理解と対応のために　第2版, p.13-24, 中央法規出版, 2002.
8）http://www.ncnp.go.jp/nimh/jidou/aboutus/M-CHAT2.pdf（2015年6月6日検索）

9) 渡辺慶一郎：発達障害の概念 —DSM-5 診断と大学生活で生じる問題の理解—，CAMPUS HEALTH 52 (2) in press, 2015.
10) http://www.testit.infoxchange.net.au/about（2015年6月6日検索）
11) http://specialistpeople.com/specialisterne/（2015年6月6日検索）
12) アスペ・エルデの会：発達障害児者支援とアセスメントに関するガイドライン．http://www.as-japan.jp/j/file/rinji/assessment_guideline2013.pdf（2015年6月6日検索）
13) 日本精神神経学会 精神科病名検討連絡会：DSM-5 病名・用語翻訳ガイドライン（初版），精神経誌，116 (6)：429-457, 2014.

注意欠如・多動性障害
1) 米国精神医学会編，髙橋三郎ほか訳：DSM-Ⅳ-TR 精神疾患の診断・統計マニュアル，p.102-103，医学書院，2004.
2) American Psychiatric Association：日本精神神経学会日本語版用語監，髙橋三郎ほか監訳：DSM-5 精神疾患の診断・統計マニュアル，p.58-59，医学書院，2014.
3) ADHD の診断・治療指針に関する研究会編：注意欠陥・多動性障害（ADHD）の診断・治療ガイドライン 第 3 版，じほう，2008.

Chapter 12　成人の人格・行動障害
パーソナリティ障害
1) American Psychiatric Association，日本精神神経学会日本語版用語監，髙橋三郎ほか監訳：DSM-5 精神疾患の診断・統計マニュアル，p.636-637，医学書院，2014.
2) American Psychiatric Association，日本精神神経学会日本語版用語監，髙橋三郎ほか監訳：DSM-5 精神疾患の診断・統計マニュアル，p.639-640，医学書院，2014.
3) American Psychiatric Association，日本精神神経学会日本語版用語監，髙橋三郎ほか監訳：DSM-5 精神疾患の診断・統計マニュアル，p.643，医学書院，2014.
4) American Psychiatric Association，日本精神神経学会日本語版用語監，髙橋三郎ほか監訳：DSM-5 精神疾患の診断・統計マニュアル，p.646，医学書院，2014.
5) American Psychiatric Association，日本精神神経学会日本語版用語監，髙橋三郎ほか監訳：DSM-5 精神疾患の診断・統計マニュアル，p.650，医学書院，2014.
6) American Psychiatric Association，日本精神神経学会日本語版用語監，髙橋三郎ほか監訳：DSM-5 精神疾患の診断・統計マニュアル，p.654，医学書院，2014.
7) American Psychiatric Association，日本精神神経学会日本語版用語監，髙橋三郎ほか監訳：DSM-5 精神疾患の診断・統計マニュアル，p.658，医学書院，2014.
8) American Psychiatric Association，日本精神神経学会日本語版用語監，髙橋三郎ほか監訳：DSM-5 精神疾患の診断・統計マニュアル，p.661，医学書院，2014.
9) American Psychiatric Association，日本精神神経学会日本語版用語監，髙橋三郎ほか監訳：DSM-5 精神疾患の診断・統計マニュアル，p.664，医学書院，2014.
10) American Psychiatric Association，日本精神神経学会日本語版用語監，髙橋三郎ほか監訳：DSM-5 精神疾患の診断・統計マニュアル，p.667，医学書院，2014.
11) American Psychiatric Association，日本精神神経学会日本語版用語監，髙橋三郎ほか監訳：DSM-5 精神疾患の診断・統計マニュアル，p.670，医学書院，2014.

病的習慣および衝動制御障害
1) 井上令一ほか訳：他のどこにも分類されない衝動制御の障害，カプラン臨床精神医学テキスト，第 2 版，p.844-856，メディカル・サイエンス・インターナショナル，2004.
2) 山内俊雄ほか編：習慣および衝動の障害，専門医をめざす人の精神医学，第 3 版，p.514-521，医学書院，2011.
3) 融 道男ほか訳：習慣および衝動の障害，器質性の障害あるいは疾患によらないもの，ICD-10 精神および行動の障害，新訂版，p.221-224，医学書院，2005.
4) 髙橋三郎ほか訳：他のどこにも分類されない衝動制御の障害，DSM-Ⅳ-TR 精神疾患の分類と診断の手引，新訂版，p.227-230，医学書院，2003.

性同一性障害
1) 米国精神医学会編，髙橋三郎ほか訳：DSM-Ⅳ-TR 精神疾患の分類と診断の手引，新訂版，p.210-212，医学書院，2009.
2) 世界保健機関編（融 道男ほか訳）：ICD-10 精神および行動の障害，新訂版．p.224-227，医学書院，2009.
3) 日本精神神経学会・性同一性障害に関する委員会編：性同一性障害に関する診断と治療のガイドライン，第 4 版，精神神経学雑誌，114 (11)：1250-1266，2012.
4) 難波祐三郎：治療環境の整備に向けて−総合病院におけるセンター化の取り組み，精神神経学雑誌，114 (6)：666-672, 2012.

性機能不全
1) 井上令一ほか訳：性の異常と性機能不全，カプラン臨床精神医学テキスト，第 2 版，p.758-776，メディカル・サイエンス・インターナショナル，2004.
2) 山内俊雄ほか編：性機能不全，性機能障害，専門医をめざす人の精神医学，第 3 版，p.398-403，医学書院，2011.
3) 融 道男ほか訳：性機能不全，器質性の障害あるいは疾患によらないもの，ICD-10 精神および行動の障害，新訂版，p.200-203，医学書院，2005.
4) 髙橋三郎ほか訳：性機能不全，DSM-Ⅳ-TR 精神疾患の分類と診断の手引，新訂版，p.199-206，医学書院，2003.

索引

■欧文

22q.11.2欠失症候群	134
AD	106
AED	95
affection	23
APP	105
ASD	210
CAGE	157
CBT	82
CBTp	191
CJD	124
CT	38
DBD	283
de novo 変異	273
DLB	118
DN-CAS 認知評価システム	17
DSM-5	167, 177
ECT	74, 191
——のインフォームド・コンセント	75
——の有害事象	75
emotion	23
ESS	241
FAB	56
femele to mele	305
FTM	305
GABA 受容体	92
HDS-R	108
HDS-R	53, 108
ICD-10	101
Illinois Test of psycholinguistic Abilities	17
IQ	61
ITPA	17
K-ABC 心理・教育心理アセスメントバッテリー	17
MAC	154
male to female	305
MCI	107
MMPI	64
MMSE	52, 54
MMSE-J	54
modified ECT	74
mood	23
MRI	39
MSLT	233
MTF	305
NA	159, 163
NIRS	41, 168
Non-verbal	4
ODD	283
P-F Study	64
PANDAS	286
Para-verbal	4
PFA	209
psychological first aid	209
PTSD	213
SA	310
SCT	63, 67
SFA	209
SPECT	40
TAT	65
TEG-II	63
TMS	171
VaD	110
WAIS-III	61
WCST	66
WISC-IV	62
WMS-R	56
Y-GPI	62

■あ行

アカシジア	165
アクチグラフ	239
アクチベーション症候群	171
アサーショントレーニング	83
アザピロン系抗不安薬	94
アスペルガー障害	277
アスペルガー症候群	18
アセトアルデヒド脱水素酵素	157
遊びと感覚過敏	274
アドヒアランス	74
アポリポタンパク B	106
アミロイド仮説	106
アミロイド前駆タンパク	105
アミロイドベータタンパク	105
アミロイド PET	109
アメンチア	9
アルコール	
——依存症	154
——判別指標	157
——精神病	154, 157
——性脳障害	156
——乱用	157
——離脱症状	156
——離脱せん妄	9, 156
アルツハイマー型認知症	105
——の診断基準	107
アルフレッド・ビネー	17
暗示性	30
医学的知見	6
意識	8
——狭窄	8
——混濁	8
意識障害	8
——の分類	8
意識変容	8
異常脳波（突発性異常）	45
異常脳波（非突発性異常）	45
異常プリオンタンパク	124
異食症	30
移植待機	143
依存性パーソナリティ障害	296
——の診断基準	296
一塩基変異	273
1 型糖尿病	257
著しいやせ	220
一過性チック障害	286
一過性知能障害	18
一酸化炭素中毒	152
一酸化炭素中毒治療	153
一般的記憶	56
遺伝要因	273
易怒性	25, 175
易疲労感	167
意味記憶	15
意欲低下	182
意欲の異常	29
医療面接	32, 148
インスリン	258
インターネット嗜癖	298
インターフェロンによる精神症状	151
インターフェロン療法	151
ウィスコンシン・カード分類検査	66
ウェクスラー	
——記憶検査	58
——式児童用知能検査	17
——児童用知能検査 IV	62
——成人知能検査 III	61
——ベルビュー	17
迂遠	20
内側側頭葉てんかん	132
内田・クレペリン精神検査	66
うつ状態	173
——の症状	174
うつ病	165
——の薬物療法	170
運動と感覚領域の問題	275
援助提供者	77
陰性症状	182
X 線コンピュータ断層	38
エピソード記憶	15
エプワース眠気尺度	240
エコラリア	286
遠隔記憶	15
演技性パーソナリティ障害	295
——の診断基準	295
援助提供者	78
エンパワーメント	260
オセロ症候群	189
オペラント条件づけによる入院療法	221
オペラント条件づけ理論	194
オルガズム障害	312
オルガズム相	312
温感練習	256

■か行

外因	134
外因性	248
外因性うつ病	166
絵画統覚検査	65
絵画欲求不満テスト	64
概日リズム障害	248
外傷性健忘	16
改訂長谷川式知的機能評価スケール	16, 53, 68
海馬萎縮	215
回避症状	211, 215
回避性パーソナリティ障害	296
——の診断基準	296

開閉眼	44
解離症状	211, 214
解離性けいれん	204
解離性健忘	204, 214
解離性障害	203
——の精神療法	205
——の薬物療法	205
解離性知覚麻痺	204
解離性同一性障害	181, 204
解離性遁走	204
解離性の運動障害	204
加害者的被害者	191
化学物質中毒	152
化学物質の長期曝露	152
書き	270
可逆性認知症	122
学業不振	269
学習障害	18, 269
覚せい剤依存症	162
覚せい剤精神病	162
覚醒症状	211, 215
獲得型	311
過呼吸	44
下肢静止検査	239
仮性認知症	122
画像検査	38
家族病	155, 164
家族描画法	65
家族歴	33
葛藤	28
活動記録表	4
過度の日中の眠気	235
過敏性腸症候群	261
——の診断基準	261
過眠症	233
カムアウト	306
仮面うつ病	169
感覚過敏	12
感覚脱失	204
感覚的感情	23
がん関連疲労	139
環境要因	273
間欠性爆発性障害	302
ガンザー症候群	203
感情	23
——移入	23
感情失禁	25
——鈍麻	25
——の概念	23
——の質の異常	25
感情の調節異常	25
——の量の異常	24
感情不安定	25
感染性認知症	124
間欠発作	128
がん治療	138
感動錯覚	14
がんに合併する精神症状	138
観念奔逸	20
観念	20
がんの病期	139
既往歴	33
記憶	
——障害	109
——の異常	15
——の持続時間による分類	15
——の概念	15
——の内容による分類	15
気管支喘息	229
危険ドラッグ依存症	162
既視感	12
器質性精神障害	101
基準電極導出法	43
偽神経学的症状	207
偽性バーター症候群	224
季節性うつ病	169
技能訓練	83
機能不全家庭	298
気分	23
気分安定薬	178
——の主な副作用	92
気分の陰性変化	211, 214
記銘	15
記銘障害	16
虐待	30
逆行性健忘	16
急性期ECTの診断基準	75
急性期の治療	157
急性ストレス反応	209, 254
共依存	155
境界性パーソナリティ障害	294
——の診断基準	294
共感	79
——の技法	79
強直発作	128
強迫観念	22, 200, 201
強迫行為	200, 201
強迫性障害	200
——の診断基準	202
強迫性パーソナリティ障害	297
——の診断基準	297
強迫的性行動	298
強迫欲動	29
恐怖	26, 27, 201
興味・喜びの喪失	167
拒食	220
拒食症	219
近時記憶	15
近赤外線スペクトロスコピィ	41
緊張病症候群	30
空想虚言	21
クレッチマー	174
クラインフェルター症候群	18
グラスゴーコーマスケール	10
クラスター別類型	290
クラブドラッグ	162
グループホーム	187
呉 秀三	6
クレペリン	34, 180
クロイツフェルト・ヤコブ病	124
ケアホーム	187
経過	223
軽躁病エピソードの診断基準	176
経頭蓋磁気刺激療法	171
軽度認知障害	103, 107
下剤乱用	225
血液・注射・外傷型	194
血管性認知症	113
——の診断基準	115
——の分類	114
血統妄想	173
ケトン食療法	133
幻覚	13
——妄想	127
——妄想状態	160
衒奇症	29
限局性梗塞／脳出血型	114
言語性記憶	56
幻視	13
現実脱感作法	195
幻嗅	13
現症	33
幻触	13
幻聴	13, 182
原発性不眠症	228
現病歴	33
健忘	16
抗NMDA受容体抗体脳炎	134
行為障害	269
抗うつ薬・気分安定薬	89
抗うつ薬の主な副作用	91
公害	152
口腔セネストパチー	190
恍惚	25
高次脳機能障害	19
抗酒薬	158
甲状腺機能亢進症	137
高照度光療法	172, 251
抗精神病薬	87, 182, 191
——の剤型	89
——の副作用	89
考想伝播	182
好訴妄想	191
交代勤務型	248
抗てんかん薬	95, 132
——の代表的な副作用	96
行動	28
後頭下穿刺法	46
行動活性化	83
行動心理症状	102
行動変容ステージモデル	259
後頭葉	50
更年期障害による不眠	229
購買癖	298
広汎性発達障害	273
抗ヒスタミン薬	94

321

抗不安薬・睡眠薬	92	——の異常	20	——全般てんかん	131
興奮	148	——の貧困	21	症状の確認	2
——相	312	思考力・集中力の低下	167	焦燥感	25
——やせん妄により想定すべき病態	148	自己愛性パーソナリティ障害	295	情動	23
高揚気分	175	自己免疫疾患	286	常同行動	116
交流分析	256	自己誘発性嘔吐	220, 224	情動失禁	25
高齢社会	100	時差型	248	衝動性	278
高齢者のうつ病	122	支持的精神療法	80	衝動制御障害	298
高齢者用うつ尺度短縮版	107	自傷行為の繰り返し	294	衝動性・衝動行為	30
呼吸再調整法	83	システム論的家族療法	85	情動不安定	25
呼吸調整	256	自生思考	22	小児性愛	309
黒質線条体ドーパミン	88	自然環境型	194	小脳	50
誇大妄想	22, 173, 189	自然災害	210	職業病	152
古典的精神疾患の捉え方	134	シゾイドパーソナリティ障害	291	食行動の異常	220
孤発性CJD	125	持続性抑うつ症	168	食欲の低下	167
コピー数変異	273	自尊心の肥大	175	——の精神療法	196
コミュニケーション技術	32	失快楽	25	書字障害	270
コミュニケーションの障害	275	失感情症	25	触覚	12
コルサコフ症候群	15	実生活経験	306	情動脱力発作	235
混合型	278	嫉妬妄想	189	常同的・反復的な行動	275
混合状態の症状	174	児童虐待	287	情動麻痺	25
混合性睡眠時無呼吸症候群	241	児童虐待の防止等に関する法律	30	処方薬依存症	163
昏睡	8	死についての反復思考	167	所有物の破壊	282
混合エピソード	179	自発性	28	自律訓練法	256
昏眠	8	自閉症スペクトラム	18, 202	自立支援医療制度	187
昏迷	9	自閉的な生活	182	自律神経症状	119
昏蒙	8	嗜眠	8	自律神経障害	193
さ行		社会制度の利用	268	支離滅裂	21
		社会性の障害	275	心因	134
最栄養症候群	222	社会的な孤立	288	心因性うつ病	166
猜疑性パーソナリティ障害	291	社交不安障害	195	心因性健忘	16
罪業妄想	167	——の薬物療法	197	心因性非てんかん性発作	127
サイコロジカル・ファーストエイド	209	ジャパン－コーマスケール	10	心気妄想	167
再生	15	臭覚	12	神経心理学検査	49
罪責感	167	重感練習	256	神経性やせ症	219
再体験	214	周期性四肢運動障害	242	神経性大食症	224
作業せん妄	9	周産期のメンタルヘルス	140	神経性大食症の治療	226
作業療法	187	周産期要因	264	——の診断基準	225
作話	21	自由継続型	249	——の非薬物治療	227
させられ体験	29	修正型電気けいれん療法	170	——の薬物治療	227
錯覚	14	修正型ECT	74	神経性やせ症の診断基準	220
サドマゾヒズム	309	執着気質	174	神経発達障害	271
詐病	21	終末期ケア	139	診察法	32
産後うつ病	140, 169	終夜睡眠ポリグラフ検査	239	腎疾患	229
産褥精神病	140	終夜睡眠経過	48	心身医学的治療	262
算数	270	就労移行支援事業所	268	心身症	253
算数障害	270	熟眠障害	231	——の支持的心理療法	256
酸素飽和度	48	術後せん妄	9	——の心理テスト	255
三大認知症	119	出生後要因	264	——の認知行動療法	256
支援学級	267	出生前要因	264	——のリラクセーション法	256
支援学校	267	シュナイダー	34, 180	心身相関	253
視覚	12, 235	——の一級症状	184	精神分析的精神療法	79, 84
視覚性記憶	56	循環器疾患による不眠症	229	心臓調整	256
磁気共鳴画像法	39	傷害犯罪	210	身体症状症	206
刺激制御法	232	消化器疾患による不眠症	229	——の診断基準	207
刺激性	25	松果体	251	身体的感情	23
事故	210	状況型	194, 311	身体的虐待	288
自己愛性パーソナリティ障害の診断基準	295	状況型	311	身体的救急医療現場	148
思考	20	症候性	126	身体の性が女性で男性化を求める	305
——制止	20	——局在関連てんかん	131	身体の性が男性で女性化を求める	305
——途絶	20	——精神障害	134	——の認知行動療法	208

身体表現性障害	206	精神医学	2	——の薬物療法	147
——の精神療法	208	——的面接	2	睡眠相前進型	249
——の薬物療法	208	——の方法	2	臓器移植関連の精神症状	143
診断	34	精神医療の援助過程	77	臓器移植法	143
——の考え方	5	精神科コンサルテーション	149	早期介入	103
——の変更	5	精神科面接	33	早期診断	103
心的外傷後ストレス障害	213	精神科リハビリテーション	187	双極性障害	173
心的感情	23	精神作用物質の乱用	160	双極導出法	43
シンナー依存症	163	精神刺激薬	92	躁状態	173
侵入症状	210, 214	精神疾患による不眠	230, 232	躁状態の症状	174
新版東大式エゴグラムIII	63	精神疾患の診断基準	3, 34	早朝覚醒	231
心理アセスメント	58	精神障害保健福祉手帳	276	躁病エピソード	176
心理教育	83, 286	精神症状	119	——の治療	178
心理検査	57	——を呈する際のチェックポイント	135	ソーシャルスキルトレーニング	281
——でみえること	59	精神運動制止	167	ソーシャルワーク	77
心理検査の解釈	58	精神生理性不眠症	231	即時記憶	15
——の限界	59	——の診断基準	231	側頭葉	50
——の種類	60	精神遅滞	264	ソクラテス式問答	81
心理査定	58	——の原因	265	素行障害	282
心理的応急処置	209	——の診断基準	265	底つき体験	155, 163
心理的虐待	288	精神的感情	23		
心理的防衛機制	211	精神年齢	17, 18	**■た行**	
心理デブリーフィング	212, 216	精神病後抑うつ	25	ターナー症候群	18
髄液検査	46	精神病症状を見た時に鑑別すべきポイント	135	大うつ病性障害	168
随伴性マネジメント	83	精神病理学	3	体系的精神療法	77, 81
睡眠	44	精神保健福祉センター	158	胎児診断	265
——覚醒スケジュール障害	248	精神療法	77	対人関係療法	85, 223
——時随伴症	243	性的虐待	288	対人関係の変化	214
——時無呼吸症候群	240	性同一性障害	303	代替行動リスト	227
——時遊行症	246	——の診断基準	305, 306	体内時計	248, 251
——障害対処12の指針	231	性犯罪	210	代表的な抗うつ薬	90
——時驚愕症	246	生物時間	249	代表的な抗精神病薬	88
——相後退型	249	生来型	311	大麻依存症	162
——発作	235	生理性不眠症	228	ダウン症候群	18
——ポリグラフ検査	48	世界保健機関	101, 185	多回睡眠潜時検査	233
——麻痺	236	セクサホーリクス・アノニマス	310	多幸症・上機嫌	25
スキーマ	83	窃視症	309	多重人格	181
スキゾイドパーソナリティ障害	291	摂食障害患者に対する認知行動療法	222	多職種連携	104
——障害の診断基準	291	窃盗	282	タップテスト	123
スキゾフレニア	180	セルフスティグマ	6	多動性	278
スタンフォード・ビネー式知能検査	17	セロトニン症候群	171	多動性・衝動性	278
スティーブンス・ジョンソン症候群	173, 178	遷延性離脱症状	156	田中・ビネー知能検査V	61
ステロイド精神病	150	染色体異常	265	多発梗塞性認知症	111
ストレス因	217	漸進的筋弛緩法	256	多発ラクナ梗塞性認知症	117
ストレス学説	254	戦争被害	210	多理論統合モデル	259
ストレス反応	254	選択的セロトニン再取り込み阻害薬	170	ダルク	159, 163
ストレスモデル	254	先天性代謝異常スクリーニング	265	短期記憶	15
ストレッサー	254	前頭前野	214	単極性うつ病	166
スリップ	158, 164	前頭側頭型認知症	115	単光子放出コンピュータ断層撮像法	40
生活技能訓練	187	前頭葉	50	断酒会	158
生活障害	109	前頭葉機能検査	55	単純チック	286
生活歴	33	全般型	311	単純部分発作	128
性機能不全	311	全般性不安	27	短絡行為	30
正規分布図による知的障害	18	全般発作	127	地域包括ケアシステム構想	104
性嫌悪障害	312	せん妄	9, 145, 148	地域連携	104
性交疼痛症	312	——に伴う不眠	230	遅延再生	56
性嗜好障害	308	——の環境調整	146	知覚	12
性嗜好障害の分類	309	——の鑑別	145	——の異常	12
正常圧水頭症	123	——の症状	145	知覚変容	12
正常な不安と病的な不安	26	——のマネジメント	146	チック	201
正常脳波	44	——のメカニズム	145	チック障害	285

膣けいれん	312
知的遅れ	288
知的障害	264
知的能力障害/精神遅延	18
知能	17
——指数	17, 61
——の異常	17
——の障害	17
——の定義	17
注意訓練	83
注意欠如・多動性障害	278
注意/集中力	56
注意の低下	182
チューイング	220
中核症状	102
中枢神経系興奮薬	161
中枢神経系に影響を与える化学物質	152
中枢性睡眠時無呼吸症候群	240
中枢神経系抑制薬	161
中断症候群	171
中途覚醒	231
聴覚	12, 235
長期記憶	15
治療ガイドライン	6
治療教育	272
陳述記憶	15
追想	15
追想障害	16
通常の怒り	149
デイケア	163
定型抗精神病薬	87
デイサービス	109
適応障害	217
——の診断基準	218
——の治療	218
テストバッテリー	67
てんかん	126
転換性障害	205, 206
——の診断基準	207
——の手術療法	132
——の病因	127
——の薬物療法	132
——の発作以外の症状	127
電気けいれん検査	74
電気けいれん療法	191
投映法	65, 67
動機づけ面接	86
動機づけ面接法	158
系統的脱感作法	195
統合失調型パーソナリティ障害	292
——の診断基準	292
統合失調症	180
——の修正型電気けいれん療法	186
——の精神療法	186
——の薬物療法	186
——のリハビリテーション	186
同情	79
頭頂葉	50
疼痛を伴う疾患	229
糖尿病	257
——コントロールにかかわる外的要因	258
——コントロールにかかわる強化因子	258
——コントロールにかかわる内的要因	258
——の心身医学的アプローチ	258
——の認知行動療法	260
頭部CT	38
頭部MRI	39
動物型	194
トゥレット症候群	201, 285
ドーパミンD₂受容体拮抗作用	87
特異性発達障害	269
読字障害	270
ドクターショッピング	207
特定妊婦	142
特定の恐怖症	194
特発性局在関連てんかん	131
特発性全般てんかん	131
突発性脳波	45
特別支援学校	268
ドナー評価	144
ドネペジル塩酸塩	121
トラウマ焦点化認知行動療法	212, 216
トラウマ体験	209, 213
トラウマな出来事	203

な行

内因	134
内因性	249
内因性うつ病	166
内科疾患に伴う精神症状	136
ナルコレプシー	233
——の診断基準	236
2型糖尿病	257
日中の眠気に対処するための薬物	235
日本語版コグニスタット認知機能検査	66
入院栄養療法	221
入眠時・出眠時幻覚	235
入眠障害	231
入眠時レム睡眠	236
妊娠授乳期における薬物療法	142
認知機能検査	122
認知機能障害	119, 183
認知行動療法	79, 172, 191
認知再構成	83
認知症	19, 101
——治療薬	97
——による健忘	16
——の診断基準	101
——のスクリーニング検査	51
——の分類	101
ネグレクト	287, 288
脳炎後てんかん	127
脳幹	50
脳器質疾患による不眠	230, 232
脳血管SPECT	121
脳室穿刺法	46
脳脊髄液	46
脳の報酬系	160
脳波異常判定の基準	45
脳波検査	42
脳波の判読	44
脳波の賦活法	44
脳病変	49
脳ヘルニア	47
ノートテイカー	272
ノンレム睡眠関連睡眠随伴症	245

は行

パーキンソニズム	119
パーソナリティ	17
パーソナリティ障害	289
パーソンセンタードケア	104
ハーバード・スペンサー	17
ハーブ	162
バウムテスト・描画テスト	65
破壊的行動障害	283
曝露療法	83, 195
橋本脳症	134
ハチンスキーの虚血スコア	115
発明妄想	173
抜毛症	301
パニック障害	197
——の経過	199
——の精神療法	199
——の薬物療法	199
パニック発作	27, 214
パブロフの古典的動機づけ	194
ハミルトンうつ病評価尺度	169
パラノイア	189
バリスム	286
バルビツール酸系睡眠薬	94
パレイドリア	14
パワーハラスメント	210
反映的傾聴	79
犯行挑戦性障害	283
反社会性パーソナリティ障害	284, 293
——の診断基準	293
反対の性	304
反応性愛着障害	280
反応妨害法	202
反復的自傷行為	298
被愛妄想	189
被害妄想	22, 182, 190
光刺激	44
光トポグラフィ	41
——検査	168, 177
ひきこもり	213
被虐待児症候群	287
非言語行動	78
——の重要性	78
微小妄想	22, 167
非陳述記憶	15
非定型うつ病	169
非定形抗精神病薬	87203
ビネー・シモン症候群	15
肥満恐怖	220
病気不安症	206
——の診断基準	207
病的習慣	298
病的窃盗	301
病的賭博	299
病的放火	300
広場恐怖	198

広場恐怖症	27	マタニティ・ブルーズ	141	抑うつ気分	167
貧困妄想	167	マック	154	抑うつ‐実行機能障害	117
ビンスワンガー病	115	慢性硬膜下血腫	123	予後	223
不安	26, 193	慢性チック障害	286	欲求相	312
不安障害	193	慢性中毒	160	読み	270
不安発作	27	慢性閉塞性肺疾患による不眠症	229		
風景構成法	65, 67	ミオクローヌス	286	■ら行&わ行	
フェティシズム	309	ミオクロニー発作	128	ライソゾーム病	135
——的服装倒錯症	309	味覚	12	来訪者中心療法	79, 85
フェニルケトン症候群	18	ミネソタ多面人格目録	64	ラポール	32, 79
不規則睡眠―覚醒型	249	ミュンヒハウゼン症候群	144	リキッド・アロマ	162
複雑チック	286	無価値観	167	離人感・現実感喪失症	204
複雑部分発作	128	無呼吸指数	241	離脱せん妄	146
福祉対策	268	むずむず脚症候群	238	利尿剤乱用	225
複数のストレス因	217	——の診断基準	239	リバーバーマスク	152
腹部温感	256	むちゃ食い	220	療育センター	267
不潔	201	夢遊症	244	両価傾向	30
不注意	278	明識困難	9	涼感練習	256
——錯覚	14	迷走神経刺激療法	132	臨床でのECT	75
——優勢型	278	命題記憶	15	レシピエント評価	144
フットケア	258	滅裂思考	182	レストレスレッグス症候群	238
不登校	269	メラトニン受容体作動薬	94	レット症候群	274
不妊	140	メランコリー親和型性格	166	レビー小体型認知症	118
部分発作	127	メンタルヘルス	140	——の臨床診断基準	120
不眠	167	妄想	21	レム睡眠期	241
不眠症	228	妄想性障害	189	レム睡眠行動障害	119, 245
——の診断基準	230	——の診断基準	190	連合弛緩	21
プラセボ	80	妄想性パーソナリティ障害	291	連続飲酒	158
フラッシュバック	214	——の診断基準	291	老人斑	105
フラッティング法	195	もうろう状態	9	ロールシャッハ・テスト	65, 69
ファンシス・ゴールトン	17	モデリング法	195		
プリオン遺伝子	125	モノアミン仮説	90		
フレグランス・パウダー	162	もやもや病	45		
ブロイラー	180	モラルハラスメント	210		
文章完成法	63, 67	森田正馬	86		
分離不安	27	森田神経質	86		
ペアレント・トレーニング	281, 283	問題解決法	83		
米国精神医学会	101	問題行動	103		
閉塞性睡眠時無呼吸症候群	240	■や行			
偏差	18				
片頭痛	262	夜間せん妄	9		
片頭痛の精神的因子	262	夜間ポリソムノグラフィ	240		
片頭痛の内因性因子	262	夜間ミオクローヌス	242		
ベンゾジアゼピン系薬	163	夜驚症	245		
ベンゾジアゼピン系薬物	93	——のポリグラフィ所見	245		
扁桃体	214	薬剤性健忘	16		
放射性医薬品	40	薬剤性精神障害	150		
傍腫瘍性脳炎	134	薬剤性不眠症	229, 232		
ホームヘルプサービス	187	薬剤による精神症状	150		
保持障害	16	薬物依存症	159		
保続	20	薬物乱用	161		
勃起障害	312	薬物療法	77, 87		
発作後抑制	76	ヤスパース	34		
発作症状	127	矢田部・ギルフォード性格検査	62		
ボディーイメージの障害	220	有機溶剤依存症	163		
ポリメラーゼ連鎖反応	47	養育者自身の被虐待体験	288		
本能	28	養育者の精神疾患	288		
■ま行		陽性症状	182		
		腰椎穿刺法	46		
マイネルト基底核	119	用量依存症	150		
マインドフルネス瞑想	83	抑うつエピソードの治療	178		

精神神経疾患ビジュアルブック

2015年 9月 5日　初　版　第1刷発行
2018年 1月26日　初　版　第4刷発行

監　修	落合　慈之
発行人	影山　博之
編集人	向井　直人
発行所	株式会社 学研メディカル秀潤社 〒141-8414　東京都品川区西五反田2-11-8
発売元	株式会社 学研プラス 〒141-8415　東京都品川区西五反田2-11-8
DTP	株式会社センターメディア， 学研メディカル秀潤社 制作室
印刷・製本	凸版印刷株式会社

この本に関する各種お問い合わせ先
【電話の場合】
● 編集内容については Tel 03-6431-1237（編集部）
● 在庫については Tel 03-6431-1234（営業部）
● 不良品（落丁，乱丁）については Tel 0570-000577
　学研業務センター
　〒354-0045　埼玉県入間郡三芳町上富 279-1
● 上記以外のお問い合わせは Tel 03-6431-1002（学研お客様センター）
【文書の場合】
● 〒141-8418　東京都品川区西五反田2-11-8
　　学研お客様センター
　　『精神神経疾患ビジュアルブック』係

©C. Ochiai 2015.　Printed in Japan
● ショメイ：セイシンシンケイシッカンビジュアルブック
本書の無断転載，複製，複写（コピー），翻訳を禁じます．
本書を代行業者等の第三者に依頼してスキャンやデジタル化することは，たとえ個人や家庭内の利用であっても，著作権法上，認められておりません．
本書に掲載する著作物の複製権・翻訳権・上映権・譲渡権・公衆送信権（送信可能化権を含む）は株式会社学研メディカル秀潤社が管理します．

|JCOPY|〈出版者著作権管理機構委託出版物〉
本書の無断複写は著作権法上での例外を除き禁じられています．複写される場合は，そのつど事前に，出版者著作権管理機構（電話 03-3513-6969，FAX 03-3513-6979，e-mail：info@jcopy.or.jp）の許可を得てください．

本書に記載されている内容は，出版時の最新情報に基づくとともに，臨床例をもとに正確かつ普遍化すべく，著者，編者，監修者，編集委員ならびに出版社それぞれが最善の努力をしております．しかし，本書の記載内容によりトラブルや損害，不測の事故等が生じた場合，著者，編者，監修者，編集委員ならびに出版社は，その責を負いかねます．
　また，本書に記載されている医薬品や機器等の使用にあたっては，常に最新の各々の添付文書や取り扱い説明書を参照のうえ，適応や使用方法等をご確認ください

株式会社 学研メディカル秀潤社